Fisioterapia em Oncologia
Protocolos Assistenciais

Fisioterapia

A Ciência e a Arte de Ler Artigos Científicos – **Braulio Luna Filho**
A Neurologia que Todo Médico Deve Saber 2ª ed. – **Nitrini**
A Questão Ética e a Saúde Humana – **Segre**
As Lembranças que não se Apagam – Wilson Luiz **Sanvito**
Biomecânica - Noções Gerais – **Settineri**
Coluna: Ponto e Vírgula 7ª ed. – **Goldenberg**
Com Licença, Posso Entrar? – **Ana Catargo**
Condutas no Paciente Grave 3ª ed. (vol. I com CD e vol. II) – **Knobel**
Cuidados Paliativos – Diretrizes, Humanização e Alívio de Sintomas – **Franklin Santana**
Cuidados Paliativos - Discutindo a Vida, a Morte e o Morrer – **Franklin Santana** Santos
Cuidando de Quem já Cuidou – Miram **Ikeda** Ribeiro
Dermatologia Estética - Revista e Ampliada 2ª ed. – **Maria Paulina** Villarejo Kede
Drenagem Linfática Manual - Método Dr. Vodder – **Carlos** Alberto Alves **Gusmão** da Fonseca
Epidemiologia 2ª ed. – **Medronho**
Ergometria - Ergoespirometria, Cintilografia e Ecocardiografia de Esforço 2ª ed. – Ricardo **Vivacqua** Cardoso Costa
Estética Facial Essencial – Priscila Cardoso **Dal Gobbo**
Estimulação de Criança Especial - Um Guia de Orientação para os Pais de como Estimular a Atividade Neurológica e Motora – **Rodrigues**
Fisiopatologia Clínica do Sistema Nervoso - Fundamentos da Semiologia 2ª ed. – **Doretto**
Fisiopatologia Respiratória – **Carvalho**
Fisioterapia das Demências – **Mayume Radamovic**
Fisioterapia em Cardiologia – Aspectos Práticos – **Pulz Socesp**

Outros livros de interesse

Fisioterapia em Pediatria – **We ther Brunow**
Fisioterapia Hospitalar - Avaliação e Planejamento do Tratamento Fisioterapêutico – Fátima Cristina Martorano **Gobbi** e Leny Vieira **Cavalheiro**
Fisioterapia Intensiva – **Cordeiro de Souza**
Fisioterapia em UTI – **George Jerre** Vieira Sarmento
Fisioterapia Pediátrica Hospitalar – **Cintia Jonsthon**
Gerontologia - a Velhice, o Envelhecimento em Visão Globalizada – **Papaléo**
Manejo em Neurointensivismo – Renato **Terzi** - AMIB
Manual de Medida Articular – **Olveira Poli**
Miastenia Grave - Convivendo com uma Doença Imprevisível – **Acary** Souza **Bulle** Oliveira e **Beatriz Helena** de Assis de **Pereira**
O Coração Sente, o Corpo Dói - Como Reconhecer, Tratar e Prevenir a Fibromialgia – Evelin **Goldenberg**
Osteoporose Masculina – **Evelin Goldenberg**
Pneumologia e Tisiologia - Uma Abordagem Prática – Gilvan Renato **Muzy de Souza** e Marcus Barreto **Conde**
Pneumologia Pediátrica 2ª ed. – Tatiana **Rozov**
Politica Públicas de Saúde Interação dos Atores Sociais – **Lopes**
Prática em Equoterapia – **Evelin Maluf** Rodrigues Alves
Propedêutica Neurológica Básica 2ª ed. – Wilson Luiz **Sanvito**
Propedêutica Ortopédica - Coluna e Extremidades – **Hoppenfeld**
Psicologia na Fisioterapia – **Fiorelli**
Reabilitação da Mão – **Pardini**
SAFE - Emergências em Fisioterapia – **Penna Guimarães**
Série Terapia Intensiva – **Knobel**
Vol. 1 - Pneumologia e Fisioterapia Respiratória
Síndromes Neurológicas 2ª ed. - Wilson Luiz **Sanvito**
Sociedade de Medicina do Esporte e do Exercício – Manual de Medicina do Esporte: Do Paciente ao Diagnóstico – Antônio Claudio Lucas da **Nóbrega**
Tratado de Fisioterapia Hospitalar: Assistência Integral ao Paciente – **George Jerry** Vieira Sarmento
Um Guia para o Leitor de Artigos Científicos na Área da Saúde – **Marcopito Santos**
UTI - Muito Além da Técnica... a Humanização e a Arte do Intensivismo – **Costa Orlando**
Ventilação Pulmonar Mecânica em Neonatologia e Pediatria 2ª ed. – **Carvalho**

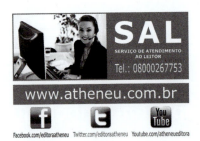

Fisioterapia em Oncologia
Protocolos Assistenciais

Editora
Flávia Maria Ribeiro Vital

Graduada em Fisioterapia pela Universidade Federal de Juiz de Fora (UFJF). Especializada em Fisioterapia Cardiorrespiratória pela Universidade de São Paulo (USP). Doutora em Ciências pelo Programa de Pós-graduação de Medicina Interna e Terapêutica da Universidade Federal de São Paulo (Unifesp). Especializada em Avaliação Tecnológica em Saúde pela Universidade Federal do Rio Grande do Sul (UFRGS). Coordenadora do Departamento de Fisioterapia do Hospital do Câncer de Muriaé – Fundação Cristiano Varella (HCM – FCV). Professora do Programa de Pós-graduação *stricto sensu* em Saúde Baseada em Evidências da Unifesp. Coordenadora do Centro Afiliado de Minas Gerais ao Centro Cochrane do Brasil. Coordenadora Geral da Residência Multidisciplinar em Oncologia do HCM – FCV. Especialista em Fisioterapia Oncológica pela Sociedade Brasileira de Fisioterapia em Cancerologia. Vice-presidente da Regional Minas Gerais da Sociedade Brasileira de Fisioterapia em Cancerologia.

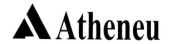

EDITORA ATHENEU

São Paulo — Rua Jesuíno Pascoal, 30
Tel.: (11) 2858-8750
Fax: (11) 2858-8766
E-mail: atheneu@atheneu.com.br

Rio de Janeiro — Rua Bambina, 74
Tel.: (21)3094-1295
Fax: (21)3094-1284
E-mail: atheneu@atheneu.com.br

Belo Horizonte — Rua Domingos Vieira, 319 — conj. 1.104

CAPA: Paulo Verardo

PRODUÇÃO EDITORIAL: MKX Editorial

CIP-BRASIL. Catalogação na Publicação
Sindicato Nacional dos Editores de Livros, RJ

V82f

Vital, Flávia Maria Ribeiro
Fisioterapia em oncologia : protocolos assistenciais / Flávia Maria Ribeiro Vital – 1.ed. – Rio de Janeiro : Atheneu, 2017.
 :il.

Inclui bibliografia
ISBN 978-85-388-0756-8

1. Oncologia. 2. Câncer - Pacientes - Reabilitação 3. Fisioterapia. I. Título.

16-37061

CDD: 616.99406
CDU: 616-082.8

VITAL, F. M. R.

Fisioterapia em Oncologia – Protocolos Assistenciais.

© *EDITORA ATHENEU*

São Paulo, Rio de Janeiro, Belo Horizonte, 2017.

COLABORADORES

Alan Pedrosa Viegas de Carvalho

Graduado em Fisioterapia e Especializado em Ciências da Reabilitação pela Faculdade de Minas (FAMINAS). Especializado em Fisioterapia em Cardiologia – Da UTI à Reabilitação pela Universidade Federal de São Paulo (Unifesp). Mestre em Ciências pelo Programa de Pós-graduação de Medicina Interna e Terapêutica da Unifesp. Doutorando pelo Programa de Pós-graduação de Saúde Baseada em Evidências da Unifesp. Graduando em medicina pela UNIFESO.

Alessandra Busse Ferrari

Fisioterapeuta graduada pelo Instituto Brasileiro de Medicina de Reabilitação (IBMR) em 1997. Especializada em Geriatria e Gerontologia Interdisciplinar pela Universidade Federal Fluminense (UFF) em 2001. Fisioterapeuta do Centro de Transplante de Medula Óssea do Instituto Nacional do Câncer (INCA) de 2006 a 2011. Sócia Diretora do Instituto de Reabilitação Respiratória, no Rio de Janeiro.

Alvaro Nagib Atallah

Graduado em Medicina pela Universidade Federal de São Paulo (Unifesp) em 1973. Master of Science in Clinical Epidemiology pela University of Pennsylvania em 1997. Doutor em Nefrologia pela Unifesp em 1979. Livre Docente pela Unifesp em 1990. Professor Titular de Medicina de Urgência e Medicina Baseada em Evidências da Escola Paulista de Medicina da Unifesp. Coordenador do Programa de Pós-graduação em Saúde Baseada em Evidências da Unifesp. Vice-diretor Científico da Associação Paulista de Medicina. Diretor do Centro Cochrane do Brasil. Diretor Eleito da Colaboração Cochrane Internacional.

Benelize Arminda da Glória Milani

Graduada em Fisioterapia na Universidade Centro Universitário de Maringá (Unicesumar). Especializada em Fisioterapia Cardiorrespiratória e Pneumofuncional pela Universidade Católica de Petrópolis. Mestranda pela Sociedade Brasileira de Terapia Intensiva (Sobrati).

Carlos Francisco Fontaine Scaramuzzi Júnior

Graduado em Fisioterapia pela Universidade Iguaçu (UNIG) em 2001. Especializado em Fisioterapia Pneumofuncional pela Universidade Gama Filho (UGF) em 2004. Especialista em Terapia Intensiva - Adulto pela Associação Brasileira de Fisioterapia Cardiorrespiratória e Fisioterapia em Terapia Intensiva (ASSOBRAFIR) em 2015. Supervisor do Departamento de Fisioterapia do Hospital do Câncer de Muriaé – Fundação Cristiano Varella (UTI e Internação). Fisioterapeuta Intensivista da Casa de Caridade de Muriaé - Hospital São Paulo - Muriaé.

Débora de Almeida Silva Faria

Graduada em Fisioterapia pela Universidade Estácio de Sá em 2003. Especializada em Ventilação Mecânica pela Faculdade Redentor em 2005. Doutoranda em Saúde Baseada em Evidência pela Universidade Federal de São Paulo (Unifesp). Especialista em Fisioterapia em Oncologia pela Sociedade Brasileira de Fisioterapia em Oncologia em 2015.

Flávia Maria Ribeiro Vital

Graduada em Fisioterapia pela UFJF (1999). Especializada em Fisioterapia Cardiorrespiratória pela USP (2001). Doutora em Ciências pelo Programa de Pós-graduação de Medicina Interna e Terapêutica da UNIFESP (2006). Especializada em Avaliação Tecnológica em Saúde pela UFRGS (2015). Coordenadora do Departamento de Fisioterapia do Hospital do Câncer de Muriaé – Fundação Cristiano Varella (desde 2003). Coordenadora do Centro Afiliado de MG ao Centro Cochrane do Brasil. Coordenadora Geral da Residência Multidisciplinar em Oncologia do HCM - FCV. Professora do Programa de Pós-graduação Stricto-Sensu em Saúde Baseada em Evidências da UNIFESP. Especialista em Fisioterapia Oncológica pela Sociedade Brasileira de Fisioterapia em Cancerologia. Vice-presidente da Regional Minas Gerais da Sociedade Brasileira de Fisioterapia em Cancerologia.

João Luís Caldeira Breijão

Graduado em Fisioterapia pela Faculdade de Minas (FAMINAS) em 2007. Especializado em Fisioterapia Pneumocardiovascular e Terapia Intensiva (2011). Fisioterapeuta Intensivista da Casa de Caridade de Muriaé – Hospital São Paulo. Fisioterapeuta da Fundação Cristiano Varella – Hospital do Câncer de Muriaé.

Liliana Yu Tsai

Coordenadora de Fisioterapia do Instituto de Oncologia Pediátrica do Grupo de Apoio ao Adolescente e à Criança com Câncer da Universidade Federal de São Paulo (IOP-GRAAC-Unifesp). Mestre em Reabilitação pela Unifesp. Especializada em Fisioterapia Motora Hospitalar e Ambulatorial aplicada a Ortopedia pela Unifesp. Especializada em Fisiologia do Exercício pela Unifesp.

Lívia Carla Padilha

Graduada em Fisioterapia pela Faculdade de Minas (FAMINAS) em 2009. Pós-graduada em Fisioterapia em Ortopedia e Traumatologia pela Universidade Federal de Juiz de Fora (UFJF) em 2013.

Rhayssa Espósito dos Santos Campos

Graduada em Fisioterapia pela Universidade Iguaçu (UNIG) em 2003. Especializada em Fisioterapia em Traumato-Ortopedia pela Faculdade de Minas (FAMINAS) em 2006. Supervisora do Ambulatório do Departamento de Fisioterapia do Hospital do Câncer de Muriaé – Fundação Cristiano Varella. Fisioterapeuta Efetiva do Centro de Reabilitação da Prefeitura Municipal de Muriaé. Especialista em Oncologia pela Associação Brasileira de Fisioterapia em Oncologia.

Taiana Camerini Ligeiro

Graduada em Fisioterapia pela Universidade Iguaçu (UNIG) em 2003. Especialista em Traumato-Ortopedia Funcional e Desportiva pela Faculdade de Minas (FAMINAS) em 2007. Especializanda em Fisioterapia Pneumofuncional na Faculdade de Ciências Médicas e da Saúde de Juiz de Fora – Suprema, em Minas Gerais. Fisioterapeuta da Fundação Cristiano Varella – Hospital do Câncer de Muriaé. Supervisora de estágio dos alunos da FAMINAS.

Tatiane Cristine Gouvêa Moreira Cardoso

Graduada em Fisioterapia pela Faculdade de Minas (FAMINAS) em 2008. Especializanda em Fisioterapia Cardiorrespiratória e Pneumofuncional pela Universidade Católica de Petrópolis (2011).

Terlânia Aparecida de Andrade Randolpho Paiva

Graduada em Fisioterapia pela Faculdade de Minas (FAMINAS). Especializada em Oncologia pela Instituição de Ensino Albert Einstein. Supervisora de estágio.

DEDICATÓRIA

Dedico esta obra às pessoas que têm sua qualidade de vida limitada pelo câncer ou seu tratamento, à Fundação Cristiano Varella por viabilizar boas condições de trabalho para o meu desenvolvimento profissional, aos meus pais, Manoel e Laura, pela abnegação para me proporcionar as condições básicas para minha formação profissional, aos meus filhos, Gisele e Lucas, que apesar da pequena idade aceitaram a minha ausência na construção desta obra e ao meu amado esposo, Clayson, pelo suporte em todos os momentos que precisei.

Flávia Maria Ribeiro Vital

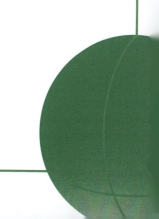

PREFÁCIO

Este ótimo livro preenche uma grande lacuna no conhecimento da fisioterapia aplicada a pacientes com câncer.

A autora, Dra. Flávia Maria Ribeiro Vital, tem excelente formação na área, além de sólida experiência e preparo no que se refere à prática da Saúde Baseada em Evidências Científicas. Sua tese de doutorado, desenvolvida conosco, mostrou que o tratamento com pressão inspiratória positiva reduz mortalidade de pacientes com insuficiência cardíaca grave, fato, até então, não comprovado na época, publicado na Cochrane Library.

Não basta oferecer fisioterapia para pacientes com câncer, mas sim oferecer tratamentos que tenham comprovações científicas sólidas! E quando elas não existem, desenvolver pesquisas para testá-las. A Dra. Flávia faz as duas coisas, com a ajuda de sua equipe, o que nos deixa muito satisfeitos e honrados por tê-la treinado em nossa Pós-graduação de Saúde Baseada em Evidências e no Centro Cochrane do Brasil na Unifesp.

O excelente capítulo inicial tem ensinamentos que considero fundamentais para Profissionais da Saúde de todas as áreas.

Nos capítulos seguintes, integra seus conhecimentos científicos e experiência acumulada a situações específicas de pacientes oncológicos, os quais quase sempre necessitam de fisioterapia com os mais diversos objetivos.

Com certeza, os leitores deste ótimo livro poderão se familiarizar com as práticas e técnicas e com a melhor metodologia de pesquisa clínica, da qual o Brasil e os brasileiros tanto precisam.

O livro tem grande importância para o ensino, para a pesquisa e para o desenvolvimento integral da Fisioterapia Brasileira.

Meus mais sinceros parabéns aos autores, aos editores e principalmente aos leitores que tiverem o privilégio do acesso a este livro.

Alvaro Nagib Atallah

SUMÁRIO

1. Gestão de Serviço em Fisioterapia Oncológica, 1
   Flávia Maria Ribeiro Vital

2. Prevenção e Reabilitação da Síndrome do Imobilismo, 53
   Flávia Maria Ribeiro Vital

3. Fisioterapia nos Cuidados Paliativos, 89
   Flávia Maria Ribeiro Vital
   Taiana Camerini Ligeiro
   Tatiane Cristine Gouvêa Moreira Cardoso

4. Fisioterapia no Câncer de Mama, 137
   Flávia Maria Ribeiro Vital
   Rhayssa Espósito dos Santos

5. Fisioterapia no Câncer de Próstata, 189
   Débora de Almeida Silva Faria
   Flávia Maria Ribeiro Vital

6. Fisioterapia no Câncer de Cabeça e Pescoço, 219
   Alan Pedrosa Viegas de Carvalho
   Flávia Maria Ribeiro Vital
   Rhayssa Espósito dos Santos Campos

7. Fisioterapia no Câncer de Pulmão, 277
   Flávia Maria Ribeiro Vital

8. Fisioterapia em Pacientes com Câncer no Sistema Digestório, 293

   Flávia Maria Ribeiro Vital
   Lívia Carla Padilha

9. Fisioterapia nos Tumores Ginecológicos, 317

   Débora de Almeida Silva Faria
   Flávia Maria Ribeiro Vital

10. Fisioterapia nos Tumores Ortopédicos, 341

    Liliana Yu Tsai

11. Fisioterapia nos Tumores Hematológicos, 347

    Alessandra Busse Ferrari
    Benelize Arminda da Glória Milani
    Carlos Francisco Fontaine Scaramuzzi Júnior
    Terlânia Aparecida de Andrade Randolpho Paiva

12. Fisioterapia em Terapia Intensiva Oncológica, 369

    Carlos Francisco Fontaine Scaramuzzi Júnior
    Flávia Maria Ribeiro Vital

13. Diretrizes para Ventilação Não Invasiva, 413

    Flávia Maria Ribeiro Vital
    Tatiane Cristine Gouvêa Moreira Cardoso

14. Diretrizes para Oxigenoterapia em Unidade Hospitalar, 429

    Flávia Maria Ribeiro Vital
    João Luís Caldeira Breijão
    Taiana Camerini Ligeiro

    Índice Remissivo, 439

Capítulo 1

Gestão de Serviço de Fisioterapia Oncológica

Flávia Maria Ribeiro Vital

INTRODUÇÃO

A prestação de serviços em saúde é mais um ramo dos diversos tipos de negócios que compõem a sociedade moderna. Apesar de estar inserida em uma área de alta complexidade, onde aspectos humanísticos e econômicos às vezes parecem caminhar para lados opostos, construir caminhos que busquem os melhores resultados clínicos de modo sustentável é o grande desafio, mas entender essa meta pode ser o primeiro passo na elaboração de estratégias, ora utilizando ferramentas administrativas, ora utilizando conhecimentos específicos da área de saúde, que busquem a melhoria contínua.

Cabe ao gestor de um serviço de fisioterapia em uma instituição terciária de oncologia garantir o alinhamento do serviço com as diretrizes institucionais, garantir o cumprimento de todos os requisitos legais pertinentes ao serviço, gerenciar os custos e a produtividade da equipe, estimular o desenvolvimento da equipe (técnico e comportamental), definir e gerenciar padrões de rotinas e intervenções nos problemas de saúde mais incidentes e pertinentes à área de atuação (protocolos) baseada nas melhores evidências disponíveis, além de planejar inovações e melhorias no serviço.

É difícil obter resultados quando não temos clareza dos objetivos, o que devemos fazer e como devemos agir. Portanto, seguir uma metodologia com definições dos passos para uma maior organização pode ser extremamente útil para a visualização de possíveis resultados futuros. Uma das metodologias mais utilizadas na administração de um negócio pode começar pela definição da missão da empresa ou processo e a criação do seu mapa estratégico. Na Tabela 1.1 podemos visualizar o mapa estratégico de um serviço de fisioterapia especializado em oncologia. Contudo, antes de montar um mapa estratégico é necessário realizar o diagnóstico situacional, ou seja, identificar os pontos fortes e fracos do serviço para traçar planos de melhorias. Essas definições ajudarão a construir um caminho para o desenvolvimento do serviço de modo alinhado à instituição e/ou às tendências externas.

Tabela 1.1
Mapa estratégico de um serviço de fisioterapia especializado em oncologia
"Melhorar os resultados do tratamento oncológico e minimizar os eventos adversos possíveis de serem tratados com fisioterapia preventiva e/ou terapêutica, de forma humanizada através de profissionais qualificados e interação interdisciplinar"

Resultados da Unidade	Finanças
1. Redução da incidência de complicações físicas e operatórias; 2. Redução de tempo de internação; 3. Melhora funcional para AVDs; 4. Melhora de qualidade de vida; 5. Aumento da sobrevida; 6. Redução da recidiva da doença.	1. Gerenciar orçado × realizado 2. Gerenciar custo × produção
Processos 1. Gerenciar indicadores; 2. Treinar protocolos; 3. Treinar desenvolvimento técnico; 4. Acompanhar desenvolvimento comportamental individual.	
Aprendizado e Crescimento 1. Desenvolver o conhecimento aprofundado em oncologia e os efeitos adversos do tratamento; 2. Desenvolver o conhecimento diferenciado de fisioterapia preventiva e terapêutica em oncologia; 3. Desenvolver o conhecimento dos protocolos de fisioterapia; 4. Desenvolver boas práticas comportamentais e interdisciplinares; 5. Avaliar o clima organizacional em relação à equipe.	

São vários os alvos para gestão de um serviço de fisioterapia, mas eles podem ser resumidos em três pilares: gestão financeira, gestão de pessoas e gestão de processos (Figura 1.1).

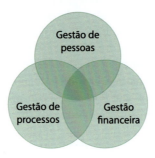

Figura 1.1 – Pilares da gestão de um serviço de fisioterapia.

GESTÃO FINANCEIRA

Um adequado planejamento e acompanhamento das finanças do serviço é essencial para garantir a autossustentabilidade do mesmo. Portanto, conhecer todas as fontes de gastos do serviço, como por exemplo: salários, encargos trabalhistas, custos de equipamentos, manutenção, limpeza, material de expediente, energia elétrica, água, impostos (Tabela 1.2), e o potencial possível e real de produtividade (Tabela 1.3) trará uma visão global do contexto a ser gerenciado.

Tabela 1.2
Gerenciamento para valores orçados e realizados no mês/ano

Período	Mês/ano		
Descrição	Realizado (R$)	Orçado (R$)	Variação (%)
Pessoas			
Salários e Ordenados			
Encargos (FGTS/Férias/13º/PIS)			
Treinamentos			
Estágio			
Uniforme			
Materiais			
Manutenção e Conservação			
Higiene e Limpeza			
Material Hospitalar			
Material Descartável			
Gases Medicinais			
Material de Expediente			
Material de Laboratório			
Despesas Operacionais			
Energia Elétrica			
Telefone/Internet			
Impostos			
Viagens e Estadias			
Serviços de Terceiros			
Anúncios e Publicidade			
Resultado Orçado × Realizado			

Tabela 1.3
Produtividade de um serviço de fisioterapia por volume de pacientes, volume de procedimento e valor de produção por unidade hospitalar e geral

Média de produção mensal/ano	Unidade hospitalar							
SUS	UI Cirúrgica	UI Clínica	UIQt	UTI	PA	Iodot	Ambulatório	Total
Número de pacientes atendidos								
Número de procedimentos realizados								
Valor da produção (R$)								
Particular e convênios								
Número de pacientes atendidos								
Número de procedimentos realizados								
Valor da produção (R$)								
Número total de pacientes atendidos								
Número total de procedimentos realizados								
Valor total da produção/unidade (R$)								

GESTÃO DE PESSOAS

O fisioterapeuta está inserido no sistema de saúde como personagem assistencial, mas há uma tendência a um aumento da participação na administração dos serviços, nos programas de qualidade em processos de acreditação e no cenário gerencial como um todo. Seu perfil dinâmico revela o fortalecimento da profissão e não sua estagnação através dos tempos. Portanto, o fisioterapeuta deve abraçar esse desafio e assumir a responsabilidade de desenvolver o seu potencial, buscando a capacitação necessária.

A gestão de pessoas é um dos mais complexos e relevantes alvos, pois representa a "alma do negócio". A gestão de pessoas envolve desenvolver profissionais no aspecto tanto técnico quanto comportamental, além de garantir que as leis, normas, rotinas e padronizações sejam aplicadas. Vamos partir dos aspectos obrigatórios (legais, normas...) e a seguir abordaremos os aspectos necessários (técnicos) e por fim os desejáveis (comportamental).

Aspectos obrigatórios

Registro

Para a adequação do exercício da profissão de fisioterapia todo profissional deve ser graduado em fisioterapia em um curso reconhecido pelo MEC e ser registrado no seu conselho de classe da região onde atua (CREFITO). Do mesmo modo, a empresa que dispõe do serviço de fisioterapia deverá estar registrada neste conselho.

Uma das rotinas mais básicas e obrigatórias para o profissional da saúde é registrar seu parecer e intervenções em formulário próprio (ex.: ficha de evolução) diariamente, de modo completo e claro, do momento da admissão até a alta do tratamento. Nesses registros, deve estar clara a comunicação entre equipes e profissionais. Isso significa garantir segurança ao paciente, ao profissional e à própria instituição.

Papel legal do fisioterapeuta

Conforme a Lei nº 938 de 1969, cabe ao fisioterapeuta a execução de métodos e técnicas fisioterapêuticas com a finalidade de restaurar, desenvolver e conservar a capacidade física do paciente. Fisioterapeuta é um profissional apto a atuar em todos os níveis de atenção à saúde: promoção, desenvolvimento, prevenção, tratamento e recuperação da saúde. É habilitado para exercer cargos de direção ou de assessoria técnica em órgãos públicos ou particulares e para exercer o magistério nas disciplinas de formação básica ou profissional.

Legislação específica da fisioterapia

Lei nº 10.424/2002: Regulamenta a assistência domiciliar no SUS.

Lei nº 9.098/1995: Revoga disposições relativas a recurso a instância ministerial.

Lei nº 8856/1994: Fixou a jornada de trabalho dos fisioterapeutas com prestação máxima de 30 horas semanais de trabalho.

Cabe ao gestor do serviço observar o tipo de contrato dos seus funcionários e garantir o cumprimento das leis trabalhistas. Para tal, é necessário o conhecimento das mesmas.

Lei nº 6316/1975 cria o Conselho Federal (Coffito) e os conselhos regionais (Crefitos).

Decreto-lei nº 90.640/1984: Inclui a categoria funcional Fisioterapeuta no grupo Outras Atividades de Nível Superior da Lei nº 5.645/70.

Decreto-lei nº 938/1969: Provê sobre as profissões de fisioterapeuta e terapeuta ocupacional, e dá outras providências.

RDC Coffito 444/2014 - Altera a Resolução Coffito nº 387/2011, que fixa e estabelece os Parâmetros Assistenciais Fisioterapêuticos nas diversas modalidades prestadas pelo fisioterapeuta.

RDC Coffito 428/2013 - Fixa e estabelece o Referencial Nacional de Procedimentos Fisioterapêuticos atualizado e dá outras providências.

RDC Coffito 424/2013 - Estabelece o Código de Ética e Deontologia da Fisioterapia.

RDC Coffito 416/2012 - Dispõe sobre a atuação do Fisioterapeuta como auditor e dá outras providências.

RDC Coffito 414/2012 - Dispõe sobre a obrigatoriedade do registro em prontuário pelo fisioterapeuta, da guarda e do seu descarte, e dá outras providências.

RDC Coffito 397/2011 - Disciplina a Especialidade Profissional de Fisioterapia Oncológica e dá outras providências.

RDC Coffito 370/2009 - Dispõe sobre a adoção da Classificação Internacional de Funcionalidade, Incapacidade e Saúde (CIF) da Organização Mundial da Saúde por Fisioterapeutas e Terapeutas Ocupacionais.

RDC Coffito 37/1984 - Ratifica a obrigatoriedade de registro de toda empresa no Crefito, e dispõe sobre a responsabilidade.

RDC Coffito 8/1978 - Torna atividade específica da fisioterapia a direção e responsabilidade técnica dos serviços e locais destinados a atividades fisioterápicas, assim como o planejamento, a programação, a execução e a supervisão de métodos e técnicas fisioterápicas.

RDC Coffito 10/1978 - Estabelece o código de ética da profissão.

Normas importantes

A NR32 dispõe sobre a implementação de medidas de proteção à segurança e saúde dos trabalhadores dos serviços de saúde.

Resoluções da diretoria colegiada da Anvisa e algumas portarias do Ministério da Saúde:

RDC nº 50: regulamento técnico para planejamento, programação, elaboração e avaliação de projetos físicos de estabelecimentos.

RDC nº 306: regulamento técnico para o gerenciamento de resíduos de serviços à saúde.

Portaria nº 3432/1998: estabelece critérios de classificação para as UTIs. Essa portaria recomenda um (1) fisioterapeuta para cada 10 leitos ou fração no turno da manhã e da tarde; um (1) fisioterapeuta exclusivo para UTI.

RDC nº 7/2010: fisioterapeuta nos turnos matutino, vespertino e noturno perfazendo um total de 18 horas de atuação.

Outras legislações gerais

Lei nº 9656/1998 - Toda operadora de serviços de saúde deve ser cadastrada na ANS e deve oferecer um rol mínimo de procedimentos também de fisioterapia.

Lei nº 9961/2000 – Cria a Agência Nacional de Saúde Suplementar (ANS) para promover a defesa do interesse público na assistência suplementar à saúde e regular as operadoras setoriais. Tabela de procedimentos do SUS e artigos 196 a 200 da Constituição Federal (Leis nºs 8.080 e 8.142).

Aspectos técnicos

Os aspectos técnicos podem ser mais facilmente desenvolvidos se as padronizações do serviço já estiverem estabelecidas através da definição de rotinas, da criação de procedimentos operacionais padrões (POPs) e protocolos assistenciais, pois deste modo existirá uma diretriz para condução dos casos mais comuns a serem assistidos pelos membros da equipe com a clareza dos resultados a serem buscados por toda a equipe. Portanto, a construção desses documentos, em especial os protocolos, deve ser baseada nas melhores evidências em saúde, uma vez que tratam da definição de padrões de intervenções adequadamente planejados (requer competência técnica) e que se adequadamente aplicados (requer habilidade técnica) estimam os resultados esperados e deste modo minimizam as chances de erros assistenciais, que é o maior desafio da saúde neste século.

O Instituto de Medicina dos EUA recomenda que os profissionais da saúde deste século sejam estimulados a desenvolver cinco competências:
- Cuidado centrado no paciente;
- Trabalho de equipe interdisciplinar;
- Aplicação de saúde baseada em evidências;
- Aplicação de melhorias da qualidade;
- Utilização de recursos de informática.

A hierarquia de um serviço tem relação direta com o tamanho do mesmo, uma vez que o recomendável, em termos administrativos, é que a cada sete profissionais exista um gestor. Portanto, para cada nível hierárquico de um serviço (ex.: coordenador, supervisor, fisioterapeuta, recepcionista) é importante que seja realizado um descritivo da função para que o seu executante tenha a clareza do que se espera para sua função. Segue um exemplo das competências esperadas para os cargos de gestão em fisioterapia e do fisioterapeuta.

A Tabela 1.4 apresenta as funções e responsabilidades de um gestor de serviço de fisioterapia, e a Tabela 1.5, as funções e responsabilidades de um fisioterapeuta.

Aspectos comportamentais

O sistema de saúde como um todo é altamente complexo e exige muitas habilidades dos profissionais da área, uma vez que cada "caso" é único, pois carrega não só o diagnóstico de uma doença, mas pode, também, agregar disfunções físicas e psíquicas e contextos sociais diversos, além das necessidades de interações interpessoais (profissional-profisional, profissional-paciente e profissional-acompanhante), intersetoriais, interinstitucionais e intermunicipais. Deste modo, a padronização do conhecimento técnico das diversas profissões que assistem um doente é fundamental em um serviço, pois é o modo de garantir os cuidados com foco no paciente, buscando alcançar resultados clínicos possíveis com a construção de um

Tabela 1.4
Funções e responsabilidades de um gestor de serviço de fisioterapia

Funções do gestor	Responsabilidade do gestor
1. Planejar processos e gerir pessoas dentro das especificidades do setor. 2. Alinhar as atividades do serviço na internação com o ambulatório. 3. Tomar decisões sobre a direção do serviço considerando o planejamento estratégico institucional. 4. Construir e definir estratégias para a melhoria do processo, equacionando a quantidade, a qualidade e o custo. 5. Promover treinamentos aos colaboradores de forma que a equipe desenvolva e mantenha o mesmo nível técnico. 6. Criar e atualizar documentos que contribuam para organização e qualidade do serviço. 7. Lançar indicadores no sistema e realizar acompanhamento e análise crítica geral dos resultados obtidos e planos de ação propostos. 8. Interagir com outros setores/processos buscando equacionar possibilidades e necessidades na busca de melhores soluções. 9. Utilizar as ferramentas de gestão para a melhoria dos processos, apresentando os resultados de produtividade periodicamente ao gestor imediato e ou aos seus pares. 10. Prever necessidades de insumos e pessoas a curto, médio e longo prazo, oferecendo ao gestor superior dados objetivos que facilitem a tomada de decisão. 11. Prever e requisitar materiais permanentes e de consumo, aparelhos, equipamentos e produtos necessários à assistência e manter controle na utilização dos mesmos. 12. Realizar levantamento das condições de funcionamento, solicitar reparo e/ou manutenção para materiais permanentes, instalações elétrica e hidráulica, ar comprimido, oxigênio e outros. 13. Promover e participar de reuniões da equipe de forma a torná-las objetivas e produtivas. 14. Participar do processo de recrutamento e seleção de pessoas verificando a adequação da experiência e do conhecimento técnico do candidato (a) ao pré-requisito do cargo. 15. Avaliar os colaboradores a curto, médio e longo prazo, comunicando os resultados dessa avaliação aos mesmos, registrando esta comunicação em formulário próprio e estipulando prazos e metas para as modificações comportamentais e ou técnicas necessárias. 16. Aplicar as sanções cabíveis aos colaboradores que fizerem jus às mesmas, deixando claros os motivos e orientando a modificação comportamental e ou técnica desejada. 17. Administrar os conflitos humanos inerentes aos grupos de trabalho, diagnosticar os focos, buscar soluções, implementar ações corretivas e avaliar a sua eficácia. 18. Criar as escalas de trabalho, folgas e férias dos colaboradores acompanhando o seu cumprimento. Controlar o ponto e a circulação dos colaboradores na instituição. 19. Executar outras tarefas inerentes à função, quando solicitada pelos superiores hierárquicos.	1. Garantir o sigilo absoluto das informações que digam respeito à instituição, seus negócios, seus parceiros e clientes. 2. Garantir a observação de todas as normas e procedimentos institucionais, bem como àquelas relativas à Qualidade, SESMT e SCIH, de acordo com as especificidades do setor. 3. Manter-se atualizado (a) com relação às competências inerentes ao desempenho de sua função, participando dos treinamentos propostos e propondo treinamentos que julgue necessários a si e à sua equipe. 4. Zelar pelo patrimônio da instituição locado no setor de sua responsabilidade, bem como àquele de uso comunitário. 5. Zelar pelos documentos e dados de responsabilidade do seu setor, atualizando-os e disponibilizando-os aquém de direito, segundo os padrões de hierarquia, segurança e sigilo. 6. Cumprir as normas dos respectivos Conselhos, Sindicatos e ou Associações, quando houver. 7. Conhecer, cumprir e orientar-se sobre a legislação trabalhista na condução da sua gestão. 8. Zelar pela sua apresentação pessoal e a de seus colaboradores utilizando e estimulando a utilização e a manutenção dos EPIs, uniformes e ou roupas adequadas ao desempenho do trabalho. 9. Divulgar, adotar e motivar a adoção dos valores institucionais como parâmetro para as decisões e ações no dia-a-dia.

Tabela 1.5
Funções e responsabilidades de um fisioterapeuta

Funções de um fisioterapeuta	Responsabilidades de um fisioterapeuta
Responder pareceres fisioterápicos conforme solicitação ou rotina; Traçar prioridades assistenciais baseadas no diagnóstico do paciente; Elaborar plano terapêutico a partir do diagnóstico cinético-funcional; Realizar prescrições fisioterapêuticas; Evoluir os pacientes, objetivando a continuidade da assistência fisioterapêutica; Guardar todas as evoluções e prescrições no prontuário; Orientar verbalmente e entregar folheto de orientações quando o paciente estiver com alta prevista. Utilizar dos POPs e protocolos para realizar os procedimentos; Preencher a folha de acompanhamento dos pacientes diariamente, discriminando o motivo da internação sempre que responder um novo parecer e discriminar os pacientes de convênio e particulares; Auxiliar outro membro da equipe sempre que houver disponibilidade e o outra necessidade ; Encaminhar os pacientes internados com necessidade de continuidade terapêutica para acompanhamento ambulatorial; Preencher a escala MIF e Karnofsky para todos os pacientes clínicos na admissão e na alta via sistema; Notificar em formulário próprio as complicações respiratórias (pneumonia, atelectasia, insuficiência respiratória) e motoras (TVP, embolia, fraqueza muscular, limitação articular) surgidas nos pacientes em atendimento fisioterápico; Notificar ocorrências adversas com o paciente, propor soluções e discutir com a equipe; Realizar a passagem de plantão (verbal ou em formulário próprio) para assegurar a continuidade da assistência; Participar das visitas e reuniões multidisciplinares conforme liberação pelo supervisor hierárquico considerando a demanda do serviço do dia; Prevenir e controlar sistematicamente danos que possam ser causados à clientela e a si próprio durante a assistência; Contribuir na organização dos materiais e documentos do setor; Manusear corretamente os equipamentos de sua competência; Conseguir autorização prévia ao atendimento dos pacientes de convênio e acompanhar o número de sessões para solicitar novas autorizações conforme necessidade; Solicitar ao supervisor impressos que estiverem acabando; Encaminhar análise de indicadores até o dia 10 de cada mês e arquivar os formulários utilizados; Participar efetivamente do grupo de estudos, estudando e trazendo conhecimentos complementares para as reuniões da equipe e solucionando possíveis dúvidas com os membros mais experientes; Trazer para as reuniões da equipe situações de intervenção diferenciadas e casos mais complicados;	Garantir o sigilo absoluto das informações que digam respeito à instituição, a seus negócios, seus parceiros e clientes. Garantir a observação de todas as normas e procedimentos institucionais, bem como àquelas relativas à Qualidade, SESMT e SCIH, de acordo com as especificidades do setor. Manter-se atualizado(a) com relação às competências inerentes ao desempenho de sua função, participando dos treinamentos propostos. Zelar pelo patrimônio da instituição locado no setor de sua responsabilidade, bem como daqueles de uso comunitário. Zelar pelos documentos e dados de responsabilidade do seu setor, atualizando-os e disponibilizando-os a quem de direito, segundo os padrões de hierarquia, segurança e sigilo. Cumprir as normas dos respectivos Conselhos, Sindicatos e ou Associações, quando houver. Zelar pela apresentação pessoal utilizando uniformes e equipamentos de proteção adequados ao desempenho do trabalho. Divulgar, adotar e motivar a adoção dos valores institucionais como parâmetro para as decisões e ações no dia a dia. Garantir a organização, limpeza e higiene dos materiais e equipamentos utilizados, bem como do espaço físico. Atuar com ética profissional. Reciclar-se constantemente.

Continua

Continuação

Tabela 1.5
Funções e responsabilidades de um fisioterapeuta

Funções de um fisioterapeuta	Responsabilidades de um fisioterapeuta
Realizar e colaborar em pesquisas, mantendo condições necessárias ao seu desenvolvimento; Manter integração com a equipe multidisciplinar, assim como com áreas correlatas; Participar de reuniões ordinárias e eventuais quando convocado; Executar outras atividades inerentes à função solicitadas pelo coordenador ou supervisor; Sempre que apresentar tempo ocioso, aproveitá-lo como hora de estudo e atualização. Comunicar à coordenação qualquer fato que fuja da rotina em que foi solicitado a atuar ou intercorrências importantes; Ler o e-mail institucional diariamente.	

plano terapêutico multidisciplinar (somatório dos protocolos das diferentes disciplinas que assistem o paciente) que consiga identificar todas as necessidades relacionadas à manutenção ou à melhoria da saúde do paciente. Contudo, diante da complexidade de condução de muitos "casos" a criação desse plano terapêutico individual pode ser dificultada não por questões técnicas (se os protocolos assistenciais já existirem), mas sim por questões comportamentais, em especial as falhas na comunicação, uma vez que diante da variabilidade individual das necessidades as interações serão essenciais para que o consenso de prioridades possa ser obtido e as ações direcionadas.

Semelhantemente ao que acontece nos esportes, a necessidade de trabalho em equipe em saúde é iminente, e vale lembrar a definição de equipe: conjunto de pessoas com habilidades complementares, que trabalham juntas com a finalidade de atingir um propósito comum, pelo qual se consideram coletivamente responsáveis. Algumas habilidades devem ser desenvolvidas pela equipe para terem maior chance de resultados satisfatórios como: comunicação transparente, comprometimento, interconfiança para assumirem os riscos, respeito, cooperação, pois, uma vez compartilhados os objetivos, estes irão direcionar as ações de cada componente da equipe. Contudo, cada membro de uma equipe de fisioterapeutas de um serviço de fisioterapia inserido em uma unidade hospitalar, por exemplo, tende a fazer parte de outras equipes, a depender das especialidades das unidades hospitalares onde atua. Portanto, para sua adequada participação dentro dessas equipes interdisciplinares é fundamental haver:

- Participação equilibrada, sem dominante ou ausente, com abertura para opiniões divergentes;
- Competência de cada membro da equipe em preparar suas ideias e apresentá-las à equipe de modo lógico e equilibrado, para uma efetiva contribuição;
- Altruísmo compartilhado, ou seja, uma dedicação conjunta com foco no paciente;
- Avaliação frequente dos resultados alcançados pela equipe ao final de um período (momento da alta, análise mensal) na busca de falhas ou oportunidades de melhorias que possam impactar nos resultados de futuros casos semelhantes;

- Autoavaliação comportamental, uma vez que conflitos pessoais podem surgir e devem ser resolvidos pelas partes o mais rápido possível, pois um conflito no grupo prejudica o todo e pode impedir a realização adequada das ações;
- Responsabilidade em relação à realização das tarefas que cabem a cada membro e ao grupo, pois, havendo a interdependência, a falha de um membro pode comprometer a efetividade de um plano terapêutico.

O acompanhamento individual de cada membro da equipe deve ser formalizado e realizado periodicamente, buscando identificar e estimular a melhoria das fragilidades técnicas e comportamentais que precisam ser desenvolvidas para minimizar seus impactos nos resultados do serviço (indicadores de efetividade clínica x desenvolvimento técnico) e nos resultados da instituição (indicadores estratégicos x desenvolvimento comportamental).

Existem várias ferramentas que podem auxiliar no desenvolvimento técnico e/ou comportamental da equipe, as quais devem ser utilizadas considerando o nível de conhecimento teórico e prático e o preparo comportamental do colaborador (maturidade perante as adversidades e capacidade de interagir com as pessoas). É fundamental o conhecimento da filosofia de vida do colaborador (propósitos na vida e no trabalho, o que a motiva, seus valores, suas necessidades condutoras) para um adequado alinhamento, sempre que necessário, das suas necessidades às necessidades da empresa.

O desenvolvimento técnico pode ser estimulado através do direcionamento para realização de cursos de capacitação, participação em eventos da especialidade, retreinamento de padronizações não bem assimiladas e reuniões de desenvolvimento técnico, as quais podem se utilizar de técnicas didáticas como "problematização" ou PBL para desenvolver o raciocínio lógico e humanista diante de casos reais. Contudo, é necessário identificar o nível de desenvolvimento técnico de cada membro da equipe para realização das atividades por ele executadas, entendendo que para diferentes níveis de desenvolvimento serão necessários níveis de suporte proporcionais (quanto menor o nível, maior a necessidade de detalhamento para realização das tarefas). A validação das informações é fundamental que ocorra ao finalizar uma reunião de acompanhamento individual (ouvir do subordinado o que entendeu das informações que foram passadas).

Já o desenvolvimento comportamental pode ser alcançado utilizando ferramentas como as listadas abaixo:
- Indução à reflexão do impacto do seu comportamento nos resultados da equipe, da instituição e no sistema de saúde (desenvolver a visão sistêmica);
- Estímulo à busca do autodesenvolvimento/melhorias, almejando alcançar objetivos pessoais dependentes dos resultados profissionais;
- Orientar para que entenda que os resultados negativos só mudam se houver atitude (ação) para tal;
- Inibir as expectativas de resultados imediatos, entendendo que muitas expectativas, em especial quando se definem prazos curtos, tendem a gerar frustrações;
- Estímulo a um comportamento ético e profissional;
- Orientar o entendimento de que as falhas de comunicação raramente são unilaterais;
- Autocontrole emocional em situações de estresse para desarmar o "adversário".

Portanto, gerenciar pessoas dentro de uma equipe de fisioterapia significa assumir a responsabilidade de garantir adequado treinamento das padronizações estabelecidas para o serviço e funções esperadas de cada membro, gerenciar conflitos e estimular um comportamento profissional acima das opiniões pessoais com foco no paciente, além de garantir os trâmites burocráticos para adequação legal dos membros da equipe (garantir que todos estejam em dia com a anuidade do Crefito, cumprimento das normas institucionais, organização dos plantões, adequação às leis trabalhistas), adequação do serviço de fisioterapia em cada unidade a depender do perfil do paciente (RDC 387/2011 do Coffito sobre parâmetros assistenciais, RDC 7/2010 da Anvisa com os parâmetros assistenciais na UTI, regulamentação da responsabilidade técnica junto ao Crefito etc.) e, não menos importante, estimular o desenvolvimento profissional contínuo através da programação de educação permanente, incluindo temas conflitantes da especialidade (identificados através de resultados ruins de indicadores do setor ou da instituição, avaliações de acompanhamento de membros da equipe ou mesmo utilizando a técnica de *brainstorming* e matriz GUT para identificação e priorização dos temas, respectivamente).

Uma melhor interação com outros processos pode ser realizada através de reuniões bem planejadas que busquem soluções para as lacunas e/ou necessidades de melhorias interprocessos. A seguir um exemplo de planejamento, condução e conclusão de reunião interprocessos.

Relatório de reunião de desenvolvimento interprocessos

- Intenção: Melhorar processo de reabilitação física dos pacientes com câncer de cabeça e pescoço.
- Participantes: Representantes do departamento de psicologia, fonoaudiologia, fisioterapia, medicina e enfermagem dos departamentos de radioterapia, quimioterapia e cirurgia.
- Contexto: Pacientes com câncer de cabeça e pescoço podem receber diferentes planos terapêuticos antineoplásicos à base de cirurgia, radioterapia e/ou quimioterapia. Todavia todos esses tratamentos são altamente agressivos ao organismo e podem gerar disfunções físicas que comprometem a qualidade de vida dos pacientes e talvez os impeçam de voltar ao trabalho ou de se sentirem úteis para a sociedade. Alguns problemas comuns consequentes ao tratamento oncológico ou ao próprio tumor tratáveis com fisioterapia são: trismo, disfunção de ombro, disfunção da cervical (limitação do movimento - fibroses, fraqueza e dor), edema/linfedema, náusea e vômito, retração de língua, paralisia facial, fadiga, aderência cicatricial, hipersecreção, atelectasia.
- Fatos: A incidência de trismo pode afetar até 38% dos pacientes tratados por câncer de cabeça e pescoço. Em um estudo longitudinal prospectivo desenvolvido por Lee et al. (2012) foi demonstrado que anteriormente ao tratamento oncológico oferecido 47% dos pacientes possuíam trismo, após cirurgia a taxa aumentou para 71% e após cirurgia e radioterapia a incidência foi de 79%.

Os principais fatores de risco para trismo são: tumores em região próxima à musculatura de fechamento de boca, radiação na articulação temporomandibular ou músculos da mastigação, particularmente no músculo pterigoide medial e as cirurgias de cabeça e pescoço, além de possíveis eventos adversos da quimioterapia como fadiga, mialgia e miosites. Deste modo, os três principais tratamentos antineoplásicos podem contribuir para o trismo.

As disfunções de ombro estão presentes em 50-100% dos pacientes que realizam linfadenectomia radical e 29-60% das linfadenectomias modificadas, e a radioterapia pode ser um fator de risco adicional a longo prazo.

- Consequências
  - Trismo: A restrição da movimentação mandibular em pacientes com câncer de cabeça e pescoço resulta em dificuldades nas atividades de vida diária como alimentação, mastigação, deglutição, respiração e fala. Além disso, interfere na higiene oral, aumentando o risco de broncoaspiração de conteúdo oral contaminado, interfere na nutrição, o que contribui para a perda de peso, fragilidade imunológica, perda de massa muscular, fraqueza e fadiga, provoca dificuldades para examinar a orofaringe e para a obtenção de tratamento dental adequado. Todas essas disfunções somadas às alterações estéticas e psíquicas tendem a ter grande impacto na qualidade de vida dos pacientes.
  - Disfunção de ombro: Restrição da mobilidade do ombro (fibroses), dor, perda de função para AVDs, compensações (devido à perda de inervação do trapézio) podendo gerar alteração postural e dor e consequentemente impacto na qualidade de vida.
- Produto ideal: Por se tratar de complicações de alta prevalência e grande impacto na funcionalidade e qualidade de vida e que podem ser origem de várias outras, sua prevenção e/ou tratamento precoce são de extrema relevância.
- Proposta: O serviço de fisioterapia propõe a busca de parceria para tentar os melhores meios de garantir a avaliação e o tratamento preventivo e/ou terapêutico das disfunções físicas (em especial o trismo e a disfunção de ombro) em 100% dos pacientes com câncer de cabeça e pescoço.
- Ações consensuadas: Os enfermeiros atuantes no ambulatório junto à parte médica dos tratamentos oncológicos para cabeça e pescoço, em especial na radioterapia, que parece ser onde está a maior concentração de pacientes, se dispuseram a encaminhar os pacientes para o ambulatório de fisioterapia para que a mesma possa avaliar e oferecer tratamento preventivo e terapêutico para trismo e disfunção de ombro em 100% dos pacientes.

Foi acordada a criação do "grupo multidisciplinar em cabeça e pescoço" para melhor orientar os pacientes em relação as suas dúvidas e educação para otimização dos cuidados, a qual irá acontecer quinzenalmente às 10 horas nas quintas-feiras a partir do segundo semestre.

A fisioterapia irá criar um horário para atendimento em grupo para os pacientes com câncer de cabeça e pescoço que apresentarem disfunção leve (de trismo ou ombro). Os que apresentarem risco de desenvolver essas disfunções serão orientados a realizarem alguns exercícios preventivos e a procurarem o serviço caso a disfunção ocorra.

Os demais departamentos presentes (psicologia e fonoaudiologia) encaminharão os pacientes para fisioterapia sempre que perceberem que os mesmos não conseguem introduzir três dedos paralelos na boca aberta ou não conseguem elevar o braço até 90° com sintomas e identificarem que os mesmos ainda não são acompanhados pela fisioterapia.

Todos os profissionais da equipe multidisciplinar de apoio ao tratamento oncológico, assim como os departamentos médicos de tratamento oncológico, serão convidados a contribuírem nas reuniões quinzenais "Grupo de cabeça e pescoço".

- Benefícios: Otimizar funcionalidade e qualidade de vida dos pacientes com câncer de cabeça e pescoço.

GESTÃO DE PROCESSOS

A gestão por processos viabiliza a organização do fluxo do serviço e é capaz de promover mudanças culturais sobre qualidade da assistência. Uma vez considerando a definição de qualidade do Instituto de Medicina dos EUA a qual diz que "Qualidade é o grau em que o serviço de saúde aumenta a probabilidade de resultados de saúde desejados e é consistente com o corrente conhecimento profissional", é possível inferir que se padronizarmos os conhecimentos de determinada especialidade da saúde, com base nas melhores evidências disponíveis e ajustados ao contexto local, e treinarmos os profissionais da assistência na aplicação desses protocolos, aumentaremos a chance de obter os resultados desejados e semelhantes aos identificados nos estudos que embasaram os protocolos.

Para Johansson et al. (1995), processo é o conjunto de atividades ligadas que pegam um insumo (*input*) e o transformam para criar um resultado (*output*). Teoricamente, a transformação que nele ocorre deve adicionar valor e criar um resultado que seja mais útil e eficaz ao recebedor acima ou abaixo da cadeia produtiva. Já Rummler e Brache (1994) afirmam ser uma série de etapas criadas para produzir um produto ou serviço, incluindo várias funções e abrangendo o "espaço em branco" entre os quadros do organograma, sendo visto como uma cadeia de agregação de valores.

Uma das melhores formas de fazer gestão do processo é utilizando ferramentas da qualidade, que são técnicas utilizadas com a finalidade de mensurar, definir, analisar e propor soluções para os problemas que interferem no bom desempenho dos processos de trabalho. Elas permitem o maior controle dos processos ou melhorias na tomada de decisões.

Contudo, além de gerenciar o conhecimento aplicado do processo fisioterapia é necessário uma boa definição das normas e rotinas do processo (setor) e uma boa relação entre os diferentes processos da instituição com a qual o processo fisioterapia tem necessidade de se relacionar para garantir o melhor fluxo possível do serviço para o paciente. Veja nas Figuras 1.2 e 1.3 um modelo de fluxograma para o serviço de fisioterapia no nível de internação e no nível ambulatorial e nas Tabelas 1.6 e 1.7 um modelo das principais interfaces do processo fisioterapia internação e ambulatório, respectivamente, com fornecedores e clientes internos (da instituição). Esse mapeamento auxilia a definir contratos verbais ou escritos (interações sistêmicas) que auxiliarão nas relações interprofissionais e no desenvolvimento de melhores entregas interprocessos.

A participação e aplicação de programas tipo 5S (senso de utilização, ordenação, limpeza, saúde e autodisciplina) ajudam a melhorar o grau de organização do serviço nas passagens de plantão, a evitar desperdícios, no cuidado dos equipamentos, no uso de equipamentos de proteção (EPIs), na identificação rápida dos equipamentos e materiais necessários à assistência ou atividades burocráticas e deste modo auxiliam a otimizar o tempo e a deixar o serviço mais eficiente.

A principal ferramenta de acompanhamento do processo são os indicadores, os quais são definidos pela Organização Mundial da Saúde (OMS) como marcadores da situação de saúde, performance de serviços ou disponibilidade de recursos definidos para permitir a monitorização de objetivos, alvos e desempenhos. Os indicadores possibilitam a análise crítica do desempenho da atividade. Após a criação do indicador, atribui-se seu valor pretendido (meta), que deverá

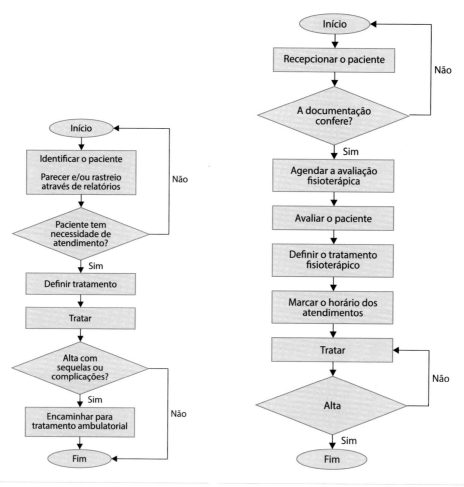

Figura 1.2 – Fluxograma da fisioterapia na internação.

Figura 1.3 – Fluxograma da fisioterapia no ambulatório.

estar relacionado diretamente às estratégias globais de organização (ex.: resultados clínicos e financeiros) definidas no planejamento estratégico.

Considerando que na percepção do paciente recuperação da saúde é definida como ausência de sintomas e a habilidade para realizar as atividades regulares e o retorno ao trabalho, indicadores podem ser úteis para medir o desempenho do serviço de fisioterapia em prevenir e/ou reabilitar as disfunções físicas e respiratórias, além de poder fornecer informações estatísticas de produtividade do serviço ou para análise do alinhamento do processo ao planejamento estratégico da instituição. É fundamental na implantação de um indicador a definição do objetivo, fonte de dados, forma de cálculo, regra do cálculo (critério de inclusão e exclusão), interpretação, meta e referência. Nas Figuras 1.4 a 1.20, há uma série de indicadores que podem ser úteis em um serviço de fisioterapia especializado em oncologia.

Segue um exemplo de parâmetros de um indicador para nortear a análise.

Tabela 1.6
Interfaces do processo fisioterapia na internação

Fornecedores	Insumos	Processo fisioterapia na internação	Produtos	Clientes
TI	Microcomputador + Software	Atendimento ao paciente	Paciente em tratamento oncológico sem sequelas e complicações antes, durante e após o tratamento	Gestor de unidades hospitalares
Centro cirúrgico	Relatórios atualizados	Identificar o paciente		
Médico ou equipe multidisciplinar	Pedido de Parecer	(Parecer e/ou rastreio através de relatórios)		
Gestão de pessoas	Admissão e demissão de colaboradores			Médico assistente
CME	Equipamentos esterilizados	Definir tratamento	Pacientes de alta da internação com sequelas e/ou complicações após o tratamento fisioterápico na internação	
Engenharia clínica	Equipamentos com manutenção corretiva e preventiva	Tratar		Ambulatório de fisioterapia
Técnico de enfermagem	Auxílio durante a mobilização do paciente	Encaminhar para tratamento ambulatorial		

Tabela 1.7
Interfaces do processo fisioterapia no ambulatório

Fornecedores	Insumos	Processo fisioterapia no ambulatório	Produtos	Clientes
Equipe médica e equipe multidisciplinar	Paciente	Recepcionar o paciente		
TI	Computador, internet, software, telefone, impressora			
CME	Equipamentos fisioterápicos esterilizados	Avaliar o paciente e definir tratamento	Paciente com melhora funcional	Departamento de cirurgias por especialidade, oncologia clínica e radioterapia
Manutenção clínica e predial	Manutenção preventiva e corretiva dos equipamentos e estrutura física			
Almoxarifado e farmácia	Reposição e aquisição de novos equipamentos, produtos de escritório e fisioterápicos	Tratar		
		Alta		
Gestão de pessoas	Admissão e demissão de colaboradores			

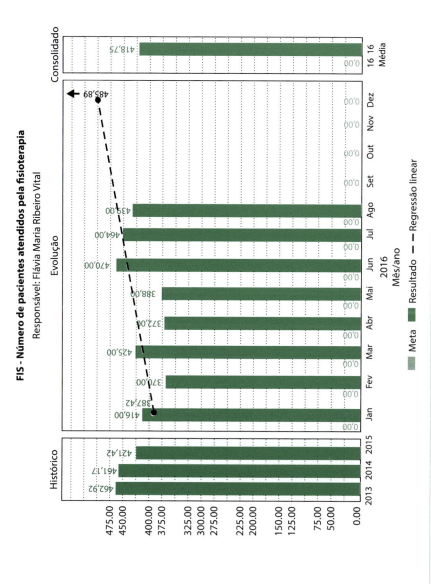

Figura 1.4 – Gráfico do indicador de volume de pacientes atendidos pela fisioterapia. Gráfico cedido pela Fundação Cristiano Varella.

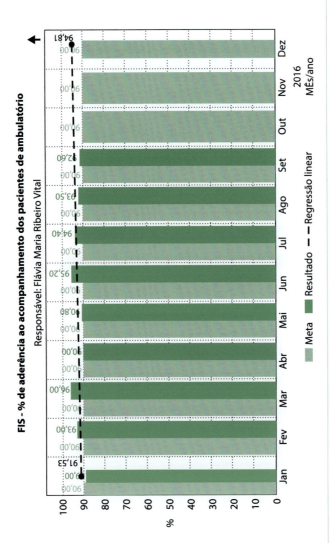

Figura 1.5 – Gráfico do indicador de percentual de aderência ao acompanhamento ambulatorial. Gráfico cedido pela Fundação Cristiano Varella.

Gestão de Serviço de Fisioterapia Oncológica

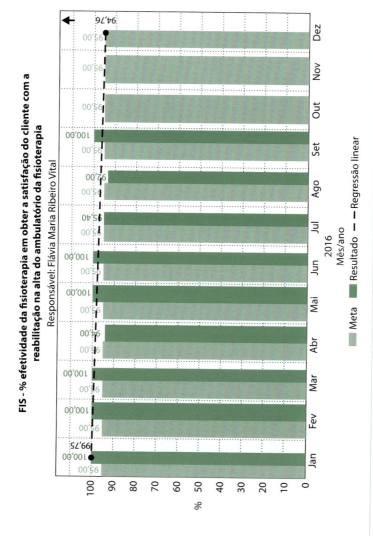

Figura 1.6 – Gráfico do indicador de satisfação com a reabilitação na alta do ambulatório. Gráfico cedido pela Fundação Cristiano Varella.

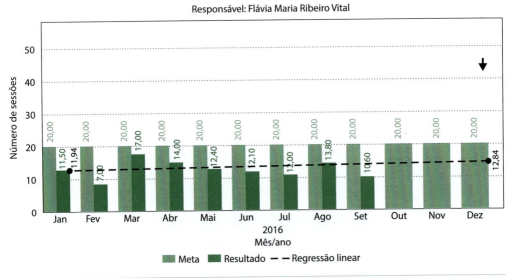

Figura 1.7 – Gráfico do indicador de efetividade do tratamento ambulatorial de disfunção de ombro pós-linfadenectomia axilar. Gráfico cedido pela Fundação Cristiano Varella.

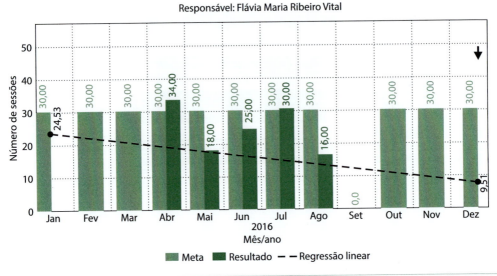

Figura 1.8 – Gráfico do indicador de efetividade do tratamento de incontinência urinária em prostatectomizados. Gráfico cedido pela Fundação Cristiano Varella.

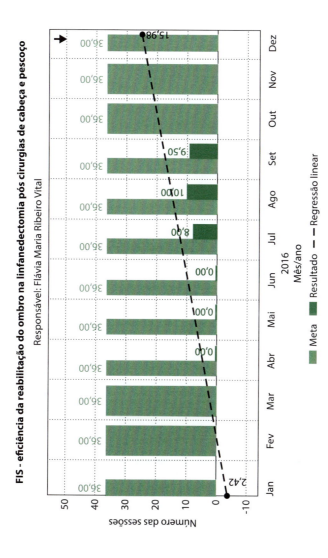

Figura 1.9 – Gráfico do indicador de efetividade do tratamento de disfunção de ombro pós-tratamento oncológico de cabeça e pescoço. Gráfico cedido pela Fundação Cristiano Varella.

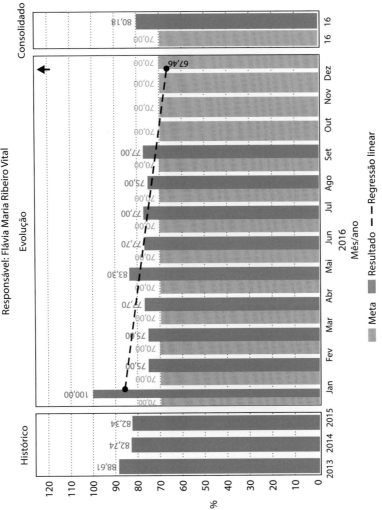

Figura 1.10 – Gráfico do indicador de Índice de sucesso no desmame. Gráfico cedido pela Fundação Cristiano Varella.

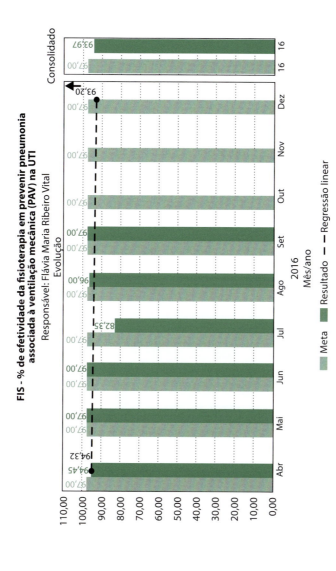

Figura 1.11 – Gráfico do indicador de incidência de pneumonia associada à ventilação mecânica na UTI. Gráfico cedido pela Fundação Cristiano Varella.

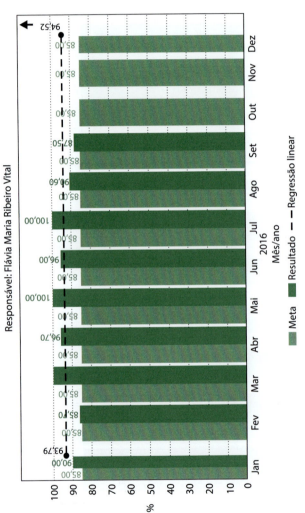

Figura 1.12 – Gráfico do indicador de percentual de melhora da dispneia em pacientes clínicos. Gráfico cedido pela Fundação Cristiano Varella.

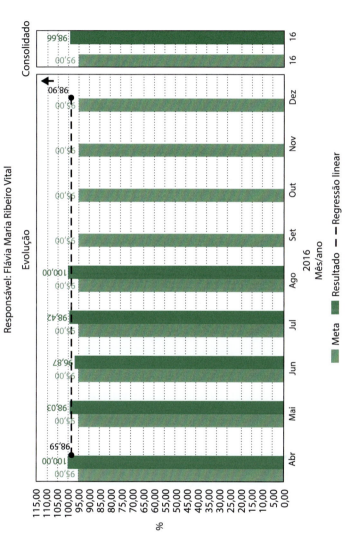

Figura 1.13 – Gráfico do indicador de incidência de complicações respiratórias em pacientes clínicos internados. Gráfico cedido pela Fundação Cristiano Varella.

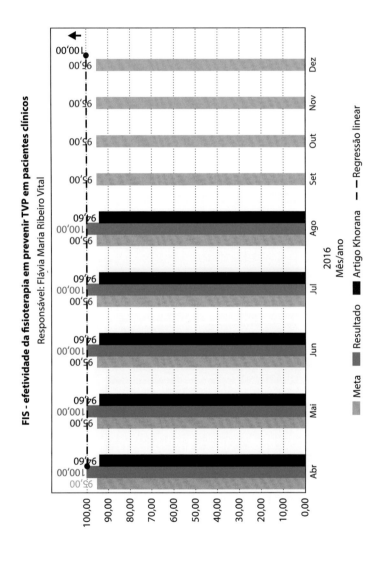

Figura 1.14 – Gráfico do indicador de incidência de TVP em pacientes clínicos internados. Gráfico cedido pela Fundação Cristiano Varella.

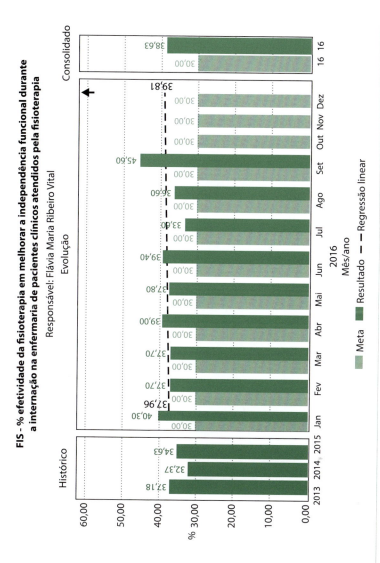

Figura 1.15 – Gráfico do indicador de independência funcional em pacientes clínicos internados. Gráfico cedido pela Fundação Cristiano Varella.

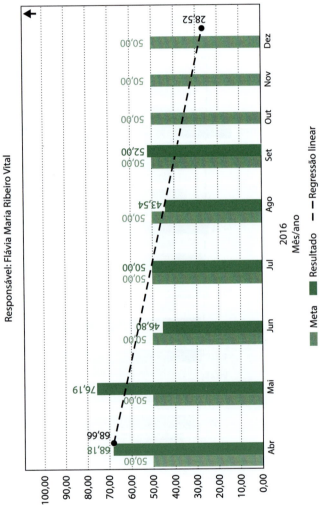

Figura 1.16 – Gráfico do indicador de mobilidade funcional em pacientes clínicos internados. Gráfico cedido pela Fundação Cristiano Varella.

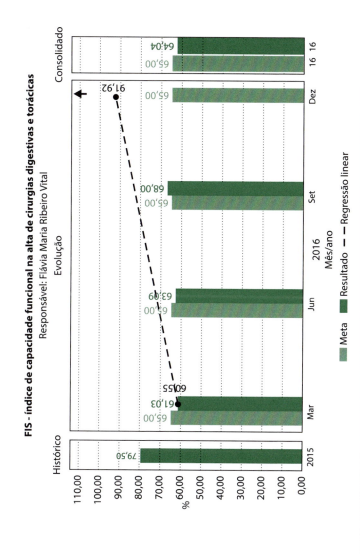

Figura 1.17 – Gráfico do indicador de capacidade funcional na alta de cirurgias digestivas e torácicas. Gráfico cedido pela Fundação Cristiano Varella.

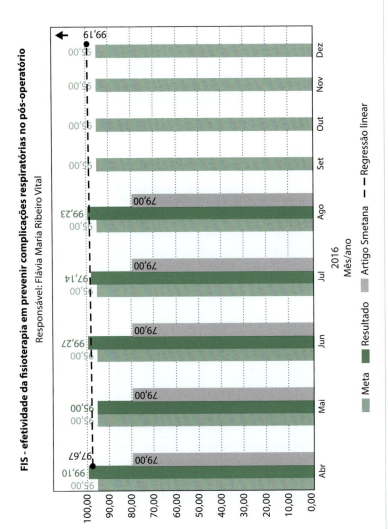

Figura 1.18 – Gráfico do indicador de Incidência de complicações respiratórias no pós-operatório. Gráfico cedido pela Fundação Cristiano Varella.

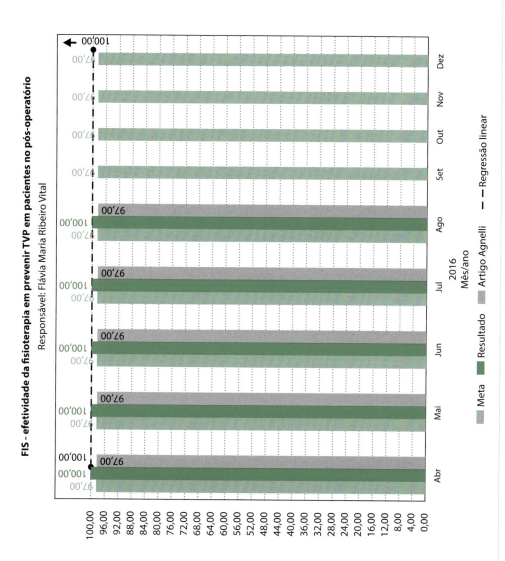

Figura 1.19 – Gráfico do indicador de incidência de TVP no pós-operatório. Gráfico cedido pela Fundação Cristiano Varella.

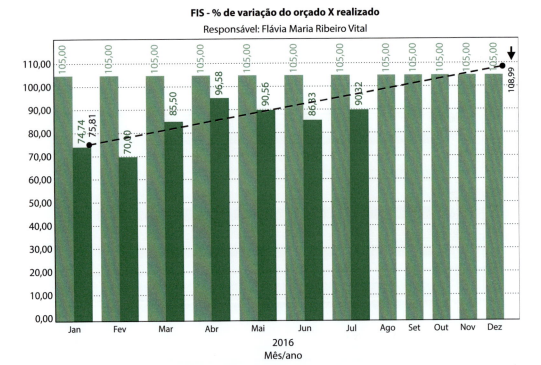

Figura 1.20 – Gráfico do indicador de variação entre orçado e realizado pelo serviço de fisioterapia. Gráfico cedido pela Fundação Cristiano Varella.

Eficiência da reabilitação do ombro na linfadenectomia pós-cirurgias de cabeça e pescoço – Meta 36 sessões

- Objetivo: Avaliar a eficiência do serviço de fisioterapia em reabilitar a função do ombro em até 36 sessões em pacientes submetidos à cirurgia de cabeça e pescoço com linfadenectomia cervical e/ou radioterapia há cerca de 1 mês.
- Fonte de dados: Formulário específico contendo a goniometria a cada 3 sessões dos pacientes que realizam fisioterapia e apresentam suspeita de melhora subjetiva da ADM.
- Forma de cálculo: Média de sessões para os pacientes que alcançarem 150° de flexão de ombro ativa pela goniometria ou ADM funcional (parâmetro de alta).
- Regra de cálculo (inclusões e exclusões):
  - Inclusões: pacientes submetidos à linfadenectomia e cirurgia de cabeça e pescoço ou radioterapia há cerca de 1 mês, que alcançaram menos de 150° de ADM de flexão de ombro ativa ou ADM funcional na avaliação ambulatorial inicial até três meses após a cirurgia.
  - Exclusões: pacientes que realizaram esvaziamento cervical ampliado ou radical (retiram n. acessório), pacientes que interrompem ou abandonam o tratamento sem

justificativa, pacientes que são encaminhados para realizarem fisioterapia em sua cidade de origem, pacientes que estão realizando tratamentos concomitantes para outros problemas além da disfunção de ombro, pacientes que realizaram nova cirurgia durante o tratamento.
- Interpretação: o resultado representa a média do número de sessões necessária para alcançar o parâmetro de alta no tratamento da disfunção de ombro pós-linfadenectomia no câncer de cabeça e pescoço (flexão ativa de ombro = 150° ou funcional em relação ao ombro contralateral) após realizar a reabilitação. Sempre que a meta for alcançada demonstra a eficiência do serviço em alcançar os resultados esperados e relatados na literatura, mas com um número menor de sessões.
- Referência: o estudo de Carvalho e col. é uma Revisão Sistemática Cochrane que comparou a flexão passiva de ombro após 12 semanas de intervenção fisioterápica com exercícios resistidos progressivos 3×/semana comparado a exercícios de mobilização ativa e passiva, alongamento e resistência sem progressão em pacientes com câncer de cabeça e pescoço e realizaram uma média de 36 sessões.
- Anexo: Carvalho APV, Vital FMR, Soares BGO. Exercise interventions for shoulder dysfunction in patients treated for head and neck cancer. Cochrane Database of Systematic Reviews 2012, Issue 4. Art. No.: CD008693. DOI: 10.1002/14651858.CD008693.pub2.

Portanto, é essencial que os resultados sejam mensurados e acompanhados, na tentativa de identificar as fragilidades (resultados abaixo do esperado) e dissolvê-las. Deste modo, sempre que a gestão se deparar com resultados ruins, deve criar planos de ação que contemplem a análise e as possíveis soluções dos problemas que possam ter afetado negativamente os resultados. As ferramentas da qualidade serão extremamente úteis para auxiliar na identificação das causas que não permitiram o alcance das metas traçadas para determinado indicador e planejamento de ações de melhoria. Algumas das mais utilizadas para análises de indicadores são 5W2H (o quê, porquê, quem, quando, onde, como, quanto), *brainstorming*, PDCA, diagrama de causa e efeito e a FMEA ou análise de modo e efeito de falha, a qual pode ser aplicada para diminuir a probabilidade de ocorrência ou repetição de falhas atuais ou potenciais em processos. Essa ferramenta leva em consideração a criticidade do risco (que pode ser calculada por probabilidade de ocorrência do risco *versus* a detecção do risco *versus* a gravidade do dano).

Todavia, sempre que uma meta é definida baseada nos resultados esperados com a aplicação de um protocolo, é interessante criar um *check-list* (ex.: Tabela 1.8 e 1.9) para analisar se todas as etapas previstas no protocolo foram adequadamente executadas, ou seja, se as barreiras para que determinado fator de risco não se manifeste foram atuantes e efetivas, o que pode ser verificado através das evoluções ou outros formulários de registros (Tabela 1.10).

A ferramenta da qualidade PDCA, além de auxiliar na análise crítica de indicadores, é extremamente útil no planejamento de inovações ou melhorias para o setor. Quando o número de ações necessárias for muito grande para solucionar diferentes problemas, utilizar a matriz GUT pode ser útil para definir as prioridades.

A ferramenta mais poderosa de gestão em saúde são os protocolos assistenciais, que são padronizações das ações assistenciais (avaliação diagnóstica e terapêutica) com objetivos definidos e desfechos esperados baseados nas melhores evidências disponíveis com critérios de indicação e contraindicação claros para determinada população-alvo. Os demais capítulos deste livro incluem diversos protocolos assistenciais de fisioterapia em oncologia organizados na forma de plano de cuidados da fisioterapia por localização de tumor, além de protocolos direcionados a pacientes em terapia intensiva e diretrizes para o uso de ventilação não invasiva e oxigenoterapia em nível hospitalar.

Tabela 1.8
Check-list para análise crítica do indicador de sucesso no desmame

Paciente: _____

FR principal FR secundário	Presente	Ausente	Barreira	A – Atuou NA – Não atuou NE – Não efetiva ND – Não descrito N/A – Não se aplica	Observação
Hipoxemia			• Ofertar O_2 após extubação • Avaliar e indicar VNI pós-extubação conforme necessidade • Avaliar reversão da causa base da IOT, em caso de PNM • Acompanhamento da gasometria ajuste da FiO_2 • Ajuste do modo ventilatório		
Hipercapnia			• Avaliar e indicar VNI pós-extubação, em especial nos portadores de DPOC • Realizar desconexão progressiva da prótese, tratando-se de paciente neurológico • Ajuste do modo ventilatório		
Nível de consciência			• Equipe multi – monitorar à beira do leito de forma contínua (observar associação de redução de nível de consciência e SaO_2)		
Hipersecreção traqueal			• Intervir com fisioterapia desobstrutiva (manobras, vibração mecânica, estímulo a tosse, vaporização e hidratação)		
Tosse fraca			• Avaliar efetividade da tosse • Se ineficaz – fortalecer musculatura abdominal		

Tabela 1.9
Check-list para análise crítica do indicador de aderência aos protocolos de pós-operatórios

Check-list dos protocolos de pós-operatório

Nome do paciente:_____ Cirurgia:_____ Data:_____
Data
Lavagem das mãos
EPIs (luva, máscara, óculos)
Desmame/Extubação
Posicionamento em Fowler
Tosse
Cinesioterapia respiratória
Espirometria de incentivo
Cinesioterapia motora passiva
Cinesioterapia motora ativoassistida
Cinesioterapia motora ativa
Sedestação fora do leito
Deambulação no quarto
Deambulação no corredor
Descer rampa
Subir rampa
Orientação de repetição das condutas
Teste de caminhada de 6 minutos
Evolução
Lançamento dos procedimentos no MV
Preenchimento da folha de acompanhamento e indicadores
Assinatura

Tabela 1.10
Formulário para alimentação e análise do indicador de sucesso no desmame

Índice de sucesso no desmame

Definição: Será considerado sucesso na extubação quando o paciente não mais precisar de suporte ventilatório (VNI ou VMI) 48 horas após a extubação

Pacientes em ventilação mecânica

Nome	Motivo da intubação	Comorbidades	Data da intubação	Data da extubação	Sucesso	Óbito

GERENCIAMENTO DOS RISCOS

Segurança é o princípio fundamental dos cuidados em saúde e componente crítico da gestão da qualidade. Um erro pode transformar-se em algo mais grave, podendo levar à morte do paciente. Estudos em vários países mostram que os eventos adversos representam 3,2 a 16,6% das admissões hospitalares (OMS, 2005). Erros assistenciais matam mais que acidente de trânsito, Aids ou câncer de mama e geram mais de um milhão de danos não fatais/ano. Embora os profissionais intencionem realizar um bom trabalho, o sistema não os prepara ou dá suporte adequado. Portanto, treinamentos direcionados aos problemas mais comuns de gerarem danos aos pacientes internados e a construção de protocolos que delimitem as situações de risco das intervenções (contraindicações) são essenciais de serem construídos considerando as melhores evidências disponíveis e a disponibilidade das tecnologias locais.

O gerenciamento de risco consiste em definir e gerenciar barreiras para minimizar o risco de complicações maiores ao paciente. Além disso, caso o dano aconteça, é possível trabalhar com métodos que nos permitam identificá-lo e atuar imediatamente para um melhor controle da situação. Para isso, é fundamental a construção de mapas de risco para os eventos adversos mais comuns na instituição onde se descreva com clareza as principais causas relacionadas ao risco, quais as barreiras existentes e quais as necessárias de serem implantadas para evitar a manifestação dos eventos adversos, quais os possíveis danos como consequência das falhas das barreiras, qual a classificação do risco do dano e quais as ações recomendadas caso o dano aconteça.

Considerando os mapas de risco, diferentes processos devem definir indicadores para gerenciar a incidência do dano na instituição e utilizar ferramentas como o *check-list* proposto na Tabela 1.8 para realizar a análise crítica do mesmo. Um exemplo de dano de alta prevalência em internações hospitalares é a pneumonia, a qual deve ser monitorada através de indicador e analisados os eventos ocorridos considerando os fatores de risco (FR) modificáveis, as barreiras possíveis para atuar nos FR modificáveis, o protocolo terapêutico, a análise do risco clínico x risco não clínico, utilizando para tal as evidências da literatura científica x ferramentas da qualidade, respectivamente.

FISIOTERAPIA BASEADA EM EVIDÊNCIA

Considerando a necessidade dos sistemas de saúde em manter e incorporar a diversidade de tecnologias de saúde (ex.: medicamentos, equipamentos, procedimentos, processos), a prática de saúde baseada em evidências é mandatória nos dias de hoje, uma vez que tem se tornado cada vez mais inaceitável aos pagadores dos sistemas de saúde o reembolso por tecnologias sem um adequado embasamento científico. Deste modo, a prática baseada em evidência tende a viabilizar a continuidade dos sistemas de saúde, a preencher a necessidade de embasar a prática clínica e uma boa relação terapeuta-paciente, além de tender a um melhor resultado para o paciente com o menor custo possível e ainda manter o profissional atualizado.

Saúde Baseada em Evidências é definida como a integração das melhores evidências de pesquisa com a habilidade clínica e a preferência do paciente. Segundo Álvaro Atallah, "É o elo entre a boa ciência e a boa prática clínica". Seu objetivo é reduzir a incerteza para acertar ou errar, ou seja, nortear as tomadas de decisões sobre cuidados com a saúde, tendo o compromisso da busca explícita e honesta das melhores evidências científicas.

Ainda nos dias de hoje é possível encontrar profissionais adquirindo o conhecimento na graduação ou pós-graduação baseado em um conhecimento empírico, superficial, subjetivo e acrítico; através de uma educação transmitida de geração em geração pela interpretação da experiência pessoal, em que condutas são definidas baseadas na intuição ou na experiência clínica, em que o raciocínio clínico é embasado em fisiopatologia e pouco ou nada nos resultados.

A prática baseada em evidências considera que a experiência clínica é crucial e necessária, mas deve ser somada a evidências científicas; considera que os conhecimentos de fisiopatologia são necessários, mas insuficientes para a tomada de decisão na prática clínica, e que é necessário um conhecimento racional, objetivo, explícito, sistemático, crítico e reprodutível da realidade, baseado em metodologia científica adequada. Todavia, para mudarmos esse paradigma é necessária a aquisição de novas habilidades para realizar uma busca eficiente na literatura e uma análise crítica dos artigos científicos (Figura 1.21).

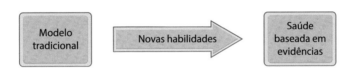

Figura 1.21 – Passagem do modelo tradicional para um modelo de saúde baseado em evidências.

É possível definir seis passos para prática da fisioterapia baseada em evidências:
- Formulação da questão clínica relevante e específica;
- Construção da estratégia de busca das evidências científicas;
- Avaliação crítica das evidências por validade e relevância;
- Avaliação da aplicabilidade clínica da evidência no seu contexto (tomada de decisões, combinando as evidências com sua experiência clínica e os valores do paciente);
- Aplicação dos achados das evidências no cuidado do paciente;
- Avaliação dos resultados.

Para encontrarmos respostas para nossas dúvidas clínicas, em especial sobre a efetividade de uma intervenção terapêutica, devemos definir claramente qual a pergunta a ser respondida por uma evidência de boa qualidade. Para tal é necessário saber acessar a informação, avaliar a literatura e entender as limitações (vantagens e desvantagens) de cada desenho de estudo para que seus resultados sejam válidos.

Portanto, para responder precisamos definir uma estratégia de busca de evidências clínicas, definir os desenhos de estudo mais adequado para trazer respostas sobre intervenção, prognóstico, diagnóstico, etiologia, e analisar a qualidade metodológica desses estudos, assim como se os desfechos analisados por eles são os mesmos preconizados em nossa questão clínica. Para tal, segue abaixo o detalhamento para identificar estudos de boa qualidade capazes de trazer respostas reprodutíveis para prática clínica.

Questão clínica

Uma adequada estruturação da questão clínica a ser investigada é o primeiro passo. Estudiosos da prática baseada em evidências propõem que uma boa pergunta deva ser construída com os componentes da sigla PICO, a qual representa um acrônimo para Paciente/população, Intervenção, Comparação e *Outcomes* (desfecho). Esses componentes são, em geral, a essência dos objetivos de uma pesquisa clínica, em especial quando se investigam intervenções. Segue abaixo um exemplo de aplicação do PICO.
- Pergunta clínica: Ventilação com pressão positiva não invasiva (VPPNI) é efetiva e segura para tratar edema pulmonar cardiogênico?
- População: Pacientes adultos com edema pulmonar cardiogênico;
- Intervenção: VPPNI + tratamento padrão (TP);
- Comparação (grupo controle): TP;
- *Outcome* (desfecho): Mortalidade.

Estratégia de busca

Para tornar a estratégia de busca mais eficiente é imprescindível que sejam utilizados os unitermos (MESH ou DECS) considerando o PICO para posteriormente filtrar os desenhos de estudo mais adequados para responder à pergunta clínica (Tabela 1.11).

Todavia, é necessário considerar a pirâmide de evidências (Figura 1.22) quando o desenho de estudo mais adequado não está ainda disponível para responder à pergunta clínica.

Tabela 1.11
Relação entre assunto da pergunta e desenho de estudo mais adequado para responder

Assunto da pergunta	Desenho de estudo mais adequado
Diagnóstico	Estudos de acurácia
Tratamento	Ensaios clínicos randomizados (ECR) ou Revisão sistemática (RS)
Prognóstico	Estudos coortes
Profilaxia	ECR ou RS
Custo-efetividade	Estudo de análise econômica

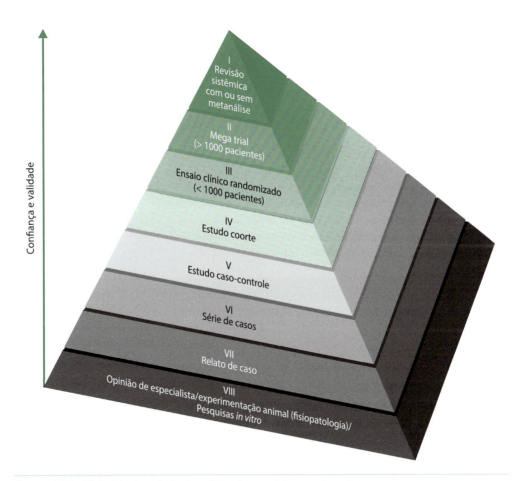

Figura 1.22 – Pirâmide dos níveis de evidência para intervenções clínicas.

Para aumentar a chance de identificar as principais evidências da área de interesse será necessário recorrer à estratégia de busca em diferentes bases de dados da área da saúde. Priorizar a busca em bases de dados secundárias (ex.: Cochrane Library, Clinical Evidence) facilitará a identificação de revisões sistemáticas, hoje consideradas como o melhor nível de evidências por já considerar a qualidade dos estudos em sua análise da tecnologia investigada. Seguem abaixo algumas das mais relevantes bases de dados em saúde onde é possível identificar um grande número de artigos disponíveis na íntegra.

- www.cochranelibrary.com – no campo de busca, digitar as palavras chaves no campo de busca e clicar na "lupa" ou "enter". Rastrear todas as revisões sistemáticas completas e os ensaios clínicos identificados nas bases "Cochrane Reviews", "Other Reviews" e "Trial".
- www.pubmed.com – no campo de busca, digitar as palavras chaves no campo de busca (PICO) identificados como termo MESH e clicar em "search". Utilizar os filtros para o desenho de estudo.
- www.bireme.br – útil para realizar uma busca somente na LILACS ou em todas as bases de dados disponíveis no portal da Bireme. Utilizar os termos de busca identificados como termo DECS.
- www.pedro.org.au – esta é uma base de dados de artigos selecionados de fisioterapia com critérios de avaliação da qualidade dos estudos.

AVALIAÇÃO CRÍTICA E APLICABILIDADE CLÍNICA

Após identificar os estudos relevantes, é fundamental realizar a classificação dos mesmos conforme desenho do estudo: ensaio clínico randomizado (ECR), revisão sistemática (RS), estudo coorte, caso-controle, série de casos, relato de caso, revisão de literatura, estudo de acurácia, estudo de análise econômica em saúde.

A depender do desenho de estudo identificado, é possível utilizar *check-lists* padronizados para analisar a qualidade metodológica dos estudos e deste modo respaldar a validade e confiabilidade nos achados do mesmo (Tabela 1.12).

Tabela 1.12
Check-list **para análise crítica dos diferentes desenhos de estudo**

Desenho de estudo	Check-list
Revisão sistemática de ECR	PRISMA
Metanálise de estudos observacionais	MOOSE
Ensaio clínico randomizado	CONSORT
Ensaios clínicos não randomizados	TREND
Estudos coorte	STROBE
Estudos de acurácia	STARD
Estudos qualitativos através de questionários	OQAQ

Após assegurar que boas evidências respaldam o uso de determinada tecnologia para sua prática, é necessário analisar o seu contexto local em relação à disponibilidade da tecnologia, se a mesma se aplica à população à qual o serviço será prestado e se diante de outras possibilidades terapêutico-diagnósticas semelhantes o paciente concorda em receber a intervenção proposta. Isso resume o que seria prática baseada em evidências e foi o modelo que norteou a construção dos protocolos e diretrizes que compõem os demais capítulos deste livro (Figura 1.23).

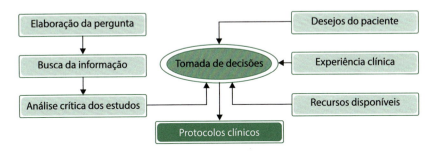

Figura 1.23 – Requisitos para a construção de protocolos clínicos.

Uma boa gestão de serviço de fisioterapia especializado em oncologia não será possível sem um aprofundamento do conhecimento do câncer e seus tratamentos, assim como o conhecimento das principais disfunções físicas provocadas pelos mesmos. Deste modo seguem abaixo algumas informações que contextualizam a necessidade da organização de serviços de fisioterapia para um adequado apoio ao tratamento oncológico.

O CÂNCER E SEUS TRATAMENTOS

Câncer é o nome dado a um conjunto de mais de 100 doenças que podem afetar qualquer parte do corpo, devido ao crescimento desordenado (maligno) de células que invadem os tecidos e órgãos, podendo espalhar-se (metástase) para outras regiões do corpo.

Toda a informação genética encontra-se inscrita nos genes em uma "memória química", o ácido desoxirribonucleico (DNA). Os genes são segmentos do DNA que controlam as funções normais das células; quando danificados (mutações), a célula se divide de modo descontrolado e produz novas células anormais. Se houver uma falha nos sistemas de reparo ou imunológico na tarefa de destruir eliminar essas células anormais, as novas vão se tornando cada vez mais anormais, terminando por produzir células cancerosas. Quanto menos células diferenciadas são as células, mais maligno é o câncer.

A Organização Mundial da Saúde (OMS) estima, para 2030, 21,4 milhões de novos casos de câncer e 13,2 milhões de mortes por câncer no mundo. Em 2012 houve 14,1 milhões de casos novos de câncer e um total de 8,2 milhões de mortes por câncer, em todo o mundo.

No Brasil, a estimativa para o biênio 2016-2017, aponta a ocorrência de cerca de 600 mil novos casos/ano de câncer, incluindo os casos de pele não melanoma, que serão os mais incidentes (180 mil casos novos) na população brasileira, seguidos dos tumores de próstata (61 mil), mama feminina (58 mil). A distribuição da estimativa nacional por sexo pode ser vista na Figura 1.24.

Localização primária	Casos	%	Homens	Mulheres	Localização primária	Casos	%
Próstata	61.200	28,6%	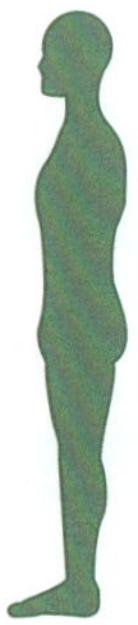	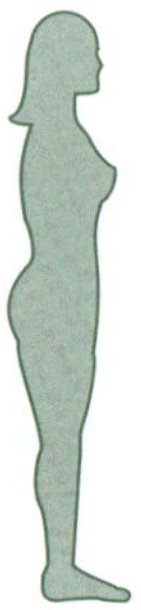	Mama feminina	57.960	28,1%
Traqueia, brônquio e pulmão	17.330	8,1%			Cólon e reto	17.620	8,6%
Cólon e reto	16.660	7,8%			Colo do útero	16.340	7,9%
Estômago	12.920	6,0%			Traqueia, brônquio e pulmão	10.890	5,3%
Cavidade oral	11.140	5,2%			Estômago	7.600	3,7%
Esôfago	7.950	3,7%			Corpo do útero	6.950	3,4%
Laringe	6.360	3,0%			Ovário	6.150	3,0%
Bexiga	7.200	3,4%			Glândula tireoide	5.870	2,9%
Leucemias	5.540	2,6%			Linfoma não Hodgkin	5.030	2,4%
Sistema nervoso central	5.440	2,5%			Sistema nervoso central	4.830	2,3%

Figura 1.24 – Distribuição proporcional por sexo dos dez tipos de câncer mais incidentes estimados para 2016, exceto pele não melanoma. Fonte: INCA.

O termo "estádio" é usado para descrever a extensão ou a gravidade do câncer. No estádio inicial, a pessoa tem apenas um pequeno tumor maligno. No avançado, o tumor, maior, já pode ter se espalhado para as áreas próximas (linfonodos) ou outras partes do corpo (metástases). Para definir qual o tratamento mais adequado é importante estadiar o tumor (classificá-lo).

Existem várias formas e classificações para estadiar o câncer, em especial em relação à região/órgão comprometido. Contudo, os estadiamentos mais aceitos internacionalmente são os que classificam o tumor em estadios que vão de 0 a IV ou pela classificação TNM. Essa classificação detalha e descreve o tumor pelo tamanho (T1 a T4), comprometimento dos linfonodos regionais (N0 a N3), presença ou não de metástases a distância (M0 = sem metástases, M1 = com metástases). A Tabela 1.13 apresenta o estadiamento para câncer de mama.

O diagnóstico muitas vezes é difícil e tardio por ser uma doença com localizações e aspectos clínico-patológicos múltiplos, que, muitas vezes, não se manifesta com sintomas ou sinais e os profissionais da saúde não são bem preparados para avaliar, e o próprio sistema de saúde não facilita o acesso em tempo hábil aos centros especializados. Todavia, o diagnóstico completo de um tumor maligno é o principal elemento para o estadiamento e o planejamento terapêutico. Para ser completo, deve ser anatômico (macro e microscópico), funcional e etiológico. Os tumores são nomeados de acordo com o tecido ou órgão de origem e o grau de diferenciação. Ex.: carcinomas (células epiteliais – 85-90% de todos os cânceres), melanomas (melanócitos), sarcomas (tumores sólidos em tecidos conectivo, muscular, ossos, cartilagem ou gordura), leucemias (leucócitos – 2%), linfomas (linfócitos – 5%).

Tabela 1.13
Estadiamento 0-VI e classificação TNM para câncer de mama

Estádio	Tumor	Linfonodo	Metástases
0	Tis	N0	M0
I	T1	N0	M0
IIA	T0	N1	M0
IIA	T1	N1	M0
IIA	T2	N0	M0
IIB	T2	N1	M0
IIB	T3	N0	M0
IIIA	T0	N2	M0
IIIA	T1	N2	M0
IIIA	T2	N2	M0
IIIA	T3	N1	M0
IIIA	T3	N2	M0
IIIB	T4	N0	M0
IIIB	T4	N1	M0
IIIB	T4	N2	M0
IIIC	Qualquer T	N3	M0
IV	Qualquer T	Qualquer N	M1

O tratamento antineoplásico é multidisciplinar e consiste na associação de armas terapêuticas, em épocas oportunas, com a finalidade de diminuir a possibilidade de recidiva; transformar tumores irressecáveis em ressecáveis; agir sobre células neoplásicas circulantes, micrometástases ou metástases detectadas; melhorar as condições imunológicas e, consequentemente, aumentar a possibilidade de cura ou sobrevivência. Ex.: cirurgia primária mutilante x cirurgia conservadora associada a radioterapia e/ou quimioterapia prévia.

Os principais tratamentos oncológicos da atualidade são: cirurgias, radioterapia, quimioterapia, hormonioterapia e imunoterapia.

A cirurgia permite uma avaliação da extensão do tumor aos tecidos adjacentes, incluindo os gânglios linfáticos, por onde boa parte deles se dissemina, o que determinará a estratégia de tratamento que será seguida. Algumas vantagens da cirurgia são o fato de poder curar um número significativo de casos com doença localizada, não ter efeito carcinogênico e fornecer uma avaliação mais segura da extensão da doença, permitindo um estadiamento mais adequado. Mas as desvantagens seriam a ausência de especificidade para os tecidos malignos, a possibilidade de trazer riscos e/ou morbidade significantes ou, ainda, deformidades ou perdas de função e ainda não poder curar os casos com doença disseminada.

As cirurgias podem ser:

- Terapêuticas: quando objetivam a cura. São realizadas após o rastreamento de possíveis metástases. Ex.: lobectomia, gastrectomia, esofagectomia, mastectomia.
- Paliativas: quando o objetivo é melhorar a sobrevida e/ou qualidade de vida. Ex.: resolução de quadro obstrutivo, alívio da dor etc.
- Preventivas: em lesões pré-cancerosas ou alta probabilidade de desenvolvimento de um tumor após aconselhamento genético. Ex.: polipose familiar dos cólons, retocolite ulcerativa e mastectomia preventiva.
- Reparadoras: quando o objetivo é melhorar a qualidade de vida. Utiliza retalhos miocutâneos, osteomiocutâneos e transplante autólogo de retalhos. Além de próteses biológicas (pericárdio bovino e dura-máter) ou não (tela de marlex, silicone, ortopédicas de aço, polietileno, titânio etc.) e grampeadores (*staplers*).
- Para ressecção de metástases (pulmonares, hepáticas, cerebrais e outras): quando o tumor primário está controlado, na ausência de lesões em outros sítios e/ou ineficácia de outra terapêutica.

A radioterapia (Rt) é o tratamento que utiliza radiações ionizantes em altas doses para o controle e/ou a cura da doença, enquanto minimiza as injúrias aos tecidos normais circunvizinhos. Tem papel fundamental no controle local do câncer. Estima-se que 60% dos pacientes necessitem de radioterapia curativa ou paliativa. Seu mecanismo de ação se baseia na ruptura das cadeias do DNA, paralisando funções vitais para o funcionamento celular e/ou inviabilizando a reprodução celular.

A interação da radiação com quimioterápicos tende a melhorar o controle locorregional da doença e a sobrevida.

A quimioterapia (Qt) é o tratamento à base de drogas com o intuito de controlar ou eliminar o câncer. Essas substâncias podem ser ministradas por via oral ou injetável em músculos, veias ou artérias e agem preferencialmente sobre as células do tumor, em diversas etapas de seu metabolismo. Os agentes quimioterápicos agem interferindo na divisão celular, o que faz das células do câncer um alvo preferencial por suas células se multiplicarem, muitas das vezes, mais rapidamente que as células normais. Diferentemente da cirurgia e da radioterapia, é um modo de tratamento sistêmico, ou seja, que atua em todo o corpo. A quimioterapia pode ser bastante irritante para as veias, por isso, eventualmente, é realizada com a implantação de um cateter intravenoso. Os principais determinantes do plano terapêutico são o diagnóstico histológico e a localização do tumor maligno; o estágio da doença, incluindo padrões prováveis de disseminação para localizações regionais e a distância; a toxicidade potencial de uso; a duração da toxicidade presumida; as condições clínicas do paciente, que podem ser quantificadas pelas escalas de *status performance* tipo a Karnofsky.

Existem diferentes modalidade de tratamento quimioterápico. São elas:

- Quimioterapia adjuvante: é o tratamento sistêmico da neoplasia após o tumor primário ter sido controlado por cirurgia ou radioterapia.

- Quimioterapia terapêutica: destina-se a ser a principal arma do tratamento antineoplásico, ou quando a cirurgia ou radioterapia não são as melhores escolhas terapêuticas. Considera-se que sua resposta é parcial quando a redução da massa tumoral é menor que 50% e completa quando a redução total da massa tumoral é mensurável.
- Quimioterapia de resgate: alguns tumores recorrentes tornam-se refratários ao tratamento ou podem apresentar resposta temporária. Deste modo a quimioterapia objetiva melhorar a qualidade de vida do paciente ou aumentar sua expectativa de vida.
- Quimioterapia neoadjuvante: é aquela administrada antes da cirurgia ou radioterapia. Algumas vantagens quando aplicada nessa fase é que a quimiossensibilidade pode ser medida *in vivo* quando a doença ainda é mensurável; a quimioterapia pode ser mais efetiva quando o aporte sanguíneo para o tumor ainda não foi alterado pela cirurgia ou radioterapia; os pacientes podem estar em condições físicas melhores, mais aptos a suportar a quimiotoxicidade, previamente à cirurgia ou radioterapia; com a redução da massa tumoral poderá ser reduzida a extensão dos campos cirúrgicos e radioterápicos, diminuindo a morbidade dessas modalidades terapêuticas, ou mesmo tornando os tumores totalmente ressecáveis, e os depósitos da doença microscópica metastática são menores e menos quimiorresistentes na doença recém-diagnosticada.

Adicionalmente aos três clássicos tratamentos oncológicos podemos citar a imunoterapia e a hormonioterapia como duas grandes classes de tratamentos oncológicos adjuntos.

A imunoterapia é o mais novo recurso para tratamento do câncer, e utiliza a imunidade do paciente para destruir o tumor. Para isso, manipula-se o sistema imune na busca de aumentar sua competência para lidar com a doença. O sistema imune é formado por diversos tipos de células, especializadas em diferentes funções. Essas células são capazes de produzir dois tipos de proteínas: os anticorpos, que são moléculas que se ligam a alvos específicos, inativando-os ou atraindo as células do sistema imune, e as citoquinas, que são "sinais químicos" para a comunicação entre as células do sistema imune. As duas principais classes de imunoterapia são:

- Anticorpos monoclonais: são moléculas de anticorpos produzidas em laboratório específicas contra determinadas substâncias. Em seu desenvolvimento, o principal desafio é encontrar o alvo certo para o anticorpo. Como a célula tumoral deriva de uma célula normal, é necessário que o anticorpo não leve o sistema imune a destruir tecidos sadios. Outro detalhe é que o alvo em questão deve estar acessível, na superfície da célula tumoral.
- Interleucina -2 ou Citoquinas: são proteínas sintetizadas por leucócitos, que afetam o crescimento e a função de outros leucócitos. Têm o efeito biológico de aumentar a atividade citolítica das células T; induzir a secreção de outras citoquinas – IFN-a, TNF, IL-1, IL-6, fatores de crescimento para célula B e células NK, além de induzir a proliferação e a ativação de determinadas células citolíticas.

Muitos tecidos do nosso corpo têm seu crescimento normal regulado por hormônios. Alguns desses tecidos podem dar origem a tumores, que muitas vezes mantêm sensibilidade aos hormônios, que podem estimular seu crescimento ou inibi-lo. Ao bloquearmos o estímulo de que o tumor necessita para crescer, ele pode diminuir de tamanho. Os hormônios atuam nas células através de receptores que são moléculas que, ao se ligarem aos hormônios, causam uma determinada ação na célula. Os tumores mais responsivos a hormônios são o câncer de mama, de próstata e de endométrio.

Tanto a radioterapia quanto a quimioterapia atingem principalmente células em ciclo proliferativo, tendo como alvo as células tumorais que se reproduzem rapidamente, mas também atingem células sadias de reprodução rápida, podendo gerar disfunções nos órgãos e tecidos que compõem ou provocam dano à membrana celular e podendo alterar o transporte via membrana. Os efeitos adversos mais comuns da quimioterapia e/ou radioterapia são as disfunções no órgão afetado pela toxicidade. Seguem abaixo alguns efeitos da toxicidade por sistema orgânico.

- No sistema imune: as células-tronco da medula óssea podem ser afetadas, causando mielossupressão (inibição da função da medula óssea), deixando o paciente altamente suscetível a infecções, anemias e/ou sangramento.
- No sistema cardiovascular:
    - Efeitos agudos: a lesão em células em ciclo proliferativo (basais, epiderme, mucosa epitelial, hematopoiéticas) leva à liberação de histaminas que causam resposta inflamatória nos vasos (dilatação, aumento da permeabilidade capilar, edema intersticial).
    - Efeitos subagudos (meses até 1 ano): pericardite quando o tórax é irradiado.
    - Efeitos crônicos: a radioterapia estimula a liberação de fator de crescimento de derivados plaquetários e fator de crescimento de fibroblastos, resultando em proliferação celular dentro de pequenas arteríolas, o que dificulta a oxigenação e nutrição do tecido vascular. A radioterapia reduz a capilarização do tecido irradiado, dificultando a perfusão tecidual; pode provocar anormalidades na condução elétrica do coração; redução da função ventricular (após 5 a 15 anos); cardiomiopatia – principalmente pós-Qt e arritmias cardíacas.
- No sistema respiratório: tanto com a Qt quanto com a Rt de forma aguda (dias, meses) ou crônica (até 10 anos) pode causar fibrose intra-alveolar pulmonar com formação de tecido pulmonar anormal.
- No sistema gastrointestinal: ocorre dano na camada mucosa, principalmente, devido ao rápido ciclo proliferativo, podendo causar espessamento de alguns segmentos do intestino, estenose intestinal, ulceração, fibrose, edema vascular e espessamento da parede, distorção das artérias, aumento da motilidade intestinal com diarreia, desidratação; dor abdominal, constipação, diminuição de enzimas digestivas (de carboidratos e proteínas) e da capacidade da absorção intestinal (desnutrição, redução da produção energética), vômito, náuseas, perda do paladar ou perda de apetite; estresse, ansiedade, depressão; sangue nas fezes; fadiga.
- No sistema musculoesquelético: a radioterapia pode alterar o sarcolema, o retículo sarcoplasmático e a membrana mitocondrial, levando a distúrbios na geração de força muscular. As miofibrilas e miofilamentos também podem ser lesados e desorganizados. Efeitos adversos possíveis nos tecidos conjuntivos e musculares são: edema, hemorragia, inflamação, espasmo vascular, fraqueza muscular, fadiga, desequilíbrio muscular, diminuição da ADM.
- Hepatotoxicidade: pode levar a necrose de células hepáticas, esteatose (degeneração de gordura), colestase (suspensão da excreção de bile), fibrose hepática, cirrose e outras disfunções.
- Toxicidade neuroendócrina: a Rt pode causar anormalidades na liberação de hormônio do crescimento (irradiação no hipotálamo e na hipófise), necrose, atrofia e mau

funcionamento da tireoide, além de disfunção cognitiva, incontinência urinária, visão borrada, convulsão, torpor, gota no pé, perda de sensibilidade, fraqueza muscular, constipação, perda de audição, disfunções vestibulares, neuropatia periférica e outras disfunções.
- Nefrotoxicidade: alguns quimioterápicos como cisplatina, mitomicina e metotrexate podem causar hiperuricemia, gota, anemia hemolítica, edema, diminuição nas concentrações de magnésio, cálcio, potássio e sódio, desidratação, além de sintomas como dor.
- Toxicidade dermatológica: pode provocar queda de cabelos e pelos, lesões de pele e infecções de pele.

As cirurgias também podem evoluir com complicações e/ou sequelas que podem ser prevenidas ou tratadas com reabilitação. As complicações são proporcionais à agressividade da cirurgia. Quanto mais avançado o tumor ou com maior grau de evolução, maiores os riscos de complicações cirúrgicas. Seguem abaixo algumas das complicações mais comuns por localização das cirurgias:
- Cirurgia de cabeça e pescoço: podem ocorrer sequelas estéticas e funcionais, podendo comprometer a face, a articulação temporomandibular, o ombro e até o pulmão. A paralisia do trapézio devido a lesão do nervo espinhal ou acessório é possível. Em casos de rotação de retalho com músculo peitoral podem surgir quadros álgicos que quando não tratados se tornam crônicos e severos. Na face poderão ocorrer disfunções como: edemas, paralisia facial e trismo. Cirurgias intracranianas podem desenvolver aumento da pressão intracraniana, sangramento, choque hipovolêmico, alteração hidroeletrolítica, infecção, convulsão e sequelas específicas da área afetada.
- Cirurgias torácicas: edema agudo de pulmão é comum e aumenta o risco de morte, geralmente ocorre 2 a 3 dias após a cirurgia. Pneumonia, atelectasias, IRpA, SDRA, embolia pulmonar, fístula pleural são complicações também relativamente comuns.
- Cirurgias de esôfago: podem alcançar taxas de 65% de complicação e mortalidade de 20%. As principais complicações são a deiscência da anastomose, fístulas e problemas pulmonares.
- Cirurgias de estômago: as gastrectomias associadas à retirada de linfonodos, além de permitirem alívio dos sintomas, são a única chance de cura. As principais complicações são: fístulas, sangramento, diarreias, vômitos biliares, distensão abdominal, infecção pulmonar e infecção do sítio cirúrgico.
- Cirurgias de cólon: infecção, deiscência da parede, fístulas, deiscência da anastomose, sepse, hemorragia digestiva alta e/ou baixa, pneumonia, derrame pleural, peritonite, colostomia, abscessos perineais, IRpA, Insuficiência renal, arritmias cardíacas e evisceração.
- Cirurgias nos rins e pâncreas: sangramento, trombose venosa profunda, insuficiência renal, infecção, obstrução de ureter, fístula urinária.
- Cirurgias de próstata: complicações comuns são incontinência urinária, retenção urinária, impotência e disfunção erétil, infertilidade, infecção, hemorragia, ejaculação retrógrada.
- Cirurgias de ovário: prolapso de tuba uterina (raro após histerectomia), plexopatia lombar após histerectomia, retenção urinária, infecção urinária, formação de granuloma cicatricial, dor de coluna tipo ciática.
- Cirurgias de colo do útero: incontinência urinária, problemas sexuais, tensão psicológica, inchaço crônico das pernas, inflamação das veias mais baixas, fístula conectando a vagina e o reto, hemorragia. A maior complicação é a disfunção vesical resultante de um

dano nervoso sensitivo e motor do músculo detrusor da bexiga, levando a dificuldade de esvaziamento total da bexiga por um período de tempo variável de 2 a 3 meses.
- Cirurgias da mama: sangramento excessivo do leito operatório, linfedema precoce de membro superior, infecções cicatriciais, necrose de retalho de pele, seroma, hematoma, lesões nervosas e vasculares (lesão do nervo torácico com consequente escápula alada, dor e diminuição dos movimentos da cintura escapular), lesão do nervo intercostobraquial (relato de parestesia, anestesia, hiperestesia e hipoestesia na região interna do braço ao estímulo local), lesão das raízes do plexo braquial (leva a diminuição da sensibilidade ou de motricidade no membro superior de acordo com as raízes lesadas), lesão da veia subclávia (causa inflamações e predispõe ao aparecimento de edema no membro superior), cicatrização tardia (necessita de cuidados por mais de 2 semanas), retrações cicatriciais (diminuem a elasticidade da pele no local, dificultando o movimento do membro), limitação de movimentos (devido à retirada de músculos, tecido adiposo, e outras complicações como o linfedema e as retrações cicatriciais), dor fantasma (ocorre em cerca de 50% das mastectomizadas), lesões da pleura na dissecção retroesternal e na ressecção do peitoral maior.

O número de sobreviventes ao câncer está crescendo devido às melhorias no diagnóstico e tratamento. Todavia a morbidade com o tratamento é alta e impacta na qualidade de vida. Desta forma, a atenção à qualidade de vida tem aumentado. Nos últimos 15 anos, programas de reabilitação oncológica têm sido desenvolvidos com a intenção de melhorar a qualidade de vida em sobreviventes de câncer que continuam vivenciando disfunções físicas e psicosociais.

REABILITAÇÃO ONCOLÓGICA

Muitos pacientes, ao finalizar seu tratamento oncológico inicial, apresentam questões aos médicos como: você me curou doutor, mas por que eu não voltei para o meu normal? Essa frase deixa clara a lacuna de um plano terapêutico abrangente que busca a resolução do problema de saúde alvo de forma holística. A reabilitação (física e psíquica) deve ser vista como um componente essencial para prevenir e tratar disfunções decorrentes do câncer e de tratamento.

A reabilitação de um paciente oncológico tem demonstrado ser um meio que contribui na melhoria de vários desfechos, inclusive o de sobrevida, e, portanto, deve fazer parte do acompanhamento dos pacientes em todas as fases da doença nas quais possa trazer alguma contribuição. Segue abaixo o esquema proposto por Silver (2015) para atuação da reabilitação oncológica (Figura 1.25).

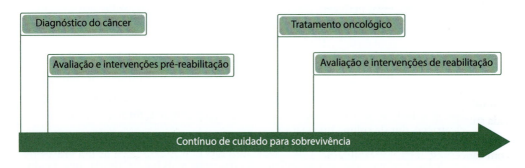

Figura 1.25 – Momentos para avaliação e intervenções de reabilitação.

Essa proposta considera a pré-reabilitação, a qual pode ser definida como o processo de contínuo cuidado no câncer que ocorre entre o momento do diagnóstico do câncer e o início do tratamento agudo e inclui avaliação física e psicológica, para estabelecer o nível funcional basal, identificar danos e prover intervenções que promovam a saúde física e psíquica para reduzir a incidência e/ou a severidade de danos futuros. Essa janela de avaliação e intervenção pré-reabilitação pode ser crítica para identificar pacientes com alto risco de desenvolver disfunções/complicações e aplicar intervenções efetivas que possam impactar a longo prazo nos desfechos. As disfunções de mobilidade e inabilidades para atividades de vida diária (AVDs) são altamente dinâmicas, e os pacientes podem desenvolver e se recuperar com grande frequência, mas muitas vezes precisarão ser estimulados através de reabilitação.

O rastreamento precoce é um importante componente da pré-reabilitação e oferece três oportunidades críticas:

1. A oportunidade de identificar o estado basal do paciente, o qual pode auxiliar comparações futuras ao longo do acompanhamento e detectar novos danos em estágio inicial;

2. Uma oportunidade de detectar danos preexistentes que podem ser sensíveis a intervenções antes ou durante o tratamento oncológico agudo;

3. Uma oportunidade para considerar intervenções pré-reabilitação que podem melhorar os desfechos de saúde.

O valor da inclusão da pré-reabilitação no acompanhamento oncológico é suportado pelo crescimento das evidências científicas, cerca de 100 publicações em um ano e meio, que demonstram seu potencial em melhorar os desfechos de saúde ao mesmo tempo que reduz os custos. A pré-reabilitação pode contribuir para encorajar pacientes recém-diagnosticados com câncer a uma melhor aderência ao tratamento, com possíveis efeitos positivos nos desfechos de saúde e no seu tempo de vida. Contudo, os profissionais de reabilitação devem ser ágeis para intervir e não atrasar o tratamento oncológico planejado.

A melhora da função física está intrinsecamente relacionada a melhoria na saúde psíquica e na qualidade de vida e reduz os custos financeiros relacionados às inabilidades ocupacionais dos sobreviventes de câncer. Prevenir os eventos adversos e disfunções através de reabilitação pode contribuir na melhoria dos desfechos clínicos e manter ou retornar os sobreviventes ao mais alto nível potencial funcional e deste modo reduzir os danos individuais e para a sociedade. Um estudo norueguês com 1325 sobreviventes de câncer identificou que cerca de 43% tiveram a necessidade de ser assistidos pela fisioterapia em algum momento da doença e/ou do tratamento.

A reabilitação oncológica provê uma oportunidade única para que cada disciplina do tratamento oncológico reflita acerca de como conduzir todo o cuidado do paciente com câncer de forma mais efetiva, uma vez que permite, através de um plano de cuidados, que se previnam ou antecipem futuros danos. Otimizar a funcionalidade física através de reabilitação oncológica tem um significado essencial para pacientes que estão vivendo com disfunções e qualidade de vida subótima.

Silver (2011) sabiamente expõe a necessidade de um plano de cuidados para pacientes com câncer que inclua a reabilitação. Esse documento seria a primeira etapa de um processo de três etapas:

1. Avaliação de necessidades do paciente no contexto atual;

2. Recomendações de intervenções específicas, incluindo reabilitação, se apropriado, que irá ajudar os pacientes a alcançarem o maior nível de funcionalidade baseado nas necessidades avaliadas;
3. Reavaliar os pacientes para assegurar que suas necessidades foram atendidas, e, se não, realizar mais recomendações em relação aos cuidados de acompanhamento.

Com a melhoria na efetividade dos tratamentos oncológicos, a população de sobreviventes está aumentando, assim como o impacto econômico do câncer para pacientes, familiares, empregadores, sistema de saúde e a sociedade em geral. Os sobreviventes de câncer estão associados a um gasto médico substancial, além da perda de produtividade (inabilidade para o trabalho, redução das horas trabalhadas e mais perdas de dias de trabalho), sendo que metade deles se encontra em idade produtiva. Gay et al. estimaram os custos médicos anuais indiretos relacionados ao câncer entre US$ 9,6 a 16 bilhões para sobreviventes abaixo de 65 anos e entre US$ 8,2 a 10,6 bilhões para aqueles acima de 65 anos de idades e concluíram que essa análise poderia estar subestimada, pois não incluiu os custos com perda de produtividade do cuidador, absenteísmo, transporte do paciente e itens intangíveis como dor e sofrimento.

Considerando todo o potencial de contribuição da fisioterapia nas diferentes fases do câncer e seus tratamentos, são descritos nos capítulos que se seguem protocolos assistenciais baseados nas melhores evidências disponíveis, para nortear os profissionais da área na tomada de decisão.

REFERÊNCIAS BIBLIOGRÁFICAS

1. Ann C. Greiner, Elisa Knebel. Health Professions Education: A Bridge to Quality. National Academy Press. Washington, D.C., 2003. Disponível em http://www.nap.edu/catalog/10681.html
2. Apostila do Curso Liderança Contemporânea da empresa Nortus, 2014.
3. Apostila do Curso Linguagem da Liderança da empresa Nortus, 2015.
4. Atallah AN. Medicina baseada em evidências. uma nova maneira de ensinar e praticar a medicina. Rev Diag Trat 1996;1 (2):8- 10.
5. Prado FC, Ramos J, Valle JR. Atualização Terapêutica: 21ed. São Paulo: Artes Médicas, 2003.
6. Baracat, FF. Cancerologia atual: um enfoque multidisciplinar. São Paulo: Roca, 2000.
7. Bartella L, Smith CS, Dershaw DD, Liberman L. Imaging Breast Cancer. Radiol Clin N Am 2007;45:45–67.
8. Bhandari, M. Injury, Int. J. Care Injured (2006) 37, 302—306
9. Bhandari, Giannoudis PV. Evidence-based medicine: what it is and what it is not. Injury 2006 Apr;37(4):302-6.
10. Cheema FN, Abraham NS, Berger DH, Albo D, Taffet GE, Naik AD. Novel approaches to perioperative assessment and intervention may improve long-term outcomes after colorectal cancer resection in older adults. Ann Surg 2011;253:867-874.
11. De Vita, V T; Hellman, S, Rosenberg, SA. Cancer – Principles and Practice of Oncology. 7th Edition. Philadelphia:Lippincott Williams and Wilkins, 2005.
12. Delisa JA, et al. Tratado de medicina de reabilitação: princípios e prática. 3ª ed. São Paulo: Manole, 2002.
13. Diretrizes metodológicas: elaboração de pareceres técnico-científicos/Ministério da Saúde, Secretaria de Ciência, Tecnologia e Insumos Estratégicos, Departamento de Ciência e Tecnologia. 3ª ed., revisada e atualizada. Brasília: Ministério da Saúde, 2011.
14. Drummond JP, Silva E, Coutinho M. Medicina Baseada em Evidências: novo paradigma assistencial e pedagógico. 2ª ed. São Paulo: Editora Atheneu, 2004.

15. Eccles M, Freemantle N, Mason J. the North of England Aspirin Guideline Development Group. North of England evidence based guideline development project: guideline on the use of aspirin as secondary prophylaxis for vascular disease in primary care. BMJ. 1998;316:1303–1309.
16. Fleck JF. Câncer: interação clínico-biológica. Rio de Janeiro: Medsi, 1992.
17. Graham, AJ; Gelfand G; McFadden SD; Grodin SC. HYPERLINK "https://www.ncbi.nlm.nih.gov/pmc/articles/PMC3211591/" Levels of evidence and grades of recommendations in general thoracic surgery. Can J Surg 2004; 47(6): 431-5.
18. Guy GP Jr., Ekwueme DU, Yabroff KR, et al. Economic burden of cancer survivorship among adults in the United States. J Clin Oncol 2013;31:3749-3757.
19. Institute of Medicine. Crossing the Quality Chasm: A New Health System for the 21st Century. National Academy Press. Washington, D.C., 2001. Disponível em: http://www.nap.edu/catalog/10027.html
20. Instituto Nacional de Câncer José Alencar Gomes da Silva. Coordenação de Prevenção e Vigilância. Estimativa 2014: Incidência de Câncer no Brasil. Rio de Janeiro: INCA, 2014.
21. Johansson HJ et al. Processos de negócios. São Paulo: Pioneira, 1995.
22. Kirschner KL1, Eickmeyer S, Gamble G, Spill GR, Silver JK. When teams fumble: cancer rehabilitation and the problem of the "handoff". PM R. 2013 Jul;5(7):622-8.
23. Kohn LT, Corrigan JM, and Donaldson MS, eds. Institute of Medicine. To Err Is Human: Building a Safer Health System. Washington, D.C: National Academy Press, 2000b.
24. KowalskiLP; Anelli A; Salvajoli JV; Lopes LF. Manual de condutas diagnósticas e terapêuticas em oncologia. 3ª ed. São Paulo: Âmbito Editores, 2006.
25. Lee R, Slevin N, Musgrove B, Swindell R, Molassiotis A. Prediction of post-treatment trismus in head and neck cancer patients. Br J Oral Maxillofac Surg 2012 Jun;50(4):328-32.
26. Meyerhardt JA, Giovannucci EL, Holmes MD, Chan AT, Chan JA, Colditz GA and Fuchs CS. Physical activity and survival after colorectal cancer diagnosis. J Clin Oncol 2006;24:3527-3534.
27. Moscovici F. Equipes dão certo: a multiplicação do talento humano. 2ª ed. Rio de Janeiro: José Olympio, 1995.
28. Neville A, Lee L, Antonescu I, Mayo NE, Vassiliou MC, Fried GM, Feldman LS. Systematic review of outcomes used to evaluate enhanced recovery after surgery. Br J Surg 2014 Feb;101(3):159-70.
29. Organização Mundial da Saúde. Disponível em: http://www.who.int/cancer/en/
30. Robbins A; tradução: Netto H; de Lemos,P. Desperte seu gigante interior: como assumir o controle de tudo em sua vida. 25ª ed. Rio de Janeiro: Best Seller, 2014.
31. Rummler GA e Brache AP. Melhores desempenhos das empresas. São Paulo: Makron Books, 1994.
32. Sackett DL et al. Medicina Baseada em Evidências – Prática e ensino. 2ª ed. Porto Alegre: Artmed, 2003.
33. Santos LC. ABC do câncer: abordagens básicas para o controle do câncer. Instituto Nacional do Câncer José Alencar Gomes da Silva. 2ª ed. Rio de Janeiro: 2012.
34. Schermerhorn Jr. J R; Hunt JG; Osborn RN. Fundamentos do comportamento organizacional. 2ª ed. Trabalho de equipe e projeto de grupo. Porto Alegre: Bookman, 1999.
35. Schneider CM, Dennehy CA, Carter SD. Exercise and cancer recovery. Canada: Human Kinetics, 2003.
36. Silver JK. Cancer prehabilitation and its role in improving health outcomes and reducing health care costs. Semin Oncol Nurs. 2015 Feb;31(1):13-30.
37. Silver JK. Strategies to Overcome Cancer Survivorship Care Barriers. PM R. 2011 Jun;3(6):503-6.
38. Silver JK, Baima J, Mayer RS. Impairment-driven cancer rehabilitation: an essential component of quality care and survivorship. CA Cancer J Clin 2013;63:295-317.
39. Silver JK, Baima J. Cancer prehabilitation: an opportunity to decrease treatment-related morbidity, increase cancer treatment options and improve physical and psychological health outcomes. Am J Phys Med Rehabil 2013;92:715-727.
40. Taylor RS. Exploration of the Evidence. Pain Practice, Volume 6, Issue 1, 2006 10–21.
41. Thorsen L, Gunhild GM, Loge JH, et al. Cancer patients' needs for rehabilitation services. Acta Oncologica 2011;50:212-222.

42. Van Weert E, May AM, Korstjens I, Post WJ, van der Schans CP, van den Borne B, Mesters I, Ros WJ, Hoekstra-Weebers JE. Cancer-related fatigue and rehabilitation: a randomized controlled multicenter trial comparing physical training combined with cognitive-behavioral therapy with physical training only and with no intervention. Phys Ther 2010 Oct;90(10):1413-25.
43. WHO (World Health Organization). 2010. Framework for action on interprofessional education and collaborative practice. http://www.who.int/hrh/resources/framework_action/en/index.html (accessed May 22, 2013).
44. Wisinski J. Como resolver conflitos no trabalho. Rio de Janeiro: Campus, 1994.
45. Wood ME, Bunn PA. Segredos em hematologia/oncologia. Porto Alegre: Artes Médicas, 1996.

Capítulo 2

Prevenção e Reabilitação da Síndrome do Imobilismo

Flávia Maria Ribeiro Vital

INTRODUÇÃO

Vivenciamos uma cultura em que há mais de um século se acredita que o repouso no leito deve fazer parte do tratamento de afecções à saúde. Somente após a Segunda Guerra Mundial essa prática começou a ser questionada. Em 1960 Kellerman propôs o primeiro programa de exercícios físicos para infartados e pós-cirurgia valvar. Em 1987 a Organização Mundial de Saúde passou a considerar que a reabilitação cardíaca como componente integrante da terapêutica cardiológica. A nível de Brasil, diferentes sociedades de especialidades médicas têm criado consensos para nortear a prescrição de exercícios físicos para portadores de doenças crônicas. Em 2011 as Sociedades Brasileira de Cardiologia e de Oncologia Clínica publicaram o I Consenso de Cardio-oncologia para descrever o impacto do tratamento oncológico no sistema cardiovascular, além de discutirem os malefícios da restrição da mobilidade. Em 2012 a Associação Brasileira de Medicina Física e Reabilitação e a Sociedade Brasileira de Ortopedia e Traumatologia se uniram para publicar uma diretriz de exercícios para pacientes oncológicos. Somente nas últimas décadas a prescrição de exercícios em pacientes com câncer passou a ser investigada através de estudos adequadamente desenhados, atualmente já existem mais de 1500 estudos clínicos e dezenas de revisões sistemáticas abordando o tema exercício e câncer. Estes avaliam a efetividade de intervenções preventivas ou terapêuticas para o que definirei de "síndrome do imobilismo" em oncologia. O termo foi escolhido considerando o conceito de "síndrome" como um conjunto de sinais e sintomas, o conceito de "imobil" como ausência de movimento e "ismo" como comportamento da doença.

O sedentarismo, a hipomobilidade, o repouso, e a restrição ao leito são condições que expressam a redução progressiva da mobilidade e que, de modo progressivo, podem representar a Síndrome do Imobilismo (SI), no seu espectro de gravidade, cujo ápice seria a ausência de capacidade para se movimentar. Considerando esse espectro, defino a síndrome do imobilismo como "Conjunto de sinais e sintomas relacionados à mobilidade, manifestos pelas disfunções orgânicas geradas devido a redução de nutrientes e oxigênio carreáveis pelo sistema cardiovascular cujo potencial funcional tem influência direta do nível de atividade física". Ou seja, quanto mais ativarmos o sistema musculoesquelético, mais ativaremos o sistema cardiovascular e serão distribuídos oxigênio e nutrientes às células do organismo, sendo deste modo possível potencializar um sistema orgânico, em disfunção ou doente, a reagir e buscar a resolução da causa da disfunção/doença (Figura 2.1), ou, no mínimo, será possível prevenir a redução da mobilidade como consequência ou causa das disfunções orgânicas.

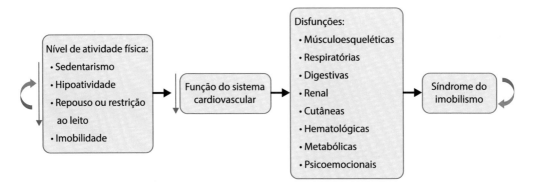

Figura 2.1 – Esquema relacionando o nível de atividade física ao risco de desenvolver a síndrome do imobilismo.

Portanto, se há uma disfunção ou doença, o repouso poderá contribuir para uma resolutividade lenta, o que vai em sentido contrário a todas as intervenções em saúde em que o que se busca é a resolução, o mais breve possível, sem gerar novos danos. Deste modo, estimular a manutenção ou o incremento de atividade física em disfunções/doenças com estabilidade hemodinâmica tem o potencial de melhorar as funções orgânicas e consequentemente a resolução do problema. Para tal é necessário estar atento às contraindicações e aos possíveis eventos adversos das atividades físicas que, na maioria das vezes, estarão relacionados a disfunções do sistema cardiovascular (ex.: instabilidade hemodinâmica) ou musculoesquelético (ex.: osteoartrite aguda).

A SI pode ser classificada por gravidade, considerando o grau de limitação para mobilidade, conforme classificação sugerida abaixo:

- Grau 0 – Sem limitação para se movimentar em qualquer dimensão;
- Grau 1 – Limitação muito leve – paciente mobiliza sozinho, mas apresenta fraqueza leve em membros ou pouca tolerância ao esforço;
- Grau 2 - Limitação leve – paciente mobiliza com pouco auxílio, mas tem um bom controle da manutenção independentemente da postura estática;
- Grau 3 - Limitação moderada – paciente consegue permanecer em postura estática independente somente por alguns segundos e necessita de moderado auxílio para se movimentar;
- Grau 4 – Limitação importante – paciente restrito ao leito, mas com alguma mobilidade independente em algum(ns) segmento(s) ou com auxílio;

- Grau 5 – Limitação grave – paciente sem mobilidade independente em membros ou tronco.

Conforme a I Diretriz Brasileira de Cardio-Oncologia da Sociedade Brasileira de Cardiologia, disfunções cardiopulmonares podem surgir em consequência de imobilidade, perda muscular, ganho de peso, anemia, comprometimento cardiovascular e/ou pulmonar, intervenções cirúrgicas, radioterapia e quimioterapia. Todas essas alterações estão associadas a uma redução da expectativa de vida, menor tolerância ao tratamento oncológico e pior qualidade de vida. O potencial das intervenções de reabilitação e atividade física em oncologia inclui a possibilidade de alterar processos biológicos relacionados ao crescimento ou recorrência do tumor, melhorar o sistema imunológico, reduzir a atividade inflamatória, atenuar os efeitos metabólicos adversos da imobilidade e da quimioterapia, além de reduzir o risco de complicações cardiovasculares, melhorar a autoestima e a qualidade de vida.

Ao longo deste capítulo será considerada a definição de atividade física como qualquer movimento corporal que gere contração muscular que aumente o gasto energético acima do basal e exercício físico como um subcomponente da atividade física que é planejado, estruturado, repetitivo e que ajuda a melhorar ou manter o condicionamento físico. Dados de autorrelatos divulgados pela OMS mostram que 31% da população mundial é sedentária. Os principais componentes da atividade física que determinam a dose de uma prescrição são: frequência, duração e intensidade. Para o componente intensidade, é considerado comportamento sedentário quando o gasto energético é cerca de 1 a 1,5 METs, atividade de baixa intensidade quando o gasto energético é de 1,6 a 2,9 METs, de moderada intensidade, de 3 a 5,9 METs, e de alta intensidade quando se obtém um gasto energético maior que 6 METs. Essas intensidades são normalmente expressas como consumo máximo de oxigênio (VO2max), frequência cardíaca máxima (FCmáx) e nível de percepção de esforço (ex.: escala de Borg).

Há hipóteses que correlacionam atividade física e gordura corporal ao risco de desenvolver câncer por atuarem nos mesmos fatores de risco, como proposto por Leitzmann e colaboradores (Figura 2.2), ou seja, a atividade física pode afetar alguns fatores oncogênicos diretamente ou indiretamente por reduzir a gordura corporal.

A atividade física tem demonstrado ser efetiva em prevenir vários problemas crônicos como diabetes, doenças cardiovasculares (infarto, hipertensão, isquemia), obesidade, osteoporose e outras. Dentro da oncologia, a atividade física tem sido associada a uma redução no risco de

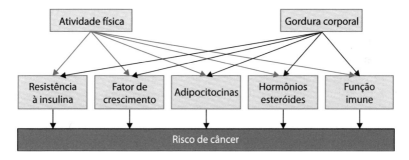

Figura 2.2 – Mecanismo hipotético que relaciona atividade física e gordura corporal ao risco de desenvolver câncer. Adaptado de Leitzmann M et al. European Code against Cancer 4th edition: Physical activity and cancer. Cancer Epidemiol. 2015; pii: S1877-7821(15)00076-4. [Epub ahead of print.]

câncer de mama, cólon e endométrio, com evidências menos consistentes até o momento para câncer de pulmão, ovário, pâncreas, próstata, rins e estômago.

O paciente com câncer está extremamente propenso a desenvolver a síndrome do imobilismo, uma vez que o tumor e os tratamentos oncológicos (cirurgia, radioterapia e quimioterapia), por serem agressivos ao organismo, provocam alterações fisiológicas que podem se manifestar externamente com a redução da capacidade funcional, fadiga debilitante e fraqueza muscular (Schneider, 2002). Portanto, prevenir e/ou tratar a síndrome do imobilismo, através de exercícios que estimulem os grandes grupos musculares, é necessário e tem demonstrado ser efetivo em diversas populações de pacientes com câncer. A Figura 2.3 mostra um fluxograma que relaciona os possíveis impactos da SI em pacientes oncológicos.

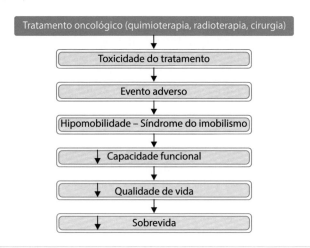

Figura 2.3 – Relação do tratamento oncológico com a SI e desfechos clínicos.

A Tabela 2.1 apresenta diversos eventos adversos comuns a pacientes em tratamento oncológico, considerando o manual dos critérios comuns de toxicidade do Programa de Avaliação de Terapia Oncológica do National Cancer Institute (NCI-EUA), e que poderiam potencializar as perdas funcionais causadas pelo imobilismo nos diversos sistemas orgânicos, mas que podem ser tratados de forma preventiva ou terapêutica com programas de atividade física, os quais tendem a minimizar, também, sintomas sistêmicos como fadiga, mal-estar e dor.

A dor, a fadiga e a dispneia são sintomas comuns ao paciente oncológico, os quais tendem a reduzir a mobilidade e consequentemente a aumentar o risco de gravidade da "síndrome do imobilismo".

O câncer e seu tratamento estão associados a uma série de alterações metabólicas sistêmicas que podem comprometer de modo significativo a expectativa de vida e a qualidade de vida dos pacientes mesmo após a cura. A fadiga, por exemplo, é um sintoma de alta prevalência (70-100% dos pacientes com câncer a experienciam), em especial nos pacientes que recebem quimioterapia citotóxica, radioterapia, transplante de medula, tratamento com modificadores de resposta biológica ou possuem doença metastática. Pacientes com câncer percebem a fadiga como um sintoma mais penoso que a dor ou a náusea e o vômito, os quais para a maioria dos

Tabela 2.1
Complicações geradas pelo imobilismo e efeitos tóxicos do tratamento oncológico por sistema orgânico

Sistema	Complicações geradas pelo imobilismo	Efeitos tóxicos do tratamento oncológico
Respiratório	Pneumonia, atelectasia, embolia pulmonar	Fadiga, dispneia, atelectasia, infecções respiratórias, insuficiência respiratória, redução do volume expiratório forçado, capacidade vital anormal.
Cardiovascular e linfático	Hipotensão postural, atrofia do músculo cardíaco, trombose venosa profunda (dor), descondicionamento	Hipertensão arterial, insuficiência cardíaca e doença coronariana, redução da fração de ejeção, linfedema, tromboflebite superficial, evento tromboembólico.
Pele	Úlceras de pressão (dor)	Ulceração da pele.
Renal	Cálculo renal, nefrite (dor)	Redução na produção de urina, cálculo renal, cólica renal.
Hematológico	Anemia	Leucopenia, granulocitopenia, trombocitopenia e anemia.
Gastrointestinal	Constipação consolidação fecal (dor)	Constipação, flatulência, má absorção, obstrução de cólon.
Metabólico	Intolerância a glicose, balanço nitrogenado negativo	Hipercalcemia, ganho de peso, intolerância à glicose.
Musculoesquelético	Osteoporose, atrofia muscular, contraturas (dor), fadiga, fraqueza, redução da amplitude de movimento articular	Fraqueza muscular generalizada ou localizada, distúrbio de marcha, queda, fratura, artralgia, artrite, dor lombar, dor óssea, dor glútea, dor em parede torácica, edema articular, redução da amplitude de movimento articular, mialgia.
Neurológico	Dor, ansiedade, depressão, psicose	Neuropatias, desordem vestibular, irritabilidade, depressão, ansiedade.

Adaptada de: Manual dos Critérios Comuns de Toxicidade do Programa de Avaliação de Terapia Oncológica do National Cancer Institute (NCI-EUA).

pacientes podem ser conduzidos por medicamento, enquanto a fadiga tem sido mais bem conduzida com reabilitação física e/ou psíquica.

A fadiga em pacientes com câncer tem sido sub-relatada, subdiagnosticada e subtratada. Todavia, ela afeta a qualidade de vida, uma vez que os pacientes se sentem extremamente cansados para participar em funções ou atividades que dão sentido a suas vidas. A fadiga oncológica foi definida pela *National Comprehensive Cancer Network* (NCCN) como uma sensação subjetiva, persistente e penosa de cansaço ou exaustão física, emocional e/ou cognitiva relacionada ao câncer ou seu tratamento que é desproporcional a atividade recente e interfere com a funcionalidade habitual. As diretrizes para o diagnóstico e tratamento da fadiga pela NCCN deixam claro o importante papel da reabilitação física na condução desse problema e que está bem definido nos capítulos deste livro.

A fadiga é um dos sintomas mais prevalentes e persistentes em pacientes com câncer, ocorrendo em 61-99% dos pacientes recebendo tratamento oncológico e em 20-40% dos pacientes anos após finalizar o tratamento curativo. A fadiga pode interferir com as atividades de vida diária normais com consequências sociais devastadoras, tais como problemas na reintegração do trabalho e nos relacionamentos. Mecanismos cognitivo-comportamentais e inatividade física têm o potencial de contribuir para a fadiga relacionada ao câncer. O tratamento com melhor resultado é baseado na prescrição de exercícios aeróbicos e/ou psicoterapia comportamental; contudo, há evidências de que a intervenção à base apenas de exercícios é capaz de alcançar os mesmos resultados quando comparada à associação com a terapia comportamental.

Para melhorar a qualidade do cuidado de pacientes oncológicos e potencializar as melhorias dos desfechos físicos e psicológicos e, ainda, melhorar a aderência aos exercícios posteriormente é recomendável, além do cuidado usual, avaliação e intervenções pré-reabilitação que incluem avaliação basal física e psicossocial, o que pode auxiliar em comparações futuras ao longo do acompanhamento e detectar novos danos em estágio inicial (ex.: fadiga, incontinência urinária, trismo e disfunção de ombro pós-radioterapia ou cirurgia de mama ou cabeça e pescoço), os quais podem ser sensíveis a intervenções antes ou durante o tratamento oncológico agudo; intervenções específicas para melhorar a condição física e psíquica acima do basal antes do início do tratamento oncológico agudo (ex.: pré-reabilitação para cirurgias de tórax e abdome).

A *American College of Surgeons Commission*, em 2012, já recomendava o duplo rastreamento de danos físicos e psíquicos como parte das melhores práticas do cuidado oncológico. Os profissionais de reabilitação são agora considerados verdadeiros parceiros no cuidado do câncer por assumirem a responsabilidade para uma saúde funcional de pacientes em contínuo cuidado de câncer, o que pode ser um modelo sustentável para programas de sobrevivência, pois é reembolsável.

Vários ensaios clínicos e metanálises recentes têm demonstrado os benefícios da atividade física em portadores de câncer como redução de marcadores de atividade inflamatória e modulação imunológica; aumento de capacidade funcional, aumento do consumo de oxigênio (VO2), redução de fadiga, redução de peso e redução de gordura corporal, além de efeitos benéficos na esfera psicossocial, redução de depressão e melhora de qualidade de vida. Esses e outros benefícios tendem a ser alcançados quando a atividade física é implementada antes do início do tratamento oncológico (pré-reabilitação) ou durante o tratamento. Evidências recentes demonstram resultados ainda mais promissores, como aumento da sobrevida e redução da recidiva da doença em sobreviventes de câncer de mama, ovário e colorretal quando a atividade física se torna habitual após finalizado o tratamento.

Portanto, para que a atividade física faça parte da rotina dos pacientes e agregue força no combate ao câncer, iniciá-la antes ou durante o tratamento é uma estratégia necessária para uma adequada orientação de como realizá-la e desenvolver o hábito. Os protocolos deste capítulo foram construídos com o intuito de dar diretrizes para a prescrição dos exercícios a depender do local onde os pacientes serão assistidos (internação ou ambulatório) e as condições gerais de saúde independentemente do tipo de tumor, uma vez que foi embasado, principalmente, em estudos conduzidos em populações mistas de câncer. Todavia, algumas populações podem se beneficiar de protocolos mais flexíveis e melhor direcionados, como os pacientes com tumores hematológicos ou em cuidados paliativos ou que realizarão a pré-reabilitação antes de cirurgias de pulmão ou do sistema digestório, como pode ser evidenciado, nos Capítulos 3, 7, 8 e 11.

No passado, pacientes com câncer eram usualmente aconselhados a repousar e evitar o esforço físico. Entretanto, está agora bem estabelecido que o repouso e a falta de atividade física podem resultar em um grave descondicionamento e então reduzir a funcionalidade física. A perda de mobilidade desenvolvida durante uma internação hospitalar pode ser causa de incapacidade funcional por até um ano, tornando os indivíduos inábeis para o retorno ao trabalho devido a fraqueza e fadiga persistentes. Um estudo com 975 australianos adultos com câncer colorretal mostrou que 33% dos homens e 40% das mulheres não estavam hábeis a retornar ao trabalho 12 meses após o seu diagnóstico. A imobilidade pode reduzir a massa muscular pela metade em menos de duas semanas, provocando uma perda de força muscular de 4 a 5% por semana. Fraqueza e *status performance* são fortes preditores de readmissão hospitalar e morte. Cirurgias envolvendo a ressecção de tecido pulmonar impactam diretamente a tolerância ao exercício por limitar a capacidade de difusão de oxigênio, mas outros tipos de cirurgia podem, também, impactar agudamente na aptidão cardiovascular devido ao repouso e descondicionamento. Os fisioterapeutas devem assumir o compromisso de manter ou restaurar a capacidade física dos pacientes internados para que eles possam retornar à realidade em que se inserem com qualidade de vida. Postergar o início dos exercícios pode contribuir para intensificar as perdas de funções orgânicas e consequentemente atrasos na recuperação.

> Quanto menor a mobilidade, maior a perda de funções orgânicas, da capacidade funcional e da qualidade de vida.

Alguns benefícios potenciais do exercício, destacados na literatura, quando realizados durante ou no acompanhamento do tratamento oncológico, podem ser vistos na Tabela 2.2.

Vários estudos recentes conduzidos em pacientes críticos demonstram que o seguimento de protocolos fisioterápicos baseados na prescrição de exercícios progressivos, os quais partam

Tabela 2.2
Benefícios potenciais do exercício durante ou no acompanhamento do tratamento oncológico

Preserva ou melhora	Reduz
Força, potência e massa muscular	Número de sintoma e efeitos colaterais relatados como náusea, fadiga e dor.
Função física	Intensidade dos sintomas relatados
Nível de atividade física	Duração da hospitalização
Amplitude de movimento articular	Estresse psicoemocional
Função imune	Depressão e ansiedade
Frequência de finalização da quimioterapia	
Imagem corporal, autoestima, disposição	

Fonte: S.C. Hayes et al. Journal of Science and Medicine in Sport 12 (2009); 428–434.

da condição física inicial possível com progressão até a alta hospitalar, podem resultar em melhorias nas disfunções cardiovasculares (tolerância ao esforço pelo teste de caminhada de 6 minutos), nas disfunções respiratórias (força de musculatura respiratória (Pimax), dispneia (pela escala visual analógica)), nas disfunções musculoesqueléticas (força de musculatura esquelética periférica, transferências posturais, capacidade de deambular, fadiga muscular, independência funcional), nas disfunções psicoemocionais (autoestima, ansiedade e depressão), além da prevenção de várias complicações nos diversos sistemas orgânicos como pode ser visto na Tabela 2.1 e melhorias globais como funcionalidade e status funcional autopercebido, qualidade de vida, tempo de permanência hospitalar e custos hospitalares. A cinesioterapia precoce na UTI tem sido apontada como efetiva, segura e viável; ela pode ser realizada de forma passiva, ativoassistida ou ativa, considerando a estabilidade hemodinâmica e neurológica, o nível de suporte ventilatório, a fração inspirada de oxigênio e a tolerância do paciente ao esforço.

A frequência de readmissões após cirurgias oncológicas de grande porte varia de 16% a 25% em até 30 dias e de 53% a 66% em até um ano. Alguns fatores de risco que vêm sendo identificados como preditivos de readmissão nessa população são: idade, comorbidades, tempo de permanência hospitalar, condição pré-operatória (em especial fraqueza e redução do *status performance* funcional). Pacientes que são readmitidos tendem a ter uma sobrevida menor que os que não são re-hospitalizados. Os casos tumorais, clínicos e cirúrgicos, mais readmitidos são pulmão, colorretal e linfoma e as principais causas são as complicações cirúrgicas e obstrução gastrointestinal. Essas análises indicam que muitas readmissões são preveníveis. Segue abaixo os fatores de risco que tendem a aumentar o tempo de permanência hospitalar ou readmissão:

- Fatores de risco pré-operatórios como idade, diagnóstico do câncer e extensão da doença, comorbidades e status funcional;
- Fatores de risco perioperatórios como tipo de cirurgia, duração da cirurgia, permanência hospitalar e complicações;
- Razões para readmissão: infecção pós-operatória, pneumonia, desidratação, obstrução intestinal e sangramento.

Embora a maioria dos estudos que investigaram o efeito do exercício em pacientes com câncer tenha sido conduzida em ambiente ambulatorial, é possível que resultados semelhantes possam ser alcançados se as intervenções iniciarem ou acontecerem em ambiente de internação hospitalar, uma vez que a perda de condicionamento cardiovascular e de massa muscular tende a ser acelerada pela indução ao repouso comum nesse ambiente. O cuidado na prescrição das atividades físicas deve estar focado no atual status funcional do paciente, na sua tolerância ao esforço, nas contraindicações ao exercício e nos possíveis eventos adversos que podem ser provocados pelo esforço físico.

> Função física é o mais importante determinante de sobrevida e qualidade de vida (OMS).

Aproximadamente 25 milhões de pessoas no mundo estão vivendo com câncer. Câncer de mama, próstata e intestino representam a maioria dos sobreviventes (cerca de 25%). A sobrevida tem melhorado com o tratamento oncológico nos últimos anos, em especial para câncer de mama, colorretal, pulmão e ovário. Isso significa que os sobreviventes estão vivendo mais tempo com as consequências do tratamento oncológico, o qual frequentemente manifesta fadiga, redução da capacidade funcional e pobre qualidade de vida relacionada à saúde.

Pacientes em quimioterapia pode ter a sua reabilitação lentificada pela fadiga, debilidade e outros efeitos adversos. Esses pacientes muitas vezes desenvolvem pancitopenia, fadiga relacionada ao câncer significativa, miopatia por esteroides (em adição a sua fraqueza neurológica), profundo descondicionamento, náusea e déficit nutricional. Angústia e depressão são comuns e estão associadas a uma redução da deambulação e perda da independência funcional. Evidências fortes nessa população demonstram que a atividade física tem um efeito benéfico na qualidade de vida geral, reduz a composição corporal, recupera mais rápido da plaquetopenia, da neutropenia e a concentração de hemoglobina e reduz o risco de complicações cardiovasculares. Por subgrupo foi possível observar uma redução mais significativa da ansiedade em pacientes com câncer de mama, enquanto nos demais tumores (ginecológico, hematológico, próstata e outros) observaram-se uma redução na depressão, fadiga, distúrbios do sono e melhora dos domínios bem-estar emocional, função física e social da qualidade de vida relacionada à saúde. Os pacientes em tratamento quimioterápico são os mais propensos a uma baixa aderência aos exercícios, mas estudos específicos para essa população mostram que a localização para realização dos exercícios, o estágio da doença, o condicionamento aeróbico e depressão, mas não fatores motivacionais, podem predizer a aderência.

A prescrição de exercícios deve levar em consideração a probabilidade de aderência e manutenção dos mesmos, uma vez que os benefícios para saúde possíveis de serem alcançados só serão mantidos ou melhorados com a manutenção da prática. O único determinante que tem sido positivamente associado à aderência ao exercício é o histórico de prática de atividade física ao longo da vida. A recomendação para adultos é de pelo menos 150 minutos de atividade física por semana de moderada intensidade. Todavia, encorajar pessoas sedentárias à prática de atividade física regular é difícil, requer atenção psicossocial e influencia comportamental. Portanto, uma adequada aderência à prática de atividade física regular só tende a ser alcançada, se um suporte estruturado para o início da atividade for provido até que se torne um hábito. Outras intervenções que podem contribuir para melhorar a aderência habitual à atividade física são: definição das metas dos exercícios, sugestão da prática, benefícios pessoais para monitorar seu próprio comportamento e para pensar em como realizar o exercício sem supervisão. Todavia a aderência por longos períodos tende a ser melhor nos que se esforçam a entender os benefícios do esforço da atividade por mais de seis meses. Exercícios adequadamente orientados aumentam significativamente a aderência ao exercício quando comparados a só orientar a prática ou ausência de orientação.

A meta de qualquer programa de exercícios físicos são mudanças fisiológicas sustentadas, as quais, ao longo do tempo, irão induzir a um leque de benefícios adaptados nos sistemas cardiovascular, respiratório, musculoesquelético, neurológico e metabólico. Para quem está com câncer ou tratou a doença, essas adaptações tendem a se traduzir em melhorias na função física e na qualidade de vida por reduzir a progressão da doença, a recidiva e a mortalidade.

Diretrizes de atividade física baseadas em evidências produzidas por diversas sociedades internacionais recomendam programas de exercícios como parte do cuidado para todos os sobreviventes de câncer. Essas diretrizes estão respaldadas por grandes estudos coortes que demonstraram o aumento da sobrevida e a redução na recidiva da doença em sobreviventes de câncer de mama, ovário e colorretal que mantiveram uma prática regular de atividade física após o tratamento oncológico.

A prescrição de atividade física pode ocorrer em quatro períodos distintos após o diagnóstico de câncer: pré-tratamento, durante o tratamento, na sobrevida pós-tratamento e nos cuidados paliativos. Os objetivos principais podem variar em cada etapa, mas os benefícios já estão bem comprovados na literatura.

A seguir descrevo alguns padrões para prescrição de atividades físicas em pacientes com câncer internados ou em regime ambulatorial considerando as melhores evidências disponíveis.

PROTOCOLO DE EXERCÍCIO FÍSICO PARA PACIENTES INTERNADOS

População-alvo

Pacientes clínicos internados.

Objetivo geral

Reduzir os danos da síndrome do imobilismo.

Objetivos específicos

- Reabilitar ou manter capacidade e independência funcional;
- Prevenir eventos tromboembólicos (TVP ou TEP);
- Prevenir complicações pulmonares;
- Prevenir ou tratar fraqueza muscular (manter a integridade da estrutura musculoesquelética e função);
- Prevenir ou reabilitar a função cardiovascular (regulação da pressão arterial, volume sanguíneo, rendimento cardíaco e reflexo cardíaco);
- Tratar sintomatologia de dispneia e fadiga;
- Prevenir úlceras de decúbito;
- Reduzir os níveis de ansiedade e depressão;
- Reduzir tempo de permanência na UTI e no hospital;
- Reduzir a duração da ventilação mecânica e do desmame;
- Melhorar o prognóstico funcional pós-alta.

Indicação

Pacientes com estabilidade clínica em ventilação espontânea ou mecânica com déficit de mobilidade, fraqueza, fadiga ou um prognóstico de necessidade de internação maior que 3 dias.

Contraindicações

- Variabilidade recente na pressão arterial (PA) > 20%
- IAM, arritmia ou outra condição cardíaca importante nas últimas 24 horas
- $PaO_2/FiO_2 < 300$
- $SaO_2 < 90\%$ ou queda recente maior que 4%
- Hb < 7 g/dL
- Plaquetas < 20.000 cél/mm³
- Leucograma: < 4.300 ou > 10.800 cél/mm³ (cautela)
- Temperatura corporal > 38 °C
- Glicemia > 3,5 a 20 mmol/L
- Paciente com queixa de dor, fadiga extrema, respiração superficial ou depressão emocional
- Nível de consciência instável
- Possíveis contraindicações neurológicas (PIC elevada, convulsões...) ou ortopédicas (fratura ou luxação não estabilizada, inflamação articular ou muscular ativa...)
- Contusão recente em membros ou tronco
- TVP ou embolia pulmonar não medicada
- Obesidade que inviabilize a atual equipe a auxiliar nas condutas
- Metástase óssea avançada que contraindique a mobilização local (vide estratificação de risco de fratura no Protocolo de metástases ósseas no Capítulo 3)
- Ausência de consentimento pelo paciente.

Itens essenciais na avaliação

Anamnese, exame físico e complementar rastreando as contraindicações e indicações do exercício físico.

Condutas

Paciente com nível de consciência suficiente para entender os comandos verbais

As condutas devem considerar a classificação de mobilidade, como demonstrado na Tabela 2.3. Segue abaixo o detalhamento para a progressão da mobilidade e da intensidade das atividades. Para auxiliar no acompanhamento da progressão das atividades e análise da melhoria obtida como resultado das condutas entre a admissão e alta hospitalar (ou da unidade) do paciente, sugere-se o uso do diário de mobilização proposto na Tabela 2.4.

- Progredir: Elevar cabeceira – sentar à beira do leito – sentar na cadeira fora do leito – deambular no quarto – deambular no corredor – aumentar a distância percorrida (se necessário, disponibilizar órteses – andador, muleta) (Figura 2.4).

Tabela 2.3
Intervenções por nível de mobilidade para estimular a progressão da mesma

Nível de mobilidade	Características do nível de mobilidade	Intervenções para prevenir e/ou tratar as perdas funcionais
0	Imóvel	Posicionamento com cabeceira elevada > 30° Cinesioterapia motora passiva Cicloergômetro automático Bomba pneumática para MMII FES em glúteos e quadríceps femoral
1	Restrito ao leito	Sedestação à beira do leito Treino equilíbrio tronco/cabeça Cinesioterapia motora ativoassistida Treino funcional
2	Consegue permanecer sentado / Fica em pé só com auxílio	Cinesioterapia motora ativa Cicloergômetro de MMII/MMSS Sedestação na cadeira Ortostatismo Deambulação no quarto
3	Deambula com auxílio	Deambulação no corredor
4	Deambula sozinho, mas apresenta fraqueza leve em MMII ou pouca tolerância ao esforço	Descer e/ou subir escadas ou rampa Cinesioterapia motora com carga Bicicleta ergométrica

Tabela 2.4
Diário de mobilização

Nome do paciente:_____ Data de internação:_____

Motivo da internação:_____ Data início fisioterapia:_____

	Data													
Step 1	Cinesioterapia motora passiva													
	Cicloergômetro M. passivo													
	B. pneumáticas													
	FES													
	Elevar cabeceira													
	Sedestação passiva													
Step 2	Treino funcional													
	Sedestação à beira do leito													

Continua

Continuação

Tabela 2.4 — Diário de mobilização

Nome do paciente:_____ Data de internação:_____

Motivo da internação:_____ Data início fisioterapia:_____

	Data						
Step 2	Treino e equilíbrio tronco/cabeça						
	Cinesioterapia ativoassistida						
Step 3	Cinesioterapia motora ativa						
	Cicloergômetro de MMII/MMSS						
	Sedestação na cadeira						
	Ortostatismo						
	Deambulação no quarto						
Step 4	Deambulação no corredor						
Step 5	Descer e/ou subir escadas ou rampa						
	Bicicleta ergométrica						
	Cinesioterapia M. com carga						
		1	2	3	4	5	

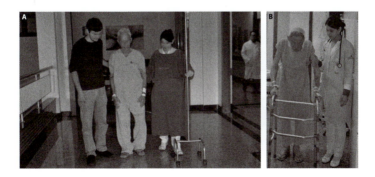

Figura 2.4A-B – Deambulação progressiva sem e com auxílio de órtese.

- Treino funcional (Figuras 2.5 e 2.6): **rolar no leito, transferência para e do leito, cadeira ou cadeira de rodas, sentar e levantar da cadeira, marcha estática** – 3 séries de 5 repetições.
- Treino de equilíbrio: **para tronco e cabeça** (Figura 2.7).

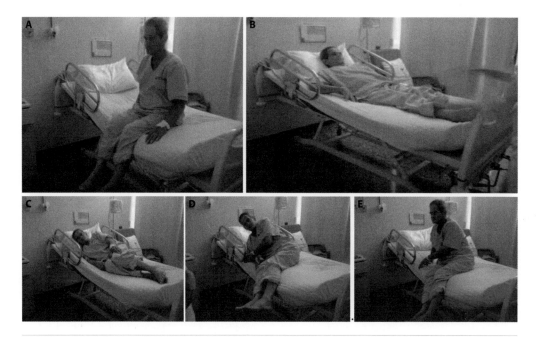

Figura 2.5A-E – Treino funcional: rolar no leito, transferência de deitado para sentado.

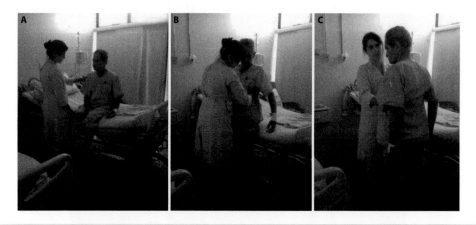

Figura 2.6A-C – Treino funcional: transferência para e do leito, cadeira ou cadeira de rodas, sentar e levantar da cadeira.

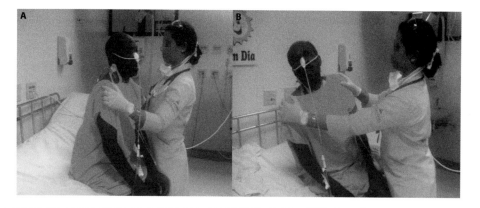

Figura 2.7A-B – Treino de equilíbrio para tronco e cabeça.

- Deambulação: aumentando a distância percorrida a cada sessão (acompanhar a progressão através da distância percorrida mensurada pelo pedômetro durante a sessão e em 24 horas) ou cicloergômetro de MMSS (Figura 2.8) por 5 a 20 minutos a partir do momento que o paciente senta fora do leito ou cicloergômetro de MMII (bicicleta) por 5 a 20 minutos, conforme tolerância do paciente e possibilidade de gasto energético.

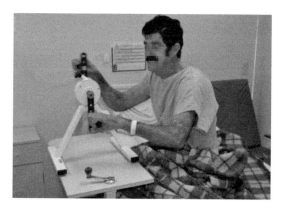

Figura 2.8 – Cicloergômetro de MMSS.

- Exercícios de MMSS (Figura 2.9): flexoextensão de punho, cotovelos e ombros, abdução, adução e rotação interna e externa de ombros – 2 séries de 10 repetições por sessão – adicionar carga progressiva quando tolerar.
- Exercícios de MMII (Figura 2.10): flexoextensão de tornozelos, joelhos e quadril – 2 séries de 10 repetições por sessão– adicionar carga progressiva quando tolerar.

Obs.: No treino para ganho de força muscular com carga progressiva (Figura 2.11), utilizar os seguintes recursos: faixa elástica, mola, halter, caneleira ou o próprio peso do corpo.

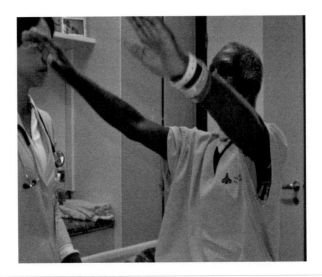

Figura 2.9 – Exercícios de MMSS.

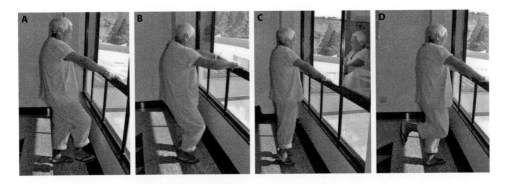

Figura 2.10A-D – Exercícios ativos de membros inferiores.

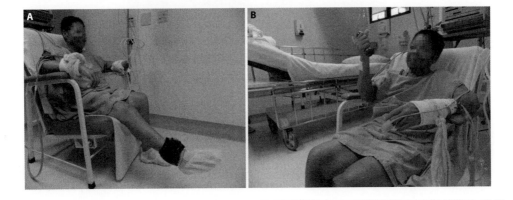

Figura 2.11A-B – Treino muscular com carga.

Paciente com rebaixamento do nível de consciência, em coma ou em coma induzido

- Alongamento (Figura 2.12): **em extensão dos dedos da mão, punho e flexores dorsais e plantares dos pés e**

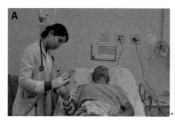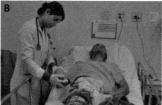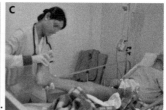

Figura 2.12A-C – Alongamento.

- Mobilização passiva realizada pelo fisioterapeuta (Figuras 2.13 e 2.14): flexoextensão de tornozelos, joelhos e quadril – 1 série de 10 repetições por sessão. Flexoextensão de punho, cotovelos, e utilizar as duas diagonais de Kabat para trabalhar todos os movimentos

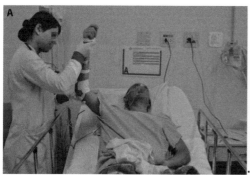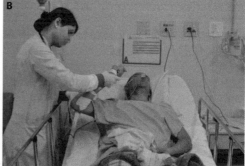

Figura 2.13A-B – Mobilização passiva de membros superiores.

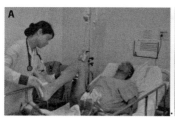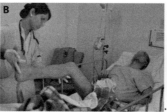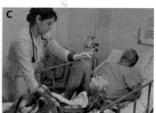

Figura 2.14A-C – Mobilização passiva de membros inferiores.

do ombro (flexo-extensão, abdução, adução e rotação interna e externa) – 1 série de 10 repetições por sessão e/ou
- Mobilização passiva com cicloergômetro automático: 20 minutos (Figura 2.15).

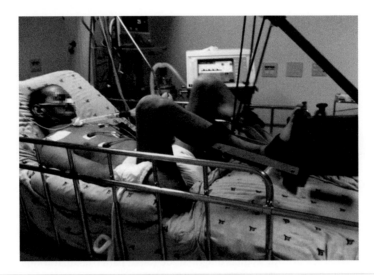

Figura 2.15 – Mobilização passiva com cicloergômetro automático.

- Eletroestimulação com FES em quadríceps e glúteos. Parâmetros: frequência = 35 Hz; largura de pulso = 0,35 ms; em uma intensidade que produza contração visível por pelo menos 30 minutos, mas não mais que 60 minutos.
- Bomba pneumática ou meias compressivas (Figura 2.16).

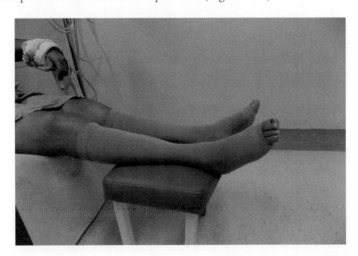

Figura 2.16 – Meias compressivas.

Obs.: A intensidade inicial da atividade física irá depender do nível de consciência e da tolerância ao esforço (identificados pelos critérios de redução da intensidade e manutenção ou progressão da mesma).

Critérios para redução da intensidade ou interrupção da atividade física

- Excessivo aumento na frequência cardíaca (FC) (> 20% de elevação ou queda na FC de repouso ou > 70% do máximo predito pela idade = 220 – idade) e PA (PAS > 180 mmHg ou queda > que 20% na PAS ou PAD) associado a sinais ou sintomas de estresse cardiovascular e/ou
- Nenhuma alteração ou redução da FC e PA associada a sinais ou sintomas de estresse cardiovascular e/ou
- Arritmias associadas à instabilidade hemodinâmica ou sinais e sintomas de isquemia miocárdica e/ou
- Redução da PaO_2/FiO_2, Redução da SaO_2 > 4% ou abaixo de 90% com sinais ou sintomas de insuficiência cardiorrespiratória e/ou
- Aparente angústia do paciente.

Critérios para considerar a manutenção e/ou progressão da atividade física

- Adequada elevação da FC;
- Elevação rápida no início da atividade da PAS e manutenção ou discreta elevação da PAD;
- Manutenção do ritmo sinusal (ritmo cardíaco regular);
- PaO_2/FiO_2 e SaO_2 estáveis;
- Padrão respiratório aceitável;
- Paciente com aparência não estressada.

Monitorar intensidade da atividade por meio de:

- Escala de BORG entre 11 – 14 (Tabela 2.5) ou entre 2-3 pela Escala de Borg modificada (Tabela 2.6) ou entre 2-4 escala análoga visual de 0-10 (Figura 2.17), considerando 0 – ausência da dispneia/cansaço e 10 – muita dispneia/cansaço.
- FC (normalmente aumenta 10%)
- FR
- PAS e PAD (normalmente aumenta 10%)
- SaO_2 (não deve ficar abaixo de 89% com ou sem suplementação de O_2)

Tabela 2.5
Escala de Borg para avaliação do nível de cansaço ou dispneia autopercebida pelo paciente

6		
	7	Muito fácil
8		
	9	Fácil
10		
	11	Relativamente fácil
12		
	13	Ligeiramente cansativo
14		
	15	Cansativo
16		
	17	Muito cansativo
18		
	19	Exaustivo
20		

Tabela 2.6
Escala de Borg modificada para avaliação do nível de cansaço ou dispneia autopercebida pelo paciente

0	Nenhuma
0,5	Muito, muito leve
1	Muito leve
2	Leve
3	Moderada
4	Um pouco forte
5	Forte
6	
7	Muito forte
8	
9	Muito, muito forte
10	Máxima

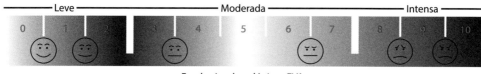

Figura 2.17 – Escala visual analógica (EVA) para avaliar a intensidade da dispneia. Fonte: Google.

Métodos para quantificar a melhoria

Escala MIF, escala Karnofsky, escala de dispneia de faces, CIF, escala de fadiga, avaliação subjetiva da força muscular (0-5) (essas ferramentas podem ser identificadas no Capítulo 3).

Orientações na alta hospitalar

A depender do nível de mobilidade no momento da alta, orientações quanto ao posicionamento no leito ou cadeira, para os cuidados nas transferências, para prevenir quedas e para manutenção de atividade física regular podem ser dadas conforme descrito no "Protocolo para pacientes oncológicos clínicos internados" no Capítulo 3.

Retorno

Nos casos de prognóstico de vida superior a 3 meses com necessidade de progressão da reabilitação física, agendar retorno ao ambulatório de fisioterapia ou encaminhar para o serviço na cidade de origem, a depender da preferência do paciente e da distância.

Desfechos esperados até a alta hospitalar

Melhora de 30% na independência funcional, melhora de 10% na capacidade funcional, melhora de 70% na dispneia, melhora de 20% da fadiga, melhora de 20% da força muscular, melhora de um nível na CIF, redução da incidência de TVP, pneumonia e atelectasias sintomáticas a partir de 48 horas após o início do protocolo.

PROTOCOLO DE REABILITAÇÃO ONCOLÓGICA SISTÊMICA AMBULATORIAL (DURANTE OU APÓS TRATAMENTO ONCOLÓGICO CURATIVO)

População-alvo

Pacientes em pós-operatório de cirurgia oncológica em sistema digestório, de cirurgias de pulmão ou pacientes em tratamento oncológico ativo, ou seja, da primeira sessão até 1 semana após a radioterapia ou 3 semanas após quimioterapia ou enquanto sinais e sintomas como dispneia, fraqueza, fadiga estiverem presentes.

Objetivos

- **Gerais:** aumentar sobrevida, melhorar a qualidade de vida, reduzir a recorrência do tumor, reduzir a necessidade de internação.
- **Específicos:** reduzir fadiga, dispneia, manter ou reabilitar habilidades para AVDs, restaurar mais rápido a plaquetopenia, a neutropenia e a concentração de hemoglobina, melhorar a função física/cardiovascular/condicionamento físico, a força, a composição corporal, a imunidade e o padrão de sono.
- **Indicações:** pacientes em risco ou com evolução de mielossupressão, fadiga, dispneia, perda funcional por incapacidade física, pulmonar ou cardiovascular.
- **Contraindicações/restrições:** cardiopatia grave, alteração de parâmetro no teste de caminhada de 6 minutos ou no teste ergométrico com resultado que contraindique a prática de atividade física (considerando o I Consenso Nacional de Reabilitação Cardiovascular), dor > 3 em repouso, doenças ortopédicas, reumáticas, neurológicas ou psiquiátricas que limitem os movimentos, plaquetopenia < 10.000, metástases ósseas com moderado a alto risco de fratura (a classificação de risco pode ser vista no Capítulo 3).

A Tabela 2.7 apresenta algumas precauções a serem consideradas, a depender da complicação presente no paciente com câncer.

Tabela 2.7
Precauções a serem tomadas a depender dos problemas clínicos do paciente

Complicação	Precaução
Nível de hemoglobina < 8,0 g/dL	Evitar atividades que requeiram transporte de oxigênio significativo (alta intensidade).
Contagem de neutrófilos < 0,5 × 10⁹/L	Evitar atividades que possam aumentar o risco de infecção bacteriana (ex.: natação).
Contagem de plaquetas < 50 × 10⁹/L	Evitar atividades que possam aumentar o risco de sangramento (ex.: esportes de contato e exercícios de alto impacto).
Febre > 38 °C	Pode indicar infecção sistêmica e deve ser investigado. Evitar exercícios de alta intensidade.
Febre > 40 °C	Evitar qualquer exercício.
Ataxia, tontura, neuropatia sensória periférica	Evitar atividades que requeiram equilíbrio e coordenação (ex.: esteira).
Caquexia grave (perda de peso > 35%)	A intensidade do exercício deve ser inversamente proporcional à intensidade da caquexia, ou seja, quanto maior a caquexia menor a intensidade do exercício.
Dispneia	Investigar a etiologia. Prescrever exercícios conforme a tolerância.

Continua

Continuação

Tabela 2.7
Precauções a serem tomadas a depender dos problemas clínicos do paciente

Complicação	Precaução
Dor óssea	Evitar atividades que aumentem o risco de fratura (ex.: esportes de contato e exercícios de alto impacto).
Náusea grave	Investigar a etiologia. Prescrever exercícios conforme a tolerância.
Fadiga/fraqueza muscular extrema	Prescrever exercícios conforme a tolerância.
Desidratação	Garantir adequada hidratação.
Risco de linfedema	Evitar exercícios com carga > 2 kg.

Adaptada de: Courneya KS, Mackey JR, Jones LW. Coping with cancer: can exercise help? Phys Sportsmed. 2000 May;28(5):49-73.

Itens essenciais na avaliação

- Anamnese: história oncológica, tratamento oncológico, presença de disfunções, problemas associados, alergias, medicações em uso, fatores de risco para doença cardiovascular, queixas físicas (mobilidade), redução da capacidade física, distúrbios do sono, problemas psicossociais. Identificar as metas pessoais com a prática do exercício. O exemplo de uma ficha de avaliação completa pode ser observado na Figura 2.18.
- Exame físico-funcional: sinais vitais, SaO_2, peso, altura, IMC, função pulmonar, laudo médico do teste ergométrico (tempo na esteira, VO_2 max) e/ou teste de caminhada de 6 minutos (distância percorrida, FC final), força muscular, flexibilidade e amplitude de movimento, escore de fadiga, escore de dispneia, escore de dor. Realizar o teste de uma resistência máxima (1 RM) para definir a carga inicial de trabalho.

> Metodologia para o teste de 1 RM: estipula-se um peso e o paciente é instruído a realizar o movimento proposto para um agrupamento muscular específico; se ele conseguir realizar o movimento com facilidade, após um intervalo de descanso de 3 minutos adiciona-se mais carga. Isso é feito até que o paciente execute o movimento com dificuldade, sendo esse seu limite de força naquele grupo muscular. Para evitar a fadiga deve se realizar no máximo três tentativas.

Deve-se obter o consentimento informado para iniciar a reabilitação após esclarecimento dos riscos com o exercício.

Ficha de Reabilitação Oncológica Sistêmica

Nome:
Diagnóstico clínico:
Classificação TNM:
Indicação para reabilitação:
Ocupação anterior:
Ocupação atual:

Estado civil: ☐ Solteiro ☐ Casado ☐ Separado ☐ Viúvo

Escolaridade: ☐ Primário ☐ Secundário ☐ Técnico ☐ Universitário

Raça: ☐ Branca ☐ Negra ☐ Asiática

Anamnese

Queixa principal:
HDA:
HPP:

Etilista: ○ Sim ○ Não
Tabagista: ○ Sim ○ Não ○ Passivo
Quantidade de cigarros/dia:
Quanto tempo fuma/anos:
Se já fumou antes:
Quantidade de cigarros/dia:
Quanto tempo fuma/anos:

Medicamento em uso: ☐ Anticolinérgicos ☐ Diuréticos ☐ Hormônios ☐ Corticosteroides ☐ Tranquilizantes
Outros:

Problemas associados:
- ☐ DPOC/Asma (☐ Cardiopatia ☐ Pneumopatia ☐ Neuropatia)
- ☐ Insuficiência Renal (☐ Alteração da tireoide ☐ Dislipidemia ☐ Epilepsia)
- ☐ Disfunção Urinária (☐ Diabetes ☐ AVC ☐ Perda de memória ☐ Obesidade ☐ HAS)
- ☐ Depressão (☐ Distúrbios da marcha)
- ☐ Distúrbio do sono (☐ Anorexia ☐ Ansiedade ☐ Alterações do humor)
- ☐ Osteoporose (☐ Reumatismo ☐ Traumatismo ☐ Dores musculares)
- ☐ Deformidade (☐ Prótese, pino ☐ Dor de coluna)

Outros:

Alergias:

História familiar para doença: ☐ Cardiovascular ☐ Renal ☐ Diabetes ☐ Obesidade ☐ Pulmonar ☐ Tireoide ☐ Dislipidemia

A doença ou seu tratamento fez com que você mudasse seus hábitos de vida? ○ Sim ○ Não
☐ Alimentares ☐ Atividades físicas ☐ AVDs ☐ Convivência social ☐ Convivência familiar

Outros:

Metas pessoais com a reabilitação:
☐ Melhorar a capacidade de se exercitar ☐ Reduzir a fadiga ☐ Aumentar o tempo de vida
☐ Melhorar força muscular ☐ Minimizar limitações físicas ☐ Evitar a recidiva da doença

Outros:

Figura 2.18 – Ficha de avaliação para reabilitação oncológica sistêmica. Continua

Continuação

Você pratica alguma atividade física? ○ Sim ○ Não ○ Já praticou

Modalidade	Intensidade	Frequência	Duração
[ ]	☐ Leve	☐ 1 vez/semana	[ ]
[ ]	☐ Moderada	☐ 2 vezes/semana	[ ]
[ ]	☐ Intensa	☐ 3 vezes/semana	[ ]
[ ]	☐ Muito intensa	☐ + de 3 vezes/semana	[ ]

Você recebe algum tipo de orientação para os exercícios? ○ Sim De quem? [   ] ○ Não

Você controla a FC quando faz atividade física? ○ Sim ○ Não

Exame físico

Peso: [ ]kg   Altura: [ ]cm   IMC: Biótipo: [ ]

PA: [ ]mmHg   FC: [ ]bpm   FR: [ ]rpm SaO_2: [ ]% repouso   Tº [ ]ºC

Ausculta Pulmonar: [ ]   Padrão Respiratório: [ ]   Ritmo Respiratório: [ ]

Triagem: [ ]   Usa musculatura acessória? ○ Sim ○ Não

Tosse: ☐ Seca   ☐ Produtiva   ☐ Eficaz   ☐ Ineficaz   ☐ Ausente

Secreção: ○ Sim Características: [   ] ○ Não

Manovacuometria: PImax: −[ ]cmH₂O   Pemax: [ ]cmH₂O

Dispneia: ☐ Ausente ao repouso   ☐ Sentado aos pequenos esforços   ☐ Aos grandes esforços
☐ Deitado ao repouso   ☐ Aos moderados esforços

Intensidade da dispneia: [ ]   Intensidade da dor torácica: [ ]

Intensidade da náusea: [ ]   Intensidade do estresse: [ ]

Fadiga: ○ Sim ○ Não

Quanto cansado você se sentiu na última semana?
[   ]

Quanto a sensação de cansaço o impede de fazer o que você quer fazer?
[   ]

Teste de caminhada 6 min: Distância prevista [ ]m   Distância percorrida [ ]m

SaO_2 no esforço: Homens: Distância predita (m) = 868 − (idade x 2,9)
Mulheres: Distância predita (m) = 868 − (idade x 2,9) − 74,7

Movimentação ativa: ☐ Preservada   ☐ Paresia MS   ☐ Paresia MI   ☐ Plegia MS   ☐ Plegia MI

Obs.: [   ]

Grau de Força muscular em: MSD: [ ] MSE: [ ] MID: [ ] MIE: [ ]

Deambulação: ☐ Ativa   ☐ Assistida   ☐ Cadeirante   ☐ Restrito ao leito

Equilíbrio: ☐ Normal   ☐ Alterado

Obs.: [   ]

ADM: ☐ Normal   ☐ Diminuída

Obs.: [   ]

Flexibilidade: ☐ Normal   ☐ Diminuída

Obs.: [   ]

Edema: ☐ Ausente   ☐ Presente

Figura 2.18 – Ficha de avaliação para reabilitação oncológica sistêmica. Continua

Continuação

Local: [   ]

Teste de 1 RM em: Quadríceps femoral: [   ]kg   Músculos do jarrete: [   ]kg   Tríceps sural: [   ]kg

Tríceps braquial: [   ]kg   Bíceps: [   ]kg   Peitorais: [   ]kg

Status performance pela escala Karnofsky (   )

Nível de independência funcional pela MIF física (   )

Exames complementares

Exame/Laudo [   ]

Teste Ergométrico   ○ Sim   ○ Não

Data:__/__/__

Sinais ou sintomas durante o teste: [   ]

Motivo de interrupção do teste: [   ]

Ergômetro: [   ]   Protocolo: [   ]

Classe funcional: [   ]   Aptidão cardiorrespiratória: [   ]

Pré-avaliação: [   ]

Duração do teste: [   ]   FCmáx: [   ]bpm   Distância percorrida: [   ]

PS pré-esforço: [   ]mmHg   PSmáx no esforço: [   ]mmHg

VO_2máx: [   ]mL/kg.min   METS Débito cardíaco: [   ]L/min

Variação da PA: [   ]mmHg/MET   Déficit cronotrópico: [   ]%   Déficit funcional: [   ]%

Exames laboratoriais

Exame	Data	Valores obtidos	Triglicérides
Colesterol (T)			
HDL			
LDL			
VLDL			
Leucograma			
Neutrófilos			
Hemoglobina			
Glicemia			
Ureia			
Creatinina			
T3 e T4			
Sódio			
Potássio			
Cálcio			

Funcionalidade pela CIF

Função de tolerância ao exercício – resistência física geral: [   ]

Fatigabilidade: [   ]

Contraindicações:
- Cardiopatia grave
- Alteração importante de parâmetros no teste de caminhada 6' ou ergométrico
- Dor > 3
- Doença ortopédica, reumática, neurológica ou psiquiátrica que limitem a mobilidade
- Plaquetopenia < 10.000
- Metástase óssea com alto risco de fratura

Diagnóstico cinético funcional: [   ]

Figura 2.18 – Ficha de avaliação para reabilitação oncológica sistêmica. Continua

Continuação

Desfechos: [ ]% de melhora no teste de caminhada de 6 minutos
[ ]% de melhora da tolerância ao exercício
[ ]% de melhora da fatigabilidade

Condutas:
☐ Cinesioterapia respiratória
☐ Condicionamento aeróbico
☐ Orientações para exercícios domiciliares
☐ Orientações para conservação de energia
☐ Obtenção do consentimento informado
☐ Alta fisioterápica

☐ Fortalecimento de musculatura e respiratória
☐ Fortalecimento muscular
☐ Titulação de O_2 para AVDs
☐ Orientações gerais durante o treinamento físico
☐ Encaminhamento

Outros: _____

Nome do fisioterapeuta _____

Número do Crefito _____

Figura 2.18 – Ficha de avaliação para reabilitação oncológica sistêmica.

Condutas indicadas

Exercícios aeróbicos

Os exercícios aeróbicos podem ser realizados por diferentes meios e a intensidade alvo para o treinamento pode ser obtida através do cálculo pela fórmula de Karvonen, a qual leva em consideração a idade, a frequência cardíaca (FC) de repouso e o percentual da carga de trabalho (% FC). Todavia alguns medicamentos podem influenciar nos batimentos cardíacos, desta forma um outro recurso para monitorar a intensidade do treinamento seria pela escala de Borg modificada. Exemplos destas atividades podem ser vistos na Figura 2.19.

- Meio: Esteira, bicicleta, caminhada.
- Intensidade inicial: 60% da FCmax e/ou 3-4 pela escala de BORG modificada.

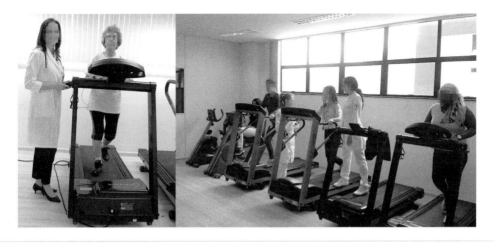

Figura 2.19 – Exercícios aeróbicos.

- Duração: iniciar com 15 minutos e progredir 5 minutos por semana até 40 minutos.
- Progressão da atividade: progredir a intensidade a cada sessão (aumentando a velocidade e/ou a inclinação na esteira e a velocidade e/ou a carga na bicicleta) conforme tolerância demonstrada como mantendo 4-5 pela escala de BORG modificada, mas sem ultrapassar o limite de segurança de 85% da FCmax.

Exercícios de fortalecimento

Os exercícios de fortalecimento podem ser realizados com diferentes materiais para evitar a monotonia e melhorar a aderência dos participantes. Segue abaixo um detalhamento para a atividade e na Figura 2.20 uma ilustração de um Programa de Reabilitação Oncológica Sistêmica Física com os exercícios de fortalecimento.

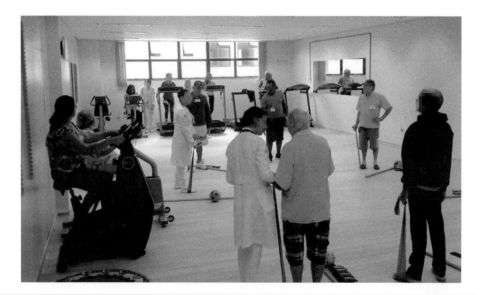

Figura 2.20 – Exercícios de fortalecimento.

- Carga inicial: 50% de 1 RM (resistência máxima).
- Progresso da carga: progredir mensalmente a até 80% de 1 resistência máxima inicial.
- Grupos musculares a serem trabalhados: quadríceps femoral, músculos do jarrete, tríceps sural, bíceps e tríceps braquial, trapézio e paravertebrais, peitorais, abdominais e glúteos.
- Material: pilates, faixa elástica ou halter.
- Número de séries: 2.
- Número de repetições: 8-12.
- Alongamento: alongar os mesmos grupos musculares trabalhados para fortalecimento.

- Frequência: **3 vezes por semana.**
- Tempo de atendimento: **até 90 minutos.**
- Forma do atendimento: **individual ou em grupo de até 5 pacientes.**

Orientações gerais durante o treinamento físico conforme o I Consenso de Reabilitação Cardiovascular

- Evitar café, chá-preto, chá-mate, refrigerantes sabor cola 1 h antes e depois do exercício; beber água aos goles antes, durante e após o exercício; evitar refrigerantes em geral;
- Abster-se de bebidas alcoólicas e cigarro antes e após o exercício;
- Não se exercitar em jejum; 1 h antes das sessões de reabilitação, fazer breve refeição com frutas, pães, sucos e açúcar comum; em caso de diabetes, seguir instruções especiais;
- Evitar exercício em condições extremas de temperatura, umidade, poluição e grandes variações de altitude;
- Não tomar banho quente ou frio próximo do exercício; dar preferência a banhos tépidos após 15 min;
- Utilizar roupas porosas, quentes no inverno e leves e claras no verão; não utilizar trajes emborrachados; usar calçados macios e flexíveis com solado grosso e calcanhar acolchoado, próprios para a modalidade;
- Evitar o exercício sob o impacto de emoções e a prática de esportes esporádica; participar de competições apenas sob ordem médica;
- Exercitar-se somente ao sentir-se bem; aceitar as limitações pessoais; começar devagar e fazer progressões graduais; evitar exercícios em afecções agudas ou fadiga; reduzir a intensidade do exercício na convalescença; aguardar 2 dias após resfriado comum para voltar aos exercícios;
- Interromper o treinamento e procurar o médico em caso de lesões musculoesqueléticas: movimentos dolorosos persistentes necessitam de cuidados médicos; manter-se alerta aos sinais de treinamento excessivo.

Monitoramento

Deve ser realizado antes, durante e após a atividade física. A Figura 2.21 representa um modelo para monitoramento das sessões de reabilitação.

- Monitorar antes de iniciar as atividades: FC, PA, SaO_2, escala de Borg modificada para dispneia, temperatura corporal, febre acima de 38 °C, FR > 35 rpm, SaO_2 < 85% em repouso com suplementação de O_2, pressão arterial sistólica < 100 ou > 180 mmHg, FC < 50 ou > 140 bpm.
- Monitorar durante as atividades: FC, PA, SaO_2, escala de Borg modificada para dispneia e fadiga dos membros inferiores, durante e 6 mim após cada sessão; FR > 35 rpm, SaO_2 < 85% com suplementação de O_2 ou uma queda maior que 10% em relação à de repouso, FC < 50 ou > 140 bpm, novas arritmias, nova dor torácica, palidez, sudorese, cianose,

Nome:_____
FCmáx:_____ FC inicial de trabalho:_____ (____% da máx)
Carga máx:_____ Carga para trabalho:_____ (____% da máx)
Equipamentos:_____
Grupos musculares a serem fortalecidos:_____
Estratégias de motivação:_____
Atividades orientadas para o domicílio:_____
Precauções:_____

Sessão 1: ( ) Presente   ( ) Ausente   Data:____/____/____

	FR (ipm)	FC (bpm)	PA (mmHg)	SaO$_2$ (%)	Borg modificada
Inicial					
Durante					
Final					
Após 6'					

Eventos adversos durante ou logo após, queixas:_____
Progressão de carga:_____

Sessão 2: ( ) Presente   ( ) Ausente   Data:____/____/____

	FR (ipm)	FC (bpm)	PA (mmHg)	SaO$_2$ (%)	Borg modificada
Inicial					
Durante					
Final					
Após 6'					

Eventos adversos durante ou logo após, queixas:_____
Progressão de carga:_____

Figura 2.21 – Ficha de monitoramento de sessão de reabilitação.

tontura, desmaio, náuseas, claudicação em membros inferiores, mal-estar, lesões ou dor musculoesquelética.

- Monitorar efeitos adversos tardios: fadiga prolongada, insônia incomum, ganho de peso por retenção hídrica, taquicardia persistente (FC > 110 bpm 6 min após o exercício), hipoglicemia no diabetes mellitus até 48 horas.

Frequência

- 3 vezes por semana supervisionados e 2 vezes por semana sem supervisão.

Prognóstico

- Melhora dos sintomas e do condicionamento em 12 semanas.

Método para quantificar a melhoria

- Pela escala de Borg e/ou pictograma de fadiga e/ou teste de caminhada de 6 minutos (Figura 2.22) e/ou Classificação Internacional de Funcionalidade (CIF) (Tabela 2.8).

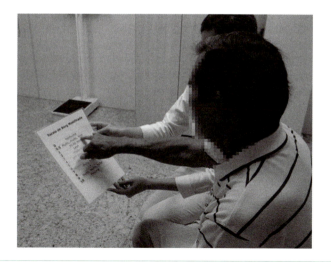

Figura 2.22 – Avaliação da dispneia e cansaço nos membros pela Escala de Borg para quantificar a melhoria com o programa de reabilitação.

Tabela 2.8
Classificação Internacional de Funcionalidade (CIF)

xxx.0	NENHUMA deficiência	(nenhuma, ausente, escassa,...)	0-4%
xxx.1	Deficiência LIGEIRA	(leve, pequena,...)	5-24%
xxx.2	Deficiência MODERADA	(média,...)	25-49%
xxx.3	Deficiência GRAVE	(grande, extrema,...)	50-95%
xxx.4	Deficiência COMPLETA	(total,...)	96-100%
xxx.8	Não especificada		
xxx.9	Não aplicável		

Critérios para alta

- Melhora da fadiga (relatando na escala estar um pouco cansado ou nada cansado), melhora da dispneia em repouso (apresentando a classificação < ou igual a 1 na escala de Borg modificada) e/ou 80% do previsto no teste de caminhada de 6 minutos e/ou tolerância ao esforço com deficiência ligeira ou ausente pela CIF.

Retorno após alta

- O retorno será orientado caso o paciente perceba piora dos sintomas (fadiga, dispneia, intolerância ao esforço).

Orientações na alta

- Manter atividade física regular cinco vezes por semana em um ritmo em que a respiração fique sempre moderadamente ofegante.

Desfechos esperados

- Aumento da sobrevida;
- Redução do risco de recorrência da doença;
- Redução ou ausência de fadiga;
- Redução da composição corporal;
- Recuperação mais rápida da plaquetopenia, neutropenia e a concentração de hemoglobina;
- Melhora da capacidade funcional para as AVDs;
- Melhora da força normal nos principais grupos musculares;
- Melhora do condicionamento físico;
- Redução da incidência de complicações cardiovasculares;
- Redução ou ausência de dispneia em repouso;
- Redução da necessidade de internação;
- Redução da incidência de infecções;
- Redução da ansiedade e depressão;
- Melhoria do bem-estar emocional;
- Melhoria do padrão de sono;
- Melhora da qualidade de vida.

REFERÊNCIAS BIBLIOGRÁFICAS

1. Almeida EMP, Andrade RG, Cecatto RB, Brito CMM, Camargo FP, Pinto CA, et al. Exercício em pacientes oncológicos: reabilitação. Acta Fisiatr 2012;19(2):82-9.
2. Bailey P, Thomsen GE, Spuhler VJ, Blair R, Jewkes J, Bezdjian L, et al. Early activity is feasible and safe in respiratory failure patients. Crit Care Med 2007;35(1):139-45.
3. Ballard-Barbash R, Friedenreich C, Courneya KS, Siddiqi SM, McTiernan A, Alfano CM. Physical activity, biomarkers, and disease outcomes in cancer survivors: a systematic review. J Natl Cancer Inst 2012, 104:815–840.
4. Bourke L, Homer KE, Thaha MA, Steed L, Rosario DJ, Robb KA, Saxton JM, Taylor SJC. Interventions for promoting habitual exercise in people living with and beyond cancer. Cochrane Database of Systematic Reviews 2013, Issue 9. Art. No.: CD010192. DOI: 10.1002/14651858.CD010192.pub2.
5. Burtin C, Clerckx B, Robbeets C, Ferdinande P, Langer D, Troosters T, Hermans G, Decramer M, Gosselink R. Early exercise in critically ill patients enhances short-term functional recovery. Crit Care Med 2009 Sep;37(9):2499-505.
6. Carnaval PE. Medidas e avaliações em ciências do esporte. 4ª ed. Rio de Janeiro: Sprint, 2000.
7. Cheville AL, Girardi J, Clark MM, Rummans TA, Pittelkow T, Brown P, et al. Therapeutic exercise during outpatient radiation therapy for advanced cancer: Feasibility and impact on physical well-being. Am J Phys Med Rehabil 2010;89(8):611-9.

8. Chiang LL, Wang LY, Wu CP, Wu HD, Wu YT. Effects of physical training on functional status in patients with prolonged mechanical ventilation. Phys Ther 2006 Sep;86(9):1271-81.
9. Courneya KS, Mackey JR, Jones LW. Coping with cancer: can exercise help? Phys Sportsmed 2000 May;28(5):49-73.
10. Courneya KS, Segal RJ, Gelmon K, Reid RD, Mackey JR, Friedenreich CM, Proulx C, Lane K, Ladha AB, Vallance JK, McKenzie DC. Predictors of supervised exercise adherence during breast cancer chemotherapy. Med Sci Sports Exerc 2008, 40:1180–1187.
11. Cramp F, Byron-Daniel J. Exercise for the management of cancer-related fatigue in adults. Cochrane Database of Systematic Reviews 2012, Issue 11. Art. No.: CD006145. DOI: 10.1002/14651858.CD006145.pub3.
12. De Backer IC et al. Resistance Training in cancer survivors: a systematic review. Int J Sports Med 2009; 30: 703–712.
13. Department of Health Physical Activity Health Improvement and Protection. Start Active, Stay Active: A report on physical activity from the four home countries' Chief Medical Officers. https://www.gov.uk/government/uploads/system/uploads/attachment_data/file/216370/dh_128210.pdf [acessado em 17 de agosto de 2015].
14. Dimeo FC, Thomas F, Raabe-Menssen C, Pröpper F, Mathias M. Effect of aerobic exercise and relaxation training on fatigue and physical performance of cancer patients after surgery. A randomised controlled trial. Support Care Cancer 2004;12(11):774-9.
15. Ekwueme DU, Yabroff KR, Guy GP Jr, et al. Medical costs and productivity losses of cancer survivors–United States, 2008-2011. MMWR Morb Mortal Wkly Rep 2014;63:505-510.
16. Elter T, Stipanov M, Heuser E, von Bergwelt-Baildon M, Bloch W, Hallek M, et al. Is physical exercise possible in patients with critical cytopenia undergoing intensive chemotherapy for acute leukaemia or aggressive lymphoma? Int J Hematol 2009;90(2):199-204.
17. França EET, Ferrari F, Fernandes P, Cavalcanti R, Duarte A, Martinez BP, Aquim EE, Damasceno MCP. Fisioterapia em pacientes críticos adultos: recomendações do Departamento de Fisioterapia da Associação de Medicina Intensiva Brasileira. Rev Bras Ter Intensiva 2012; 24(1):6-22.
18. Fredericks CM. Adverse effects of immobilization on the musculoskeletal system. In: Fredericks CM, Saladim LK, editors. Pathophysiology of the motor systems: principles and clinical presentations. Philadelphia: F.A. Davis Company, 1996.
19. Garcia-Perez L, Linertova R, Lorenzo-Riera A, Vazquez-Diaz JR, Duque-Gonzalez B, Sarria-Santamera A. Risk factors for hospital readmissions in elderly patients: a systematic review. QJM 2011;104:639-651.
20. Godoy M. I Consenso Nacional de Reabilitação Cardiovascular. Arq Bras Cardiol 1997; 69(4): 267-91.
21. Goldhill DR1, Imhoff M, McLean B, Waldmann C. Rotational bed therapy to prevent and treat respiratory complications: a review and meta-analysis. Am J Crit Care 2007 Jan;16(1):50-61; quiz 62.
22. Gordon L, Lynch BM, Newman B. Transitions in work participation after a diagnosis of colorectal cancer. Aust N Z J Public Health 2008;32:569-74.
23. Gosselink R, Bott J, Johnson M, Dean E, Nava S, Norrenberg M, et al. Physiotherapy for adult patients with critical illness: recommendations of the European Respiratory Society and European Society of Intensive Cara Medicine Task Force on Physiotherapy for Critically ill Patients. Intensive Care Med 2008;34(7):1188-99.
24. Greenblatt DY, Weber SM, O'Connor ES, LoConte NK, Liou JI, Smith MA. Readmission after colectomy for cancer predicts one-year mortality. Ann Surg 2010;251:659-669.
25. Hayes SC, Spence RR, Galvão DA, Newton RU. Australian Association for Exercise and Sport Science position stand: Optimising cancer outcomes through exercise. Journal of Science and Medicine in Sport 2009;12: 428–434.
26. Herridge MS, Cheung AM, Tansey CM, Matte-Martyn A, Diaz-Granados N, Al-Saidi F, Cooper AB, Guest CB, Mazer CD, Mehta S, Stewart TE, Barr A, Cook D, Slutsky AS; Canadian Critical Care Trials Group. One-year outcomes in survivors of the acute respiratory distress syndrome. N Engl J Med 2003;348(8):683-93.
27. Holdt Henningsen K, Desomer A, Hanssens S, Vlayen J. Suppportive treatment for cancer – Part 1: exercise treatment. Good Clinical Pratice (GCP). Brussels: Belgian Health Care Knowledge Centre (KCE). 2012. KCE Report 185C. D/2012/10.273/61.
28. Holmes MD, Chen WY, Feskanich D, Kroenke CH, Colditz GA. Physical activity and survival after breast cancer diagnosis. JAMA 2005, 293:2479–2486.

29. Instituto Nacional de Câncer José Alencar Gomes da Silva. Coordenação de Prevenção e Vigilância. Estimativa 2014: Incidência de Câncer no Brasil. Rio de Janeiro: INCA, 2014.
30. Kamangar F, Dores GM, Anderson WF. Patterns of cancer incidence, mortality, and prevalence across five continents: defining priorities to reduce cancer disparities in different geographic regions of the world. Journal of Clinical Oncology 2006;24(14):2137–50.
31. Kampshoff CS, Jansen F, van Mechelen W, May AM, Brug J, Chinapaw MJ, Buffart LM. Determinants of exercise adherence and maintenance among cancer survivors: a systematic review. Int J Behav Nutr Phys Act 2014 Jul 2;11:80.
32. Kirschner KL, Eickmeyer S, Gamble G, Spill GR, Silver JK. When teams fumble: cancer rehabilitation and the problem of the "handoff". PM R 2013 Jul;5(7):622-8.
33. Knols R, Aaronson NK, Uebelhart D, Fransen J, Aufdemkampe G. Physical exercise in cancer patients during and after medical treatment: a systematic review of randomized and controlled clinical trials. J Clin Oncol 2005, 23:3830–3842.
34. Kruijsen-Jaarsma M, Révész D, Bierings MB, Buffart LM, Takken T. Effects of exercise on immune function in patients with cancer: a systematic review. Exerc Immunol Rev 2013;19:120-43.
35. Leitzmann M, Powers H, Anderson AS, Scoccianti C, Berrino F, Boutron-Ruault MC, Cecchini M, Espina C, Key TJ, Norat T, Wiseman M, Romieu I. European Code against Cancer 4th edition: Physical activity and cancer. Cancer Epidemiol 2015 Jul 14. pii: S1877-7821(15)00076-4. doi: 10.1016/j.canep.2015.03.009. [Epub ahead of print.]
36. Lum HD, Studenski SA, Degenholtz HB, Hardy SE. Early hospital readmission is a predictor of one-year mortality in community-dwelling older Medicare beneficiaries. J Gen Intern Med 2012;27:1467-1474.
37. Meyerhardt JA, Giovannucci EL, Holmes MD, Chan AT, Chan JA, Colditz GA and Fuchs CS. Physical activity and survival after colorectal cancer diagnosis. J Clin Oncol 2006;24:3527-3534.
38. Meyerhardt JA, Giovannucci EL, Holmes MD, Chan AT, Chan JA, Colditz GA, Fuchs CS. Physical activity and survival after colorectal cancer diagnosis. J Clin Oncol 2006, 24:3527–3534.
39. Mishra SI, Scherer RW, Snyder C, Geigle PM, Berlanstein DR, Topaloglu O. Exercise interventions on health-related quality of life for people with cancer during active treatment. Cochrane Database of Systematic Reviews 2012, Issue 8. Art. No.: CD008465. DOI: 10.1002/14651858.CD008465.pub2.
40. Morris PE, Goad A, Thompson C, Taylor K, Harry B, Passmore L, Ross A, Anderson L, Baker S, Sanchez M, Penley L, Howard A, Dixon L, Leach S, Small R, Hite RD, Haponik E. Early intensive care unit mobility therapy in the treatment of acute respiratory failure. Crit Care Med 2008 Aug;36(8):2238-43.
41. National Comprehensive Cancer Network (NCCN) Clinical Pratice Guideline in Oncology: Cancer-related fatigue. V2.2015. Disponível em: www.nccn.org
42. Nava S. Rehabilitation of patients admitted to a respiratory intensive care unit. Arch Phys Med Rehabil 1998 Jul;79(7):849-54.
43. Nechuta SJ, et al. Post-diagnosis BMI and physical activity in association with triple-negative breast cancer prognosis: Results from 5 prospective cohorts. J Clin Oncol 33, 2015 (suppl; abstr 1507).
44. Needham DM. Mobilizing patients in the intensive care unit: improving neuromuscular weakness and physical function. JAMA 2008;300(14):1685-90.
45. Neville A, Lee L, Antonescu I, et al. Systematic review of outcomes used to evaluate enhanced recovery after surgery. Br J Surg 2014;101:159-170.
46. Nicholson A, Lowe MC, Parker J, Lewis SR, Alderson P, Smith AF. Systematic review and meta-analysis of enhanced recovery programmes in surgical patients. Br J Surg 2014; 101:172-188.
47. Park JH, Lee J, Oh M, Park H, Chae J, Kim DI, Lee MK, Yoon YJ, Lee CW, Park S, Jones LW, Kim NK, Kim SI, Jeon JY. The effect of oncologists exercise recommendations on the level of exercise and quality of life in survivors of breast and colorectal cancer: A randomized controlled trial. Cancer 2015 Aug 15;121(16):2740-8. doi: 10.1002/cncr.29400. Epub 2015 May 12.
48. Pinheiro AR, Christofoletti G. Fisioterapia motora em pacientes internados na unidade de terapia intensiva: uma revisão sistemática / Motor physical therapy in hospitalized patients in an intensive care unit: a systematic review. Rev Bras Ter Intensiva 24(2): 188-196, abr.-jun. 2012.
49. Porta R, Vitacca M, Gilè LS, Clini E, Bianchi L, Zanotti E, Ambrosino N. Supported arm training in patients recently weaned from mechanical ventilation. Chest 2005 Oct;128(4):2511-20.

50. Rochefort MM, Tomlinson JS. Unexpected readmissions after major cancer surgery: an evaluation of readmissions as a quality-of-care indicator. Surg Oncol Clin North Am 2012;21:397-405.
51. Rotter T, Kinsman L, James E, et al. Clinical pathways: effects on professional practice, patient outcomes, length of stay and hospital costs. Cochrane Database Syst Rev 2010;(3):CD006632.
52. Scheneider CM, Dennehy CA, Carter SD. Exercise and cancer recovery. United States: Human Kinectics, 2003.
53. Schneider CM, Dennehy CA, Roozeboom MBS, Carter SD. A model program: exercise intervention for cancer rehabilitation. Integr Cancer Ther 2002 Mar;1(1):76-82
54. Schweickert WD, Pohlman MC, Pohlman AS, Nigos C, Pawlik AJ, Esbrook CL, et al. Early physical and occupational therapy in mechanically ventilated, critically ill patients: a randomised controlled trial. Lancet 2009;373(9678):1874-82.
55. Silva APP, Maynard K, Cruz MR. Efeitos da fisioterapia motora em pacientes críticos: revisão de literatura. Rev Bras Ter Intensiva 2010; 22(1):85-91.
56. Silver JK, Baima J. Cancer prehabilitation. Am J Phys Med Rehabil 2013;92:715-727.
57. Silver JK, Gilchrist LS. Cancer Rehabilitation with a focus on evidence-based outpatient physical and occupational therapy interventions. Am J Phys Med Rehabil 2011;90(suppl):S5-S15.
58. Silver JK. Cancer prehabilitation and Its role in improving health outcomes and educing health care costs. Semin Oncol Nurs 2015 Feb;31(1):13-30.
59. Sociedade Brasileira de Cardiologia. I Diretriz Brasileira de Cardio-Oncologia da Sociedade Brasileira de Cardiologia. Arq Bras Cardiol 2011; 96(2 supl.1): 1-52.
60. Spence RR, Heesch KC, Brown WJ. Exercise and cancer rehabilitation: A systematic review. Cancer Treatment Reviews 36 (2010) 185–194.
61. Stiller K. Safety issues that should be considered when mobilizing critically patients. Crit Care Clin 2007; 23:35-53.
62. U.S.Department of Health and Human Services - National Institutes of Health. Common Terminology Criteria for Adverse Events (CTCAE). Version 4.0. June 14, 2010.
63. Van Weert E, May AM, Korstjens I, Post WJ, van der Schans CP, van den Borne B, Mesters, Ros WJ, Hoekstra-Weebers JE. Cancer-related fatigue and rehabilitation: a randomized controlled multicenter trial comparing physical training combined with cognitive-behavioral therapy with physical training only and with no intervention. Phys Ther 2010 Oct;90(10):1413-25.
64. Vanhelst J, Béghin L, Salleron J, Ruiz JR, Ortega FB, De Bourdeaudhuij I, Molnar D, Manios Y, Widhalm K, Vicente-Rodriguez G, Mauro B, Moreno LA, Sjöström M, Castillo MJ, Gottrand F; HELENA study group. A favorable built environment is associated with better physical fitness in European adolescents. Prev Med 2013 Dec;57(6):844-9. doi: 10.1016/j.ypmed.2013.09.015. Epub 2013 Sep 25.
65. Wagenmakers AJ. Muscle function in critically ill patients. Clin Nutr 2001;20(5):451-4. Review.
66. Zanotti E, Felicetti G, Maini M, Fracchia C. Peripheral muscle strength training in bed-bound patients with COPD receiving mechanical ventilation: effect of electrical stimulation. Chest 2003 Jul;124(1):292-6.
67. Zhou Y, Gottlieb L, Cartmel B, et al. Randomized trial of exercise on quality of life and fatigue in women diagnosed with ovarian cancer: The Women's Activity and Lifestyle Study in Connecticut (WALC). 2015. J Clin Oncol 33: 9505.

Capítulo 3

Fisioterapia em Cuidados Paliativos

Flávia Maria Ribeiro Vital
Taiana Camerini Ligeiro
Tatiane Cristine Gouvêa Moreira Cardoso

INTRODUÇÃO

Em cuidados paliativos, melhorar a função física é mais do que controlar sintomas, uma vez que função física é o mais importante determinante de sobrevida e qualidade de vida. As melhorias no tratamento oncológico adicionaram anos à vida de pacientes com câncer, mas a reabilitação pode adicionar vida aos anos.

Todos os pacientes com câncer avançado experimentam um declínio físico. Isso pode ser causado pelos efeitos gerais da doença em progressão, tais como caquexia, perda de peso, fadiga e inatividade, ou pode ser resultado de manifestações como metástases na medula espinhal levando a déficits neurológicos, fraturas patológicas devido a metástases ósseas ou câncer de pulmão causando dispneia. Os danos físicos afetam muitos aspectos da vida. Perda de força física, horas consumidas com repouso e a inabilidade para fazer o que deseja são apontados por pacientes e cuidadores como aspectos que impactam na qualidade de vida. Além do mais, a limitação das atividades aumenta o risco de problemas psíquicos. Uma associação entre deterioração física e redução da função social, emocional e cognitiva tem sido demonstrada. Embora a qualidade de vida seja reduzida nos tumores avançados, a redução pode ser menor se os pacientes estiverem recebendo intervenções com exercícios. Portanto, intervenções que melhoram a qualidade de vida tendem a melhorar ou preservar, tanto quanto possível, uma vida normal. Consequentemente, intervenções que melhorem a função física tendem a ser o grande alvo dos cuidados paliativos.

Cerca de 65% dos pacientes com câncer internados ou em regime ambulatorial apresentam indicação de fisioterapia e reabilitação (alguns motivos para indicação podem ser: dor, linfedema, incontinência, problemas respiratórios, musculoesqueléticos ou de mobilidade), embora somente cerca 12,8% a recebam.

Pacientes com câncer que participam de programas de exercícios aumentam a sua capacidade cardiovascular, a mobilidade funcional, reduzem a fadiga, a depressão, a ansiedade, o estresse, a dispneia, a constipação e os distúrbios do sono, melhoram o bem-estar físico, a imunidade, a composição corporal e a qualidade de vida em geral. Inclusive os que estão restritos ao leito tendem a se beneficiar dos exercícios. É possível que pacientes em cuidados paliativos também possam se beneficiar, embora estudos sobre atividade física específicos nessa população ainda sejam menos expressivos.

Prevenção e gerenciamento da dor, fadiga, descondicionamento, piora funcional, declínio cognitivo e neuropatia periférica parecem ser as medidas mais efetivas para prolongar a expectativa de vida ativa em pacientes idosos com câncer avançado. Pacientes com doença progressiva vivenciam, também, a perda de força muscular, a qual impacta adversamente na sua autonomia e qualidade de vida.

A fadiga é o sintoma mais frequente em pacientes em cuidados paliativos (80-90%). Ela está associada a ansiedade/depressão, dor, dispneia, insônia, anorexia, náusea e sonolência. A fadiga reduz a capacidade para realizar as atividades de vida diária e consequentemente a qualidade de vida. Embora seja um sintoma de alta prevalência, é subdiagnosticado e subtratado pelos médicos. Exercícios são efetivos em reduzir a fadiga, mas devem ser personalizados para essa população em cuidados paliativos devido ao seu baixo desempenho. Mas as atividades não devem ser mais um fator estressante para o paciente. Portanto, a aceitação do paciente em realizar as atividades é um componente essencial para alcançar efetividade. Cerca de 63-92% dos pacientes com câncer avançado têm interesse ou condições de realizar uma atividade física regular. Lowe e col. observaram que a caminhada foi a atividade mais escolhida (72%) em relação a treino com resistência (12%), com uma preferência por atividades com duração menor que 20 minutos/sessão e não mais que 3 sessões/semana.

A metástase óssea está presente em 65%-70% dos tumores avançados. O osso é o primeiro local de recidiva da doença em 40% a 50% dos tumores da mama. Complicações resultantes de metástases ósseas incluem hipercalcemia, dor óssea, instabilidade com risco de fratura patológica (10%), comprometimento de estruturas neurológicas adjacentes e supressão hematopoiética. A detecção precoce da doença metastática pode prevenir essas complicações, oferecer melhor chance para controlar o processo da doença e resultar em maior chance de sobrevida e melhor qualidade de vida. As metástases ósseas são mais comuns seguidas de câncer de próstata, mama, pulmão, rim, tireoide, mieloma múltiplo, linfoma e leucemia. Já os locais mais comuns de lesões são: vértebras, pelve, fêmur, costelas e crânio. Na suspeita de lesão instável, deve-se encaminhar para cirurgia para retirar descarga de peso da estrutura afetada. Às vezes segue-se de radioterapia para reduzir volume tumoral e dor ou hormonoterapia em câncer de mama e próstata. As lesões líticas são mais propensas a fraturas que as lesões blásticas.

As metástases na coluna podem levar a morbidade significativa e redução na qualidade de vida devido à compressão da medula espinhal (5% a 20% durante o curso da doença). Um estudo estimou que a sobrevida média de pacientes com compressão medular seria de 3 a 7 meses e apenas 36% sobreviverão até 12 meses. O entendimento da história natural e o diagnóstico precoce das metástases de coluna e predição de colapso vertebral se fazem necessários.

O diagnóstico de metástase óssea é baseado principalmente nos critérios clínicos e em exames de imagem que demonstram a presença de metástase óssea.

A radiografia simples é rápida, barata e o teste suplementar mais acessível. É mais específica, mas menos sensível que a cintilografia óssea. Esse exame pode ser valioso no diagnóstico iminente de fratura patológica ou compressão medular. Todavia é pouco sensível para detectar pequenas lesões metastáticas.

A tomografia computadorizada mostra a melhor avaliação tridimensional das lesões ósseas e envolvimento cortical, e é mais sensível que a radiografia simples. É muito útil na avaliação de fraturas patológicas, extensão para tecidos moles, planejamento cirúrgico e biopsias ósseas.

A cintilografia óssea usa o tecnécio-99 como isótopo, que se concentra nos locais com alta atividade metabólica, tais como áreas de reatividade óssea devido à neoplasia. É uma técnica sensível para detecção de metástases osteoblásticas, embora não seja muito específica e possa apresentar resultados falso-positivos produzidos por desordens ósseas que levam ao aumento do acúmulo de radioisótopo, como nos casos de degeneração articular ou trauma ósseo prévio. A cintilografia é relativamente pouco sensível para a detecção de metástases osteolíticas. Se houver a suspeita de lesões líticas, um teste de imagem alternativo deve ser solicitado.

A PET (tomografia por emissão de pósitrons) é um equipamento capaz de mapear o metabolismo do corpo inteiro e identificar lesões inferiores a 5 mm. Já a PET CT associa a tecnologia da tomografia computadorizada, que proporciona captação de imagens anatômicas com alta resolução, com cortes de 2-4 mm, que auxiliam na reconstrução tridimensional das imagens corpóreas, aumentando a precisão da localização de lesões. A PET demonstra a função biológica do corpo antes que mudanças anatômicas ocorram, enquanto o exame de tomografia computadorizada fornece informações sobre a anatomia do corpo como tamanho, formato e localização. PET CT é mais sensível que a cintilografia na detecção de metástase osteolítica (90% vs. 35%, respectivamente), mas a cintilografia é mais sensível que o PET CT FDG (fluordesoxiglicose – radiofármaco) na detecção de metástases osteoblásticas (96% vs. 6%).

A ressonância magnética é o melhor método para avaliar a medula óssea. Ela ajuda a distinguir entre fratura secundária a osteoporose e fratura patológica e é superior à cintilografia no diagnóstico de metástase óssea do corpo vertebral e no esqueleto axial.

A Figura 3.1 mostra o algoritmo preconizado pela National Comprehensive Cancer Network (NCCN) para solicitação de exames de imagem que contribuem no diagnóstico de metástase óssea.

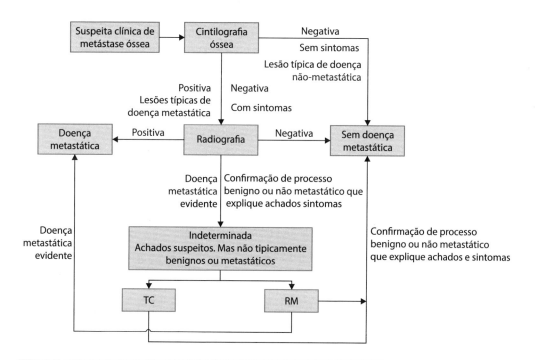

Figura 3.1 – Tradução do algoritmo recomendado para diagnóstico de metástase óssea pela NCCN. Fonte: Algoritmo para imagens de pacientes com câncer nos EUA. Modificado por Hamaoka T, Madewell JE, Podoloff DA, e col. Bone imaging in metastatic breast cancer. J Clin Oncol 2004;22:2942–53.

Os cuidados paliativos adotam uma abordagem humanista e integrada para o tratamento de pacientes sem possibilidade de cura, minimizando os sintomas e otimizando a funcionalidade para melhoria da qualidade de vida. Para isso, necessita-se de uma equipe interdisciplinar apta a compreender todas as necessidades físicas, psicológicas e espirituais presentes. Essa abordagem multidisciplinar demonstra que nenhuma profissão consegue abranger todas as necessidades do paciente, o que faz destacar a significância do trabalho em equipe. A escuta ativa nesse momento de vida do paciente deve ser o grande diferencial da equipe que atua em cuidados paliativos, pois se trata de um momento ímpar, em que as tomadas de decisão podem não permitir tempo para uma segunda escolha e ter consequências irreversíveis para o tempo e qualidade de vida.

O fisioterapeuta, como parte dessa equipe, é responsável por uma avaliação abrangente dos sinais, sintomas e perdas funcionais físicas (em especial mobilidade) e respiratórias, utilizando de métodos, principalmente qualitativos, que possam representar a percepção de melhora na perspectiva do paciente. Seu papel é complementar ao dos demais membros da equipe, oferecendo intervenções que possam prevenir complicações motoras, neurológicas e respiratórias advindas do tratamento oncológico ou da doença ou reabilitar função física basal para atividades de vida diária (AVD), ou mesmo somar mecanismo de ação para minimizar sintomas como dor, dispneia, hipersecreção, fadiga, náusea e outros.

Desse modo, temos a seguir padrões de métodos avaliativos e de condução terapêutica para pacientes em cuidados paliativos, os quais, em nível de internação, são os mesmos para conduzir doentes oncológicos clínicos em geral, uma vez que os objetivos preventivos e terapêuticos da fisioterapia (nas disfunções causadas pelo tumor ou seu tratamento) tendem a ser os mesmos, embora ajustes da dose terapêutica (intensidade e frequência por exemplo), em cuidados paliativos, deverão estar sempre alinhados à tolerância do momento. Benefícios na sobrevida e recidiva da doença vêm sendo demonstrados em pacientes que receberam tratamento oncológico, todavia o impacto do exercício na sobrevida de pacientes oncológicos em cuidados paliativos ainda não foi adequadamente avaliado.

PROTOCOLO PARA PACIENTES EM CUIDADOS PALIATIVOS E ONCOLÓGICOS CLÍNICOS INTERNADOS

População-alvo

Pacientes internados pela oncologia clínica, clínica médica ou paliativa com fatores de risco modificáveis/complicações tratáveis com fisioterapia ou para conforto do paciente.

Objetivos

- Preventivos: prevenir disfunções físicas (Ex.: fadiga, descondicionamento cardiovascular, TVP) e respiratórias (Ex.: atelectasisa, pneumonias, IRpA) consequentes a síndrome do imobilismo.
- Terapêutico/conforto: minimizar ou eliminar sintomas ou disfunções como dor, dispneia, fadiga, hipersecreção, náuseas e outros.
- Orientar e assistir: paciente, cuidadores/familiares e equipe.

Indicações

Pacientes em risco ou com sinais e sintomas da síndrome do imobilismo (ver Capítulo 2) ou com complicações clínicas em que a fisioterapia teria alguma intervenção efetiva como: dispneia, hipersecreção, tosse ineficaz, atelectasia, náusea, dor localizada e outros.

Avaliação

Devem-se coletar as principais informações sobre a evolução da doença oncológica (estadio atual) e seu tratamento, além da avaliação funcional completa com ênfase nos sistemas cardiovascular, respiratório, neurológico e locomotor, conforme a ficha de coleta de dados proposta na Figura 3.2. O detalhamento de alguns métodos avaliativos está descrito nas tabelas e figuras subsequentes (Tabela 3.1 e Figuras 3.3 a 3.6).

Em pacientes com tosse ineficaz, a avaliação da força da musculatura respiratória pode ser conduzida conforme demonstrado no Capítulo 12.

A força de musculatura esquelética periférica pode ser realizada objetivamente através de dinamômetro original ou adaptado por manômetro de pressão conforme descrito por Souza LAC e cols. (2013) ou de forma subjetiva pela graduação da força muscular pela escala Medical Research Council (MRC), conforme Tabela 3.1.

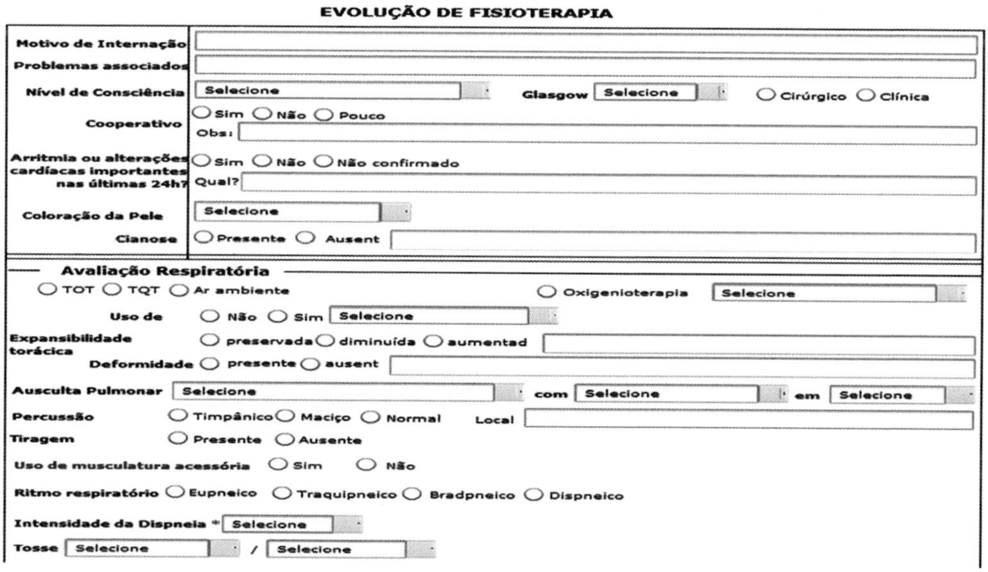
EVOLUÇÃO DE FISIOTERAPIA

Motivo de Internação
Problemas associados
Nível de Consciência Selecione · Glasgow Selecione · ◯ Cirúrgico ◯ Clínica
Cooperativo ◯ Sim ◯ Não ◯ Pouco
Obs:
Arritmia ou alterações cardíacas importantes nas últimas 24h? ◯ Sim ◯ Não ◯ Não confirmado
Qual?
Coloração da Pele Selecione ·
Cianose ◯ Presente ◯ Ausent

Avaliação Respiratória
◯ TOT ◯ TQT ◯ Ar ambiente ◯ Oxigenioterapia Selecione
Uso de ◯ Não ◯ Sim Selecione
Expansibilidade torácica ◯ preservada ◯ diminuída ◯ aumentad
Deformidade ◯ presente ◯ ausent
Ausculta Pulmonar Selecione · com Selecione · em Selecione
Percussão ◯ Timpânico ◯ Maciço ◯ Normal Local
Tiragem ◯ Presente ◯ Ausente
Uso de musculatura acessória ◯ Sim ◯ Não
Ritmo respiratório ◯ Eupneico ◯ Traquipneico ◯ Bradpneico ◯ Dispneico
Intensidade da Dispneia * Selecione
Tosse Selecione / Selecione

Figura 3.2 – Ficha de avaliação e evolução padrão da fisioterapia para pacientes internados utilizada na Fundação Cristiano Varella (com permissão). Continua

Continuação

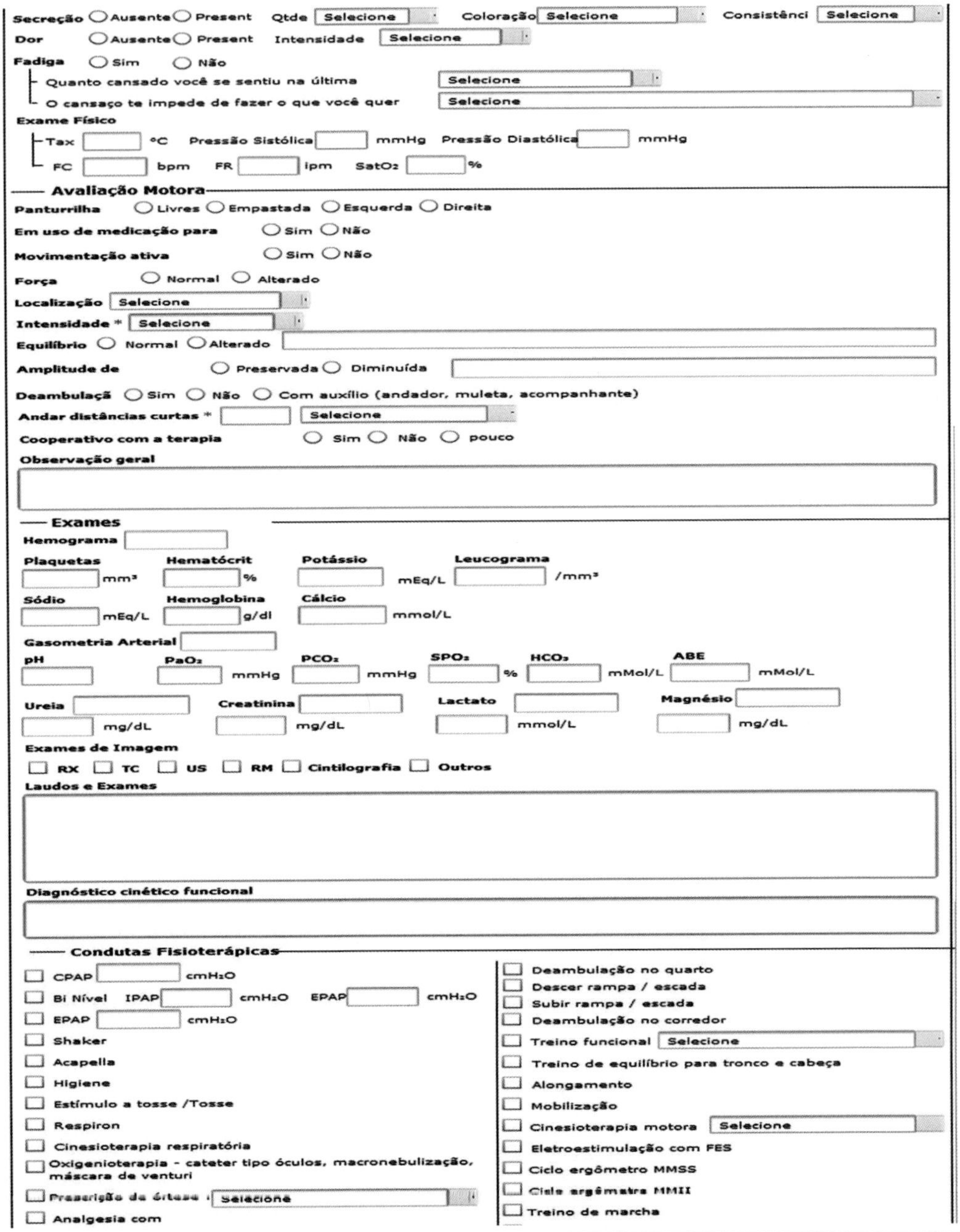

Secreção / Dor / Fadiga
- **Secreção** ○ Ausente ○ Present   Qtde [Selecione]   Coloração [Selecione]   Consistênci [Selecione]
- **Dor** ○ Ausente ○ Present   Intensidade [Selecione]
- **Fadiga** ○ Sim ○ Não
  - Quanto cansado você se sentiu na última [Selecione]
  - O cansaço te impede de fazer o que você quer [Selecione]

Exame Físico
- Tax [ ] °C   Pressão Sistólica [ ] mmHg   Pressão Diastólica [ ] mmHg
- FC [ ] bpm   FR [ ] ipm   SatO₂ [ ] %

Avaliação Motora
- **Panturrilha** ○ Livres ○ Empastada ○ Esquerda ○ Direita
- **Em uso de medicação para** ○ Sim ○ Não
- **Movimentação ativa** ○ Sim ○ Não
- **Força** ○ Normal ○ Alterado
- **Localização** [Selecione]
- **Intensidade** * [Selecione]
- **Equilíbrio** ○ Normal ○ Alterado [ ]
- **Amplitude de** ○ Preservada ○ Diminuída [ ]
- **Deambulaçã** ○ Sim ○ Não ○ Com auxílio (andador, muleta, acompanhante)
- **Andar distâncias curtas** * [ ] [Selecione]
- **Cooperativo com a terapia** ○ Sim ○ Não ○ pouco
- **Observação geral** [ ]

Exames
- **Hemograma** [ ]
- **Plaquetas** [ ] mm³   **Hematócrit** [ ] %   **Potássio** [ ] mEq/L   **Leucograma** [ ] /mm³
- **Sódio** [ ] mEq/L   **Hemoglobina** [ ] g/dl   **Cálcio** [ ] mmol/L
- **Gasometria Arterial** [ ]
- **pH** [ ]   **PaO₂** [ ] mmHg   **PCO₂** [ ] mmHg   **SPO₂** [ ] %   **HCO₃** [ ] mMol/L   **ABE** [ ] mMol/L
- **Ureia** [ ] mg/dL   **Creatinina** [ ] mg/dL   **Lactato** [ ] mmol/L   **Magnésio** [ ] mg/dL

Exames de Imagem
☐ RX ☐ TC ☐ US ☐ RM ☐ Cintilografia ☐ Outros

Laudos e Exames [ ]

Diagnóstico cinético funcional [ ]

Condutas Fisioterápicas
- ☐ CPAP [ ] cmH₂O
- ☐ Bi Nível IPAP [ ] cmH₂O EPAP [ ] cmH₂O
- ☐ EPAP [ ] cmH₂O
- ☐ Shaker
- ☐ Acapella
- ☐ Higiene
- ☐ Estímulo a tosse / Tosse
- ☐ Respiron
- ☐ Cinesioterapia respiratória
- ☐ Oxigenioterapia - cateter tipo óculos, macronebulização, máscara de venturi
- ☐ Prescrição de órteses [Selecione]
- ☐ Analgesia com

- ☐ Deambulação no quarto
- ☐ Descer rampa / escada
- ☐ Subir rampa / escada
- ☐ Deambulação no corredor
- ☐ Treino funcional [Selecione]
- ☐ Treino de equilíbrio para tronco e cabeça
- ☐ Alongamento
- ☐ Mobilização
- ☐ Cinesioterapia motora [Selecione]
- ☐ Eletroestimulação com FES
- ☐ Ciclo ergômetro MMSS
- ☐ Ciclo ergômetro MMII
- ☐ Treino de marcha

Figura 3.2 – Ficha de avaliação e evolução padrão da fisioterapia para pacientes internados utilizada na Fundação Cristiano Varella (com permissão). Continua

Continuação

[Formulário/ficha de avaliação com campos:]

- Teste de caminhada de 6 minutos
- Elevação da
- Posicionamento no leito - Selecione
- Sedestação a beira do
- Sedestação fora do
- Sedestação passiva
- Bicicleta ergométrica
- Bomba Pneumática
- Meias
- Reabilitação de
- Agendamento Ambulatorial / /
- Outras condutas

Eventos adversos que podem estar relacionados a intervenção

Orientações
- Orientações quanto à independência funcional nas avds ou a necessidade de auxílio para cuidados pessoais, locomoção e transferências;
- Orientações com relação à necessidade de continuar realizando os exercícios respiratórios e higiene brônquica;
- Orientação quanto à utilização de material para higiene
- Orientação ao acompanhante com relação ao posicionamento no leito, as mudanças de decúbito e transferência
- Orientações quanto a como prevenir quedas
- Orientações quanto às técnicas de conservação de
- Orientações ao acompanhante quanto à realização de exercícios passivos, e/ou ativo-
- Orientação com relação à realização de atividade física regular
- Orientação quanto à necessidade de continuar a reabilitação oncológica, motora e/ou respiratória a nível domiciliar e/ou ambulatorial
- Orientações para cuidados com o membro e uso de prótese externa para

Desfechos
- % Melhora da Dor * — Dor no Primeiro Atendimento [0] Atual:
- % Melhora na Dispnéia * — Dispneia no Primeiro Atendimento [0] Atual:
- % Melhora da Distância Percorrida * — Distância percorrida no Primeiro Atendimento [0] Atual:
- % Melhora Força Muscular * — Força Muscular no Primeiro Atendimento [ ] Atual:
- % Melhora da MIF * — MIF de Admissão: [0] Alta: [0]
- Pneumonia
- Atelectasia
- TVP

[Calcular desfecho]

Figura 3.2 – Ficha de avaliação e evolução padrão da fisioterapia para pacientes internados utilizada na Fundação Cristiano Varella (com permissão).

Tabela 3.1
Graduação subjetiva da força de musculatura esquelética MRC

Graduação	Descrição
0	Não se percebe nenhuma contração
1	Traço de contração, sem produção de movimento
2	Contração fraca, produzindo movimento com a eliminação da gravidade
3	Realiza movimento contra a gravidade, porém sem resistência adicional
4	Realiza movimento contra a resistência externa moderada e gravidade
5	É capaz de superar maior quantidade de resistência que no nível anterior

Fonte: Rezende MR. Acta Ortop Bras 2011; 19(3):154-8.

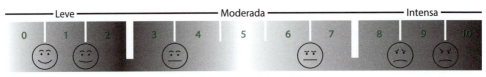

Figura 3.3 – Escala visual analógica (EVA) para avaliar a intensidade sintomas de dor e dispneia. Fonte: Gift AG. Visual analogue scales: measurement of subjective phenomena. Nurs Res 1989; 38:286-8.

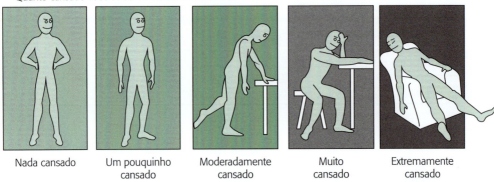

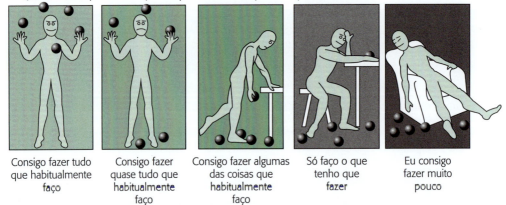

Figura 3.4 – Pictograma de fadiga para avaliar a intensidade e o impacto da fadiga nas AVDs. Fonte: Mota DCF, Pimenta CAM, Fitch NI. Pictograma de Fadiga: uma alternativa para avaliação da intensidade e impacto da fadiga. Rev Esc Enferm USP, 2009; 43(Esp):1080-7.

Fisioterapia em Cuidados Paliativos

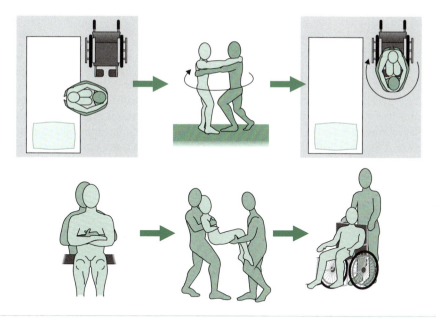

Figura 3.5 – Como realizar transferências de modo adequado.

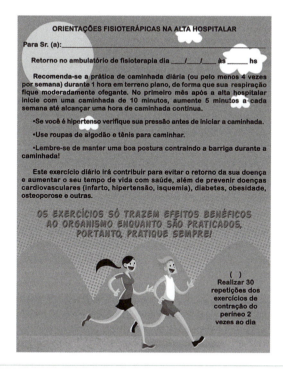

Figura 3.6 – Orientações para prática de atividade física regular na alta hospitalar utilizada na Fundação Cristiano Varella (com permissão).

A dor e a dispneia são sintomas de natureza subjetiva e devem sem avaliadas através de ferramentas que expressem a percepção do paciente em relação à intensidade desses sintomas antes e após as intervenções terapêuticas para analisar a efetividade das mesmas. É importante lembrar que a fisioterapia é um tratamento complementar desses sintomas por utilizar mecanismos de ação diferentes do medicamentoso, e que para uma efetividade otimizada é preciso um bom diagnóstico e tratamento da causa, mas, se o último não for possível (ex.: expansão/compressão tumoral em pacientes em cuidados paliativos), é necessário aceitar que muitas vezes a eliminação do sintoma pode ser uma meta inalcançável e que a redução da intensidade do sintoma passa a ser o objetivo. A Figura 3.3 mostra a escala visual analógica (EVA), que é a ferramenta mais utilizada para avaliar a intensidade dos sintomas de dor e dispneia.

Adicionalmente, o impacto funcional da dispnéia pode ser adequadamente avaliado utilizando a seguinte escala da MRC (Medical Research Council):

1. Dispneia somente ao realizar exercício intenso.
2. Dispneia ao subir escadas ou ladeira ou andar apressadamente no plano.
3. Dispneia no próprio passo no plano ou dificuldade para acompanhar o passo de outra pessoa da mesma idade.
4. Dispneia no plano em menos de 100 metros ou após alguns minutos.
5. Muito dispneico para sair de casa ou dispnéia para se vestir ou se despir.

A fadiga, por ser o sintoma mais prevalente e o mais incapacitante do ponto de vista do paciente, não pode deixar de ser avaliada. Após questionar o paciente se ele se sente cansado mesmo após repousar, é importante identificar a intensidade desse cansaço/fadiga através de uma EVA, mas, também, é interessante avaliar através do pictograma de fadiga (Figura 3.4), pois ele nos informa o quanto a fadiga está impactando nas atividades de vida diária (AVDs).

Para avaliar a capacidade funcional e o quanto o paciente está dependente para realizar suas AVDs existem várias ferramentas. Respectivamente, as escalas Karnofsky (Quadro 3.1) e a escala

Quadro 3.1
Escala de Karnofsky

Capaz de realizar atividades normais; não precisa de cuidados especiais

100 – Normal; sem queixas, sem evidências de doença
90 – Capaz de realizar atividades normais; sinais ou sintomas mínimos de doença
80 – Atividades normais com esforço; alguns sinais ou sintomas de doença

Incapaz de trabalhar; capaz de viver em casa; assistência na maior parte dos cuidados pessoais; quantidades variáveis de assistência necessárias

70 – Faz os cuidados pessoais; incapaz de realizar atividades normais ou de realizar trabalho ativo
60 – Requer assistência ocasional, mas é capaz de cuidar da maior parte de suas necessidades pessoais
50 – Requer assistência considerável e assistência médica frequente
40 – Incapacitado; requer cuidados e assistências especiais
30 – Gravemente incapacitado; a hospitalização é indicada, embora a morte não seja iminente
20 – Muito doente; a hospitalização é necessária; é necessário tratamento ativo de suporte
10 – Moribundo; processo fatal em rápida progressão
0 – Morto

Fonte: Karnofsky DA, Abelman WH, Graver LF, et al. The use of nitrogen mustards in the palliative treatment of carcinom. Cancer 1948; 1: 634-56.

de medida de independência funcional (MIF) (Tabela 3.2) têm sido utilizadas com frequência nos estudos da área oncológica e são extremamente úteis para identificar as perdas funcionais e quantificar o grau de melhora com a reabilitação quando aplicadas antes e após as intervenções do plano terapêutico. Sempre que no momento da alta o paciente obtiver uma pontuação que pode ser melhorada com reabilitação ele deve ser encaminhado para acompanhamento ambulatorial.

Tabela 3.2
Medida de independência funcional

Níveis	Assistência	
7 – Independência total (imediata, com segurança) 6 – Independência total (aparelhada)	Sem assistência	
Dependência modificada 5 – Supervisão 4 – Assistência mínima (realiza 75% das tarefas) 3 – Assistência moderada (realiza 50% das tarefas) Dependência completa 2 – Assistência máxima (realiza 25% das tarefas) 1 – Totalmente dependente (realiza < 75% das tarefas)	Com assistência	
Cuidados pessoais	**Admissão**	**Alta**
A. Alimentação		
B. Higiene pessoal		
C. Banho (lavar o corpo)		
D. Vestir parte superior do corpo		
E. Vestir parte inferior do corpo		
F. Utilização do vaso sanitário		
Controle de esfíncteres		
G. Controle da urina		
H. Controle das fezes		
Mobilidade		
Transferências		
I. Cama, cadeira, cadeira de rodas		
J. Vaso sanitário		
K. Banheira, chuveiro		
Locomoção		
L. Caminhar, cadeira de rodas		
M. Escada		
Comunicação		
N. Compreensão		
O. Expressão		

Continua

Continuação

Tabela 3.2 Medida de independência funcional		
Cognição social		
P. Interação social		
Q. Resolução de problemas		
R. Memória		
MIF total		

Fonte: American Spinal Injury Association Chicago, Illlinois, 1996.

Frequência

As sessões de fisioterapia devem ser realizadas uma ou duas vezes por dia com supervisão do fisioterapeuta a depender da necessidade do paciente e da intensidade da perda funcional.

Condutas

Preventivas

Preventivas ou terapêuticas da síndrome do imobilismo (vide Capítulo 2).

Orientações quanto ao posicionamento no leito ou cadeira

- Sempre posicionar o paciente na cama ou cadeira alinhando a cabeça ao tronco, ou seja, não deixar a cabeça ou o corpo contorcido, torto.
- Quando posicioná-lo em decúbito dorsal (DD) ou quando for dar algum alimento para comer ou beber, deixar a cabeceira mais elevada com o apoio de travesseiros. Isso evitará que o alimento ou o líquido do estômago vá para o pulmão e possa gerar uma pneumonia. É interessante, também, colocar um travesseiro debaixo dos seus joelhos e pernas e, se possível, debaixo dos braços para evitar ou diminuir o inchaço dos membros e prevenir deformidades. Posicionar rolinhos embaixo dos tornozelos para evitar que eles se esfreguem no colchão e formem lesões por pressão na pele.
- Quando posicioná-lo deitado de lado, flexionar as duas pernas e colocar um travesseiro entre elas. Deixar um travesseiro alto na frente da barriga do paciente para deixar o braço de cima repousando sobre o travesseiro.

  Utilizar o travesseiro, para repouso da cabeça, da mesma altura da largura do ombro para melhor alinhamento da cabeça com o tronco do paciente.
- As posições no leito devem variar a cada 2 horas (2 horas de lado, 2 horas em DD e 2 horas para o outro lado), pois isso evitará lesões por pressão na sua pele e contribuirá para sua respiração.
- Quando posicioná-lo sentado, deve-se evitar coxins com furo central, preenchidos com água ou ar; as boias de gel ou silicone, sem furo, são melhores. Outra opção é a utilização de moldes confeccionados de espuma caixa de ovo.

Orientações para os cuidados nas transferências

- Em pacientes com metástase óssea em coluna e em me:mbros, a mudança de decúbito deverá ser realizada com uma cautela ainda maior. Sempre virar o paciente em bloco, ou seja, cabeça, coluna e membros juntos, nunca puxar o paciente pelos braços ou pernas, o apoio deve ser dado no tronco do paciente para levantá-lo ou alterar sua postura no leito. As mudanças de postura deverão ser realizadas sempre por duas pessoas.
- Manter roupas pessoais e de cama esticadas, ou seja, evitar dobras no lençol que favoreçam o aumento da pressão e fricção do corpo no tecido.
- Ao transferir o paciente da cama para uma cadeira, mantenha a cadeira de rodas com as rodas travadas durante a transferência. Coloque a cadeira ao lado da cama. Mantenha-se perto do paciente, com as pernas afastadas e um pé à frente do outro; as costas devem permanecer eretas, os quadris e joelhos um pouco dobrados e junto com os quadris e joelhos do paciente. Deste modo, a força vai se concentrar nas pernas e não na coluna do cuidador, o que poderia lhe gerar dor. Posicione o paciente sentado na cama com as pernas para fora e, a partir daí, coloque-o em pé, e, com um pequeno giro na direção da cadeira, sente-o de modo tranquilo, sem movimentos bruscos para não traumatizar o quadril ou as pernas (Figura 3.5).
- Se o paciente não conseguir ficar em pé, a transferência deve ser realizada com o auxílio de duas pessoas. A cadeira deve ficar ao lado da cama. Uma pessoa posicionada atrás do paciente deve apoiá-lo passando os braços por debaixo das axilas, cruzando as mãos à frente do corpo do paciente. A segunda pessoa, à frente, dá sustentação para as pernas do paciente. Em um movimento conjunto, as duas pessoas devem erguer e transferir o paciente para a cadeira. O cuidador, ao elevar ou sustentar o paciente, deve dobrar os joelhos, pois isso irá diminuir a carga para coluna.

Obs.: Os procedimentos que envolvem a transferência incorreta são considerados situações de risco para o cuidador e para o paciente, podendo agravar a dor, além de causar lesões. As orientações quanto ao posicionamento no leito, como realizar as mudanças de postura com segurança, se fazem necessárias para todos os profissionais envolvidos no manuseio do paciente.

Orientações para prevenir quedas

No banheiro
- Instalar barras de apoio nas paredes do chuveiro, na área da banheira e ao pé do sanitário;
- As barras de toalhas e as saboneteiras embutidas na parede não substituem as barras de apoio.
- Utilizar tapetes antiderrapantes;
- Acrescentar uma cadeira de chuveiro antiderrapante e uma cabeça de chuveiro manual para permitir permanecer sentado enquanto toma banho;
- Elevar o vaso sanitário.

Nas zonas de estar
- Eliminar fios elétricos e de telefone das áreas de passagem;

- Fixar os tapetes ao chão. Elimine áreas com tapetes, se possível. Os tapetes colocados sobre pavimentos sem carpete deverão ter um revestimento antiderrapante e as bordas devem ser coladas;
- Aumentar a intensidade de luz em áreas com uma iluminação fraca;
- Usar chinelos e sapatos confortáveis, com solado antiderrapante.

No quarto
- Instalar um interruptor de luz ao pé da cama;
- Promover ampla iluminação dos quartos e corredores, com tomadas localizadas nas entradas dos quartos, ou colocar uma luz de presença que se acende ao detectar movimento;
- Manter uma lanterna por perto para o caso de faltar a luz;
- A altura da cama deve ser 55 a 65 cm;
- Não obstruir as passagens com móveis, dificultando a locomoção.

Cozinha
- Guardar os itens que utiliza mais frequentemente em áreas de fácil acesso;
- Evitar limpar o chão com produtos que deixem um acabamento encerado;
- Enxugar imediatamente líquidos derramados;
- Evitar ter tapetes na cozinha; caso sejam necessários, coloque adesivos antiderrapantes por baixo;
- A bancada da pia deve ficar entre 80 e 90 cm do chão.

Escadas
- Instalar corrimãos e utilizá-los ao subir ou descer escadas;
- Instalar um interruptor no topo e no fundo de cada escada;
- Certificar que as escadas estão bem iluminadas;
- Colocar uma faixa de cor viva na borda do primeiro e do último degrau;
- Revestir os degraus com material antiderrapante;
- Descer um degrau de cada vez, apoiando sempre os dois pés por lance.

Orientações para atividade física regular

Veja na Figura 3.6 com as orientações padronizadas para todos os pacientes que recebem alta da internação em condições de dar continuidade à prática de atividade física iniciada na internação hospitalar.

Critérios para alta

Melhora de 30% pela escala de medida de independência funcional (MIF). Se necessário, agendar retorno fisioterápico ambulatorial.

Condutas terapêuticas

Conforme intercorrência clínica encaminhada. A seguir algumas condutas fisioterapêuticas padronizadas para as disfunções respiratórias e físicas comuns em oncologia.

PROTOCOLO DE FISIOTERAPIA NA DISPNEIA AGUDA OU EM AGUDIZAÇÃO

Objetivos

Minimizar ou eliminar os sinais e sintomas de dispneia.

Avaliação

Realizar avaliação padrão (Figura 3.2) com ênfase nas seguintes informações:

Anamnese

Avaliar hábito tabagista, presença de comorbidades pulmonares ou cardiovasculares, medicamentos em uso.

Exame físico

Ausculta pulmonar, padrão e ritmo respiratórios, expansibilidade torácica, percussão, características da tosse e secreção, presença de dor, tiragem, uso de musculatura acessória, deformidade torácica, saturação, frequência respiratória, intensidade da dispneia em repouso e ao esforço através da EVA (Figura 3.3).

Exames complementares

Através da radiografia de tórax avaliar a presença de sinais indicativos de perda de volume pulmonar aéreo como elevação de hemicúpula, redução de espaço intercostal, desvio do mediastino homolateral a atelectasia ou contralateral se derrame pleural, desvio de incisura interlobar, sinais indicativos de infiltrado pulmonar, que auxiliem no direcionamento das possíveis causas do quadro de IRpA; congestão pulmonar; velamento de seios costo e cardiofrênico e correlacionar os achados com os da gasometria arterial e sinais e sintomas clínicos.

Indicação

Pacientes com queixas de dispneia ou pacientes com sinais e sintomas de esforço respiratório.

Condutas

As condutas podem ser definidas conforme esquema apresentado na Figura 3.7. Em pacientes terminais com dispneia, independentemente da presença de hipoxemia ou hipercapnia, a VNI tem demonstrado ser efetiva em trazer conforto respiratório, sendo, portanto, uma opção de escolha a ser definida pelo paciente, mas oferecida pela equipe.

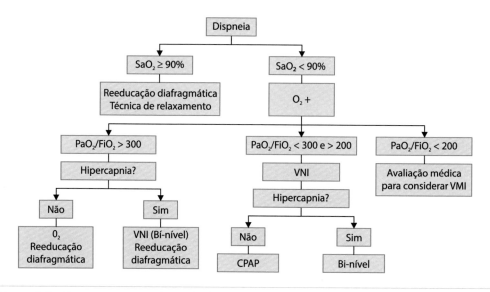

Figura 3.7 – Esquema para condução da dispneia pela fisioterapia.

Contraindicação

Conforme diretrizes de VNI e oxigenoterapia.

Método para quantificar a melhoria

Reavaliação da escala EVA, do exame físico e dos exames complementares.

Orientações

Caso o paciente desenvolva uma dispneia crônica, podem ser dadas as seguintes orientações quanto à conservação de energia:

- A conservação de energia e a simplificação das atividades são maneiras de alcançar um bom equilíbrio entre atividade e descanso.
- Técnicas de conservação de energia consistem em aumentar a consciência respiratória, modificar e/ou usar equipamentos que auxiliem as atividades e utilizar compensações, quando necessárias. Orientar a:
  - Coordenar a respiração com todas as atividades. Movimentos que comprimam o abdome e o tórax devem ser coordenados com a expiração;
  - Reeducar a respiração para um padrão diafragmático inicialmente em repouso, mas também durante a realização de tarefas, evitando que o paciente realize breves períodos de apneia, reconhecer que falar, rir, comer e tossir interrompe o ritmo regular da respiração;
  - Exercitar os membros superiores com o intuito de melhorar a tolerância ao esforço;

- Simplificar o desenvolvimento de algumas tarefas, adaptando o ambiente, como elevação do vaso sanitário, colocação de barras de apoio e corrimão no banheiro, ou utilizando de tecnologia assistiva como calçadeira de cabo longo, pente com cabo longo, andadores com assento e cesta de bagagem etc.;
- Eliminar atividades desnecessárias, como secar-se após o banho (utilizar roupão), enxugar louças (utilizar escorredor) ou amarrar sapatos (optar por calçados sem cadarços);
- Organizar o tempo, planejar o dia e a semana, considerar os tempos gastos na realização das atividades e o tempo necessário para descanso, incentivar o uso de agendas;
- Organizar o ambiente de modo que os materiais a serem utilizados permaneçam em locais de fácil acesso, ou seja, entre as cinturas escapular e pélvica, evitando a necessidade de grandes amplitudes de movimento de membros superiores sem sustentação, além da flexão de tronco;
- Orientar quanto às posturas mais adequadas na realização de cada tarefa, adaptando a forma de realizar as atividades, ou seja, quando o paciente tiver que utilizar os braços deve fazê-lo com apoio em uma mesa, bancada ou mesmo no lavatório do banheiro, além de evitar a flexão do tronco.
- Minimizar o uso de movimentos de MMSS acima da cabeça ou contra a gravidade;
- Limitar a quantidade de trabalho;
- Priorizar as atividades;
- Planejar as atividades de modo a evitar o desgaste físico;
- Fazer uso de intervalos de descanso enquanto realiza as atividades;
- Organizar o espaço de modo a evitar desvios de mobílias e esforços adicionais.

Exemplos de atividades cotidianas com uso da conservação de energia

Tomar banho

- Tomar banho sentado para eliminar a necessidade de ficar de pé;
- Colocar sabonete e xampu perto da cadeira e na altura do tronco, para eliminar a necessidade de abaixar;
- Para secar, evite enxugar-se com movimentos vigorosos.

Trocar de roupa

- Manter as roupas ao alcance dos braços;
- Sentar quando possível;
- Não abaixar para calçar os sapatos. Trazer o pé para próximo da cintura ou usar calçadeira com cabo longo;
- Usar calçados com fechamento de velcro ou que não precise amarrar.

Autocuidado

- Para escovar os dentes, pentear os cabelos e utilizar os talheres para se alimentar, procurar apoiar os cotovelos para facilitar a atividade.
- Solicitar por ajuda sempre que alguma atividade rotineira se tornar muito cansativa ao ponto de alterar o ritmo da sua respiração.

Desfechos esperados

1. Melhora da dispneia (intensidade relatada pelo paciente);
2. Melhora dos sinais e sintomas;
3. Normalização da gasometria e exames radiológicos.

PROTOCOLO DE FISIOTERAPIA NA HIPERSECREÇÃO

Objetivos

Prevenir complicações infecciosas; otimizar a troca gasosa, prevenir ou minimizar a dispneia, melhorar qualidade de vida.

Avaliação

Realizar avaliação padrão (Figura 3.2) com ênfase nas seguintes informações: presença e efetividade da tosse; quantidade, aspecto, viscosidade e odor da secreção.

Anamnese

Avaliar hábito tabagista, presença de comorbidades pulmonares ou cardiovasculares, medicamentos em uso.

Exame físico

Realizar ausculta pulmonar, padrão e ritmo respiratórios, expansibilidade torácica, percussão, características da tosse e secreção, presença de dor, tiragem intercostal, deformidade torácica, dispneia em repouso e ao esforço; capacidade funcional.

Exames complementares

Radiografia de tórax, avaliar a presença de sinais indicativos de infiltrado pulmonar.

Indicação

Sinais e sintomas relacionados à hipersecreção. A indicação de higiene brônquica deve considerar o impacto da retenção de secreções na função pulmonar, a dificuldade de expectoração do paciente (nível de cooperação e desempenho), a escolha da intervenção que tende a ter maior efeito, o menor risco de dano e a preferência do paciente.

Condutas

Se traqueostomizado

- Posicionar o paciente sentado;
- Nebulização com soro fisiológico;
- Drenagem autógena (5 repetições): técnica ativa que utiliza inspirações e expirações lentas e controladas pelo paciente, iniciando no volume de reserva expiratório (para mobilizar secreções distais) progressivamente até atingir o volume de reserva inspiratório (para eliminação proximal). Após 3 sequências de ciclos respiratórios lentos e profundos, realizar um Huffing (expiração forçada com a glote aberta);
- Manobras desobstrutivas, se necessário (ex.: Aceleração do Fluxo Expiratório);
- Aspiração traqueal (vide a descrição dos padrões para aspiração no Capítulo 12), se necessário, ou seja, se tosse ineficaz.
- Manobras de reexpansão pulmonar
  - Cinesioterapia respiratória (1 série de 10 repetições de cada exercício);
  - Reeducação diafragmática;
  - Padrão ventilatório (PV) 3:1 associado à elevação de membros superiores.
- Treino de musculatura abdominal se tosse ineficaz.

Se não traqueostomizado

- Posicionar o paciente sentado;
- Realizar nebulização com soro fisiológico;
- Drenagem autógena (5 repetições);
- Vibração mecânica intratorácica (3 séries de 10 repetições) (Figura 3.8);

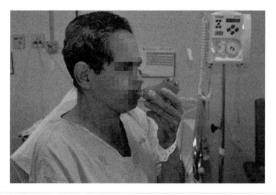

Figura 3.8 – Vibração mecânica.

- E/ou CPAP ou EPAP com máscara facial (10 minutos com PEEP de 10 cmH$_2$O);
- Manobras desobstrutivas, se necessário (ex.: Aceleração do Fluxo Expiratório);
- Estimular tosse ou realizar aspiração nasotraqueal (Capítulo 12) se tosse ineficaz;
- Cinesioterapia respiratória (1 série de 10 repetições de cada exercício);
  - Reeducação diafragmática;
  - Padrão ventilatório (PV) 3:1 associado à elevação de membros superiores.
- Treino de musculatura abdominal se tosse ineficaz

Contraindicações

A aspiração deve ser evitada em pacientes com sangramento ativo, plaquetopênicos ou em uso de anticoagulante; além das contraindicações já descritas no protocolo de aspiração nasotraqueal do Capítulo 12. As manobras desobstrutivas devem ser evitadas em pacientes com metástase óssea em arcos costais.

Método para quantificar a melhoria

Avaliação subjetiva do paciente quanto à quantidade de secreção produzida e expectorada (utilizando a classificação pequena, média ou grande quantidade); melhora dos sinais de disfunção respiratória e da dispneia, melhora da ausculta pulmonar e melhora da imagem radiológica.

Desfechos esperados

1. Redução ou ausência de secreção;
2. Adequada eliminação das secreções produzidas;
3. Redução ou ausência de dispneia.

PROTOCOLO DE FISIOTERAPIA NA TOSSE INEFICAZ

Objetivos

Restaurar a força da musculatura responsável pela execução da tosse para garantir uma higiene brônquica adequada e independente.

Avaliação

Realizar avaliação padrão (Figura 3.2) com ênfase na efetividade da tosse (PE_{Max} – ver protocolo de avaliação de força da musculatura respiratória no Capítulo 12).

Indicação

Paciente com sinais objetivos de fraqueza de musculatura respiratória da fase expiratória (fraqueza moderada < 59% da normalidade para PE_{max}) associados a tosse produtiva sem expectoração ou deglutição (tosse ineficaz).

Condutas

Fortalecimento de musculatura abdominal: iniciar com contrações isométricas associadas a toda a fase expiratória da respiração, 4 séries de 5 repetições 2 vezes/dia com supervisão e outras 2 vezes/dia sem supervisão. Progredir para exercícios isotônicos para musculatura abdominal alocando o paciente em uma superfície firme para evitar desconforto/lesões em coluna, iniciando com 3 séries de 10 repetições para musculatura abdominal superior, inferior e oblíquos e progredindo a cada sessão conforme tolerância do paciente.

Realizar 10 minutos com EPAP de 10 cmH$_2$O na máscara ou 3 séries de 10 repetições com bocal (exceto em pacientes traqueostomizados com cânula metálica).

Contraindicação

Fortalecimento isométrico do abdômen é contraindicado em cardiopatas graves (fração de ejeção abaixo de 35%) e na presença de ostomias, feridas em tórax ou abdome.

Método para quantificar a melhoria

Avaliação subjetiva do paciente e terapeuta quanto à efetividade da tosse; avaliação da PE_{max}, melhora dos sinais de disfunção respiratória e da dispneia.

Desfechos esperados

1. Tosse eficaz;
2. Redução da incidência de infecções pulmonares.
3. Melhora da PE_{max}.

PROTOCOLO DE FISIOTERAPIA NA ATELECTASIAS

Objetivos

Prevenir complicações como pneumonias e insuficiência respiratória; aperfeiçoar as trocas gasosas; prevenir, reduzir/eliminar dispneia; melhorar a qualidade de vida.

Avaliação

Realizar avaliação padrão (Figura 3.2) com ênfase nas seguintes informações:
- Anamnese: avaliar hábito tabagista, presença de comorbidades pulmonares ou cardiovasculares.
- Exame físico: ausculta pulmonar, padrão e ritmo respiratórios, expansibilidade torácica, características da tosse e secreção, presença de dor, tiragem, uso de musculatura acessória, deformidade torácica, dispneia em repouso e ao esforço; força da musculatura respiratória, capacidade funcional.

- Exames complementares: por radiografia de tórax, avaliar a presença de sinais indicativos de perda de volume pulmonar aéreo como elevação de hemicúpula, redução de espaço intercostal, desvio do mediastino homolateral a atelectasia, desvio de incisura interlobar etc.

Indicação

Sinais e sintomas de atelectasia.

Condutas

- Cinesioterapia respiratória (1 série de 10 repetições de cada exercício):
  - Reeducação diafragmática;
  - Padrão ventilatório (PV) 3:1 associado à elevação de membros superiores;
  - Sustentação máxima na inspiração (SMI).
- Posicionamento em decúbito contralateral à região atelectasiada associado à descompressão brusca da região durante a segunda fase da inspiração profunda.
- Respiron (3 séries de 10 repetições)
- CPAP ou EPAP com máscara facial (iniciar com 5 minutos e aumentar gradualmente o tempo com PEEP de 10 cmH$_2$O). Esta poderá ser a técnica de preferência caso o paciente esteja traqueostomizado com cânula de PVC.

Método para quantificar a melhoria

Avaliação objetiva da expansibilidade torácica (perimetria de tórax), graduação da dispneia em repouso (EVA) e ausculta pulmonar, radiografia.

Critérios para alta

Murmúrio vesicular universalmente audível pela ausculta pulmonar com ausência de dispneia em repouso e/ou ausência de sinais de atelectasia na radiografia de tórax.

Retorno ambulatorial

O retorno ambulatorial será orientado caso o paciente volte a apresentar dispneia.

Desfechos esperados

Redução ou ausência de dispneia.

PROTOCOLO DE FISIOTERAPIA NA DOR

Indicação

Dor localizada.

Objetivos

Reduzir/abolir quadro álgico.

Avaliação

Colher informações quanto a duração, características físicas, ritmo, fatores desencadeantes e atenuantes, assim como a intensidade da dor através da EVA.

Condutas

A definição da conduta irá depender da localização e da causa. O sucesso da terapia da dor no paciente com câncer baseia-se principalmente no diagnóstico do seu mecanismo. As dores neuropáticas e musculoesqueléticas tendem a se beneficiar com:

- Cinesioterapia ativa;
- Alongamento e relaxamento;
- Desativação de pontos gatilho;
- Mobilização;
- Estimulação nervosa transcutânea (TENS) no modo acupuntura por 20 a 30 minutos na região da dor com frequência de 8 Hz, tempo do pulso: 200 µs, intensidade alta, mas no limite do suportável para o paciente;
- Auriculoacupuntura;
- Crioterapia;
- Dessensibilização com diferentes texturas (iniciando com a textura mais macia e evoluindo para mais grossas, realizando movimentos rápidos) para o os casos de dor fantasma;
- Órteses se necessário (vide o detalhamento da prescrição no protocolo de metástases ósseas).

Contraindicações

Dor visceral, calor profundo (ondas curtas, ultrassom), calor superficial ou crioterapia em região irradiada pela radioterapia.

Método para quantificar a melhoria

Avaliação subjetiva através da EVA.

Critérios para alta

Controle do quadro álgico.

Retorno ambulatorial

O retorno será orientado caso o paciente perceba piora da dor na ausência de fisioterapia.

Desfechos esperados

1. Redução ou ausência de quadro álgico;
2. Redução da dose dos analgésicos;
3. Redução da quantidade de analgésico e antieméticos;
4. Redução da incidência de eventos adversos com os medicamentos;
5. Melhora da qualidade de vida;
6. Redução da ansiedade e depressão.

PROTOCOLO DE FISIOTERAPIA NA NÁUSEA E VÔMITO

Indicação

Presença ou alto risco de desenvolver náusea ou vômito.

Objetivos

Prevenção ou tratamento de náusea e vômito

Condutas

Auriculoacupuntura nos pontos auriculares determinados, da orelha esquerda, conforme Figura 3.9.

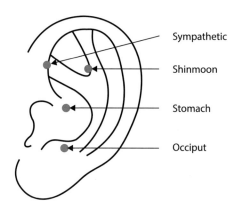

Figura 3.9 – Pontos para auriculoacupuntura para náusea e vômito.

Contraindicações

A não aceitação por parte do paciente, distúrbios de coagulação, plaquetopenia, infecção de pele ou sistêmica ativa, aids, paciente em radioterapia em região de cabeça e pescoço ou restrição médica.

Frequência

Prevenção

No primeiro dia do ciclo da quimioterapia.

Tratamento

Sempre que o sintoma estiver presente. Obs.: A agulha poderá ficar por cerca de 7 dias. Se os sintomas persistirem, colocar uma nova agulha na orelha direita.

Método para quantificar a melhoria

Ausência dos sintomas ou melhora subjetiva dos sintomas referidos pela paciente.

Desfechos esperados

1. Baixa incidência de náusea e vômito;
2. Redução ou ausência dos sintomas de náusea e vômito.

PROTOCOLO DE FISIOTERAPIA NA METÁSTASES ÓSSEAS

Metástase óssea em coluna e tórax

A instabilidade óssea ou o próprio tumor podem gerar compressão da medula (5%) ou raízes nervosas. Pacientes com instabilidade óssea significante e comprometimento da medula não devem ser tratados com coletes rígidos. As taxas de sobrevida em 1 ano são melhores nos que continuam deambulando. Sinais e sintomas: dor localizada, radicular ou referida que piora em decúbito dorsal, tosse, manobra de Valsalva ou alongamento em flexão; fraqueza; disfunção autonômica (ex.: perda de controle para evacuar e urinar); déficit sensorial.

Indicação

Pacientes que cursam com metástase em coluna vertebral sem envolvimento neurológico significante ou com envolvimento ósseo sem instabilidade ou colapso do corpo vertebral ou com envolvimento neurológico importante sem envolvimento ósseo.

Objetivos

Restabelecer força muscular, prevenir fraturas patológicas, melhorar locomoção e reabilitar paciente para suas AVDs, possibilitando melhora sintomática e da qualidade de vida.

Avaliação do risco de fratura em coluna

Considerar o Modelo de Denis (3 colunas) para avaliar a área anatômica que o tumor está comprometendo e realizar a estratificação de risco, considerando as informações de radiografias ou tomografias computadorizadas da região.

- Anterior – anterior ao ligamento anterior longitudinal, metade anterior do corpo da vértebra e disco;
- Meio – metade posterior do corpo vertebral, disco e ligamento posterior longitudinal;
- Posterior – elementos posteriores.

Estratificação do risco

- Risco leve = se envolver apenas coluna posterior;
- Risco moderado = se envolver coluna anterior ou média – evitar movimento de flexão;
- Alto risco = se 2 ou mais colunas estiverem envolvidas ou só a coluna do meio.

Condutas

Condutas para faixa de risco leve a moderada

- Estabilização das articulações acometidas através de exercícios de fortalecimento leve e progressivo para toda a musculatura envolvida (músculos principais, auxiliares e sinergistas), iniciando com isométricos progredindo para isotônicos e evitando os resistidos;
- Quando dor localizada estiver presente, realizar o controle álgico com TENS, mobilização passiva e/ou técnicas de relaxamento muscular;
- Treinamento de marcha e equilíbrio quando possível e/ou necessário;
- Orientar evitar movimentos de torção súbita;
- Orientar a realização dos exercícios no domicílio;
- Orientar estratégias de prevenção de quedas (modificações ambientais);
- Em lesões com risco moderado de fratura, algumas órteses podem ser indicadas (coletes e colares de acordo com a localização da lesão):

Obs: Alguns cuidados quanto ao uso das órteses são fundamentais, como: a higienização local, monitoramento do aparecimento de lesões de pele por pressão e treino da musculatura envolvida através de fortalecimento com isometria para prevenção de fraqueza muscular e atrofia.

Órteses para lesões cervicais

Colar de espuma

Indicado para pacientes acamados ou durante o sono, permite a mobilidade da cervical, porém desperta no usuário a necessidade de manter a cabeça em posição neutra, promovendo a estabilização da postura (Figura 3.10).

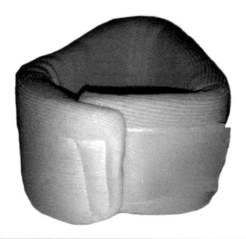

Figura 3.10 – Colar de espuma.

Colar de Thomas, com ou sem apoio mentoneal

Estabiliza desde a vértebra C1 a C6 e o uso do apoio mentoneal promove também a estabilização do maxilar, proporciona maior suporte da cabeça e menor mobilidade principalmente em relação a flexão; não se deve apertá-lo muito para não comprimir a glote (Figuras 3.11 e 3.12).

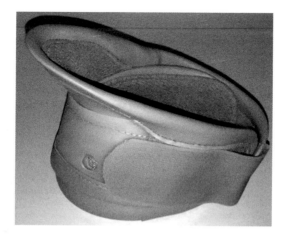

Figura 3.11 – Colar de Thomas com apoio mentoneal.

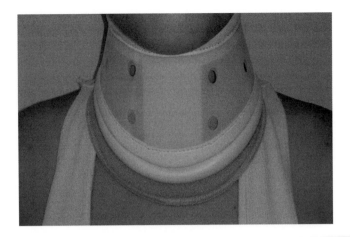

Figura 3.12 – Colar de Thomas sem apoio mentoneal.

Colar Philadelphia

Indicado para pacientes com fraturas estáveis sem compressão nervosa, atuando de T1 a T3. Confeccionado com orifício em região anterior do colar para pacientes traqueostomizados. É necessário estar atento ao risco de lesões por atrito na mandíbula, na occipital e região esternal, podendo ser útil a adaptação de curativos de poliuretano (Figura 3.13).

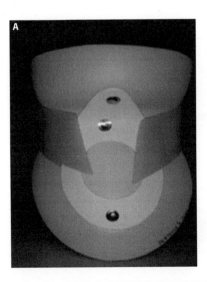 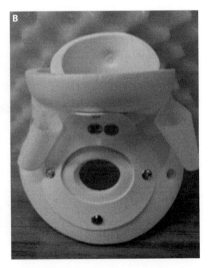

Figura 3.13 – Colar Philadelphia sem (A) e com orifício (B) para traqueostomizados.

Órteses para lesões toracolombossacrais

Os coletes de Putti permitem a movimentação das cinturas pélvica e escapular, proporcionando sedestação e deambulação com segurança e maior liberdade nas AVDs. Esse tipo de órtese é contraindicado em algumas situações como dispneia, pois elas limitam a expansão pulmonar; ascite; tumor ulcerado; distúrbio gastrointestinal; KPS < 30% e em pacientes obesos é necessário avaliar as condições, evitando desse modo a futilidade terapêutica. Vários são os modelos, porém os mais utilizados na prática clínica são os coletes de Putti, que limitam os movimentos de flexão, extensão, rotação e lateralização e que estão disponíveis nos tamanhos P, M, G, prescritos de acordo com a perimetria (Figura 3.14).

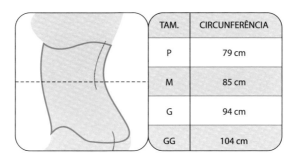

Figura 3.14 – Parâmetros de medida do colete de Putti.

Colete de Putti baixo

Promove estabilização de T11 a S3 (Figura 3.15).

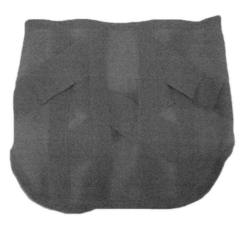

Figura 3.15 – Colete de Putti baixo.

Colete de Putti alto

Promove estabilização de T8 a S3 (Figura 3.16).

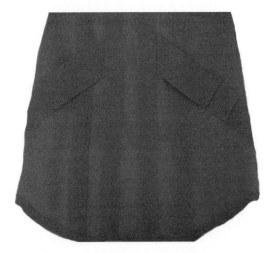

Figura 3.16 – Colete de Putti alto.

Contraindicações

Colapso ósseo com ou sem comprometimento neurológico, exercícios isotônicos com carga, movimentos amplos ou bruscos das articulações comprometidas.

Retorno

Acompanhamento ambulatorial após 30 dias da alta hospitalar e a cada 90 dias até desmame total do colete[*]; após o desmame o retorno poderá ser agendado caso o paciente apresente novo quadro álgico e/ou limitação funcional.

Desfechos esperados

1. Prevenir fraturas patológicas;
2. Reduzir/abolir quadro álgico;
3. Restaurar a funcionalidade para as AVDs;
4. Melhorar a qualidade de vida.

---

[*] O desmame do colete se inicia com 4 meses do seu uso, que deverá ser contínuo (retirar apenas para tomar banho e dormir); o desmame completo poderá ser realizado após 7 meses da adaptação e com avaliação do quadro clínico e exames de imagem.

Metástases ósseas em membros

Pacientes com fratura iminente não devem sustentar o peso do corpo, mas repouso no leito deve ser evitado devido ao risco de perda funcional, hipercalcemia, TVP. A mobilidade irá depender da gravidade da lesão. Quanto mais disseminada a doença, maior risco na descarga de peso. Para diminuir a descarga de peso em MMII pode-se utilizar: bengala, muletas canadenses, andador (Obs: muletas e bengalas podem ser contraindicadas se houver lesões em MMSS).

Indicação

Pacientes que cursam com metástase em membros, apresentando diminuição de força muscular, alteração na marcha, queixa álgica.

Objetivos

Restabelecer força muscular, prevenir fraturas patológicas, melhorar locomoção e reabilitar paciente para suas AVDs, possibilitando melhora sintomática e da qualidade de vida.

Avaliação do risco de fratura

Considerar o Modelo de Mirels para avaliar a área, estratificar risco de fratura e tomografia computadorizada da região (Tabela 3.3).

Tabela 3.3
Estratificação de risco de fratura em membros

ESCORE			
Variáveis	1	2	3
Local	Membro superior	Membro inferior	Peritrocantérica
Dor	Leve	Moderada	Limitante
Tipo de lesão	Blástica	Mista	Lítica
Tamanho	< 1/3	1/3 – 2/3	> 2/3

Estratificação do risco

- Risco leve = 4
- Risco moderado = 5-8
- Alto risco = 9-12

Estratificação do risco considerando apenas os parâmetros clínicos

- Risco leve = 2
- Risco moderado = 3-4
- Alto risco = 5-6

Obs.: O risco de fratura patológica pode ser classificado, também, pela escala de estratificação de risco de fratura (FRAX – Figura 3.17), criada pela OMS.

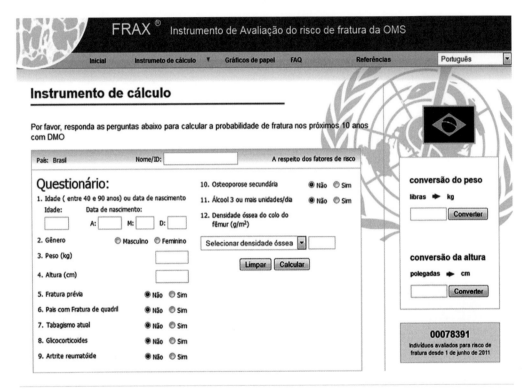

Figura 3.17 – Instrumento de avaliação de risco de fratura da Organização Mundial da Saúde – FRAX. Disponível em: https://www.shef.ac.uk/FRAX/tool.aspx?country=55

Condutas

Condutas para faixa de risco leve

- Prescrever exercícios de fortalecimento progressivo para toda a musculatura envolvida (músculos principais, auxiliares e sinergistas), iniciando com isométricos e evitando os resistidos.
- Analgesia local, se necessário, com TENS.
- Estimular deambulação com ou sem auxílio, a depender da área afetada.

- Orientar paciente e acompanhante como prevenir quedas, evitar movimentos bruscos e a praticar atividades aeróbicas como natação, bicicleta estacionária ou caminhada.
- Prescrever cuidados especiais para risco de fratura para todos os profissionais envolvidos no manuseio do paciente (fisioterapeutas, enfermeiros, técnicos de enfermagem e técnicos de radiologia) após o treinamento dos mesmos.

Condutas para faixa de risco moderada

Prescrever exercícios de fortalecimento leve e progressivo para toda a musculatura envolvida (músculos principais, auxiliares e sinergistas), iniciando com isométricos e evitando os resistidos.
- Estimular atividades funcionais.
- Prescrever cuidados especiais para risco de fratura para todos os profissionais envolvidos no manuseio do paciente (fisioterapeutas, enfermeiros, técnicos de enfermagem e técnicos de radiologia) após o treinamento dos mesmos.
- Orientar paciente e acompanhante como prevenir quedas e movimentos bruscos.
- Controle álgico (TENS, mobilização passiva, técnicas de relaxamento muscular).
- Treinamento de marcha e equilíbrio (quando indicado) com auxílio de dispositivos auxiliares de marcha com o objetivo de aumentar a base de apoio e diminuição da carga do membro afetado.
  - Bengalas: indicadas em lesões menores, porém dolorosas, sendo encontradas nos modelos convencional, ajustável e geriátrica. Deve se ajustar a altura do apoio das mãos ao nível do trocanter (Figura 3.18).

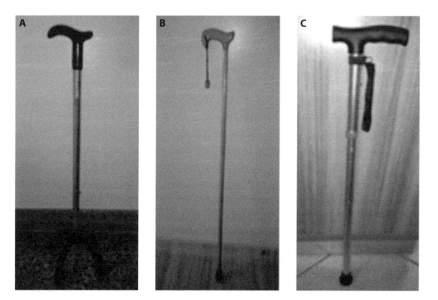

Figura 3.18 – Bengalas. Modelo convencional (A), modelo ajustável (B), modelo geriátrico com quatro apoios (C).

- Muletas: indicadas para lesões maiores ou mais sintomáticas, podendo ser encontradas nos modelos: axilar (quando utilizada incorretamente pode levar a compressão do plexo braquial); canadense (possui uma braçadeira proximal para o apoio do braço que possibilita maior apoio sem que a muleta se solte; a distância do apoio para mão deve permitir uma flexão de cotovelo de 20 a 30°) (Figura 3.19).

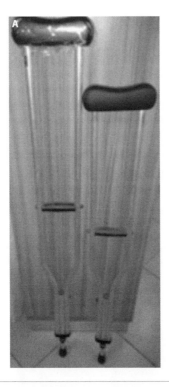 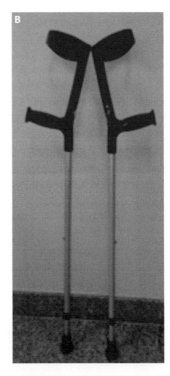

Figura 3.19 – Muletas. Modelo axilar (A), modelo canadense (B).

- Andadores: indicados na necessidade de ausência de descarga de peso; os apoios das mãos devem ficar na altura do trocanter. O modelo com rodinhas facilita o deslocamento (Figura 3.20).
- Cadeira de rodas: a prescrição para cadeira de rodas pode ser indicada em situações de síndrome de compressão medular. O profissional deverá estar atento para diversas medidas a fim de atender de forma ergonômica o usuário. Seguem alguns parâmetros para as medidas (Figura 3.21).
    - Largura do assento: recomenda-se tecido firme, já que o tecido se deforma com o uso, podendo acarretar afundamento da pelve com rotação interna e adução dos membros. Os assentos não devem ser largos, evitando desvios laterais e rotacionais.
    - Comprimento do assento: seu tamanho deve ser adequado para que não ocorra compressão de ísquios tibiais, veia poplítea e consequentemente sensação de parestesia.

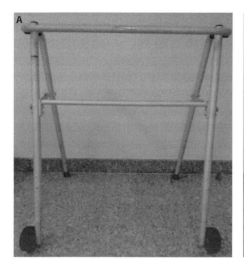 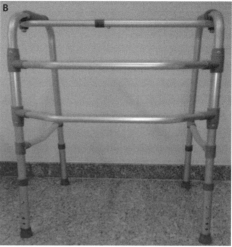

Figura 3.20 – Andadores. Modelo com rodinhas (A) e modelo sem rodinhas (B).

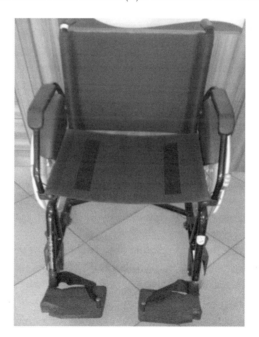

Figura 3.21 – Cadeira de rodas.

– Altura do pedal: os pés deverão estar apoiados em posição neutra, pois apoios altos aumentam a flexão de joelho e quadril, diminuindo o contato da coxa com o assento e aumentando a pressão em ísquios. Já o apoio muito baixo pode permitir o deslizamento sobre a cadeira e acarretar deformidades como pé equino.

- Altura do encosto: deve estar associado ao controle postural do paciente.
- Altura do braço: os apoios de braço deverão estar ligeiramente mais altos que o cotovelo, auxiliando no controle postural, além de diminuir tensão nos ombros e troncos.
- Outras órteses a serem indicadas de acordo com localização da lesão

Lesões em membros superiores

- Tipoia: indicada para lesões proximais do úmero e linfedema crônico, em que o paciente não consegue suportar o peso do membro. O ombro deverá estar fixado junto ao tronco, impedindo os movimentos de abdução e rotação externa; o posicionamento adequado do punho é importante para prevenção de deformidades como desvio ulnar e edema (Figura 3.22).
- Órtese de Sarmiento: é indicada para lesões em terço médio do úmero; possui vantagens em relação ao gesso, pois é mais leve e menos quente (Figura 3.23).

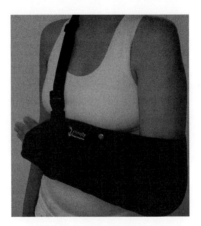

Figura 3.22 – Tipoia.

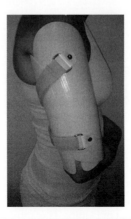

Figura 3.23 – Órtese de Sarmiento.

Lesões de membros inferiores

São disponíveis várias órteses de membros inferiores que são prescritas de acordo com o local da lesão. Podemos citar o uso do imobilizador de joelho e tutor como sendo os mais prescritos (Figura 3.24).

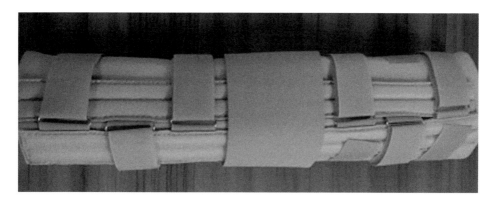

Figura 3.24 – Imobilizador de joelho.

Contraindicações

Movimentos amplos ou bruscos das articulações comprometidas e exercícios isotônicos com carga.

Retorno

Acompanhamento ambulatorial após 30 dias da alta hospitalar.

Desfechos esperados

1. Prevenir fraturas patológicas;
2. Reduzir/abolir quadro álgico;
3. Restaurar a funcionalidade para as AVDs;
4. Melhorar a qualidade de vida.

Para metástases classificadas como alto risco de fratura

Deve-se solicitar parecer para o Departamento de Ortopedia (avaliar possibilidade fixação profilática); realizar analgesia local com TENS e prescrever cuidados especiais para risco de fratura para todos os profissionais envolvidos no manuseio do paciente (fisioterapeutas, enfermeiros, técnicos de enfermagem e técnicos de radiologia).

PROTOCOLO DE FISIOTERAPIA NA TROMBOSE VENOSA PROFUNDA (TVP)

Indicação

Pacientes com diagnóstico de trombose ou com alto risco de desenvolvê-la.

Objetivos

- Preventivos: Prevenção de TVP e suas complicações (embolia, síndrome pós-trombótica).
- Terapêutico: Prevenção de embolia pulmonar e edema limitante das AVDs.

Avaliação

Observar sinais de vermelhidão, empastamento, edema, queixas de dor na região acometida e analise dos exames complementares (ultrassom).

Condutas preventivas

Ver protocolo de síndrome do imobilismo no Capítulo 2.

Uso de bomba pneumática para pacientes restritos ao leito com contraindicação de profilaxia medicamentosa (pós-operatório recente (6 meses) de neurocirurgia, plaquetopênicos ou qualquer outro risco de sangramento). Programar o aparelho definindo os níveis pressóricos para cada câmara: 50 mmHg para câmara 1 (pé), 40 mmHg para câmara 2 (panturrilhas), 30 mmHg para câmara 3 (coxa). A compressão intermitente deverá ser mantida até o paciente ter condições de iniciar a deambulação. Retirar somente durante o procedimento de banho ou algum outro procedimento no qual seja necessária a sua retirada.

Condutas terapêuticas

Prescrição de meia antiembólica de acordo com a região envolvida; após perimetria definir tamanho P, M, G, EXG (Tabela 3.4) e indicar a melhor compressão em mmHg para garantir o sucesso terapêutico.

Tabela 3.4
Parâmetros de medida para prescrição de meia antiembólica

	Pequeno	Médio	Grande	Extragrande
Tornozelo circunferência (b)	18-22 cm	22- 26 cm	26 – 30 cm	30 – 33 cm
Panturrilha circunferência (c)	30 – 38 cm	34 – 42 cm	39 – 47 cm	45 – 53 cm
Coxa circunferência (g)	46 – 60 cm	53 – 68 cm	60 – 76 cm	68 – 84 cm
A-G comprimento	Até 46 cm	Até 46 cm	Até 46 cm	Até 46 cm
A-G comprimento	Até 80 cm	Até 80 cm	Até 80 cm	Até 80 cm

Fonte: http://www.cimedic.com.br/meias-compressivas/meias-anti-trombo-3-4-sigvaris/

Aguardar efeito medicamentoso do anticoagulante por 48 horas, normalização do RNI e consentimento médico para iniciar mobilização, deambulação e progressão para o protocolo de síndrome do imobilismo (Capítulo 2).

Contraindicação

É contraindicado iniciar mobilização dos pacientes com suspeita e diagnóstico de trombose que ainda não iniciaram medicação anticoagulante.

Desfechos esperados

1. Reduzir riscos de trombose;
2. Reduzir riscos de embolia;
3. Reduzir edema limitante;
4. Reduzir quadro álgico;
5. Restaurar a funcionalidade.

PROTOCOLOS PARA PACIENTES EM CUIDADOS PALIATIVOS EM NÍVEL AMBULATORIAL

A seguir algumas padronizações nas disfunções mais comuns em pacientes em cuidados paliativos que têm o potencial de ser reabilitadas.

PROTOCOLO DE REABILITAÇÃO ONCOLÓGICA SISTÊMICA EM CUIDADOS PALIATIVOS

População-alvo

Pacientes com câncer incurável ou metastático (locorregional ou a distância), com expectativa de vida de 3 meses a 2 anos, um desempenho pela Escala de Karnofsky > 60, adequado controle de dor (intensidade de dor < 3 em uma EVA de 0-10), com habilidade para caminhar e função cognitiva preservada.

Objetivos

Reduzir fadiga, manter ou reabilitar habilidades para AVDs, melhorar o desempenho físico/cardiovascular/condicionamento físico, a força e o padrão de sono.

Indicações

Fadiga, déficit de mobilidade/funcionalidade para AVDs, fraqueza ou dispneia crônica.

Contraindicações/restrições

Pacientes em terminalidade, cardiopatas graves, alteração de parâmetro no teste de caminhada de 6 minutos, teste ergométrico com resultado que contraindique a prática de atividade física, dor > 3 em repouso, doenças ortopédicas, reumáticas, neurológicas ou psiquiátricas que limitem os movimentos, plaquetopenia < 10.000, metástases ósseas com moderado a alto risco de fratura (vide estes critérios no protocolo de metástase óssea), risco de linfedema (exercícios com carga).

A Tabela 3.5 apresenta algumas precauções, a depender da complicação presente no paciente com câncer.

Tabela 3.5
Precauções a complicações para pacientes que serão submetidos a programas de atividade física

Complicação	Precaução
Nível de hemoglobina < 8,0 g/dL	Evitar atividades que requeiram transporte de oxigênio significativo (alta intensidade).
Contagem de neutrófilos < 0,5 × 109/L	Evitar atividades que possam aumentar o risco de infecção bacteriana (ex.: natação).
Contagem de plaquetas < 50 × 109/L	Evitar atividades que possam aumentar o risco de sangramento (ex.: esportes de contato e exercícios de alto impacto).
Febre > 38 °C	Pode indicar infecção sistêmica e deve ser investigada. Evitar exercícios de alta intensidade.
Febre > 40 °C	Evitar qualquer exercício.
Ataxia, tontura, neuropatia sensória periférica	Evitar atividades que requeiram equilíbrio e coordenação (ex.: esteira).
Caquexia grave (perda de peso > 35%)	A intensidade do exercício deve ser inversamente proporcional à intensidade da caquexia, ou seja, quanto maior a caquexia menor a intensidade do exercício.
Dispneia	Investigar a etiologia. Prescrever exercícios conforme a tolerância.
Dor óssea	Evitar atividades que aumentem o risco de fratura (ex.: esportes de contato e exercícios de alto impacto).
Náusea grave	Investigar a etiologia. Prescrever exercícios conforme a tolerância.
Fadiga/fraqueza muscular extrema	Prescrever exercícios conforme a tolerância.
Desidratação	Garantir adequada hidratação.

Adaptada de Courneya KS, Mackey JR, Jones LW. Coping with cancer: can exercise help? Phys Sportsmed 2000 May;28(5):49-73.

Itens essenciais na avaliação

Anamnese

História oncológica, tratamento oncológico, presença de disfunções, problemas associados, alergias, medicações em uso, presença de acesso venoso, fatores de risco para doença cardiovascular, queixas físicas (mobilidade), redução da capacidade física, distúrbios do sono, problemas psicossociais, *status performance* pela escala de Karnofsky, nível de independência funcional pela MIF. Identificar as metas pessoais com a prática do exercício (melhorar a capacidade para AVDs, melhorar a força muscular, reduzir a fadiga, minimizar as limitações físicas, melhorar o padrão de sono).

Exame físico-funcional

Sinais vitais, SaO_2, peso, altura, IMC, função pulmonar, laudo médico do teste ergométrico (tempo na esteira, VO_2 max) e/ou teste de caminhada de 6 minutos (distância percorrida, FC final), força muscular, flexibilidade e amplitude de movimento, escore de fadiga, escore de dispneia, escore de dor. Realizar o teste de uma resistência máxima (1 RM) para definir a carga inicial de trabalho.

Metodologia para o teste de 1 RM

Estipula-se um peso e o paciente é instruído a realizar o movimento proposto para um agrupamento muscular específico. Se ele conseguir realizar o movimento com facilidade, após um intervalo de descanso de 3 minutos adiciona-se mais carga. Isso é feito até que o paciente execute o movimento com dificuldade, sendo esse seu limite de força daquele grupo muscular. Para evitar a fadiga devem-se realizar no máximo três tentativas.

Obter o consentimento informado para iniciar a reabilitação após esclarecimento dos riscos com o exercício.

Condutas indicadas

Atividades aeróbicas

- Meio: Esteira, bicicleta, caminhada
- Intensidade inicial: 60% da FCmax e/ou 3-4 pela escala de Borg modificada, esta deve ser preferencial ao parâmetro do percentual da FC máxima, ainda que após o cálculo da fórmula de Karvonen que leva em consideração a FC de repouso, pois muitos pacientes com tumor ativo possuem uma FC de repouso elevada, o que dificulta a manutenção da FC alvo com uma adequada tolerância ao esforço.
- Duração: Iniciar com 15 minutos e progredir 5 minutos por semana até 30 minutos, conforme tolerância. Se necessário, realizar atividade intervalada com repouso.
- Progressão da atividade: Progredir a intensidade (aumentando a velocidade na esteira e a velocidade e/ou a carga na bicicleta) somente após alcançar a meta de frequência e duração, mantendo uma tolerância demonstrada como 4-5 pela escala de Borg modificada, mas sem ultrapassar o limite de segurança de 80% da FCmax. A manutenção da intensidade ou uma leve redução podem ser inevitáveis em alguns períodos do tratamento.

Atividades de fortalecimento

- Carga inicial: 50% de 1 resistência máxima.

- Progresso da carga: progredir mensalmente a até 70% de 1 resistência máxima inicial.
- Grupos musculares a serem trabalhados: quadríceps femoral, músculos do jarrete, tríceps sural, bíceps e tríceps braquial, trapézio e paravertebrais, peitorais, abdominais e glúteos.
- Material: pilates, theraband ou halter.
- Número de séries: 2.
- Número de repetições: 8-12.
- Alongamento: alongar os mesmos grupos musculares trabalhados para fortalecimento.
- Tempo de atendimento: 30-60 minutos.
- Modo de atendimento: individual ou em grupo de até 5 pacientes.

Orientações gerais durante o treinamento físico conforme o I Consenso de Reabilitação Cardiovascular

- Evitar café, chá-preto, chá-mate, Coca-Cola® 1 hora antes e depois do exercício; beber água aos goles antes, durante e após o exercício; evitar refrigerantes.
- Abster-se de bebidas alcoólicas e cigarro antes e após o exercício.
- Não se exercitar em jejum; 1 hora antes das sessões de reabilitação fazer breve refeição de frutas, pães, sucos e açúcar comum; em caso de diabetes, seguir instruções especiais.
- Evitar exercício em condições extremas de temperatura, umidade, poluição e grandes variações de altitude.
- Não tomar banhos quentes ou frios próximo do exercício; dar preferência a banhos tépidos após 15 minutos;
- Utilizar roupas porosas, quentes no inverno e leves e claras no verão; não utilizar trajes emborrachados; usar calçados macios e flexíveis com solado grosso e calcanhar acolchoado, próprios para a modalidade.
- Evitar o exercício sob o impacto de emoções e a prática esporádica de esportes em feriados; participar de competições apenas sob ordem médica.
- Exercitar-se somente ao sentir-se bem; aceitar as limitações pessoais; começar devagar e fazer progressões graduais; evitar exercícios em afecções agudas ou fadiga; reduzir a intensidade do exercício na convalescença; aguardar 2 dias após resfriado comum para voltar aos exercícios.
- Interromper o treinamento e procurar o médico em caso de lesões musculoesqueléticas: movimentos dolorosos persistentes necessitam de cuidados médicos; manter-se alerta aos sinais de treinamento excessivo.

Monitorar antes de iniciar as atividades

FC, PA, SaO_2, escala de Borg modificada para dispneia, temperatura corporal, febre acima de 38 ºC, FR > 35 rpm, SaO_2 < 85% em repouso com suplementação de O_2, pressão arterial sistólica < 100 ou > 180 mmHg, FC < 50 ou > 140 bpm.

Monitorar durante as atividades

FC, PA, SaO$_2$, escala de Borg modificada para dispneia e fadiga dos membros inferiores, durante e 6 min após cada sessão; FR > 35 rpm, SaO$_2$ < 85% com suplementação de O$_2$ ou uma queda maior que 10% em relação à de repouso, FC < 50 ou > 140 bpm, novas arritmias, nova dor torácica, palidez, sudorese, cianose, tontura, desmaio, náuseas, claudicação em membros inferiores, mal-estar, lesões ou dor musculoesquelética.

Monitorar efeitos adversos tardios

Fadiga prolongada, insônia incomum, ganho de peso por retenção hídrica, taquicardia persistente (FC > 110 bpm 6 min após o exercício), hipoglicemia no diabetes mellitus até 48 horas.

- Frequência: 3 vezes por semana supervisionados e 2 vezes por semana sem supervisão.
- Prognóstico: melhora dos sintomas e do condicionamento em 12 semanas.

Método para quantificar a melhoria

- escala de Borg e/ou Pictograma de fadiga e/ou teste de caminhada de 6 minutos e/ou CIF (Classificação Internacional de Funcionalidade).

Critérios para alta

- melhora da fadiga (relatando na escala estar um pouquinho cansado ou nada cansado), melhora da dispneia em repouso (apresentando a classificação < ou igual a 1 na escala de Borg modificada) e/ou tolerância ao esforço com deficiência ligeira ou ausente pela CIF (Tabela 3.6).

Tabela 3.6
Classificação Internacional de Funcionalidade, Incapacidade e Saúde (CIF)

xxx.0	NENHUMA deficiência	(nenhuma, ausente, escassa,...)	0-4%
xxx.1	Deficiência LIGEIRA	(leve, pequena,...)	5-24%
xxx.2	Deficiência MODERADA	(média,...)	25-49%
xxx.3	Deficiência GRAVE	(grande, extrema,...)	50-95%
xxx.4	Deficiência COMPLETA	(total,...)	96-100%
xxx.8	Não especificada		
xxx.9	Não aplicável		

Fonte: Organização Mundial da Saúde. Classificação Internacional de Funcionalidade, Incapacidade e Saúde. Lisboa, 2004.

- Retorno após a alta: o retorno será orientado caso o paciente perceba piora dos sintomas (fadiga, dispneia, intolerância ao esforço).
- Orientações na alta: manter atividade física regular 3 a 5 vezes por semana em um ritmo em que a respiração fique sempre moderadamente ofegante.

Desfechos esperados

1. Redução ou ausência de fadiga;
2. Redução ou ausência de dispneia em repouso;
3. Capacidade funcional para as AVDs;
4. Melhora da força nos principais grupos musculares;
5. Condicionamento físico;
6. Melhora do padrão de sono;
7. Melhora da qualidade de vida.

PROTOCOLO DE FISIOTERAPIA PALIATIVA NO LINFEDEMA DE MEMBROS

Indicação

Pacientes com linfedema paliativo (por obstrução tumoral).

Contraindicações

Pacientes em terminalidade ou com feridas sem cicatrização completa e infecção local ativa, trombos tumorais ou carcinomatoses difusas infiltrativas.

Objetivos

Melhorar a funcionalidade do membro e reduzir o desconforto com o membro.

Avaliação

Realizar a classificação do linfedema quanto à fisiopatologia e reversibilidade, avaliação do volume do membro pela perimetria, impacto do linfedema nas AVDs e grau de desconforto (leve, moderado, intenso).

Classificação do linfedema quanto a fisiopatologia e reversibilidade:
- Grau 0 (latente ou subclínico): edema ainda não é evidente, apesar de o transporte da linfa estar prejudicado devido a algum dano aos vasos linfáticos. Pode ocorrer meses ou anos antes de ocorrer o edema evidente.
- Grau 1 (reversível espontaneamente): apresenta edema em resposta a pressão com as pontas dos dedos, havendo redução significativa quando ocorre elevação do membro,

reduzindo também para o tamanho normal ou quase normal ao acordar na parte da manhã e sem evidência clínica de fibrose.
- Grau 2 (espontaneamente irreversível): o tecido tem consistência esponjosa e é encontrada fibrose moderada a grave, com endurecimento e aumento do tamanho do membro.
- Grau 3 (elefantíase): linfedema irreversível, membro geralmente muito grande e endurecido, com fibrose e esclerose da pele e tecidos subcutâneos. Ocorrem nesse estágio processos inflamatórios de repetição.

Condutas

Terapia complexa descongestiva que inclui: drenagem linfática manual, enfaixamento compressivo, prescrição de meias ou braçadeiras elástica (a depender da região envolvida), bomba pneumática (se linfedema sem fibrose), cinesioterapia para ganho de ADM de ombro, além de orientações quanto aos cuidados com o membro (vide Capítulo 4), estímulo de estruturas linfáticas (gânglios – autodrenagem - vide Capítulo 4), degravitação dos membros e prescrição de órteses quando o paciente não é capaz de suportar o peso do membro (ex.: tipoia para linfedema crônico de membro superior).

Método para quantificar a melhoria

Função dos gânglios linfáticos pela CIF e/ou relato de melhora do desconforto relatada pelo paciente e/ou normalização da funcionalidade do membro para as AVDs.

Desfechos esperados

1. Redução do volume do membro;
2. Melhora do desconforto;
3. Melhora da funcionalidade para AVDs.

Pacientes encaminhados para o tratamento ambulatorial de disfunções como hipersecreção hipersecreção, tosse ineficaz, náusea, dor localizada e metástases ósseas poderão ser avaliados e conduzidos conforme os protocolos definidos para estas disfunções a nível de internação.

REFERÊNCIAS BIBLIOGRÁFICAS

1. Albrecht TA, Taylor AG. Physical activity in patients with advanced-stage cancer: a systematic review of the literature. Clin J Oncol Nurs 2012 Jun 1;16(3):293-300. doi: 10.1188/12.CJON.293-300.
2. Albrecht TA,Taylor AG. Physical activity in patients with advanced-stage cancer: a systematic review of the literature. Clin Oncol J Nurs 2012 Jun; 16 (3): 293-300.
3. American Thoracic Society. Dyspnea: mechanisms, assessment, and management: A consensus statement. Am J Respir Crit Care Med 1999; 159:321-340,1.
4. Arnold M, Taylor NF. Does exercise reduce cancer-related fatigue in hospitalised oncology patients? A systematic review.Onkologie 2010;33(11):625-30. doi: 10.1159/000321145. Epub 2010 Oct 15.
5. Beaton R, Pagdin-Friesen W, Robertson C, Vigar C, Watson H. Effects of exercise intervention on persons with metastatic cancer: a systematic review. Physiother Can 2009 Summer; 61(3): 141–153.

6. Bekkering WP, Vliet Vlieland TP, Fiocco M, Koopman HM, Schoones JW, Nelissen RG, Taminiau AH. Quality of life, functional ability and physical activity after different surgical interventions for bone cancer of the leg: A systematic review. Surg Oncol 2012 Jun;21(2):e39-47. doi: 10.1016/j.suronc.2011.09.002. Epub 2011 Oct 4.
7. Bennett MI et al. Journal of Pain 2010;11:351-9.
8. Brunetto AF, Paulin E,Yamaguti WPS. Comparação entre a escala de Borg modificada e a escala de Borg análoga visual aplicada em pacientes com dispneia. Rev Bra Fisioter 2002; vol. 6.
9. Buss T, de Walden-Gałuszko K, Modlińska A, Osowicka M, Lichodziejewska-Niemierko M, Janiszewska J. S Kinesitherapy alleviates fatigue in terminal hospice cancer patients - an experimental, controlled study. Support Care Cancer 2010 Jun;18(6):743-9.
10. Carvalho A.J. Órteses - um recurso terapêutico complementar. São Paulo:Manole, 2006.
11. Cheville AL, Kollasch J, Vandenberg J, Shen T, Grothey A, Gamble G. et al. A home-based exercise program to improve function, fatigue, and sleep quality in patients with Stage IV lung and colorectal cancer: a randomized controlled trial. J Pain Symptom Manage 2013; 45(5):811-21.
12. Clemens KE, Jaspers B, Klaschik E, Nieland P. Evaluation of the clinical effectiveness of physiotherapeutic management of lymphoedema in palliative care patients. Jpn J Clin Oncol 2010 Nov;40(11).
13. Cuomo A, Delmastro M, Ceriana P, Nava S, Conti G, Antonelli M, Iacobone E. Noninvasive mechanical ventilation as a palliative treatment of acute respiratory failure in patients with end-stage solid cancer. Palliat Med 2004 Oct;18(7):602-10.
14. Dahlin Y, Heiwe S. Patients' experiences of physical therapy within palliative cancer care. J Palliat Care 2009 Spring; 25 (1): 12-20.
15. De Vita, Vincent T; Hellman, Samuel, Rosenberg, Steven A. Cancer – Principles and Practice of Oncology. 7th Edition. Philadelphia:Lippincott Williams and Wilkins, 2005; p. 2730.
16. DeLisa Joel A. Tratado de Medicina de Reabilitação – Princípios e prática.Vol 2, Cap. 52.3. ed. São Paulo: Editora Manole, 2002.
17. Escola Paulista. Disponivel em www.hsp.epm.br\dorto-onco\livro\tumo12p1.htm
18. Figueiredo M. A terapia da compressão e sua evidência científica. J Vasc Bras 2009,Vol.8(2).
19. Frymark, U., Hallgren, L. & Reisberg, A. Physiotherapy in palliative care – A clinical handbook. Stockholms Sjukhem, Sweden, 2009.
20. Garrett NA, Brasure M, Schmitz KH, Schultz MM, Huber MR. Physical inactivity: direct cost to a health plan. Am J Prev Med 2004 Nov;27(4):304-9.
21. Hamza MA, White PF, Ahmed HE, Ghoname EA. Effect of the frequency do transcutaneous electrical nerve stimulation on the postoperative opioid analgesic requirement and recovery profile. Anesthesiology 1999;91(5):1232-8.
22. Higginson IJ, Bausewein C, Reilly CC, Gao W, Gysels M, Dzingina M, McCrone P, Booth S, Jolley CJ,Moxham J. An integrated palliative and respiratory care service for patients with advanced disease and refractory breathlessness: a randomised controlled trial. Lancet Respir Med 2014 Dec;2(12):979-87. doi: 10.1016/S2213-2600(14)70226-7. Epub 2014 Oct 29.
23. Hilbert G, Gruson D, Vargas F, Valentino R, Gbikpi-Benissan G, Dupon M, Reiffers J, Cardinaud JP. Noninvasive ventilation in immunosuppressed patients with pulmonary infiltrates, fever, and acute respiratory failure. N Engl J Med 2001; 344:481-7.
24. International Society of Lymphology. The diagnosis and treatment of peripheral lymphedema: 2013 Consensus Document of the International Society of Lymphology. Lymphology 2013 Mar;46(1):1-11.
25. Jensen W, Baumann FT, Stein A, Bloch W, Bokemeyer C, de Wit M, Oechsle K. Support Care Cancer. Exercise training in patients with advanced gastrointestinal cancer undergoing palliative chemotherapy: a pilot study. 2014 Jul;22(7):1797-806.
26. Kacmarec RM. Should noninvasive ventilation be used with the do-not-intubate patient? Respir Care 2009 Feb;54(2):223-9; discussion 229-31.
27. Lee SH, Kim JY, Yeo S, Kim SH, Lim S. Meta-analysis of massage therapy on cancer pain. Integr Cancer Ther 2015;Mar 17.

28. Maddocks M, Gao W, Higginson IJ, Wilcock A. Neuromuscular electrical stimulation for muscle weakness in adults with advanced disease. Cochrane Database Syst Rev 2013 Jan 31;1:CD009419. doi: 10.1002/14651858.CD009419.pub2.
29. Maddocks M, Gao W, Higginson IJ, Wilcock A. Neuromuscular electrical stimulation for muscle weakness in adults with advanced disease. Cochrane Database Syst Rev 2013 Jan 31;1.
30. Marcucci FCI. O papel da fisioterapia nos cuidados paliativos a pacientes com câncer. Revista Brasileira de Cancerologia 2005; 51(1): 67-77.
31. McQuay HJ, Moore RA, Eccleston C, Morley S, Williams AC. Systematic review of outpatient services for chronic pain control. Health Technol Assess 1997;1(6):i-iv, 1-135.
32. Melo TPT, Maia EJO, Magalhães CBA, Nogueira IC, Morano MTAP, Araújo FCS, Monte Alveme DGB. A percepção dos pacientes portadores de neoplasia pulmonar avançada diante dos cuidados paliativos da fisioterapia. Revista Brasileira de Cancerologia 2013: 59(34).
33. Meohas W, Probstner D, Torres Vasconcellos RA, Sá Lopes AC de, Rezende Neto JF, Fiod NJ. Metástase óssea: revisão da literatura.2005.
34. Mirels H. Metastatic disease in long bones. A proposed scoring system for diagnosing impending pathological fracture. Clin Orthop Rel Res 1989, 249: 256.
35. Mota DCF, Pimenta CAM, Fitch NI. Pictograma de Fadiga: uma alternativa para avaliação da intensidade e impacto da fadiga. Rev Esc Enferm USP 2009; 43(Esp):1080-7.
36. Mota DCF. Fadiga em pacientes com câncer avançado: conceito, avaliação e intervenção. Revista Brasileira de Cancerologia 2002;48(4):577-583.
37. Nava S, Grassi M, Fanfulla F, Domenighetti G, Carlucci A, Perren A, Dell'orso D, Vitacca M, Ceriana P, Karakurt Z, Clini E. Non-invasive ventilation in elderly patients with acute hypercapnic respiratory failure: a randomised controlled trial. Age and Ageing 2011; 40: 444-450.
38. National Pressure Ulcer Advisory Panel, European Pressure Ulcer Advisory Panel and Pan Pacific Pressure Injury Alliance. Prevention and Treatment of Pressure Ulcers: Quick Reference Guide. Emily Haesler (Ed.). Cambridge Media: Osborne Park, Australia; 2014.
39. Paice JA, Ferrell B. The management of cancer pain. CA Cancer J Clin 2011;61(3):157-82.
40. Payne C, Wiffen PJ, Martin S. Interventions for fatigue and weight loss in adults with advanced progressive illness. Cochrane Database Syst Rev 2012 Jan 18;1:CD008427. doi: 10.1002/14651858.CD008427.pub2.
41. Ram Felix SF, Picot J, Lightowler J, Wedzicha J A. Non-invasive positive pressure ventilation for treatment of respiratory failure due to exacerbations of chronic obstructive pulmonary disease. Cochrane Database of Systematic Reviews. In: The Cochrane Library, Issue 12, 2010. Art. No. CD004104. DOI: 10.1002/14651858.CD004104.pub3; (Ram, 2005).
42. Reprodutibilidade da versão brasileira da medida de independência funcional. Acta Fisiatrica 2001; abr.8(1):45-52.
43. Rodrigues P et al. Novas perspectivas no tratamento do câncer metastático ósseo da próstata. Revista Brasileira de Medicina, 2005.
44. Salakari MR, Surakka T, Nurminen R, Pylkkänen L. Effects of rehabilitation among patients with advances cancer: a systematic review. Acta Oncol 2015 May;54(5):618-28.
45. Sampaio LR, Moura CV, Resende MA. Recursos fisioterapêuticos no controle da dor oncológica: revisão de literatura. Rev Bras Cancerol out.-dez. 2005; 51(4):339-346
46. Schwartz AL, Winters-Stone K, Gallucci B. Exercise effects on bone mineral density in women with breast cancer receiving adjuvant chemotherapy. Oncol Nurs Forum 2007 May;34(3):627.
47. Vital FMR, Ladeira MT, Atallah ÁN. Non-invasive positive pressure ventilation (CPAP or bilevel NPPV) for cardiogenic pulmonary oedema. Cochrane Database of Systematic Reviews. In: The Cochrane Library, Issue 5, 2013. Art. No. CD005351. DOI: 10.1002/1.
48. Winters-Stone KM, Schwartz A, Nail LM. A review of exercise interventions to improve bone health in adult cancer survivors. J Cancer Surviv 2010 Sept;4(3):187-201. doi: 10.1007/s11764-010-0122-1. Epub 2010 Apr 7.

Capítulo 4

Fisioterapia no Câncer de Mama

Flávia Maria Ribeiro Vital
Rhayssa Espósito dos Santos Campos

INTRODUÇÃO

O câncer de mama é a neoplasia mais frequente em mulheres em todo o mundo e está aumentando em países em desenvolvimento, onde a maioria dos casos é diagnosticada em um estágio tardio. É estimado que, no mundo, mais de 500 mil mulheres morreram devido a câncer de mama em 2012. devido ao câncer de mama. Cerca de 57.960 casos novos de câncer de mama foram estimados para 2016. O câncer de mama é o mais incidente entre as mulheres após o câncer de pele não melanoma. O diagnóstico dessa neoplasia determina repercussões fisiológicas negativas, enquanto seu tratamento repercute negativamente nas capacidades físicas, psicológicas e na qualidade de vida dessas mulheres.

Felizmente a detecção precoce e os tratamentos têm sido efetivos em aumentar a sobrevida, uma vez que conseguem eliminar, se não todas as células cancerígenas, pelo menos a carga da doença. Contudo, a morbidade física e psíquica consequente à doença e/ou seu tratamento é de alta prevalência, portanto, adequado acompanhamento precisa ser enfatizado e aperfeiçoado para garantir funcionalidade e qualidade de vida para essas mulheres, uma vez que as células sadias (não cancerígenas) podem ter sido afetadas pelo tratamento antineoplásico e as consequências podem surgir a curto, médio ou longo prazo após o início do tratamento.

Os principais tratamentos para os casos de câncer de mama são as cirurgias, que podem ser conservadoras ou radicais, e/ou radioterapia para tratamento locorregional, e/ou quimioterapia e hormonoterapia para tratamento sistêmico. Tanto a cirurgia quanto a radioterapia podem resultar em limitações significativas, como: déficit de força muscular; limitação na funcionalidade do ombro por redução da amplitude de movimento, hipoestesia, aderência, fibrose, alterações posturais e dor; levando a dificuldades nas atividades da vida diária como alcançar objetos, vestir blusas, abotoar sutiã, dificultando o retorno à atividade laboral. Pode ser também um fator de risco para o desenvolvimento do linfedema, que por sua vez pode levar a morbidades físicas que incluem infecções de repetição, alterações na pele e sintomas de peso e dormência. Já a quimioterapia, assim como a própria doença, pode desencadear fadiga, que pode ser autolimitante e comprometer a qualidade de vida.

O acompanhamento, ou seja, o cuidado após o tratamento primário de mulheres com câncer de mama pode ter vários alvos. Estes incluem a provisão de reabilitação física e psíquica, monitoramento da efetividade do tratamento incluindo toxicidade em curto e longo prazos e a detecção de recidiva ou novos casos de câncer. Todavia, na prática atual, o acompanhamento é oferecido com o objetivo principal de detectar precocemente metástases a distância para que o tratamento possa ter melhor prognóstico.

Muitas das pacientes podem apresentar vários tipos de deficiências e incapacidades, temporárias ou permanentes. Essas deficiências podem ser decorrentes da própria evolução da neoplasia ou de consequências antes, durante e/ou após o tratamento. O papel da reabilitação se destaca cada vez mais nessa população, refletindo-se como uma intervenção de grande valia, com finalidade de promoção da funcionalidade, da independência, da inclusão social e da qualidade de vida dessas pacientes, possibilitando reintegrá-las às suas atividades de vida diária no menor tempo possível.

A disfunção de ombro é um efeito adverso geralmente relatado do tratamento para o câncer de mama e pode incluir uma redução da força e amplitude de movimento (ADM) de ombro ao movimento, além de dor e linfedema. A disfunção de ombro pode persistir por muitos anos após o tratamento oncológico e tem impacto negativo na qualidade de vida. Uma revisão sistemática que investigou os sintomas em membros superiores no acompanhamento de cirurgias e radioterapia em mama encontrou uma grande variação nos estudos incluídos para prevalência de disfunção no ombro (< 1 a 67%), fraqueza em MS (9% a 28%), dor no ombro ou braço (9% a 68%) e linfedema (0% a 34%).

A realização de exercícios com MMSS pode resultar em uma melhoria significativa na clínica e na ADM do ombro nas mulheres com câncer de mama. No período pós-operatório imediato deve ser precoce a prescrição dos exercícios, embora deva ser contrabalançado o risco de aumento do volume e na duração da drenagem da ferida.

A detecção e o gerenciamento do câncer de mama submeteram-se a mudanças dramáticas nas últimas três décadas. As mulheres são diagnosticadas cada vez mais em estadios iniciais da doença, o que permite a escolha de cirurgias mais conservadoras com uma condução do tratamento mais focado na cura e na prevenção de recidivas. O plano de cuidados é terapia local, consistindo em cirurgia (com ou sem radioterapia), junto com a quimioterapia adjuvante (agentes citotóxicos e a terapia hormonal) ou uma combinação desses tratamentos. A quimioterapia adjuvante eficazmente impede ou atrasa algumas recidivas e mortes pela doença em estadios iniciais. Além desses avanços principais em controlar o câncer de mama inicial e localmente avançado, os pacientes ainda têm que tratar dos efeitos colaterais graves e da ansiedade durante a terapia adjuvante. Isso tem um impacto substancial em sua qualidade de vida.

Os efeitos colaterais diferem a depender da terapia adjuvante. A radioterapia está associada com os efeitos colaterais a curto prazo tais como eritema de pele e fadiga e efeitos colaterais a longo prazo que incluem linfedema, plexopatia braquial e toxicidade cardíaca e pulmonar. A quimioterapia está associada com os efeitos colaterais a curto prazo tais como náusea, vômito, estomatite, alopecia, mielossupressão, tromboembolismo, mialgias, neuropatia e fadiga. Já os efeitos colaterais a longo prazo são menopausa prematura, ganho do peso, fadiga, disfunção cardíaca e cognitiva. Além disso, pacientes que recebem radioterapia ou quimioterapia relatam ansiedade e depressão no início, durante e após o tratamento devido aos efeitos colaterais. A terapia hormonal adjuvante produz os sintomas secundários à retirada do estrogênio, tal como fogachos, desmineralização óssea e problemas psicossociais. Esses efeitos colaterais interferem com as atividades diárias tais como o autocuidado ou o retorno ao trabalho.

Embora as pesquisas tragam esperança para causa e cura do câncer, esforços para gerenciar os efeitos adversos dos tratamentos não acontecem na mesma proporção. Intervenções à base de exercícios podem ser eficazes em controlar alguns desses efeitos colaterais, tais como fadiga, ganho do peso, ansiedade, menopausa prematura, náusea e vômito.

O ganho do peso é comum entre as pacientes de câncer de mama que recebem a quimioterapia adjuvante e hormonioterapia, com os ganhos que variam de 0 a 22 quilogramas, influenciados pelo status menopausal, status nodal e o tipo, a duração e a intensidade do tratamento. O ganho do peso, assim como a fadiga, tem um efeito profundo na qualidade de vida, além de indicar um pior prognóstico em relação a sobrevida e recidiva da doença. As evidências sugerem que o ganho de peso está mais relacionado a redução da atividade física do que aos excessos na alimentação. A quimioterapia induz a uma obesidade sarcopênica, em que o ganho de peso ocorre na presença de perda de massa magra ou na ausência de ganho de massa magra, o que sugere a necessidade de intervenções focadas em exercícios, especialmente no treino com resistência.

As mulheres tratadas para o câncer de mama experimentam frequentemente níveis mais elevados de ansiedade do que a população geral. Mishra et al. (2012) demonstraram em revisão sistemática que o exercício melhora a qualidade de vida e reduz, em especial, a ansiedade de pacientes em tratamento de câncer de mama. O exercício físico pode melhorar a função física mesmo durante o tratamento do câncer.

Deste modo, a fisioterapia deve atuar tanto na prevenção quanto na reabilitação, objetivando promover independência funcional, em relação a fatores de risco modificáveis com fisioterapia, como síndrome do imobilismo, síndrome do ombro congelado, linfedema consequente à falta de orientações dos cuidados com o membro e com a pele, aderência cicatricial e outras complicações. O tratamento deve ser oferecido, para essas e outras disfunções, com os recursos terapêuticos efetivos e disponíveis.

A seguir o plano terapêutico com as padronizações de intervenções fisioterápicas a serem realizadas em pacientes com câncer de mama, a depender do seu momento (doença/tratamento antineoplásico).

PROTOCOLOS DE FISIOTERAPIA EM PACIENTES INTERNADOS

Protocolo de Fisioterapia no Pós-operatório Imediato

População-alvo

- Pacientes submetidas a mastectomia (radical ou modificada), segmentectomia com linfadenectomia axilar (LA) ou biópsia de linfonodo sentinela e/ou reconstrução mamária.

Indicação

- Prevenção de complicações cardiovasculares, respiratórias e de síndrome do imobilismo.

Contraindicações/restrições

- Evitar atividades com amplitude de movimento de ombro com o membro superior (MS) homolateral a cirurgia acima de 90° até a retirada dos pontos.

Objetivos

- Prevenir complicações como: limitação de ADM (amplitude de movimento) cervical, de cotovelo, retrações, edema, seroma, linfedema, atelectasia, pneumonia, deiscência, trombose venosa profunda (TVP), fraqueza muscular e tratar sintomatologias.

Avaliação

- Anamnese, exames complementares e exame físico: sinais vitais, ausculta pulmonar, ADM de cervical, dor, postura, palpação das panturrilhas.

Condutas indicadas

- Alongamento e cinesioterapia ativa e/ou ativoassistida de cervical, cotovelos, punhos e ombros com ADM até 90 graus para ombro e relaxamento cervical;
- Deambulação no corredor progredindo a distância percorrida a cada sessão, com coluna ereta, cabeça neutra com o olhar na linha do horizonte e braços pendentes ao lado do corpo; orientar repetição dessa atividade sem supervisão;
- Analgesia com TENS, se necessário;
- Posicionamento no leito: o mais confortável possível; membro superior homolateral à cirurgia pode ser elevado em 30° utilizando apoio de coxins, não havendo necessidade de mantê-lo em posição de drenagem constante;
- Mudanças de decúbito: orientar a preferência pelo decúbito lateral (DL) oposto à cirurgia.
- Orientações para pacientes submetidas à reconstrução com retalho miocutâneo do retoabdominal (TRAM): o posicionamento e a mudança de decúbito no pós-operatório são em decúbito dorsal com a cabeceira elevada e semiflexão de tronco e joelhos (15 dias). A saída do leito deverá ser realizada em decúbito lateral contralateral à linfadenectomia, após 24 horas de pós-operatório, com uso de malha compressiva abdominal (1 a 3 meses). Uso de meia compressiva nas 48 horas de PO (leito). A deambulação será realizada com semiflexão de tronco (15 dias). A marcha ereta será orientada pelo cirurgião após avaliação cicatricial. Contraindicados exercícios para fortalecimento abdominal.
- Orientações quanto à mobilização do MS homolateral a cirurgia: a mobilização com amplitude de movimento acima de 90° será liberada após a retirada de pontos e dreno.

    Obs.: Com o uso de expansor e prótese mamária, a mobilização de membros superiores (MMSS) em amplitude acima de 90° deve ser orientada após 30 dias da cirurgia, de modo suave e progressivo.

- Orientar a normalização da postura;
- Orientar o retorno gradativo as atividades de vida diária (AVDs);
- Orientar a prática de exercícios regulares e os cuidados com o braço do lado operado como a seguir.

Orientações fisioterápicas em mastologia

Recomenda-se a prática de caminhada diária (ou pelo menos quatro vezes por semana) durante 1 hora em terreno plano, de modo que sua respiração fique moderadamente ofegante. No primeiro mês após a alta hospitalar inicie com uma caminhada de 10 minutos, aumente 5 minutos a cada semana até alcançar uma hora de caminhada contínua.

> Os exercícios só trazem efeitos benéficos ao organismo enquanto são praticados, portanto pratique SEMPRE!

Se você é hipertensa, verifique sua pressão antes de iniciar a caminhada.
Use roupas de algodão e tênis para caminhar.
Lembre-se de manter uma boa postura contraindo o abdome durante a caminhada!

> Este exercício diário irá contribuir para evitar o retorno da sua doença e aumentar o seu tempo de vida com saúde, além de prevenir doenças cardiovasculares (infarto, hipertensão, isquemia), diabetes, obesidade, osteoporose e outras.

Cuidados com o braço do lado da cirurgia

O sistema linfático ajuda a proteger o organismo de infecções e corpos estranhos. Pacientes submetidas ao esvaziamento axilar apresentarão uma deficiência do sistema linfático do braço do lado operado, o qual, eventualmente, poderá evoluir para uma doença de difícil controle que é o linfedema (inchaço no braço).

O que você deve evitar no lado operado

- Cortar a cutícula com alicate e roer as unhas;
- Costurar sem o uso do dedal;
- Picadas de insetos e mordidas de animais;

- Contato direto da pele com substâncias irritantes, como cloro ou solventes;
- Carregar bolsas, pacotes pesados ou usar objetos e roupas que apertem a região, como relógios, joias etc.;
- Ficar exposta ao sol a ponto de ter queimadura de pele. Não se esqueça do uso do filtro solar e dos horários adequados à exposição ao sol (até as 10h e após as 15h);
- Praticar movimentos repetitivos como tricotar, bordar e outras artes manuais por tempo prolongado;
- Saunas e tomar banho com água muito quente;
- Engordar: tente alcançar seu peso ideal;
- Fumar e ingerir bebida alcóolica;
- Prótese mamária pesada.

O que você pode fazer no lado operado

- Usar removedor líquido para cutícula;
- Usar luvas grossas quando estiver trabalhando no jardim, usando esponja de aço (tipo Bombril) e lidando com forno;
- Usar loção depilatória ou cortar os pelos das axilas com tesoura ou aparador elétrico;
- Desodorantes tipo bastão, sem álcool, são os mais adequados;
- Manter a pele sempre limpa e usar um creme hidratante diariamente;
- Usar dedal para costurar;
- Realizar os exercícios orientados para braço e ombro;
- Usar luvas compressivas no braço do mesmo lado da cirurgia quando for viajar de avião.

> Em caso de inchaço, vermelhidão ou qualquer alteração no braço do lado operado, procure um médico!

Frequência das sessões diárias

- Uma ou duas vezes com supervisão do fisioterapeuta e duas vezes sem supervisão.

Retorno

- Ao ambulatório de fisioterapia 20 dias após a cirurgia.

Desfechos esperados

1. Redução da incidência de contraturas musculares, seroma, deiscência cicatricial, linfedema, pneumonia, atelectasias e TVP;
2. Conscientização sobre o limite dos movimentos de ombro, cotovelo e região cervical liberados no pós-operatório imediato;
3. Consciência para autocuidados com o membro e a postura;
4. Redução da dor e consequentemente da necessidade de uso de analgésicos;
5. Melhora na qualidade de vida.

Protocolo de Fisioterapia na Internação Clínica

Ver no Capítulo 3 protocolo para pacientes oncológicos clínicos internados.

PROTOCOLOS DE FISIOTERAPIA NO AMBULATÓRIO

Diversas disfunções físicas são comuns de ocorrerem durante ou após a finalização do tratamento oncológico com o potencial de serem reabilitadas. A seguir algumas padronizações nas disfunções mais comuns durante ou após o tratamento do câncer de mama.

Protocolo de Fisioterapia na Disfunção de ombro leve

População-alvo

- Pacientes em pós-operatório de cirurgia de mama e/ou linfadenectomia axilar ou pré-radioterapia.

Indicação

- ADM de flexão e abdução ativa > 90° e < 150° e/ou dor à movimentação do ombro referenciada pela escala visual analógica (EVA) < 5 ou > 3.

Contraindicações

- Pacientes com seroma de médio a grande volume, necessitando de punções frequentes ou com deiscência cicatricial.

Objetivos

- Reabilitar o paciente com disfunção em ombro causada pelo tratamento cirúrgico e ou radioterápico; reduzir ou evitar a dor no ombro; reduzir a sensação de peso em ombro; melhorar a amplitude de movimento (ADM) de ombro; aumentar ou manter a força dos músculos dos membros superiores; normalizar ou manter o alinhamento do ombro e da postura; minimizar o risco de ombro congelado; promover maior funcionalidade para as atividades da vida diária (AVDs) e melhorar a qualidade de vida.

Atendimento

- Em grupo.

Avaliação

- Conforme ficha de avaliação fisioterápica de mama padrão (Figura 4.1). Alguns métodos avaliativos encontram-se mais detalhados a seguir.

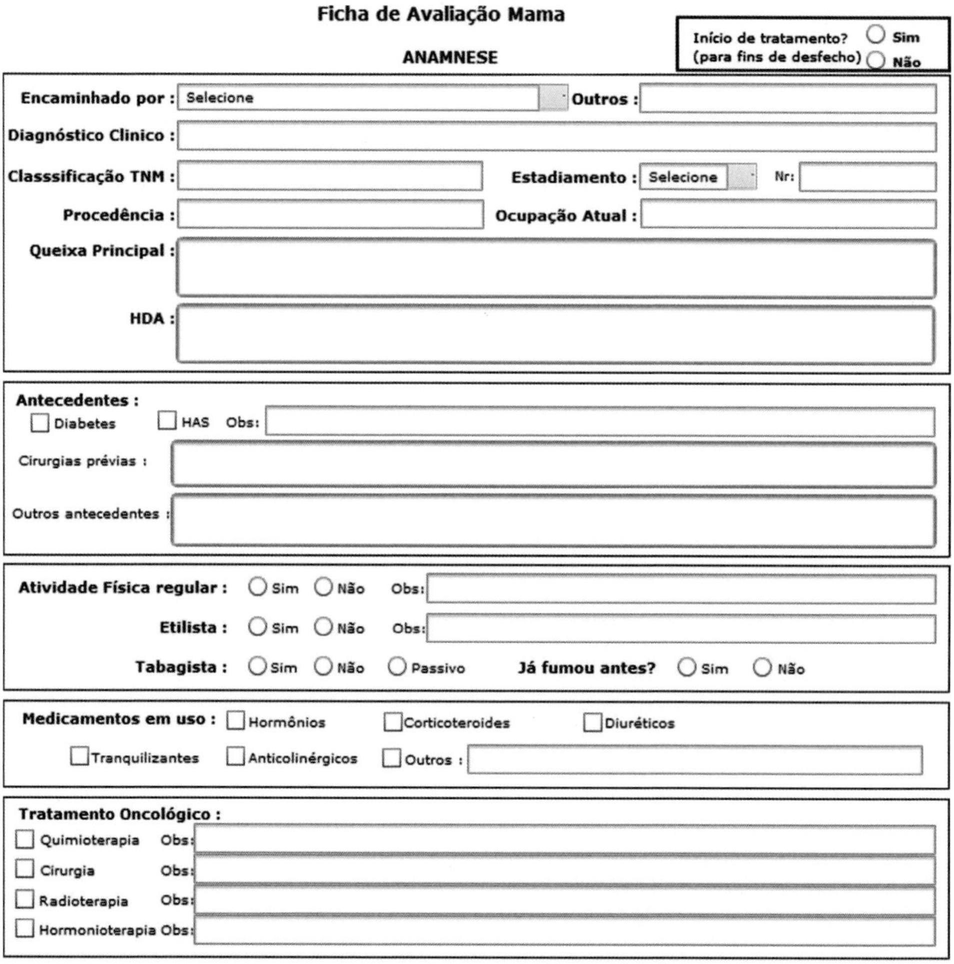

Ficha de Avaliação Mama

Início de tratamento? (para fins de desfecho) ○ Sim ○ Não

ANAMNESE

Encaminhado por : Selecione **Outros :**
Diagnóstico Clinico :
Classsificação TNM : **Estadiamento :** Selecione Nr:
Procedência : **Ocupação Atual :**
Queixa Principal :
HDA :

Antecedentes :
☐ Diabetes ☐ HAS Obs:
Cirurgias prévias :
Outros antecedentes :

Atividade Física regular : ○ Sim ○ Não Obs:
Etilista : ○ Sim ○ Não Obs:
Tabagista : ○ Sim ○ Não ○ Passivo **Já fumou antes?** ○ Sim ○ Não

Medicamentos em uso : ☐ Hormônios ☐ Corticoteroides ☐ Diuréticos
☐ Tranquilizantes ☐ Anticolinérgicos ☐ Outros :

Tratamento Oncológico :
☐ Quimioterapia Obs:
☐ Cirurgia Obs:
☐ Radioterapia Obs:
☐ Hormonioterapia Obs:

Figura 4.1 – Ficha de avaliação fisioterápica de mama. Fonte: Fundação Cristiano Varella (com permissão). Continua

Continuação

Perfil Emocional :

Dor (intensidade) [Sele ▼] Local:

EXAME FÍSICO

Inspeção :

Edema : ○ Sim ○ Não Local:

Cicatriz : ☐ Normal ☐ Aderida ☐ Deiscência ☐ Eritema ☐ Quelóide

Epiderme : ☐ Normal ☐ Lesão ☐ Ressecada ☐ Descamando

Fibrose : ○ Sim ○ Não Região:

Palpação : ☐ Dor Localização:

Sensibilidade : Superficial : ○ Normal ○ Alterado

Presença de cordão fibroso : ○ Sim ○ Não

Informar dados referentes ao lado afetado para cálculo de desfecho.

Perimetria:

	MS	Selecione ▼			MS OPOSTO	
	10cm acima		cm	10cm acima		cm
	Cotovelo		cm	Cotovelo		cm
	10cm abaixo		cm	10cm abaixo		cm
	2cm acima do punho		cm	2cm acima do punho		cm
	Metacarpofalangeana		cm	Metacarpofalangeana		cm

ADM:

	Ombro	Selecione ▼		Ombro Oposto	
	Abdução (180°)	Selecione ▼	Abdução (180°)	Selecione ▼
	Flexão (180°)	Selecione ▼	Flexão (180°)	Selecione ▼
	Extensão (45°)	Selecione ▼	Extensão (45°)	Selecione ▼
	Rot. Interna (70°)	Selecione ▼	Rot. Interna (70°)	Selecione ▼
	Rot. Externa (90°)	Selecione ▼	Rot. Externa (90°)	Selecione ▼
	MS	Selecione ▼	MS Oposto	Selecione ▼

Força muscular :

FUNCIONALIDADE PELA CIF

Mobilidade do ombro	Selecione ▼	Selec ▼
Força dos músculos do membro superior afeta	Selecione ▼	Selec ▼
Funcionalidade para alcançar objetos	Selecione ▼	Selec ▼
Função dos gânglios linfáticos	Selecione ▼	Selec ▼
Auto cuidados	Selecione ▼	Selec ▼
Realizar tarefas domésticas	Selecione ▼	Selec ▼
Fatigabilidade	Selecione ▼	Selec ▼

Exames complementares

Figura 4.1 – Ficha de avaliação fisioterápica de mama. Fonte: Fundação Cristiano Varella (com permissão). Continua

Continuação

Diagnóstico cinético funcional ☐ Agudo ☐ Crônico

CONDUTAS FISIOTERÁPICAS

☐ Protocolo para Grupo de Mama ☐ Protocolo Linfedema ☐ Protocolo para Reabilitação Oncológica ☐ TENS
☐ Massoterapia ☐ Kinesiotaping ☐ Pilates ☐ Crochetagem ☐ Auriculuacunpultura ☐ Exercício de codman
☐ Relaxamento ☐ Crioterapia ☐ Alongamento ☐ Alta fisioterápica ☐ Cinesioterapia
☐ Ruptura de cordão fibroso ☐ Fortalecimento ☐ Mobilização articular passiva
☐ Escada digital ☐ Automobilização ☐ Desativação de ponto gatilho ☐ Dessensibilização com diferentes texturas
☐ Alongamento miofascial ☐ Reeducação postural ☐ Prescricao de órtese mamária externa
☐ Prescrição de braçadeira ☐ Orientações para cuidados com o membro e automassagem ☐ Orientação nas AVD's
☐ Orientação para mobilização cicatricial ☐ Orientação para realização dos exercícios domiciliares
☐ Cartilha de orientações fisioterápicas Outras:
☐ Retorno 3 meses ☐ Encaminhamento ☐ Alta fisioterápica

DESFECHOS

% Melhora Flexão Ombro	Flexão Ombro 1º	0	Atual:
% Melhora Abdução	Abdução do ombro 1º	0	Atual:
% Melhora Mobilidade Ombro	Mobilidade ombro 1º	0	Atual:
% Melhora Func. Alcançar	Funcionalidade p/ Alcançar Objetos 1º	0	Atual:
% Melhora Gânglios Linfáticos	Gânglios Linfáticos 1º	0	Atual:
% Melhora volume Linfedema 10cm acima	Volume Linfedema 10cm acima 1º	0	Atual:
% Melhora Linfedema	Volume Linfedema Cotovelo 1º	0	Atual:
% Melhora volume Linfedema 2cm acima	Volume Linfedema 2cm acima 1º	0	Atual:
% Melhora Linfedema	Volume Linfedema Metacarpo. 1º	0	Atual:
-- % Melhora da Dor	Calcular Desfec... Dor no 1º	0	Atual:

Figura 4.1 – Ficha de avaliação fisioterápica de mama. Fonte: Fundação Cristiano Varella (com permissão).

Avaliação da ADM

Com goniômetro universal, analisar as angulações dos movimentos ativos de flexão, extensão, abdução, rotação interna e rotação externa do ombro, conforme descrito a seguir:

Flexão

Paciente em pé, encostado na parede (de frente para o examinador), com os braços ao longo do corpo, braço fixo do goniômetro ao longo da linha axilar média do tronco voltada para o trocanter maior do fêmur; braço móvel sobre a superfície lateral do corpo do úmero apontado para o epicôndilo lateral e o eixo próximo ao acrômio; o paciente realiza o movimento de flexão de braço até a máxima ADM possível com a palma da mão voltada medialmente paralela ao plano sagital.

Extensão

Paciente em pé, encostado na parede (de costas para o examinador), com os braços ao longo do corpo, braço fixo do goniômetro ao longo da linha axilar média do tronco voltada para o trocanter maior do fêmur; braço móvel sobre a superfície lateral do úmero voltado para o epicôndilo lateral e o eixo sobre o eixo laterolateral da articulação glenoumeral; o paciente realiza o movimento de extensão do braço até a máxima ADM possível com a palma da mão voltada medialmente paralela ao eixo sagital.

Abdução

Paciente em pé, encostado na parede (de lado para o examinador), com os braços ao longo do corpo, braço fixo do goniômetro ao longo da linha axilar posterior do tronco, braço móvel sobre a superfície posterior do braço apontando para o dorso da mão e o eixo de movimento próximo ao acrômio; o paciente realiza o movimento de abdução do braço até a máxima ADM possível com a palma da mão voltada medialmente paralela ao eixo frontal.

Rotação interna

Paciente em decúbito dorsal com o ombro em abdução de 90°, cotovelo em flexão de 90° e antebraço em supinação, palma da mão voltada medialmente paralela ao plano sagital e o antebraço perpendicular à mesa; braço fixo do goniômetro no cotovelo e perpendicular ao solo, braço móvel sobre região posterior do antebraço alinhado com o III dedo da mão e o eixo no olécrano; o paciente realiza rotação interna e o úmero desce sobre o apoio e só o cotovelo deve sobressair-se da borda, evitando a protração de ombro.

Rotação externa

Paciente em decúbito dorsal com o ombro em abdução de 90°, cotovelo em flexão de 90° e antebraço em supinação, palma da mão voltada medialmente paralela ao plano sagital e o antebraço perpendicular à mesa; braço fixo do goniômetro paralelo ao solo, braço móvel sobre região posterior do antebraço alinhado com o III dedo da mão e o eixo no olécrano; o paciente realiza rotação externa e o úmero desce sobre o apoio e só o cotovelo deve sobressair-se da borda.

Avaliação da força muscular

A força de musculatura esquelética periférica pode ser realizada objetivamente através de dinamômetro original ou adaptado por manômetro de pressão conforme descrito por Souza e colaboradores (2013) ou de modo subjetivo pela graduação da força muscular pela escala Medical Research Council (MRC) conforme Tabela 4.1.

- Avaliação da dor: utilizar a escala visual analógica (EVA) para avaliar a intensidade da dor (Figura 4.2), considerando que 0 seria a ausência de dor e 10 a maior intensidade na percepção do paciente.

Tabela 4.1
Graduação subjetiva da força de musculatura esquelética MRC

Graduação	Descrição
0	Não se percebe nenhuma contração.
1	Traço de contração, sem produção de movimento
2	Contração fraca, produzindo movimento com a eliminação da gravidade
3	Realiza movimento contra a gravidade, porém sem resistência adicional
4	Realiza movimento contra a resistência externa moderada e gravidade
5	É capaz de superar maior quantidade de resistência que no nível anterior

Fonte: Rezende MR. Acta Ortop Bras 2011; 19(3):154-8.

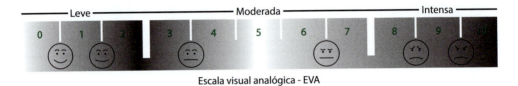

Figura 4.2 – Escala visual analógica da dor. Fonte: Google.

- Avaliação da qualidade de vida: pode ser realizada através de questionário específico para câncer de mama como o FACT B (versão 4) (Figura 4.3).

Paciente:_____ Data:_____

Abaixo você encontrará uma lista de afirmações que outras pessoas com doença semelhante à sua disseram ser importantes para a qualidade de vida. Por favor, faça um círculo em torno do número que melhor corresponda ao seu estado durante os últimos 7 dias.

	BEM-ESTAR FÍSICO	Nem um pouco	Um pouco	Mais ou menos	Muito	Muitíssimo
GP1	Estou sem energia	0	1	2	3	4
GP2	Fico enjoado	0	1	2	3	4
GP3	Por causa do meu estado físico, tenho dificuldade em atender às necessidades da minha família	0	1	2	3	4
GP4	Tenho dores	0	1	2	3	4
GP5	Sinto-me incomodado (a) pelos efeitos secundários do tratamento	0	1	2	3	4
GP6	Sinto-me doente	0	1	2	3	4
GP7	Tenho que me deitar durante o dia	0	1	2	3	4

Figura 4.3 – Questionário de qualidade de vida - FACT-B +4 (Versão 4). Continua

Continuação

	BEM-ESTAR SOCIAL/ FAMILIAR	Nem um pouco	Um pouco	Mais ou menos	Muito	Muitíssimo
GS1	Sinto que tenho uma boa relação com os meus amigos	0	1	2	3	4
GS2	Recebo apoio emocional da minha família	0	1	2	3	4
GS3	Recebo apoio dos meus amigos	0	1	2	3	4
GS4	A minha família aceita a minha doença	0	1	2	3	4
GS5	Estou satisfeito(a) com a maneira como a minha família fala sobre a minha doença	0	1	2	3	4
GS6	Sinto-me próximo(a) do(a) meu (minha) parceiro(a) (ou da pessoa que me dá maior apoio)	0	1	2	3	4
GS7	Independentemente do seu nível atual de atividade sexual, favor responder a pergunta a seguir. Se preferir não responder, assinale o quadrículo ☐ e passe para a próxima seção. Estou satisfeito (a) com a minha vida sexual	0	1	2	3	4

	BEM-ESTAR EMOCIONAL	Nem um pouco	Um pouco	Mais ou menos	Muito	Muitíssimo
GE1	Sinto-me triste	0	1	2	3	4
GE2	Estou satisfeito (a) com a maneira como enfrento a minha doença	0	1	2	3	4
GE3	Estou perdendo a esperança na luta contra a minha doença	0	1	2	3	4
GE4	Sinto-me nervoso(a)	0	1	2	3	4
GE5	Estou preocupado (a) com a ideia de morrer	0	1	2	3	4
GE6	Estou preocupado (a) que o meu estado venha a piorar	0	1	2	3	4

Figura 4.3 – Questionário de qualidade de vida - FACT-B +4 (Versão 4). Continua

Continuação

	BEM-ESTAR FUNCIONAL	Nem um pouco	Um pouco	Mais ou menos	Muito	Muitíssimo
GF1	Sou capaz de trabalhar (inclusive em casa)	0	1	2	3	4
GF2	Sinto-me realizado (a) com meu trabalho (inclusive em casa)	0	1	2	3	4
GF3	Sou capaz de sentir prazer em viver	0	1	2	3	4
GF4	Aceito a minha doença	0	1	2	3	4
GF5	Durmo bem	0	1	2	3	4
GF6	Gosto das coisas que normalmente faço para me divertir	0	1	2	3	4
GF7	Estou satisfeito (a) com a qualidade da minha vida neste momento	0	1	2	3	4

	PREOCUPAÇÕES ADICIONAIS	Nem um pouco	Um pouco	Mais ou menos	Muito	Muitíssimo
B1	Sinto falta de ar	0	1	2	3	4
B2	Sinto-me insegura com o modo como me visto	0	1	2	3	4

	PREOCUPAÇÕES ADICIONAIS	Nem um pouco	Um pouco	Mais ou menos	Muito	Muitíssimo
B3	Tenho inchaço ou dor em um ou ambos os braços	0	1	2	3	4
B4	Sinto-me sexualmente atraente	0	1	2	3	4
B5	Sinto-me incomodada com a queda de cabelo	0	1	2	3	4
B6	Fico preocupada com a possibilidade de que outros membros da minha família um dia tenham a mesma doença que eu	0	1	2	3	4
B7	Fico preocupada com o efeito do estresse sobre a minha doença	0	1	2	3	4

Figura 4.3 – Questionário de qualidade de vida - FACT-B +4 (Versão 4). Continua

Continuação

	PREOCUPAÇÕES ADICIONAIS	Nem um pouco	Um pouco	Mais ou menos	Muito	Muitíssimo
B8	Sinto-me incomodada com a alteração de peso	0	1	2	3	4
B9	Consigo sentir-me mulher	0	1	2	3	4
P2	Sinto dores em algumas regiões do meu corpo	0	1	2	3	4
QS	Em que seio foi a sua operação? Marque com um X	Esquerdo	Direito			
B10	Sinto dor ao mover o meu braço deste lado	0	1	2	3	4
B11	A extensão de movimentos do meu braço deste lado é limitada	0	1	2	3	4
B12	Sinto dormência no meu braço deste lado	0	1	2	3	4
B13	Sinto rigidez no meu braço deste lado	0	1	2	3	4

Figura 4.3 – Questionário de qualidade de vida - FACT-B +4 (Versão 4).

Condutas

- Alongamento ativo de região cervical e membros superiores: alongar em uma série de 30 segundos: flexores, extensores, inclinadores laterais e rotadores cervicais e elevadores da escápula, adutores e depressores da cintura escapular, flexores de ombro, extensores de ombro e adutores;
- Cinesioterapia para ganho de ADM de ombro ativa: realizar uma série de 20 repetições até a amplitude máxima possível com enfoque nas seguintes posições: flexão anterior dos MMSS; extensão dos MMSS; flexão de cotovelo acima da cabeça dos MMSS; abdução unilateral de MS. Esses exercícios podem ser realizados com bastão ou livre com os dois membros (Figura 4.4);
- Fortalecimento dos membros superiores: realizar uma série de 20 repetições com enfoque nas seguintes posições: flexão anterior dos MMSS; extensão dos MMSS; flexão de cotovelo acima da cabeça; abdução unilateral de MS, realizar com os dois membros. Esses exercícios podem ser realizados com halter ou faixa/tubo elástico;
- Palestras educacionais multidisciplinares: a cada 15 dias é realizada uma palestra, com duração de 30 minutos, com um profissional da equipe multidisciplinar (médico, fisioterapeuta, nutricionista, farmacêutico, psicólogo, assistente social, enfermeiro), com o objetivo de dar orientações pertinentes em cada especialidade sobre o tratamento e/ou a doença e sanar dúvidas das pacientes.

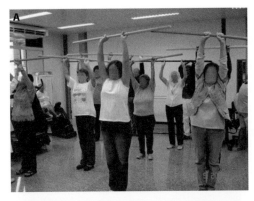 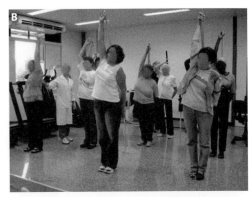
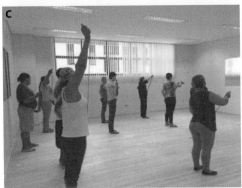 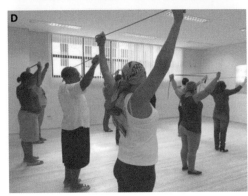

Figura 4.4 – Cinesioterapia em grupo.

- Orientações para repetição dos exercícios no domicílio, cuidados com o membro, cuidados com a postura (semelhante às orientações dadas na internação) e autodrenagem linfática com descrição na Figura 4.5 a seguir.

Sinais e sintomas para redução da intensidade dos exercícios

- Fadiga excessiva após os exercícios; dor muscular persistente após 24 horas; aumento da dor após exercício.

Critérios para interrupção do exercício

- Aumento da intensidade da dor; tontura; mal-estar geral.

Materiais

- Bastões, halteres de até 1 kg, faixa/tubo elástico, bola leve.

Fisioterapia no Câncer de Mama

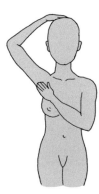

1. Faça movimentos circulares, com toda a mão apoiada sobre a axila do lado oposto ao da cirurgia (40 vezes).

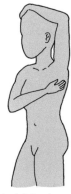

4. Meio círculo, iniciando o movimento na axila do lado operado até a virilha. Faça este caminho 30 vezes.

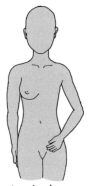

2. Faça movimentos circulares, com toda a mão apoiada sobre a virilha, porém do mesmo lado da cirurgia (40 vezes).

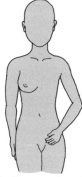

5. Repita o movimento 2.

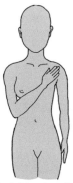

3. Meio círculo, iniciando acima do local da cirurgia, até a axila aposta. Faça este caminho 40 vezes.

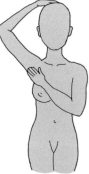

6. Repita o movimento 1.

Figura 4.5 – Autodrenagem linfática.

Frequência

- 3 vezes por semana com supervisão e orientações para realização diária, sem supervisão, pelo menos 1 vezes por dia.

Tempo de atendimento

- 30 minutos.

Prognóstico

- ADM de ombro funcional em até 30 sessões.

Método para quantificar a melhoria

- Goniometria para avaliação da ADM de flexão e abdução do ombro ativa, escala MRC para graduação de força dos músculos do membro superior afetado. Para mobilidade do ombro, funcionalidade para alcançar objetos, função dos gânglios linfáticos, autocuidados, realizar as tarefas domésticas, fatigabilidade, utilizar a Classificação Internacional de Funcionalidade (CIF) (Tabela 4.2).

Tabela 4.2
Classificação Internacional de Funcionalidade, Incapacidade e Saúde (CIF)

0	NENHUMA deficiência	(nenhuma, ausente, escassa...)	0-4%
1	Deficiência LIGEIRA	(leve, pequena...)	5-24%
2	Deficiência MODERADA	(média...)	25-49%
3	Deficiência GRAVE (grande, extrema...)	50-95%	
4	Deficiência COMPLETA	(total...)	96-100%
8	Não especificada		
9	Não aplicável		

Fonte: Organização Mundial de Saúde. Lisboa, 2004

Critérios para alta

- Goniometria de flexão do ombro ativa > 150°, melhora da dor > 40% e/ou melhora da funcionalidade para alcançar objetos > 40%.
  Obs.: a paciente deverá ser reavaliada a cada 10 sessões.

Retorno

- O retorno será orientado caso a dor ou a redução da ADM de ombro recidive.

Desfechos esperados

1. Melhora da ADM de ombro ipsilateral à cirurgia para os movimentos de flexão e abdução ativa;
2. Melhora da funcionalidade para alcançar objetos;
3. Melhora da função linfática;
4. Melhora da dor.

Protocolo de fisioterapia na disfunção de ombro moderada a grave

População-alvo

- Pacientes em pós-operatório de cirurgia de mama com linfadenectomia axilar ou pré-radioterapia.

Atendimento

- Individual.

Indicação

- ADM de flexão e abdução ativa < 90° e/ou dor à movimentação do ombro referenciada pela EVA >5.

Contraindicações/restrições

- Pacientes com metástase óssea em região a ser manipulada, seroma de médio a grande volume, necessitando de punções frequentes, deiscência cicatricial de moderada a grande.

Objetivos

- Melhorar parcialmente a amplitude de movimento do complexo articular do ombro; reduzir quadro álgico no ombro; minimizar o risco de capsulite adesiva; promover maior funcionalidade para as atividades da vida diária (AVDs); melhorar a qualidade de vida.

Avaliação

- Conforme ficha de avaliação fisioterápica de mama (Figura 4.1).

Condutas

- Alongamentos: alongar em uma série de 30 segundos: flexores, extensores, inclinadores laterais e rotadores cervicais e elevadores da escápula, adutores e depressores da cintura escapular, flexores de ombro, extensores de ombro, adutores;
- Exercício para ganho de ADM ativa: realizar uma série de 20 repetições até a amplitude máxima possível nas seguintes posições: flexão anterior dos MMSS; extensão dos MMSS; flexão de cotovelo acima da cabeça dos MMSS; abdução unilateral de MS, realizar com os dois membros. Iniciar em DD se ADM de ombro < 70 ° e > 70° realizar em posição ortostática;
- Exercícios pendulares de Codman (Figura 4.6) com aumento gradual de peso (máximo 2 kg), realizar 30 repetições. Os exercícios devem ser realizados com o indivíduo em pé em flexão lombar de 90°, sendo realizados nos sentidos horário, anti-horário, laterolateral e anteroposterior;
- Exercícios na escada de dedos: realizar 10 repetições na posição de frente realizando flexão anterior de MS e na posição lateral realizando abdução de MS;
- Técnicas de automobilização devem ser executadas ativamente pelo paciente segurando sua mão contralateral e com os cotovelos estendidos para auxiliar nos movimentos de flexão de ombro anteriormente ao seu corpo. Realizar 3 séries de 20 repetições;
- Na presença de aderência cicatricial: realizar massagem ou automassagem em região de cicatriz com movimentos circulares e/ou técnicas de crochetagem para liberação cicatricial;
- Em caso de dor moderada a intensa: TENS acupuntura por 20 a 30 minutos na região da dor com frequência: 4 Hz, tempo do pulso: 300 µs, intensidade: alta, no limite do suportável para o paciente;

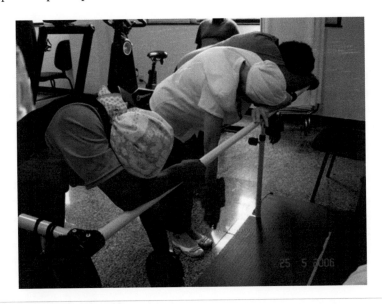

Figura 4.6 – Exercícios pendulares.

- Se restrição de movimento acentuada por hipomobilidade articular: utilizar técnicas de mobilização articular passiva, com enfoque para ganho de rotação externa, abdução e flexão. Portanto, deslizamentos da superfície articular, em direção posteroanterior e superoinferior da cabeça do úmero em relação à cavidade glenoide da escápula devem ser enfatizados. Mobilização das articulações escapulotorácica, acromioclavicular e esternoclavicular podem ser necessárias (segue abaixo a descrição da técnica de mobilização articular passiva).

Técnicas de mobilização articular passiva de ombro

Mobilização da cintura escapular

Deslizamento glenoumeral inferior (Figura 4.7)

- Indicações: para aumentar a abdução.
- Posição do paciente: o ombro em posição de repouso, abduzido a 55°, aduzido horizontalmente 30° e rodado de modo que o antebraço fique no plano horizontal.
- Posicionamento das mãos: posicionar uma mão na axila do paciente para prover separação grau I. O espaço membranoso da outra mão é posicionado logo distal ao acrômio.
- Força mobilizadora: com a mão posicionada superiormente, deslizar o úmero inferiormente.

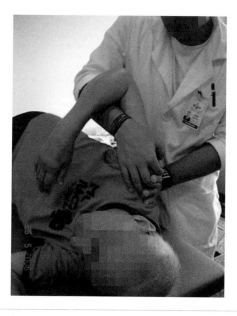

Figura 4.7 – Deslizamento glenoumeral inferior.

Progressão do deslizamento glenoumeral inferior (Figura 4.8)

- Indicação: para aumentar a abdução quando a amplitude se aproxima de 90°.
- Posição do paciente: decúbito dorsal, com o braço abduzido no final da amplitude disponível. Deve-se acrescentar a rotação externa do úmero no final da amplitude à medida que o braço se aproxima de 90° e vai além.
- Posição do fisioterapeuta e das mãos: em pé de frente para os pés do paciente, o fisioterapeuta deve estabilizar o braço do paciente contra seu tronco com a mão que está mais afastada. Um movimento lateral leve de seu tronco fornecerá a separação grau I. Posicionar o espaço membranoso da outra mão logo distal ao acrômio no úmero proximal.
- Força mobilizadora: com a mão sobre o úmero proximal, deslizar o úmero inferiormente.
- Posição alternativa: pode-se realizar esta técnica com o paciente sentado em uma cadeira, o fisioterapeuta realiza mobilização sentido inferior da cabeça do úmero com a mão esquerda enquanto segura o braço do paciente com a mão direita.

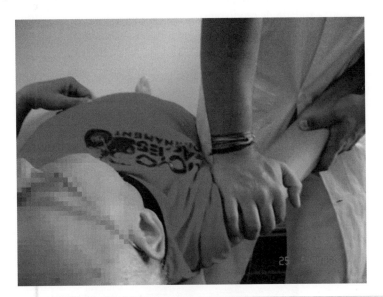

Figura 4.8 – Progressão do deslizamento glenoumeral inferior.

Deslizamento glenoumeral anterior

- Indicações: para aumentar extensão e rotação externas.
- Posição do paciente: decúbito ventral, com o braço na posição de repouso na beira da mesa de tratamento, apoiado sobre a coxa. Estabilizar o acrômio com um enchimento.
- Posição do fisioterapeuta e das mãos: ficar em pé de frente para a cabeceira da maca com a perna mais perto da mesa em posição de passada à frente. O fisioterapeuta deve apoiar o braço do paciente contra a sua coxa com a mão externa; o braço posicionado sobre a coxa proporciona uma separação grau I. Posicionar a borda ulnar da outra mão logo

distal ao ângulo posterior do acrômio, com os dedos apoiando superiormente; essa mão fornece a força mobilizadora.

- Força mobilizadora: deslizar a cabeça do úmero em uma direção anterior e levemente medial. Dobrar os joelhos de modo que todo o braço se mova anteriormente.

Mobilização escapulotorácica (Figura 4.9)

- Indicação: para aumentar os movimentos escapulares de elevação, depressão, protração, retração, rotação e movimento alar.
- Posição do paciente: se houver pouca mobilidade, começar em decúbito ventral e progredir para decúbito lateral, com o paciente de frente para o fisioterapeuta. O braço do paciente é acomodado sobre o antebraço do fisioterapeuta, e permite-se que o braço fique pendurado de modo que os músculos relaxem.
- Posicionamento das mãos: a mão superior do fisioterapeuta sobre o acrômio para controlar a direção do movimento. Os dedos da mão inferior fazem uma concha sob a borda medial e inferior do ângulo da escápula.
- Força mobilizadora: a escápula é movida na direção desejada, sendo erguida pelo ângulo inferior ou empurrando o acrômio.

Se identificar pontos gatilhos em alguns desses músculos, efetuar desativação dos mesmos realizando uma compressão digital por 45 segundos. Checar a liberação e aplicar gradualmente mais pressão se necessário. Em seguida, realizar o alongamento miofascial de 30 a 45 segundos por musculatura associado à respiração profunda. Seguem abaixo os pontos, por músculo, a serem desativados.

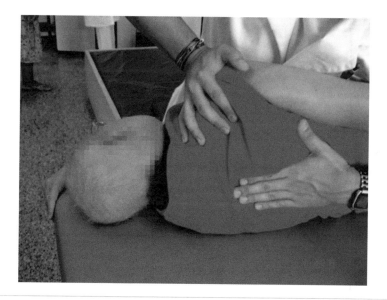

Figura 4.9 – Mobilização escapulotorácica.

Músculo infraespinhoso

- Posicionamento: dois dedos abaixo da porção medial da espinha da escápula (Figura 4.10);
- Alongamento miofascial ativo (Figura 4.11).

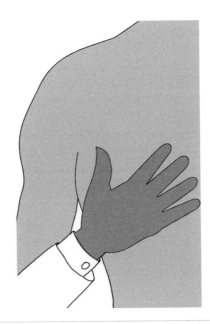

Figura 4.10 – Dois dedos abaixo da porção medial da espinha da escápula.

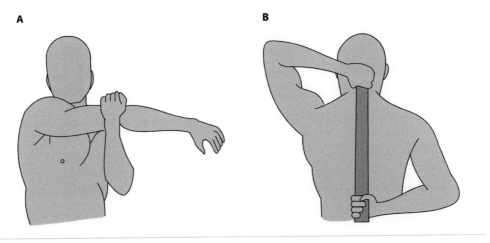

Figura 4.11 – Alongamento miofascial ativo.

Músculo supraespinhal

- Posicionamento: dedo horizontal em ponto médio superior à espinha da escápula (Figura 4.12);
- Alongamento miofascial ativo (Figura 4.13).

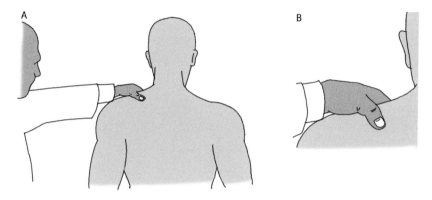

Figura 4.12 – Dedo horizontal em ponto médio superior à espinha da escápula.

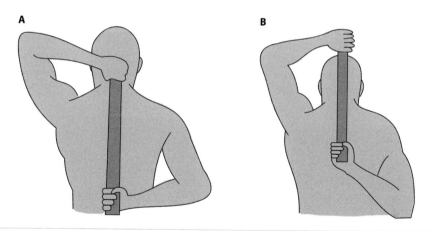

Figura 4.13 – Alongamento miofascial ativo.

Músculo subescapular

- Posicionamento: fossa subescapular ao longo da borda axilar em direção ao ângulo superior da escápula (Figura 4.14);
- Alongamento miofascial ativo (Figura 4.15).

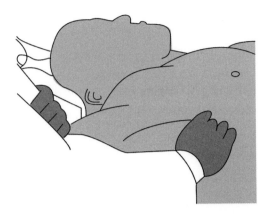

Figura 4.14 – Fossa subescapular ao longo da borda axilar em direção ao ângulo superior da escápula.

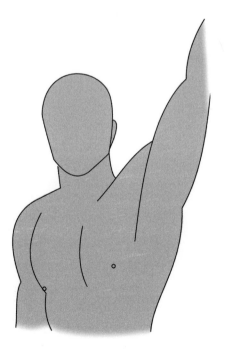

Figura 4.15 – Alongamento miofascial ativo.

Músculo peitoral maior

- Posicionamento: **prega axilar anterior** (Figura 4.16);
- **Alongamento miofascial ativo** (Figura 4.17) **e passivo** (Figura 4.18).

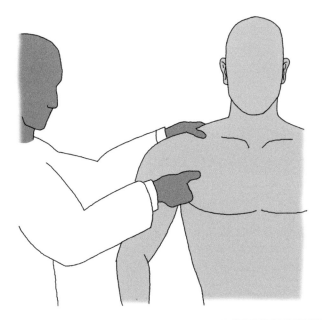

Figura 4.16 – Prega axilar anterior.

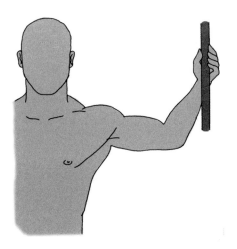

Figura 4.17 – Alongamento miofascial ativo.

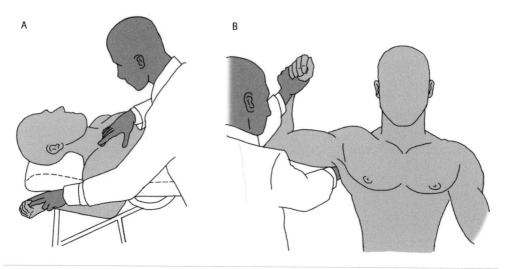

Figura 4.18 – Alongamento miofascial passivo.

Músculo grande dorsal

- Posicionamento: **prega infra-axilar-posterior** (Figura 4.19);
- Alongamento miofascial ativo (Figura 4.20) e passivo (Figura 4.21).
- Sinais e sintomas para redução da carga dos exercícios: fadiga excessiva após os exercícios, dor muscular > 24 horas, aumento da dor após exercício.
- Critérios para interrupção do exercício: dor, tontura, mal-estar geral.
- Frequência: 2 a 5 vezes/semana, dependendo da necessidade avaliada e da disponibilidade do paciente. Se estiver com ADM de ombro muito restrita, impossibilitando o início da radioterapia, realizar 5 vezes na semana.

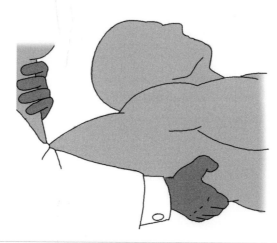

Figura 4.19 – Prega infra-axilar posterior.

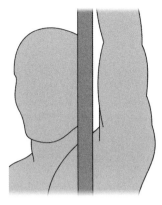

Figura 4.20 – Alongamento miofascial ativo.

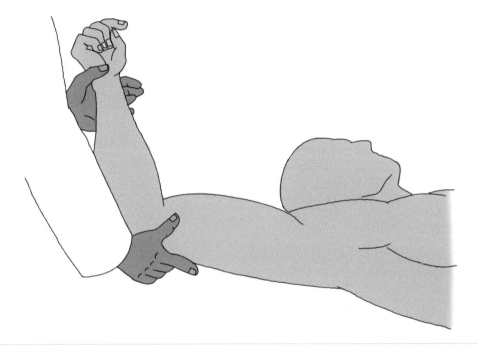

Figura 4.21 – Alongamento miofascial passivo.

- Tempo de atendimento: 40 minutos.
- Prognóstico: melhora parcial da ADM de ombro com diminuição da dor em 20 sessões.
- Métodos para quantificar a melhoria: goniometria para ADM de flexão e abdução do ombro ativa, mobilidade do ombro pela CIF, escala de Oxford para força e EVA para dor.
- Critérios para alta: goniometria ativa de flexão e abdução de ombro > 100° e dor pela EVA < 5 encaminhar a paciente para o "Grupo de Mama".

Desfechos esperados

1. Melhora parcial da amplitude de movimento do complexo articular do ombro;
2. Redução da dor no ombro;
3. Maior funcionalidade para as AVDs;
4. Melhora da qualidade de vida.

Protocolo de reabilitação oncológica sistêmica

População-alvo

- Pacientes em tratamento oncológico ativo, ou seja, da 1ª sessão até 1 semana após a radioterapia ou 3 semanas após quimioterapia ou enquanto sinais e sintomas, como dispneia, intolerância ao esforço e fadiga moderada a grave, estiverem presentes.

Ver Capítulo 2.

Protocolo de fisioterapia no linfedema

População-alvo

- Pacientes com câncer de mama em tratamento ou acompanhamento oncológico.

Indicação

- Pacientes com perimetria > 2 cm no membro afetado comparado ao membro sadio.

Contraindicações/restrições

- Feridas sem cicatrização completa e infecção local ativa, obstrução tumoral, metástase em linfonodos cervicais e axilares contralateral, trombos tumorais ou carcinomatosos difusos infiltrativos.

Obs.: Pacientes com obstrução tumoral, metástase em linfonodos cervicais e axilares contralateral, trombos tumorais ou carcinomatosos difusos infiltrativos em tratamento associado de quimioterapia ou radioterapia para regressão tumoral podem se beneficiar com a terapia complexa descongestiva paliativa. A redução do volume é útil para melhora dos sintomas (dor, desconforto, alteração da sensibilidade, função do membro etc.). Ver o protocolo de linfedema paliativo no Capítulo 3.

Atendimento

- Individual.

Objetivos

- Minimizar o volume do membro; melhorar a funcionalidade do membro; prevenir complicações decorrentes do linfedema; reduzir o desconforto com o membro.

Avaliação

- Realizar a classificação do linfedema quanto à fisiopatologia e reversibilidade, mas também em relação ao volume do membro pela perimetria. Avaliar o impacto do linfedema nas AVDs e o grau de desconforto (leve, moderado, intenso).

Classificação do linfedema quanto à fisiopatologia e reversibilidade

- Grau 0 (latente ou subclínico): edema ainda não é evidente, apesar de o transporte da linfa estar prejudicado devido a algum dano aos vasos linfáticos. Podem ocorrer meses ou anos antes de ocorrer o edema evidente.
- Grau 1 (reversível espontaneamente): apresenta edema em resposta a pressão com as pontas dos dedos, havendo redução significativa quando ocorre elevação do membro, reduzindo também para o tamanho normal ou quase normal ao acordar na parte da manhã e sem evidência clínica de fibrose.
- Grau 2 (espontaneamente irreversível): o tecido tem consistência esponjosa e é encontrado fibrose moderada a grave, com endurecimento e aumento do tamanho do membro.
- Grau 3 (elefantíase): linfedema irreversível, membro geralmente muito grande e endurecido, com fibrose e esclerose da pele e tecidos subcutâneos. Ocorrem nesse estágio processos inflamatórios de repetição.

Classificação do linfedema quanto ao volume do membro pela perimetria

- Leve – grau 1 (< 20% de aumento no volume do membro);
- Moderado – grau 2 (20-40% de aumento);
- Grave – grau 3 (> 40% de aumento).

Condutas

- Grau 1 – Elevação simples do membro, prescrição de braçadeira e orientações educacionais quanto aos cuidados com o membro para não progressão do quadro. A bomba pneumática sequencial também pode ser associada, com níveis pressóricos para cada

câmara de: 50 mmHg para câmara 1 (mão), 40 mmHg para câmara 2 (antebraço), 30 mmHg para câmara 3 (braço), com tempo da terapia de 1 hora.
- Grau 2 – Primeira fase: terapia complexa descongestiva que inclui: drenagem linfática manual; enfaixamento compressivo; exercícios terapêuticos (cinesioterapia ativoassistida e/ou ativa dos movimentos do ombro); cuidados com a pele.

  Segunda fase: visa conservar e otimizar os resultados obtidos na Fase 1. Consiste em prescrição de braçadeira, cuidados com a pele, continuação dos exercícios e autodrenagem. A bomba pneumática também pode ser associada nessa fase, se com fibrose leve.
- Grau 3 – Tratamento paliativo, para conforto dos sintomas, difícil de tratar. Conduta: Terapia complexa descongestiva e orientação educacional associado ao apoio psicológico de como conviver com uma doença crônica.

Frequência
- Cinco sessões por semana.

Tempo de atendimento
- 50 minutos.
- Prognóstico: melhora significativa do linfedema em até 20 sessões, ou seja, melhora de alguma das classificações em pelo menos 1 STEP.
- Método para quantificar a melhoria: perimetria (10 cm acima do cotovelo; cotovelo; 10 cm abaixo do cotovelo; 2 cm acima do punho e metacarpofalangeana); função dos gânglios linfáticos pela CIF (Tabela 4.2).
- Critérios para alta: melhora da função linfática > 40% e melhora no volume do linfedema > 50% ou manutenção da perimetria (em 3 medidas de sessões consecutivas) após 10 sessões.
- Retorno após alta: o retorno será orientado caso o linfedema recidive na percepção da paciente.

Desfechos esperados
1. Redução do volume do membro;
2. Redução do desconforto com o membro;
3. Restauração da funcionalidade do membro para as AVDs;
4. Redução da incidência de complicações decorrentes do linfedema (como: desconforto, dor, infecções, sepse, lesões).

PROTOCOLO DE FISIOTERAPIA NA ADERÊNCIA CICATRICIAL
Plastrão e mama residual
População-alvo
- Pacientes submetidas cirurgias da mama e/ou linfadenectomia.

Indicação

- Aderência cicatricial em plastrão ou mama residual, prejudicando a mobilidade da pele e/ou outros tecidos adjacentes (músculos, articulações).

Contraindicações

- Ferida local, deiscência e seroma.

Objetivo

- Eliminar a aderência da pele e melhorar a mobilidade dos tecidos moles da região.

Avaliação

- Realizar avaliação padrão para pacientes de mama (Figura 4.1) e no exame físico avaliar: mobilidade da pele e dos tecidos moles adjacentes à região da cicatriz (mm. peitorais, articulação do ombro...).

Condutas

- Realizar manobras de deslocamento da pele, massagem transversa, alongamento da musculatura peitoral, fixação de atadura elástica tipo Kinesiotaping® sobre a cicatriz semanalmente e orientar a paciente quanto à repetição desses movimentos no domicílio com hidratante tópico.

  Obs.: A massagem cicatricial deve ser iniciada após a alta do curativo, ou seja, após a cicatrização superficial estar efetivada (na ausência de deiscência e seroma).

Frequência

- 2 vezes na semana com supervisão e orientações para realização diária no domicílio pelo menos 2 vezes por dia.

Prognóstico

- 10 sessões.

Método para quantificar a melhoria

- Percepção do avaliador pela palpação (classificação: nada, pouco, moderado e muito aderido), goniometria do ombro.

Critérios para alta

- Melhora da mobilidade da pele para pouco ou nada aderido e da ADM de ombro > 150°.

Desfechos esperados

1. Melhora da aderência e mobilidade da pele;
2. Aumento da ADM de ombro.

Protocolo para pacientes com expansor ou prótese mamária

População-alvo

- Pacientes submetidas a mastectomia com reconstrução com expansor ou prótese.

Indicação

- Pacientes em pós-operatório com aderência do expansor ou prótese.

Avaliação

- Realizar avaliação padrão para pacientes de mama (Figura 4.1) e no exame físico observar: mobilidade da pele e do expansor ou prótese e avaliação da mobilidade do tecido mole subjacente e articulações próximas independentemente da região da cicatriz.

Objetivo

- Melhorar aderência e a mobilidade da pele.

Condutas

- Realizar movimentos suaves anteroposteriores, laterolaterais e circulares da prótese ou expansor e orientar a paciente quanto à repetição desses movimentos no domicílio.

Contraindicações

- Iniciar a mobilização antes de 30 dias após a colocação da prótese ou expansor, infecção ativa, deiscência ou seroma.

Frequência

- 2 vezes na semana com supervisão e orientações para realização diária pelo menos 2 vezes por dia.

Tempo de atendimento

- 20 minutos.

Prognóstico

- 10 sessões.

Método para quantificar a melhoria

- Percepção do avaliador pela palpação pela classificação: nada, pouco, moderado e muito aderido.

Critérios para alta

- Melhora da mobilidade da pele para pouco ou nada aderido.

Desfechos esperados

1. Melhora da mobilidade da prótese/expansor;
2. Auxilio no ganho de ADM de ombro.

Protocolo de fisioterapia na dor

Ver protocolo específico no Capítulo 3.

Protocolo de fisioterapia na sensação de mama-fantasma

População-alvo

- Pacientes submetidas a mastectomia.

Indicação

- Pacientes com queixas de hipersensibilidade, peso, prurido, formigamento e/ou dor em mama-fantasma.

Contraindicações

- Ferida cirúrgica aberta; lesão da pele provocada pela radioterapia.

Objetivos

- Melhorar quadro de parestesia e/ou dor fantasma.

Condutas

- Dessensibilização com diferentes texturas (iniciando com a textura mais macia e evoluindo para mais grossas, realizando movimentos rápidos); orientação para adaptação de prótese mamária; recursos analgésicos em caso de dor associada (TENS/crioterapia); orientar a paciente quanto à repetição desses movimentos de dessensibilização no domicílio, com utilização de hidratante tópico após sua realização.

Prognóstico
- 10 sessões.

Método para quantificar a melhoria
- Subjetivo – percepção da paciente.

Critérios para alta
- Melhora subjetiva da parestesia em região cirúrgica relatada pela paciente.

Desfechos esperados
1. Melhora/normalização da sensibilidade periferida cirúrgica;
2. Redução/ausência do quadro álgico.

Protocolo de fisioterapia na alteração postural

População-alvo
- Pacientes submetidas a mastectomia (radical ou modificada) ou reconstrução mamária.

Indicação
- Pacientes com dor e alteração postural e/ou compensações decorrentes da cirurgia.

Contraindicações
- Pacientes com meta óssea em coluna lombar classificada como alto risco de fratura patológica (ver estratificação de risco no Capítulo 3).

Objetivos
- Diminuir compensações; melhorar quadro álgico; proporcionar equilíbrio postural.

Avaliação
- Realizar avaliação postural padrão comparando os dimídios.

Condutas
- Técnicas de reeducação postural; adaptação de prótese mamária; TENS em caso de dor.

Frequência
- 2 × semana com supervisão.

Prognóstico
- 20 sessões.

Método para quantificar a melhoria
- Avaliação subjetiva através da escala Análogo Visual de dor, reavaliação postural.

Critérios para alta
- Melhora do quadro álgico (dor leve 1 a 3 na EVA) e melhora do realinhamento postural observado pelo avaliador durante a inspeção.

Retorno
- O retorno será orientado caso a paciente apresente recidiva de dor em coluna ou irradiada para membros.

Desfechos esperados
1. Redução/ausência de quadro álgico;
2. Realinhamento postural.

Protocolo de fisioterapia na escápula alada
População-alvo
- Pacientes em pós-operatório de cirurgia de mama e/ou linfadenectomia axilar.

Indicação
- Presença de escápula alada.

Contraindicações
- Metástase óssea em cintura escapular ou coluna classificada como alto risco de fratura (ver estratificação de risco no Capítulo 3).

Objetivos

- Estabilizar a escápula, fortalecer a musculatura do serrátil anterior e trapézio inferior.

Avaliação

- Inspecionar no exame físico o desvio da posição anatômica da escápula e realizar avaliação da força muscular do serrátil anterior e trapézio inferior conforme descrito abaixo e graduar a força de 0 a 5 conforme a Tabela 4.1.

Teste de força do músculo serrátil anterior

Paciente sentado com o membro superior aproximadamente em 120 a 130° de flexão; o examinador realiza força contra a superfície dorsal do braço entre o ombro e o cotovelo, na direção da extensão, e também contra a borda lateral da escápula na direção de rodar o ângulo inferior medialmente e o paciente deve manter a posição inicial. (Figura 4.22)

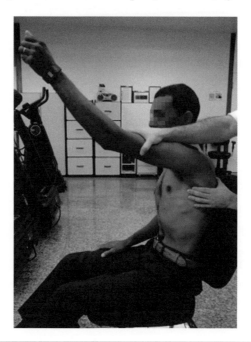

Figura 4.22 – Teste de força do músculo serrátil anterior.

Teste de força do músculo trapézio inferior

Paciente em decúbito ventral, ombro à beira da mesa e braço abduzido diagonalmente à cabeça, alinhados com as fibras inferiores do músculo e em rotação lateral, terapeuta aplica força em sentido para baixo em direção à mesa. O paciente deve manter seu membro na posição inicial (Figura 4.23).

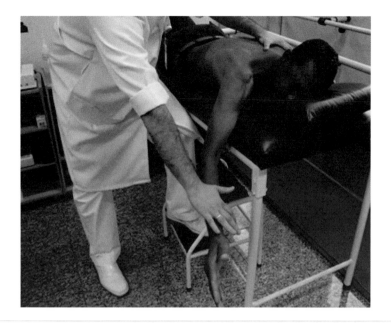

Figura 4.23 – Teste de força do músculo trapézio inferior.

Condutas

- Exercícios em posição supina para estabilização da escápula: exercícios isométricos, ativoassistidos e ativos da cintura escapular;
- Exercícios isotônicos de fortalecimento de músculos serrátil anterior (ex.: paciente em decúbito dorsal com ombro fletido 90° e cotovelo estendido. O paciente "empurra" o peso para cima sem rodar o corpo ou paciente sentado ou em pé com ombro fletido 90° e cotovelo estendido. Uma resistência elástica fica atrás do paciente. Ele "empurra" contra essa resistência sem rodar o corpo) e trapézio inferior (ex.: paciente em pé, colocar suas mãos mais próximas a uma distância um pouco menor que a largura dos ombros. Realizar flexão de cotovelo, mantendo os cotovelos apontados para fora e elevá-los o mais alto possível).

Mobilização articular escapulotorácica

Frequência

- 3 × na semana.

Tempo de atendimento

- 30 minutos.

Prognóstico de melhoria

- 20 sessões.

Método para quantificar a melhoria

- Melhora da força muscular do serrátil anterior e trapézio inferior e estabilização da escápula.

Critérios para alta

- Melhora do realinhamento postural observado pelo avaliador durante a inspeção; melhora da força muscular do serrátil anterior e trapézio inferior para grau 4 (Tabela 4.1); ou encaminhamento para avaliação médica para avaliar possível lesão nervosa.

Retorno

- O retorno será orientado caso o problema recidive com o tratamento oncológico.

Desfechos esperados

1. Realinhamento postural;
2. Estabilização escapular;
3. Melhora da força muscular.

Protocolo de fisioterapia na trombose linfática superficial (fibroesclerose do vaso linfático)

População-alvo

- Pacientes em pós-operatório de cirurgia de mama e/ou linfadenectomia axilar e/ou radioterapia.

Indicação

- Paciente com presença de fibroesclerose linfática (cordão fibroso).

Contraindicações

- Lesão de pele na região da intervenção.

Objetivos

- Ruptura da fibroesclerose e ganho de ADM de ombro e/ou cotovelo.

Condutas

- Posicionar o membro de modo a deixar o cordão fibroso tenso (estirado), realizar palpação e acompanhamento da linha fibroesclerótica posicionando os polegares do terapeuta nas extremidades do cordão, realizar uma tração manual rápida das extremidades; realizar o alongamento de membro superior e tronco.

Frequência

- 3 × na semana.

Tempo de atendimento

- 20 minutos.

Prognóstico

- 1 sessão, mas, caso existam muitos cordões fibrosos, os mesmos devem ser rompidos aos poucos em diferentes sessões.

Método para quantificar a melhoria

- Inspeção e palpação da região com fibroesclerose e goniometria da articulação comprometida.

Critérios para alta

- Dissolução da fibroesclerose observada pela inspeção e palpação.

Retorno

- O retorno será orientado caso o problema recidive com o tratamento oncológico.

Desfechos esperados

1. Melhora da ADM de ombro ipsilateral à cirurgia;
2. Ausência ou redução das fibroescleroses no MS ipsilateral à cirurgia.

Protocolo de fisioterapia na hipotrofia e fibrose do músculo peitoral maior

População-alvo

- Pacientes em pós-operatório de cirurgia de mama e/ou linfadenectomia axilar e/ou radioterapia.

Indicação

- Pacientes com fraqueza muscular e/ou fibrose do músculo peitoral maior.

Contraindicações

- Lesão de pele na região da intervenção.

Objetivos

- Melhorar a força muscular; reduzir fibrose e retrações musculares.

Avaliação

- Ficha de avaliação fisioterápica de mama padrão (Figura 4.1), avaliar o impacto da disfunção nas AVDs e no exame físico observar: inspeção e palpação do músculo peitoral maior e força muscular do peitoral (conforme descrito abaixo) e graduar a força de 0 a 5 conforme a Tabela 4.1. Realizar teste de uma resistência máxima (1 RM).

Posicionamento para avaliação de força do músculo peitoral

O paciente em decúbito dorsal, o examinador segura o ombro oposto firmemente sobre a mesa. O tríceps mantém o cotovelo em extensão. Colocar o braço do paciente em posição de 90° de flexão e leve rotação medial; o úmero é horizontalmente aduzido no sentido da extremidade esternal da clavícula. O terapeuta aplica pressão no sentido da abdução horizontal na região do antebraço. (Figura 4.24)

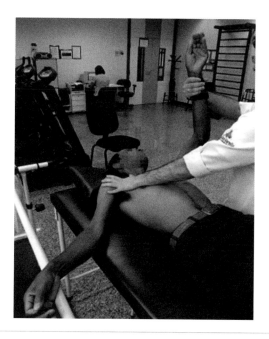

Figura 4.24 – Peitoral.

Metodologia para o teste de uma resistência máxima (1 RM)

Estipula-se um peso e o paciente é instruído a realizar o movimento proposto para um agrupamento muscular específico. Se ele conseguir realizar o movimento com facilidade, após um intervalo de descanso de 3 minutos adiciona-se mais carga. Isso é feito até que o paciente execute o movimento com dificuldade, sendo este seu limite de força daquele grupo muscular. Para evitar a fadiga devem-se realizar no máximo três tentativas.

Condutas

Exercícios ativoassistidos ou ativos da cintura escapular; massoterapia na musculatura do peitoral; desativação de pontos de gatilho em músculo peitoral maior e/ou menor (descrita no item 2.2), alongamento e fortalecimento, com halter ou faixa elástica, da musculatura do peitoral, dos membros superiores e tronco.

- Carga inicial do exercício: 25 a 30% de 1 RM
- Número de séries: 2 séries para cada exercício
- Número de repetições: de 10 a 15 repetições
- Tempo de fase concêntrica: 2 a 4 segundos
- Tempo de fase excêntrica: 4 segundos
- Tempo de repouso entre as séries: 60 segundos

- Evolução: acrescentar carga de 1 a 2,5 kg, quando o paciente estiver conseguindo realizar 2 séries de 15 repetições de forma apropriada
- Carga ao final do tratamento: aproximadamente 60 a 70% de 1 RM

Frequência
- 2 a 3 × na semana.

Tempo de atendimento
- 30 minutos.

Prognóstico de melhoria
- 20 sessões.

Método para quantificar a melhoria
- Melhora subjetiva das retrações musculares percebida pelo avaliador (utilizando a classificação nada, um pouco, moderado ou muito retraído) e graduação da força muscular do peitoral pela escala MRC, funcionalidade para AVDs pela CIF.

Critérios para alta
- Restauração da força muscular em grau 4, melhora da função nas AVDs > 40% e redução de retrações musculares para nada ou pouco retraído.

Retorno
- O retorno será orientado caso o problema recidive com o tratamento oncológico.

Desfechos esperados
1. Melhora da força muscular;
2. Melhora da funcionalidade nas AVDs;
3. Redução da fibrose e retrações musculares.

Protocolo de fisioterapia no estiramento do plexo braquial

População-alvo
- Pacientes em pós-operatório de cirurgia de mama e/ou linfadenectomia axilar.

Indicação

- Pacientes com queixa álgica e parestesia irradiada para MS comprometendo sua ADM de ombro.

Objetivos

- Melhorar quadro álgico e reduzir parestesia.

Condutas

- Exercício passivo ou ativoassistido ou ativo da cintura escapular; alongamento de membros superiores e tronco; dessensibilização com diferentes texturas realizando movimentos rápidos, prescrição de órtese se necessário.

Frequência

- 2 × na semana.

Tempo de atendimento

- 30 minutos.

Prognóstico

- 20 sessões.

Método para quantificar a melhoria

- Melhora da dor pela EVA; melhora subjetiva da parestesia referida pela paciente (utilizando a classificação nada, pouco, moderado e muito) e melhora da ADM pela goniometria.

Critérios para alta

- EVA < ou = 3; ADM de flexão ativa de ombro > 150° se necessidade laboral/AVDs ou > 130° se idosos e com função para AVDs; relato da parestesia pelo paciente como pouco ou nada.

Retorno

- O retorno será orientado caso o problema recidive com o tratamento oncológico.

Desfechos esperados

1. Redução/normalização da sensibilidade em MS ipsilateral à cirurgia;
2. Redução/ausência do quadro álgico;
3. Melhora da ADM de ombro ipsilateral à cirurgia;
4. Restauração da funcionalidade para as AVDs.

Protocolo de fisioterapia na náusea e vômito

Ver protocolo específico no Capítulo 3.

Protocolo de fisioterapia na metástase óssea em coluna, tórax e membros

Ver protocolos específicos no Capítulo 3.

Protocolo de fisioterapia na capsulite adesiva

População-alvo

- Pacientes submetidos a mastectomia radical, segmentectomia ou reconstrução mamária.

Indicação

- Pacientes com rigidez, perda de movimento (contratura) e quadro álgico em ombro.

Contraindicações

- Meta óssea em articulação de ombro classificada como alto risco (ver Capítulo 3), pacientes com seroma necessitando de punções frequentes, deiscência cicatricial.

Objetivos

- Melhorar ADM, rigidez e contratura, manter ou melhorar a força muscular, reduzir quadro álgico.

Condutas

1. TENS acupuntura por 20 a 30 minutos na região da dor com frequência: 4 Hz, tempo do pulso: 300 µs, intensidade: alta, no limite do suportável para o paciente e/ou crioterapia por 20 minutos em caso de dor.

2. Alongamentos: alongar em uma série de 30 segundos: flexores, extensores, abdutores, adutores, rotadores externos e rotadores internos do ombro.
3. Exercício para ganho de ADM ativa, com início em DD se ADM de ombro > 90 graus. Realizar uma série de 20 repetições até a amplitude máxima possível nas seguintes posições: flexão anterior dos MMSS; extensão dos MMSS; flexão de cotovelo acima da cabeça dos MMSS; abdução unilateral de MS, realizar com os dois membros.
4. Exercícios de Codman com aumento gradual de peso, realizar 10 repetições. Os exercícios devem ser feitos com o indivíduo em pé em flexão de tronco de 90°, sendo realizados nos sentidos horário, anti-horário, laterolateral e anteroposterior.
5. Mobilização articular passiva de ombro. Se o objetivo da mobilização é aumentar a abdução, os deslizamentos da cabeça do úmero devem ser caudais; para aumentar a flexão ou rotação interna os deslizamentos devem ser posteriores; e para aumentar a extensão e rotação externa o deslizamento da cabeça umeral deve ser em sentido anterior.
6. Exercício de fortalecimento muscular deve ser adicionado à medida que a amplitude de movimento da articulação glenoumeral estiver aumentado. Músculos a serem fortalecidos: romboides e trapézio médio, levantador da escápula e trapézio superior, bíceps, tríceps, infraespinhoso, deltoide posterior, supraespinhoso, deltoide médio, subescapular (abdução no plano da escápula), serrátil anterior (protração escapular), trapézio inferior, peitoral maior, redondo maior e grande dorsal (adução). Realizar em cada movimento duas séries de 10 repetições com halter de no máximo 2 kg.
7. Desativação de ponto gatilho e alongamento miofascial ativo dos seguintes músculos: infraespinhoso, supraespinhal, subescapular, peitoral maior, grande dorsal. Técnica: comprimir por mais de 45 segundos, checar liberação e aplicar gradualmente mais pressão. Em seguida realizar o alongamento miofascial de 30 a 45 segundos por posição associado a respiração profunda.
8. Técnicas de automobilização podem ser executadas ativamente pelo paciente segurando sua mão contralateral e com os cotovelos estendidos para auxiliar nos movimentos de flexão de ombro anteriormente ao seu corpo. Outra técnica é realizar o alongamento com as mãos atrás do dorso, segurando uma toalha com ambas as mãos, com um braço atrás da região glútea e o outro braço atrás da cabeça e, lentamente, puxar superiormente a toalha com a mão superior, até que sinta o alongamento.
9. As pacientes devem ser ensinadas e incentivadas a realizar esses exercícios em casa.

Frequência

- 2 a 3 vezes/semana, dependendo da necessidade avaliada e da disponibilidade da paciente com supervisão e orientações para realização diária pelo menos 2 vezes por dia.

Tempo de atendimento

- 30 a 40 minutos.

Prognóstico

- 30 a 50 sessões.

Métodos para quantificar a melhoria

- Goniometria de flexão e abdução do ombro ativa, mobilidade do ombro, funcionalidade para alcançar objetos, força dos músculos do membro superior afetado, autocuidados, realização das tarefas domésticas. Esses itens serão avaliados de acordo com a Classificação Internacional de Funcionalidade, Incapacidade e Saúde (CIF). (Tabela 4.2)

Critérios para alta

- Goniometria de flexão de ombro ativa > 150°, melhora da dor > 40% e/ou melhora da funcionalidade para alcançar objetos > 40%.

Retorno

- O retorno será orientado caso o problema recidive com o tratamento oncológico.

Desfechos esperados

1. Redução ou ausência de quadro álgico;
2. Normalização da ADM de ombro ipsilateral à cirurgia;
3. Melhora da mobilidade de ombro;
4. Melhora da funcionalidade para alcançar objetos.

Palestras de orientações com a equipe multidisciplinar (Figura 4.25)

População-alvo

- Pacientes em tratamento do câncer de mama e seus acompanhantes.

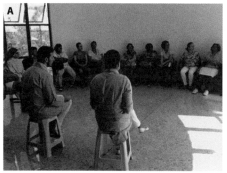 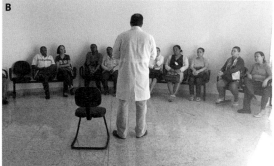

Figura 4.25 – Palestras com a equipe multidisciplinar.

Objetivo

- Orientar os pacientes e acompanhantes sobre a doença, tipos de cirurgia e tratamentos e possíveis sequelas; importância da atividade física e dos cuidados com o membro; cuidados com a pele durante a radioterapia; direitos sociais das pessoas com câncer; como lidar com a nova aparência e uma melhor aceitação do tratamento e suas sequelas para um menor impacto na qualidade de vida; alimentação saudável, alimentos que auxiliam na imunidade e na diminuição de enjoos; adequado uso dos medicamentos e principais efeitos colaterais.

Frequência

- A cada 15 dias.

Equipe multidisciplinar participante

- Fisioterapeuta, médico, enfermeiro, assistente social, psicólogo, nutricionista e farmacêutico.

A Figura 4.26 representa o fluxograma para condução das pacientes com câncer de mama dentro do serviço de fisioterapia.

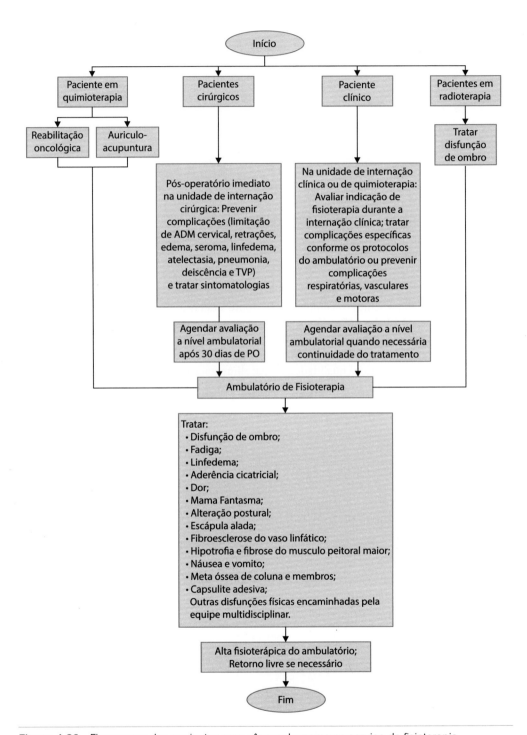

Figura 4.26 – Fluxograma das pacientes com câncer de mama no serviço de fisioterapia.

REFERÊNCIAS BIBLIOGRÁFICAS

1. Amaral MTP et al. Orientação domiciliar: proposta de reabilitação física para mulheres submetidas à cirurgia por câncer de mama. Rev Ciênc Méd, Campinas, set./out., 2005;14(5):405-413.
2. Amaral, MTP do. Terapia manual como recurso fisioterapêutico no pós- operatório por câncer de mama. Tese da UNICAMP. Campinas, SP: [s.n.], 2010.
3. Bergmann A, et al. Fisioterapia em mastologia oncológica: rotinas do Hospital do Câncer III/INCA. Revista Brasileira de Cancerologia 2006; 52(1): 97-109.
4. Bergmann A, MattosIE, and Koifman RJ. Diagnóstico do linfedema: análise dos métodos empregados na avaliação do membro superior após linfadenectomia axilar para tratamento do câncer de mama. Rev Bras Cancerol 2004;50.4: 311-20.
5. Bergmann A. Prevalência de linfedema subsequente a tratamento cirúrgico para câncer de mama no Rio de Janeiro. [Mestrado] Fundação Oswaldo Cruz, Escola Nacional de Saúde Pública; 2000. xiv, 142p.
6. Brain. 2010 Oct;133(10):2838-44. Aids to the investigation of peripheral nerve injuries. Medical Research Council: Nerve Injuries Research Committee. His Majesty's Stationery Office: 1942; pp. 48 (iii) and 74 figures and 7 diagrams; with aids to the examination of the peripheral nervous system. By Michael O'Brien for the Guarantors of Brain. Saunders Elsevier: 2010; pp. [8] 64 and 94 Figures.
7. Carnaval PE. Medidas e avaliações em ciências do esporte. 4ª ed. Rio de Janeiro: Sprint, 2000.
8. Cheville AL et al. Lymphedem management. Seminars in Radiation Oncology, (July), 2003; 13: 3, 290-301.
9. Cramp Fiona DJ. Exercise for the management of cancer-related fatigue in adults. Cochrane Database of Systematic Reviews. In: The Cochrane Library, Issue 12, Art. No. CD006145. DOI: 10.1002/14651858. CD006145.pub2. 2008.
10. De Backer IC et al. Resistance training in cancer survivors. Int J Sports Med 2009; 30: 703 – 712.
11. Delisa J A, Gans BM. Tratado de Medicina de Reabilitação, princípios e prática. vol.1. São Paulo:Manole, 2002.
12. Devoogdt N et al. Different physical treatment modalities for lymphoedema developing after axillary lymph node dissection for breast cancer: A review. European Journal of Obstetrics & Gynecology and Reproductive Biology 2010; 149: 3–9.
13. Ferguson CM, Swaroop MN, Horick N, Skolny MN, Miller CL, Jammallo LS, Brunelle C, O'Toole JA, Salama L, Specht MC, Taghian AG. Impact of Ipsilateral Blood Draws, Injections, Blood Pressure Measurements, and Air Travel on the Risk of Lymphedema for Patients Treated for Breast Cancer. J Clin Oncol. 2016 Mar 1;34(7):691-8.
14. Green S, Buchbinder R, Hetrick SE. Acupuncture for shoulder pain. Cochrane Database of Systematic Reviews. In: The Cochrane Library, Issue 10, Art. No. CD005319. DOI: 10.1002/14651858.CD005319.pub2. 2005.
15. Harris SR et al. Clinical practice guidelines for the care and treatment of breast cancer: Lymphedema. CMAJ2001 January 23; 164(2): 191–199.
16. Holmes MD et al. Physical activity and survival after breast cancer diagnosis. JAMA 2005;293:2479-2486.
17. http://www.facit.org/FACITOrg/Questionnaires
18. INCA (Citado 2014 Ago 04). Disponível em: http://www.inca.gov.br/estimativa/2014/sintese-de-resultados-comentarios.asp
19. Internatcional Society of Lymphology. Consensus Document: the diagnosis and treatment of peripheral lymphedema. Lymphology 46 (2013) 1-11.
20. Irwin ML, Cartmel B, Gross CP, et al. Randomized exercise trial of aromatase inhibitor-induced arthralgia in breast cancer survivors. J Clin Oncol 33:1104-11, 2015.
21. Kowalski LP, et al. Manual de Condutas Diagnósticas e Terapêuticas em Oncologia. São Paulo:Âmbito Editores, 2002.
22. Lee TS, Kilbreath SL, Refshauge KM, Herbert RD, Beith JM. Prognosis of the upper limb following surgery and radiation for breast cancer. Breast Cancer Research and Treatment 2008;110(1):19–37.
23. Markes M, Brockow T, Resch K-L. Exercise for women receiving adjuvant therapy for breast cancer. Cochrane Database of Systematic Reviews. In: The Cochrane Library, Issue 12, Art. No. CD005001. DOI: 10.1002/14651858.CD005001.pub4. 2006.

24. Mastrella AS, et al. Escápula alada pós-linfadenectomia no tratamento do câncer de mama. Revista Brasileira de Cancerologia 2009; 55(4): 397-404.
25. McNeely ML, Campbell K, Ospina M, Rowe BH, Dabbs K, Klassen TP, Mackey J, Courneya K. Exercise interventions for upper-limb dysfunction due to breast cancer treatment. Cochrane Database of Systematic Reviews. In: The Cochrane Library, Issue 12, Art. No. CD005211. DOI: 10.1002/14651858.CD005211.pub6. 2010.
26. Michels FAS, Latorre MRDO, Maciel MS. Validação e reprodutibilidade do questionário FACT-B+4 de qualidade de vida específico para câncer de mama e comparação dos questionários IBCSG, EORTC-BR23 e FACT-B+4. Cad. Saúde Colet 2012, Rio de Janeiro, 20 (3): 321-8.
27. Miller AJ, Bruna J, Beninson J. A universally applicable clinical classification of lymphedema. Angiology 50: 189-192, 1999.
28. Mota DDC de Faria, Pimenta CA de Mattos, Fitch MI. Pictograma de Fadiga: uma alternativa para avaliação da intensidade e impacto da fadiga. Rev Esc Enferm USP vol.43 no.spe São Paulo Dec. 2009.
29. Nechuta SJ, et al. Post-diagnosis BMI and physical activity in association with triple-negative breast cancer prognosis: Results from 5 prospective cohorts. J Clin Oncol 33, 2015 (suppl; abstr 1507).
30. Oberhoff C et al. Perioperative development of a thrombogenic risk profile in patients with carcinomas of the breast: a cause of increased thrombosis. Eur J Gynaecol Oncol 2000;21(6):560-8.
31. Oliveira MMF, Souza GA, Miranda MS, Okubo MA, Amaral MTP, Silva MPP, Gurgel MSC. Exercícios para membros superiores durante radioterapia para câncer de mama e qualidade de vida. Rev Bras Ginecol Obstet 2010; 32(3):133-8.
32. Organização Mundial de Saúde. Classificação Internacional de Funcionalidade, Incapacidade e Saúde. Lisboa, 2004.
33. Page MJ, et al. Electrotherapy modalities for adhesive capsulitis (frozen shoulder). Cochrane Database of Systematic Reviews. 2014 Oct 1;10:CD011324. doi: 10.1002/14651858.CD011324.
34. Pascoal CKP, Bergmann A, Ribeiro MJP, Vieira RJS, Fontoura HA. Estudo qualitativo com mulheres submetidas à BLS. Revista Brasileira de Cancerologia 2010; 56(2): 219-226.
35. Pereira CMA, Vieira EORY, Alcântara PSM. Avaliação de protocolo de fisioterapia aplicado a pacientes mastectomizadas a Madden. Revista Brasileira de Cancerologia 2005; 51(2): 143-148.
36. Resende LF et al. Exercícios livres versus direcionados nas complicações pós- operatórias de câncer de mama. Rev Assoc Med Bras 2006; 52(1): 37-42.
37. Rezende LF et al. Fatores de risco para o linfedema. J Vasc Bras 2010;9: 4.
38. Rojas MPMP, Telaro E, Moschetti I, Coe L, Fossati R, Liberati A, Rosselli MDT. Follow-up strategies for women treated for early breast cancer. Cochrane Database of Systematic Reviews 2000, Issue 4. Art. No.: CD001768. DOI: 10.1002/14651858.CD001768.pub2.
39. Schmitz KH, Ahmed RL, Troxel AB, Cheville A, Lewis-Grant L, Smith R, Bryan CJ, Williams-Smith CT, Chittams J. Weight lifting for women at risk for breast cancer-related lymphedema: a randomized trial. JAMA. 2010 Dec 22;304(24):2699-705.
40. Schmitz KH, Ahmed RL, Troxel A, Cheville A, Smith R, Lewis-Grant L, Bryan CJ, Williams-Smith CT, Greene QP. Weight lifting in women with breast-cancer-related lymphedema. N Engl J Med. 2009 Aug 13;361(7):664-73.
41. Silver JK, Gilchrist LS. Cancer rehabilitation with a focus on evidence-based outpatient physical and occupational therapy interventions. Am J Phys Med Rehabil 2011 May; 90(5 Suppl 1):S5-15.
42. Souza LAC, Martins JC, Teixeira-Salmela LF, Godoy MR, Aguiar LT, Faria CDCM. Avaliação da força muscular pelo teste do esfigmomanômetro modificado: uma revisão da literatura. Fisioter Mov 2013 abr/jun;26(2):437-52.
43. Todd J et al. A randomised controlled trial of two programmes of shoulder exercise following axillary node dissection for invasive breast cancer. Physiotherapy 94 (2008) 265–273.
44. Velthuis MJ et al. Physical Activity during Cancer Treatment (PACT) Study: design of a randomised clinical trial (protocol). BMC Cancer 2010, 10:272.
45. WHO, 2013. Global Health Estimates. (Cited 2014 Ago 04). Disponível em: http://www.who.int/healthinfo/global_burden_disease/en/. Acesso em: 26/10/2016.
46. WHO. (Cited 2014 Ago 04). Disponível em: URL:http://www.who.int/cancer/detection/breastcancer/en/index1.html. Acesso em: 26/10/2016.

Capítulo 5

Fisioterapia no Câncer de Próstata

Débora de Almeida Silva Faria
Flávia Maria Ribeiro Vital

INTRODUÇÃO

O câncer de próstata é o segundo tipo de câncer mais incidente entre os homens, perdendo apenas para o câncer de pele não melanoma.

O aumento na expectativa de vida, a evolução dos métodos diagnósticos, o rastreamento do câncer de próstata através do PSA e do toque retal podem explicar o aumento da incidência do câncer de próstata no Brasil. Segundo o INCA, o risco estimado para 2016 foi de 61,82 novos casos a cada 100 mil homens.

Um fator de risco bem-estabelecido para o desenvolvimento do câncer de próstata é a idade. Aproximadamente 62% dos casos diagnosticados no mundo ocorrem em homens com 65 anos ou mais. Outros fatores de risco são etnia, história familiar da doença, tabagismo, dietas ricas em gordura animal, carne vermelha e embutidos.

A prostatectomia radical é a cirurgia na qual se retira toda a próstata; é o método de tratamento mais eficaz para o câncer de próstata localizado. No entanto, essa cirurgia pode deixar sequelas importantes, com incontinência urinária e impotência sexual. Estas podem gerar um profundo impacto negativo na qualidade de vida desses indivíduos, gerando dificuldades psicológicas como ansiedade, depressão, exclusão social, além de complicações como infecção recorrente do trato urinário, dermatites, constrangimento, afetando profundamente a autoestima do indivíduo.

Segundo a Sociedade Internacional de Continência, é considerada incontinência urinária qualquer perda involuntária de urina. Ela pode ser subdividida em três grupos: incontinência urinária de urgência (IUU), incontinência urinária de estresse (IUE) e incontinência urinária mista (IUM). A IUU é definida como a queixa de perda involuntária de urina associada ao desejo súbito de urinar. Já a IUE é a perda involuntária de urina após tosse, espirro ou esforço físico.

A frequência da incontinência urinária irá variar conforme o tipo de cirurgia, a técnica cirúrgica, o tamanho e a localização do tumor e a idade do paciente. Ela tende a melhorar de forma gradativa entre 1 e 2 anos após a cirurgia. Mas em alguns casos pode ser permanente.

A incidência de IU após prostatectomia é controversa, variando de 1% a 87%. Essa grande variação está provavelmente relacionada à falta de padronização nos estudos para definir incontinência, além das diferenças nas avaliações de cirurgiões e pacientes, momento da avaliação, idade do paciente e mesmo desconhecimento do tratamento conservador.

No estudo de Filocamo e colaboradores (2005) após 3 meses de reabilitação, 74% dos pacientes que realizaram o protocolo de exercícios recuperaram a continência urinária, comparados a 30% dos que recebem apenas acompanhamento médico, sendo que os pacientes que se tornam continentes têm cinco vezes mais chances de recuperar a potência sexual.

O prognóstico de impotência sexual após 2 anos da cirurgia é de 79% e após radioterapia é de 61%; após 3 meses de reabilitação com *biofeedback*, exercícios e orientação de mudanças no estilo de vida, cerca de 40-47% passam a ter função erétil normal, 24-35% melhoram a função e apenas 12-25% não têm resultado. Os desfechos são mais favoráveis em homens com disfunção veno-oclusiva.

Cerca de 65% dos pacientes têm gotejamento pós-miccional com disfunção. Após reabilitação com *biofeedback*, exercícios e orientação de mudanças no estilo de vida, cerca de 75% ficaram assintomáticos.

A fisioterapia tem um importante papel na melhora da qualidade de vida dos pacientes que desenvolvem incontinência urinária após a prostatectomia radical, uma vez que acelera o tempo de recuperação da continência através da reabilitação e do fortalecimento da musculatura do assoalho pélvico.

A seguir o plano de cuidados da fisioterapia no câncer de próstata com protocolos baseado em evidências.

PROTOCOLOS DE FISIOTERAPIA EM PACIENTES INTERNADOS

Protocolo de fisioterapia no pós-operatório imediato

População-alvo

- Pacientes submetidos a prostatectomia.

Objetivos

- Orientar o paciente como reabilitar precocemente a continência urinária, prevenir complicações (atelectasia, pneumonia e trombose venosa profunda (TVP)), tratar sintomatologias e reduzir o tempo de internação hospitalar.

Atendimento

- Individual ou em grupo.

Frequência

- Uma vez por dia com supervisão do fisioterapeuta e duas vezes sem supervisão.

Avaliação

- Anamnese e exame físico: sinais vitais, ausculta pulmonar, dor, palpação das panturrilhas.

Condutas indicadas

- STEP 1 - corresponde ao pós-operatório imediato a partir de 2 horas após a extubação, se o paciente estiver evoluindo bem (BEG): posicionar o paciente em decúbito dorsal (DD) com a cabeceira em Fowler (60°), realizar tosse assistida, cinesioterapia motora (bomba de panturrilha ativa, flexoextensão de membros inferiores), orientar a repetição dessas atividades sem supervisão.
- STEP 2 - corresponde ao pós-operatório imediato a partir de 6 horas após a extubação, se BEG: posicionar o paciente sentado fora do leito, realizar tosse assistida, deambular no quarto, orientar a repetição dessas atividades sem supervisão.
- STEP 3 - corresponde ao primeiro e segundo dia após a cirurgia (1º e 2º PO), se BEG: posicionar o paciente sentado fora do leito, estimular a tosse, realizar deambulação no corredor, orientar a repetição dessas atividades sem supervisão, orientar sobre a reabilitação de períneo após a retirada da sonda.
- STEP 4 - corresponde ao terceiro e quarto PO, se BEG: estimular o paciente a sentar fora do leito, realizar e deambulação no corredor, estimular a tosse, descer e subir três lances de rampa ou de escada, orientar a repetição dessas atividades sem supervisão, orientar exercícios de contração de períneo utilizando a sonda como estímulo e dando continuidade aos exercícios após a retirada da sonda, orientar os objetivos do retorno no ambulatório para avaliação. Orientar e entregar folha impressa com a orientação da caminhada com a data do retorno para avaliação no ambulatório de fisioterapia (Figura 5.1).

As sintomatologias poderão ser conduzidas conforme os protocolos de condutas terapêuticas descritas no Protocolo para pacientes oncológicos clínicos internados, no Capítulo 3.

Retorno

- Agendar retorno em 30 dias no ambulatório de fisioterapia.

Desfechos esperados

1. Redução da incidência de TVP;
2. Redução da incidência de pneumonias;
3. Redução da incidência de atelectasias;
4. Redução da dor;
5. Conscientização do paciente sobre a reabilitação de períneo para recuperação mais rápida da continência urinária.

Fisioterapia em Oncologia – Protocolos Assistenciais

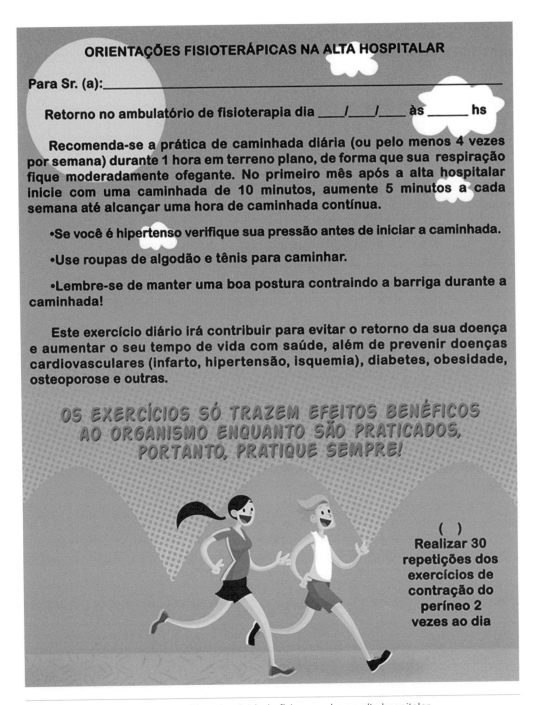

Figura 5.1 – Orientações para prática de atividade física regular na alta hospitalar.

Protocolo de fisioterapia na internação clínica

Ver protocolo para pacientes oncológicos clínicos internados no Capítulo 3.

FISIOTERAPIA AMBULATORIAL

Protocolo de fisioterapia na pré-reabilitação

População-alvo

- Pacientes com diagnóstico de câncer de próstata antes de iniciar o tratamento oncológico com radioterapia ou cirurgia.

Objetivos

- Conhecer o estado clínico geral do paciente no pré-operatório; avaliar a presença de incontinência urinária e impotência sexual prévia ao tratamento oncológico, educar para os riscos de complicações como incontinência urinária e impotência sexual após o tratamento com cirurgia ou radioterapia assim como o processo de reabilitação precoce desses problemas. Orientar consciência corporal e treino do períneo. Melhorar a aderência à reabilitação de incontinência urinária e impotência sexual.

Avaliação

- Realizar avaliação conforme a ficha de avaliação padrão para pacientes com incontinência urinária (Figura 5.2).

Ficha Uro-Proctológica

Início de tratamento? (para fins de desfecho) ○ Sim ○ Não

ANAMNESE

Diagnóstico Clínico :

Classificação TNM : **Estadiamento :** Selecio

Queixa Principal :

HDA :

HPP :

AO : ☐ Gesta ☐ Pari ☐ Normal ☐ Cirúrgico **Peso maior / menor RN :**

Figura 5.2 – Ficha de avaliação fisioterápica. Fonte: Fundação Cristiano Varella (com permissão). Continua

Continuação

Perda de Esforços: ☐ Mínima ☐ Moderada ☐ Intensa ☐ Relação Sexual ☐ Contato com água
☐ Levantar ☐ Risos ☐ Espirro ☐ Tosse ☐ Andar ☐ Saltar
☐ Córcoras ☐ Erguer Peso ☐ Outros: _____

Frequência de: ☐ Micção ☐ Evacuação **Vezes / Dia:** _____
☐ Noctúria **Vezes / Noite:** _____

Uso de forro: ○ Sim ○ Não **Tipo:** _____
Nº de trocas: _____ ☐ Rotina ☐ Necessidade

Quantidade perdida: [Selecione] **Jato da Urina:** [Selecione]
Tipo de perda: ☐ Contínua ☐ Intermitente ☐ Em estresse ☐ Outro: _____

Ato miccional/ fecal: ☐ Ardor ☐ Conforto ☐ Dor ☐ Desejo pós-miccional ☐ Sensação de resíduo
Outros: _____

Atividade Sexual: ☐ Inativa ☐ Ativa ☐ Insatisfatória ☐ Satisfatória ☐ Anorgasmia
☐ IU ☐ Flatus ☐ Com dor Outros: _____

Tabagista: ○ Sim ○ Não ○ Passivo **Já fumou antes?** ○ Sim ○ Não
Etilista: ○ Sim ○ Não Obs: _____

Problemas Associados: ☐ Cardiopatia ☐ Diabetes ☐ Constipação Intestinal ☐ HAS ☐ Obesidade
Outros: _____

Medicamentos em uso: ☐ Diuréticos ☐ Tranquilizantes ☐ Hormônios ☐ Corticosteróides
☐ Anticolinérgicos ☐ Outros: _____

Complicações pré- operatório: ☐ Incontinência urinária ☐ Disfunção erétil Outros: _____
Complicações pós- operatório: ☐ Incontinência urinária ☐ Disfunção erétil ☐ Infecção urinária
☐ Dor ao evacuar ☐ Sangramento ☐ Dor ao urinar
☐ Tontura ☐ Edema de MMI ☐ Linfocele
☐ Dor localizada em região de períneo em repouso ☐ Dor localizada em região de períneo durante a contração ☐ Lesão do reto
Outros: _____

EXAMES COMPLEMENTARES

Figura 5.2 – Ficha de avaliação fisioterápica. Fonte: Fundação Cristiano Varella (com permissão). Continua

Continuação

EXAMES FÍSICO

Inspeção :

Distópias :	Selecione	Força muscular de períneo :	Selecione
Contração perineal :	Selecione	Sensibilidade :	Selecione
Palpação :	Selecione	Reflexo Clitoriano :	Selecione
Compreensão dos execícios perineais :	Selecione		

FUNCIONALIDADE PELA CIF

Continência urinária : [ ] Selecione
Função sexual : [ ]% Selecione
Relacionamentos Sociais informais : [ ] Selecione

Pad Test : Peso da fralda pré teste [ ] g
Peso da fralda pós teste [ ] g   Diferença [ ] g

Escala Análogo Visual de Incontinência : Seleci

Diagnóstico Cinético Funcional : ☐ Agudo ☐ Crônico

DESFECHOS

Melhora da I.U pós reabilitação : Selecione / Selecione
☐ Percentual percebido pelo paciente
☐ Percentual percebido pelo Pad Test

Melhora da disfunção erétil : Selecione
☐ Percentual percebido pelo paciente

Melhora das Relações Sociais : Selecione / Selecione
☐ Percentual percebido pelo paciente
☐ Percentual percebido pelo avaliador

TRATAMENTO

☐ Grupo de próstata   ☐ Cinesioterapia Individual   ☐ Eletroestimulação com eletrodo anal/vaginal
☐ Tratamento Comportamental   ☐ Biofeeedback   ☐ Eletroestimulação com TENS parassacral
☐ Sem necessidade de tratamento   ☐ Encaminhamento
☐ Retorno 3 meses   ☐ Alta   ☐ Orientações dos exercícios domiciliares
Outros :

Figura 5.2 – Ficha de avaliação fisioterápica. Fonte: Fundação Cristiano Varella (com permissão).

Condutas indicadas

- Orientar os riscos de complicações como incontinência urinária e impotência sexual após o tratamento com cirurgia ou radioterapia;
- Orientar o processo de reabilitação precoce desses problemas;
- Orientar consciência corporal e treino do períneo.

Desfechos esperados

1. Melhorar a aderência à reabilitação de incontinência urinária e impotência sexual;
2. Recuperação mais rápida da incontinência urinária;
3. Prevenção da impotência sexual.

Protocolo de fisioterapia na reabilitação de períneo com cinesioterapia (grupo de próstata)

População-alvo

- Pacientes submetidos a prostatectomia ou a outro tratamento oncológico.

Indicação

- Pacientes com incontinência urinária.

Atendimento

- Em grupo.

Objetivos

- Restaurar o controle vesical.

Avaliação

- Realizar avaliação conforme a ficha de avaliação padrão para pacientes com incontinência urinária (Figura 5.2).
    - História médica e oncológica
    - Anamnese
    - Exame físico: inspeção, palpação, graduação subjetiva da força muscular de períneo (Tabela 5.1) e sensibilidade.
        - Método: O paciente deve ser posicionado em decúbito lateral com os MMII e joelhos fletidos a 90°. A seguir o fisioterapeuta introduz o dedo indicador no reto do paciente e solicita que comprima seu dedo com a força da musculatura anal, como se estivesse urinando e interrompesse essa ação. OBS: a fraqueza ou incapacidade de contração pode indicar um dano.
    - Utilizar a Classificação Internacional de Funcionalidade (CIF) para continência urinária (b6202) para avaliar a intensidade da deficiência para o controle da urina.
        - xxx.0 NENHUMA deficiência (nenhuma, ausente, escassa...) 0-4%

Tabela 5.1
Avaliação de força de períneo pelo toque anal: avalia a força da musculatura do períneo, classificando-a de 0 a 5

0	Sem função perineal objetiva, nem à palpação.
1	Função perineal objetiva ausente, reconhecida somente à palpação.
2	Função perineal objetiva deficiente, reconhecida à palpação.
3	Função perineal objetiva, sem opor resistência à palpação.
4	Função perineal objetiva e resistência oposta não mantida à palpação.
5	Função perineal objetiva e resistência oposta mantida a palpação durante mais de 5 segundos.

Fonte: Sagae et al., 2012.

- xxx.1 Deficiência LIGEIRA (leve, pequena...) 5-24%
- xxx.2 Deficiência MODERADA (média...) 25-49%
- xxx.3 Deficiência GRAVE (grande, extrema...) 50-95%
- xxx.4 Deficiência COMPLETA (total...) 96-100%

○ Avaliar a intensidade da incontinência urinária na percepção do paciente pela escala visual analógica (EVA) (Figura 5.3).
○ Orientar o uso do Diário Miccional (Figura 5.4) e analisá-lo posteriormente para um melhor direcionamento das orientações comportamentais.
○ Aplicar e analisar o Questionário de Qualidade Vida (*King's Health Questionnaire*) relacionado à incontinência urinária (Figura 5.5)

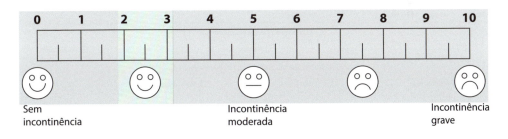

Figura 5.3 – Escala visual analógica para incontinência urinária.

Diário Miccional
Nome:
Data: ___/___/___
Instruções: • Preencher o diário miccional durante um período de 24 horas • Anotar a hora e a quantidade e o tipo de líquido que tomou (ex.: copo de suco) • Anotar a hora e a quantidade de urina que urinou no banheiro (urinar no copo coletor de medida) • Anotar a hora e o tipo de perdas (ex.: gota, colher ou copo) e em observações colocar a atividade que estava fazendo na hora em que perdeu a urina (ex.: levantar da cadeira)

Hora	Quantidade e tipo de líquido ingerido	Quantidade de urina	Perdas	Observações

Figura 5.4 – Diário miccional.

King's Health Questionnaire. Questionário de qualidade de vida para incontinência urinária

Nome: _____
Idade: [ ]anos   Data: ___/___/___   Avaliação: (1) (2)

Como você avaliaria sua saúde hoje?
☐ Muito boa   ☐ Boa   ☐ Normal   ☐ Ruim   ☐ Muito ruim

Quanto você acha que seu problema de bexiga atrapalha sua vida?
☐ Não atrapalha   ☐ Um pouco   ☐ Mais ou menos   ☐ Muito

Figura 5.5 – *King's Health Questionnaire*. Questionário de qualidade de vida para incontinência urinária. Fonte: Tamanini JTN, D'Ancona CAL, Botega NJ, Netto Junior NR. Validação do "King's Health Questionnaire" para o português em mulheres com incontinência urinária. Rev Saúde Pública 2003;37(2):203-11. Continua

Continuação

A seguir estão algumas atividades que podem ser afetadas pelos problemas de bexiga. Quanto seu problema de bexiga afeta você?

Gostaríamos que você respondesse todas as perguntas.

Simplesmente marque com um "X" a alternativa que melhor se aplica a você.

Limitação no desempenho de tarefas

Com que intensidade seu problema de bexiga atrapalha suas tarefas de casa? (ex.: limpar, lavar, cozinhar etc.)

☐ Não atrapalha ☐ Um pouco ☐ Mais ou menos ☐ Muito

Com que intensidade seu problema de bexiga atrapalha seu trabalho, ou suas atividades diárias normais fora de casa como: fazer compra, levar filho à escola etc.?

☐ Não atrapalha ☐ Um pouco ☐ Mais ou menos ☐ Muito

Limitação física/social

Seu problema de bexiga atrapalha suas atividades físicas como: fazer caminhada, correr, fazer algum esporte etc.?

☐ Não atrapalha ☐ Um pouco ☐ Mais ou menos ☐ Muito

Seu problema de bexiga atrapalha quando você quer fazer uma viagem?

☐ Não atrapalha ☐ Um pouco ☐ Mais ou menos ☐ Muito

Seu problema de bexiga atrapalha quando você vai à igreja, a uma reunião, a uma festa?

☐ Não atrapalha ☐ Um pouco ☐ Mais ou menos ☐ Muito

Você deixa de visitar seus amigos por causa do problema de bexiga?

☐ Não atrapalha ☐ Um pouco ☐ Mais ou menos ☐ Muito

Relações pessoais

Seu problema de bexiga atrapalha sua vida sexual?

☐ Não atrapalha ☐ Não se aplica ☐ Um pouco ☐ Mais ou menos ☐ Muito

Seu problema de bexiga atrapalha sua vida com sua companheira?

☐ Não atrapalha ☐ Não se aplica ☐ Um pouco ☐ Mais ou menos ☐ Muito

Seu problema de bexiga incomoda seus familiares?

☐ Não atrapalha ☐ Não se aplica ☐ Um pouco ☐ Mais ou menos ☐ Muito

Gostaríamos de saber quais são os seus problemas de bexiga e quanto eles afetam você.
Escolha da lista abaixo APENAS AQUELES PROBLEMAS que você tem no momento.

Quanto eles afetam você?

Frequência: Você vai muitas vezes ao banheiro?

Noctúria: Você levanta à noite para urinar?

☐ Um pouco ☐ Mais ou menos ☐ Muito

Urgência: Você tem vontade forte de urinar e muito difícil de controlar?

☐ Um pouco ☐ Mais ou menos ☐ Muito

Bexiga hiperativa: Você perde urina quando tem muita vontade de urinar?

☐ Um pouco ☐ Mais ou menos ☐ Muito

Incontinência urinária de esforço: Você perde urina com atividades físicas como: tossir, espirrar, correr?

☐ Um pouco ☐ Mais ou menos ☐ Muito

Enurese noturna: Você molha a cama à noite?

☐ Um pouco ☐ Mais ou menos ☐ Muito

Incontinência no intercurso sexual: Você perde urina durante a relação sexual?

☐ Um pouco ☐ Mais ou menos ☐ Muito

Figura 5.5 – *King's Health Questionnaire.* Questionário de qualidade de vida para incontinência urinária. Fonte: Tamanini JTN, D'Ancona CAL, Botega NJ, Netto Junior NR. Validação do "King's Health Questionnaire" para o português em mulheres com incontinência urinária. Rev Saúde Pública 2003;37(2):203-11.

Continuação

Infecções frequentes: Você tem muitas infecções urinárias?
☐ Um pouco   ☐ Mais ou menos   ☐ Muito

Dor na bexiga: Você tem dor na bexiga?
☐ Um pouco   ☐ Mais ou menos   ☐ Muito

Outros: Você tem algum outro problema relacionado a sua bexiga?
☐ Um pouco   ☐ Mais ou menos   ☐ Muito

Emoções

Você fica deprimido com seu problema de bexiga?
☐ Não   ☐ Um pouco   ☐ Mais ou menos   ☐ Muito

Você fica ansioso ou nervoso com seu problema de bexiga?
☐ Não   ☐ Um pouco   ☐ Mais ou menos   ☐ Muito

Você fica mal consigo mesmo por causa do seu problema de bexiga?
☐ Não   ☐ Às vezes   ☐ Várias vezes   ☐ Sempre

Sono/Energia

Seu problema de bexiga atrapalha seu sono?
☐ Não   ☐ Às vezes   ☐ Várias vezes   ☐ Sempre

Você se sente desgastado ou cansado?
☐ Não   ☐ Às vezes   ☐ Várias vezes   ☐ Sempre

Algumas situações abaixo acontecem com você? Se tiver, o quanto?

Você usa algum tipo de protetor higiênico como: fralda, forro, absorvente tipo Modess para manter-se seco?
☐ Não   ☐ Às vezes   ☐ Várias vezes   ☐ Sempre

Você controla a quantidade de líquido que bebe?
☐ Não   ☐ Às vezes   ☐ Várias vezes   ☐ Sempre

Você precisa trocar sua roupa íntima (cueca) quando fica molhado?
☐ Não   ☐ Às vezes   ☐ Várias vezes   ☐ Sempre

Você se preocupa em estar cheirando a urina?
☐ Não   ☐ Às vezes   ☐ Várias vezes   ☐ Sempre

Figura 5.5 – *King's Health Questionnaire*. Questionário de qualidade de vida para incontinência urinária. Fonte: Tamanini JTN, D'Ancona CAL, Botega NJ, Netto Junior NR. Validação do "King's Health Questionnaire" para o português em mulheres com incontinência urinária. Rev Saúde Pública 2003;37(2):203-11.

Condutas

Protocolo de exercícios para incontinência urinária

Composto de exercícios ativos para fortalecimento do períneo (exercícios de Kegel) em diferentes posturas (para aumentar a pressão abdominal) enquanto o paciente tenta realizar o controle ativo da perda da urina.

- Fase I (realizar 1 série de 10 contrações mantendo 5 segundos) – 10 sessões
- Fase II (realizar 1 série de 10 contrações mantendo 10 segundos)

Sequência dos exercícios

- Paciente em DD com quadril e joelhos semiflexionados com os pés apoiados, realizar contração da musculatura pélvica.
- Paciente em DD, com auxílio de uma bola entre os joelhos, realizar a contração de períneo ao mesmo tempo em que aperta a bola entre os joelhos.
- Paciente em DD elevar o quadril ao mesmo tempo em que realiza a contração da musculatura pélvica.
- Paciente sentado, com as costas eretas e pernas cruzadas, contrair a musculatura pélvica.
- Paciente sentado, solicitar tosse enquanto contrai períneo.
- Realizar contração de períneo enquanto levanta.
- Paciente em pé, pernas estendidas e um pouco afastadas, mãos nas nádegas, pressioná-las enquanto realiza a contração da musculatura pélvica.
- Paciente em pé, apoiado na parede, agachar realizando as contrações.
- Paciente de pé, saltar enquanto contrai o períneo.
- Tempo de contração: 5-10 s.
- Tempo de relaxamento: 2-10 s.
- Número de repetições: 1 série de 10 contrações em diferentes posturas.
- Inicio da intervenção: 30 dias após a cirurgia ou no próximo dia de grupo quando for PO tardio.
- Frequência: 2 a 3 vezes por semana.

A Figura 5.6 apresenta alguns exercícios em grupo para incontinência urinária.

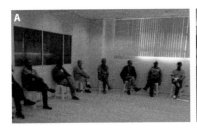
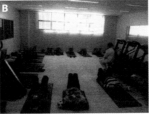
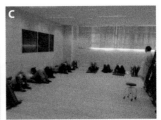

Figura 5.6 – Exercícios em grupo para incontinência urinária (A), (B), (C).

Orientações comportamentais

- Procurar ir ao banheiro a cada 2 a 3 horas para urinar, mesmo se não estiver com vontade;
- Orientação de ingesta líquida: beber 2 litros de água por dia;
- Não ingerir muito líquido próximo ao horário de dormir;
- Evitar substâncias irritantes da bexiga como café, refrigerantes sabor cola, frutas cítricas em excesso, chocolate, comidas apimentadas, açúcar, mel, álcool, leite e chá-mate;

- Orientar quanto à constipação intestinal e encaminhamento para a nutricionista para ajuste alimentar, se necessário;
- Orientar a redução de peso, no caso de pacientes obesos;
- Não fumar;
- Orientar o retreinamento vesical: método de supressão da urgência e aumento da capacidade vesical:
  - Sentar em uma superfície dura e relaxar os músculos abdominais quando estiver com sintomas de urgência urinária.
  - Manter a calma.
  - Contrair os músculos do assoalho pélvico.
  - Após o desaparecimento da urgência, continuar as atividades prévias.

Orientações dos exercícios domiciliares (Figura 5.7)

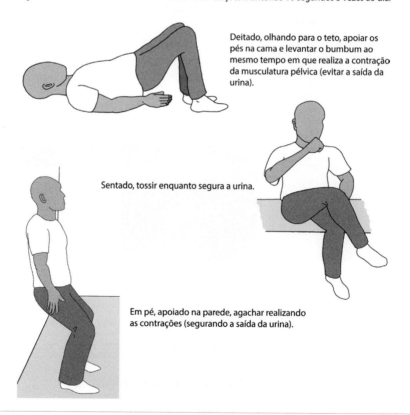

Figura 5.7 – Orientações de exercícios domiciliares para incontinência urinária.

Contraindicações/restrições

- Paciente com sonda uretral, disfunção neurogênica do trato urinário, fração de ejeção cardíaca abaixo de 35%, metástases ósseas e força muscular menor ou igual a 2.

Prognóstico

- Melhora de 90% da incontinência em até 40 sessões.

Métodos para quantificar a melhoria

- Escala visual analógica (EVA), CIF, número de fraldas necessárias/dia.

Critérios para alta

- Pelo menos dois dos seguintes parâmetros: 3 a 0 na EVA, CIF com nenhuma deficiência ou deficiência ligeira e/ou 1 fralda/dia.

Desfecho esperado

- Retorno da continência urinária.

Protocolo de fisioterapia na reabilitação de períneo com eletroestimulação parassacral

População-alvo

- Pacientes em tratamento oncológico de próstata.

Indicação

- Incontinência de urgência ou hiperatividade do detrusor.

Atendimento

- Em grupo.

Objetivos

- Restaurar o controle vesical.

Avaliação

- Realizar avaliação conforme a ficha de avaliação padrão para pacientes com incontinência urinária (Figura 5.2).

Condutas

Eletroestimulação parassacral

- Posicionar o paciente em decúbito lateral ou sentado;
- Colocar o eletrodo parassacral em nível de S3;
- Programar o aparelho de TENS com uma frequência de 10 Hz, T (µs): 200 de largura de pulso, tempo de 20 a 30 min, de 2 a 3 vezes por semana.
- Protocolo de exercícios para incontinência urinária (os mesmos do protocolo anterior do grupo de próstata).
- Orientações comportamentais em relação à incontinência urinária (as mesmas do protocolo anterior do grupo de próstata).
- Orientações dos exercícios domiciliares (Figura 5.7).

Frequência

- 2 a 3 vezes por semana.

Prognóstico

- Melhora de 90% da incontinência em até 20 sessões.

Método para quantificar a melhoria

- Escala visual analógica, CIF e número de fralda/dia.

Critérios para alta

- Pelo menos dois dos seguintes parâmetros: 3 a 0 na EVA, CIF com nenhuma deficiência ou deficiência ligeira e/ou 1 fralda/dia.

Desfecho esperado

- Retorno da continência urinária.

A Figura 5.8 apresenta o posicionamento dos eletrodos da eletroestimulação parassacral.

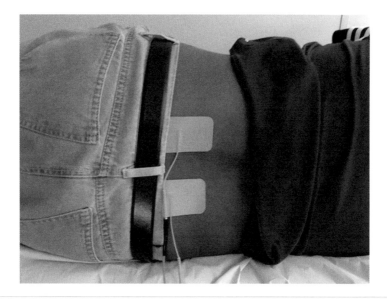

Figura 5.8 – Posicionamento dos eletrodos da eletroestimulação parassacral.

Protocolo de fisioterapia na reabilitação de períneo com *biofeedback* e eletroestimulação para incontinência urinária

População-alvo

- Pacientes em tratamento oncológico da próstata.

Indicação

- Pacientes com incontinência urinaria que cursam com dificuldade em compreender os exercícios e/ou com incontinência urinária após a realização de 30 sessões do grupo de próstata, mais 20 sessões com eletroestimulação parassacral associada aos exercícios com o grupo de próstata e que não atingiram os parâmetros para alta, e/ou com incontinência urinária com fraqueza importante – grau 1 ou 2 na avaliação de força e que intencionam realizar esse procedimento ou foram encaminhados direto para o *biofeedback*.

Atendimento

- Individual.

Objetivos

- Restaurar o controle vesical.

Avaliação

- Realizar avaliação conforme a ficha de avaliação padrão para pacientes com incontinência urinária (Figura 5.2). Realizar o *Pad test*.

Protocolo para o *Pad test* (20 minutos)

- Solicitar ao paciente para urinar antes do teste;
- Pesar a fralda nova antes do teste e solicitar ao paciente para colocá-la;
- Solicitar ao paciente para ingerir 500 mL de água em temperatura ambiente em até 15 minutos.
- Aguardar 15 minutos e nos próximos 20 minutos realizar as seguintes atividades:
  - Sentar e levantar 10 vezes;
  - Tossir 10 vezes;
  - Simular pegar objetos no chão por 10 vezes;
  - Caminhar durante 10 minutos;
  - Subir e descer escadas durante 5 minutos;
  - Pedir ao paciente para lavar as mãos durante 2 minutos.
  - Solicitar ao paciente para retirar a fralda e pesá-la novamente.

Condutas

Biofeedback – com o aparelho Neurodyn Evolution® conectado ao computador

- Posicionar o paciente em decúbito lateral;
- Introduzir a sonda anal envolvida com o preservativo não lubrificado e colocar gel condutor na ponta do preservativo em pequena quantidade para facilitar a introdução da sonda;

Obs: para iniciar o tratamento é necessário fazer a "taragem" dessa sonda, que nada mais é que ajustar a sonda com a pressão mínima e máxima. Para esse ajuste será necessário usarmos a seringa de 60 mL, a torneira de abertura/fechamento da pressão, as duas mangueiras cristal e a sonda de látex vaginal ou anal. A torneira tem três bicos de saída. Um deles deverá ser rosqueado na seringa. As mangueiras deverão ser conectadas cada uma nos outros dois bicos. As outras extremidades das mangueiras deverão ser ligadas respectivamente no conector "PRESSURE" localizado na frente do Neurodyn Evolution® e a outra na sonda de látex vaginal ou anal. A torneira tem três setas indicadoras da abertura/fechamento da pressão. Na posição 1 estará fechada. Na posição 2 estará aberta. Pressione o "botão" Taragem. A tela de Taragem será apresentada. Pressione o "botão" iniciar. Nesse momento será ouvido um "bipe" e um traço vermelho começará a correr na tela. Coloque a torneira na posição 2 (aberta) e pressione o êmbolo da seringa vagarosamente até que o paciente reporte que está sentindo a sonda inflada (Insuflar em torno de 15 mL, no máximo 20 mL caso o paciente não esteja sentindo a sonda). Note que o traço vermelho se desloca para cima. Coloque agora a torneira na posição 1 (fechada) e espere cerca de 2 a 3 minutos para que a temperatura da sonda entre em equilíbrio térmico com o corpo do paciente. Uma vez atingido o equilíbrio térmico, pressione o "botão" Reiniciar. Nesse momento a pressão mínima foi gravada na memória do equipamento.

- Solicitar ao paciente uma contração do períneo, pressionando a sonda de látex.

Obs: note que aparecerá um "pico" no traço vermelho por um pequeno tempo. Esse pico é o valor da pressão máxima e foi então gravado na memória do equipamento. (Pedir três contrações.)

- Pressionar o "botão" fechar e a seguir pressionar "OK" (sessão finalizada).
- Selecionar no campo "modalidade" o tipo de tratamento que será realizado. Selecionar (contração tônica 50% -6 s, progredir com contração tônica 90% - 10 s) e o tempo de aplicação (10 min) para trabalhar as fibras lentas e pressionar o "botão" Iniciar.
- Orientar o paciente a contrair e relaxar tentando seguir o gráfico exposto na tela do computador. Ao término do tempo de aplicação será ouvido um "bipe" e a mensagem "tempo esgotado" será indicada. Pressionar "OK"; note que a tela principal apareceu para uma nova programação.
- Selecionar a modalidade (3 picos) para trabalhar as fibras rápidas e o tempo de aplicação (5 min).
- Se quiser interromper o tratamento antes do término do tempo de aplicação, pressionar fechar. A mensagem "sessão interrompida" será indicada.

A Figura 5.9 apresenta aparelho de *biofeedback* e eletroestimulação Neurodyn Evolution®.

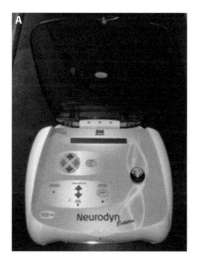
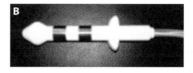
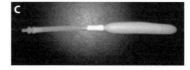

Figura 5.9 – Aparelho de *biofeedback* e eletroestimulação Neurodyn Evolution® (A), sonda de eletroestimulação anal (B) e sonda anal para *biofeedback* (C).

Eletroestimulação

Com o aparelho Dualpex 961 - URO® realizar o seguinte passo a passo:

- Posicionar o paciente em decúbito lateral;
- Com o "eletrodo" acoplado ao aparelho, teclar no botão Programa, selecionar a opção "Reforço de períneo";
- Selecionar a frequência de 50 Hz;
- Selecionar a opção "TEMPO" e definir 15 minutos;
- A seguir na a opção MULTI ½ (contrai 1, relaxa 2);
- Introduzir o eletrodo no ânus do paciente;
- Por último clicar no botão "Controle de Intensidade" e aumentar de acordo com a tolerância do paciente.

A Figura 5.10 apresenta o aparelho de eletroestimulação Dualpex 961 URO.

Com aparelho Neurodyn Evolution, seguir estes passos:

- Posicionar o paciente em decúbito lateral;
- Com o "eletrodo" acoplado ao aparelho, selecionar a modalidade terapêutica "ESTIMULAÇÃO" através da tecla SET+ e SET-. Pressionar NEXT para selecionar a frequência. Ajustar a frequência através das teclas SET+ e SET-. Selecionar a frequência de 50 Hz.
- Pressione novamente a tecla NEXT para selecionar a largura de pulso. Ajustar a largura de pulso através das teclas SET+ e SET-. Utilizar a largura de pulso de 300 µs. Pressionar novamente a tecla NEXT para ajustar a envoltória.
- Tempo de subida (RISE) 1 s. Ajustar através das teclas SET+ e SET-. Pressionar NEXT.
- Sustentação da envoltória (ON TIME) 5 s. Ajustar através das teclas SET+ e SET-. Pressionar NEXT.
- Tempo de descida (DECAY) 2 s. Ajustar através das teclas SET+ e SET-. Pressionar NEXT.

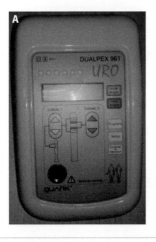
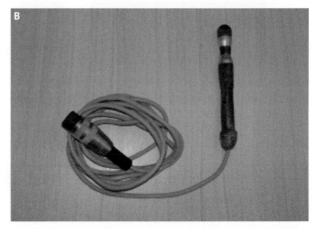

Figura 5.10 – Aparelho de eletroestimulação Dualpex 961 URO (A), sonda de eletroestimulação anal (B).

- Tempo de repouso (OFF) 10 s. Ajustar através das teclas SET+ e SET-. Pressionar NEXT.
- Selecionar o TEMPO DE APLICAÇÃO através da tecla SET+ e SET- e definir 15 minutos. Pressionar a tecla NEXT.
- Teclar START para iniciar a sessão. Aparecerão no visor líquido todos os parâmetros ajustados até o momento.
- Introduzir o eletrodo no ânus do paciente.
- Por último, ajustar a intensidade através das teclas UP e DOWN. Aumentar de acordo com a tolerância do paciente.

Com o aparelho Neurodyn Evolution® conectado ao computador, seguir estes passos:

- Primeiramente ligar o aparelho Neurodyn Evolution®, que deve estar conectado ao computador.
- Abrir na área de trabalho do computador o software do Neurodyn Evolution®.
- Acoplar a sonda anal ao aparelho.
- Posicionar o paciente em decúbito lateral.
- Introduzir a sonda anal com gel condutor.
- Clicar em programas de tratamento.
- Em "Programa", selecionar o programa de tratamento pré-configurado como:
  - Fortalecimento (frequência: 50 Hz, largura de pulso: 300 μs, Rise: 1 s, On Time: 5 s, Decay: 2 s, Off: 10 s, tempo: 15 min)
  - Hiperatividade do detrusor (frequência: 10 Hz, largura de pulso: 200 μs, Rise: 1 s, On Time: 0 s, Decay: 0 s, Off: 0 s, tempo: 20 min).
  - Clicar em Executar programa e depois em Iniciar.
  - Aumentar a amplitude de pico no aparelho Neurodyn Evolution® no botão "STIMULATION" (UP).
  - Ao término do tratamento o aparelho emitirá um sinal sonoro.

Orientações comportamentais em relação à incontinência urinária (as mesmas do protocolo anterior do grupo de próstata).

Orientações dos exercícios domiciliares (Figura 5.7)

Frequência

- 2 a 3 vezes por semana.

Tempo de atendimento

- 35 minutos.

Contraindicações

- Infecção urinária ativa e aguda.

Contraindicações relativas

- Metástases ósseas, disfunção neurogênica do trato urinário, fração de ejeção cardíaca abaixo de 35%.

Prognóstico

- Melhora de 90% da incontinência em até 30 sessões.

Método para quantificar a melhoria

- Escala visual analógica, CIF e *Pad test*.

Critérios para alta

- Pelo menos dois dos seguintes parâmetros: 3 a 0 na EVA, CIF com nenhuma deficiência ou deficiência ligeira, 1 fralda/dia.

Desfecho esperado

- Retorno da continência urinária.

Protocolo de fisioterapia na reabilitação de períneo com *biofeedback* e cinesioterapia para impotência sexual

População-alvo

- Pacientes em tratamento oncológico da próstata.

Indicação

- Impotência sexual.

Atendimento

- Individual.

Objetivo

- Restaurar a potência sexual.

Avaliação

- História médica e oncológica
- Anamnese
- Exame físico: inspeção, palpação, graduação subjetiva e objetiva da força muscular do períneo (Tabela 5.1), sensibilidade.
- Aplicação do questionário de qualidade da ereção - QEQ (Quality of Erection Questionnaire) (Figura 5.11).

Questionário de Qualidade da Ereção (QEQ)

As questões seguintes perguntam sobre a qualidade das suas ereções ao longo das últimas quatro semanas. Por favor, para cada
questão assinale a opção que melhor descreve sua resposta.
Ao responder estas questões, observe as seguintes definições:
- Atividade sexual inclui relação sexual, carícias, brincadeiras amorosas e masturbação;
- Relação sexual é definida como penetração (entrada) na vagina da parceira;
- Satisfatória é definida como atingir suas expectativas, ter sucesso na relação sexual;*
- Insatisfatória é definida como falha das suas expectativas, falha do sucesso na relação sexual;*

1. Você teve ereções suficientemente duras para permitir a penetração em sua parceira?
   - ☐ Quase sempre ou sempre
   - ☐ Mais da metade do tempo
   - ☐ Cerca da metade do tempo
   - ☐ Menos da metade do tempo
   - ☐ Quase nunca ou nunca

2. Sua habilidade para manter sua ereção até o final da relação sexual foi:
   - ☐ Muito satisfatória
   - ☐ Um pouco satisfatória
   - ☐ Nem satisfatória nem insatisfeita
   - ☐ Um pouco insatisfatória
   - ☐ Muito insatisfatória

3. A quantidade de tempo (desde que começou a atividade sexual) até que a sua ereção fosse suficientemente dura para participar de uma relação sexual foi:
   - ☐ Muito satisfatória
   - ☐ Um pouco satisfatória
   - ☐ Nem satisfatória nem insatisfeita
   - ☐ Um pouco insatisfatória
   - ☐ Muito insatisfatória

Figura 5.11 – Questionário QEQ. Fonte: Reis AL, Reis LO, Saade RD, Santos CA, Lima ML, Fregonesi A. Validadation of Portuguese version of Quality of Erection Questionnaire (QEQ) and comprarison to International Index of Erectile Function (IIEF) and RAND 36-Item Health Survey. Int Braz Urol 2015; 41(1): 155-67.

Condutas

Bioofeedback

Com o aparelho Neurodyn Evolution® conectado ao computador, utilizar os mesmos padrões definidos para incontinência urinária.

Obs.: Durante a sessão, observar a elevação da base do pênis e a retração escrotal, pois são indicativas de que a contração do músculo puborretal está sendo efetiva.

Exercícios de fortalecimento dos músculos do períneo para impotência sexual

- Em pé: Em pé, com os pés afastados, solicitar a contração dos músculos do períneo como se estivesse tentando parar o fluxo de urina e evitar a saída de gases. Posicionado em frente ao espelho, o paciente deve ser capaz de observar a base do pênis levantar e os testículos retraírem. Manter a contração o mais forte possível por 10 segundos.
- Sentado: Sentado em uma cadeira com os joelhos afastados, solicitar a contração dos músculos do períneo como se estivesse levantando da cadeira o assoalho pélvico, mas não os glúteos. Manter a contração o mais forte possível por 10 segundos.
- Deitado: Deitado de barriga para cima com os joelhos flexionados e afastados. Solicitar que segure a urina contraindo o períneo o mais forte possível por 10 segundos.

Obs.: Tentar evitar prender a respiração, contrair o abdômen ou contrair os glúteos durante os exercícios.

Orientações comportamentais para impotência sexual

- Evitar ingerir álcool;
- Orientar a ingestão de 2 litros de água por dia;
- Não fumar;
- Realizar atividade física (caminhada) por pelo menos 4 vezes na semana durante 1 hora (Figura 5.1);
- Orientar uma dieta saudável;
- Orientar a redução de peso no caso de pacientes obesos;
- Reforçar o uso adequado do medicamento prescrito pelo médico para evitar a fibrose do corpo cavernoso;
- Realizar diariamente os exercícios domiciliares para impotência sexual;
- Orientar a manipulação peniana para estimular a ereção (pelo menos 3 vezes na semana);
- Evitar atividade sexual até que obtenha algum grau de ereção, para que não haja bloqueios psicológicos futuros;
- Em caso de incontinência urinária, utilizar preservativo durante a relação sexual;

- Utilizar a vacuoterapia como exercícios para estímulo de ereção (pelo menos 3 vezes na semana) ou vacuoterapia com anel peniano caso queira ter relação sexual;
- Caso esteja utilizando hormonoterapia, ocorrerá a falta de desejo sexual, sendo então necessário um aumento de estímulos, como: filmes, revistas, carícias, para se obtenha ereção.

Orientações de exercicios domicíliares para impotência sexual

- **Em pé:** Com os pés afastados, solicitar que o paciente contraia os músculos do períneo como se estivesse tentando parar o fluxo de urina e evitar a saída de gases. Ao se olhar em um espelho, ele deve ser capaz de ver o início do pênis levantar e os testículos retraírem. Manter a contração o mais forte possível. Tentar evitar prender a respiração, contrair o abdômen ou apertar o bumbum.

  Fazer 3 contrações máximas em pé na parte da manhã, 3 na parte da tarde e 3 à noite, mantendo por 10 segundos.

- **Na posição sentada:** Sentado em uma cadeira, com os joelhos afastados, contrair os músculos do períneo como se estivesse levantando da cadeira o assoalho pélvico, mas não o bumbum.

  Manter a contração o mais forte possível. Tentar evitar prender a respiração, contrair o abdômen ou contrair o bumbum.

  Fazer 3 contrações máximas sentado na parte da manhã, 3 na parte da tarde e 3 à noite, mantendo por 10 segundos.

- **Na posição deitada:** Deitado de barriga para cima com os joelhos dobrados e afastados, o paciente deve segurar a urina contraindo o períneo o mais forte possível. Tentar evitar prender a respiração, contrair o abdômen ou contrair o bumbum.

  Fazer 3 contrações máximas deitado na parte da manhã, 3 na parte da tarde e 3 à noite, mantendo por 10 segundos.

- **Durante a caminhada:** Contrair o períneo durante a caminhada por várias vezes, sempre mantendo por 10 segundos.
- **Após urinar:** Depois de ter urinado, ainda no vaso sanitário, contrair os músculos do períneo fortemente para eliminar o resto da urina que ficou no canal.
- **Durante a atividade sexual:** Contrair os músculos do períneo ritmicamente para atingir e manter a rigidez peniana durante a atividade sexual.

Para retardar a ejaculação

- Para homens com ejaculação precoce: contrair os músculos do períneo durante a atividade sexual para retardar a ejaculação.

Frequência

- 2 vezes por semana.

Tempo de atendimento

- 50 minutos.

Contraindicações

- Infecção urinária ativa e aguda.

Contraindicações relativas

- Metástases ósseas, disfunção neurogênica do trato urinário, fração de ejeção cardíaca abaixo de 35%.

Prognóstico

- Melhora de 75% da potência em 3 meses.

Método para quantificar a melhoria

- CIF e QEQ.

Critérios para alta

- CIF com nenhuma deficiência ou deficiência ligeira e 20% (1 nível) em cada questão do QEQ.

Desfechos esperados

- Retorno ou melhora da potência sexual.

Palestras de orientações com a equipe multidisciplinar

População-alvo

- Pacientes em tratamento do câncer de próstata e seus acompanhantes.

Objetivo

- Orientar os pacientes e familiares sobre sua doença, seu tratamento e sequelas, o uso adequado dos medicamentos, seus direitos, adequação alimentar e a como ter uma melhor qualidade de vida.

Frequência

- 1 vez por semana.

Palestrantes

- Fisioterapeuta, médico, enfermeiro, assistente social, psicólogo, nutricionista e farmacêutico.

A Figura 5.12 ilustra reuniões com a equipe multidisciplinar.

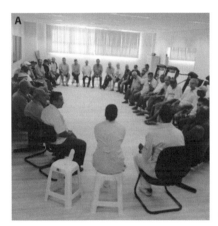
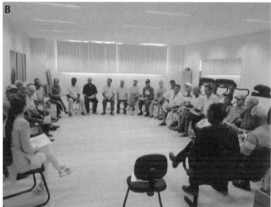

Figura 5.12A-B – Reuniões com a equipe multidisciplinar.

Programa ambulatorial de reabilitação oncológica sistêmica

População-alvo

- Pacientes em tratamento oncológico ativo, ou seja, da primeira sessão até a 1 semana após a radioterapia ou 3 semanas após quimioterapia ou enquanto sinais e sintomas como intolerância ao esforço e fadiga estiverem presentes ou pacientes com câncer de próstata que se encontram em hormonioterapia (terapia de privação de androgênio).

A avaliação, as condutas e os critérios para condução do programa estão descritos no Capítulo 2.

A Figura 5.13 representa o fluxograma para condução dos pacientes com câncer de próstata dentro do serviço de fisioterapia.

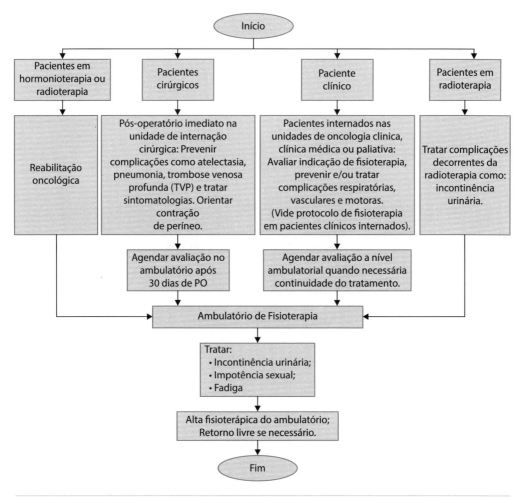

Figura 5.13 – Fluxograma para condução de pacientes com câncer de próstata dentro do serviço de fisioterapia.

REFERÊNCIAS BIBLIOGRÁFICAS

1. Anderson CA, Omar MI, Campbell SE, Hunter KF, Cody JD, Glazener CMA. Conservative management for postprostatectomy urinary incontinence. Cochrane Database of Systematic Reviews 2015, Issue 1. Art. No.: CD001843. DOI:10.1002/14651858.CD001843.pub5.
2. Bourke L, Smith D, Steed L, Hooper R, Catto J, Albertsen PC, et al. Exercise interventions for men with prostate cancer (Protocol). The Cochrane Library 2014, Issue 8.
3. Culos-Reed NS, Robinson JL, Lau H, O'Connor K, Keats MR. Benefits of a physical activity intervention for men with prostate cancer. Journal of Sport & Exercise Psychology 2007; 29:118-27.
4. Doray G, Speakman MJ, Feneley RCL, Swinkels A, Dunn CDR, Ewings P. Randomised controlled trial of pelvic floor muscle exercises and manometric biofeedback for erectile dysfunction. Br J Gen Pract 2004; 54(508): 819–25.

5. Doray G, Speakman MJ, Feneley RCL, Swinkels A, Dunn CDR. Pelvic floor exercises for erectile dysfunction. BJU International 2005; 96(4).
6. Ferreira M, Santos P. Pelvic floor muscle training programmes. Acta Med Port 2011; 24: 309-18.
7. Filocamo MT, Marzi VL, Popolo GD, Cecconi F, Marzocco M, Tosto A, et al. Effectiveness of early floor rehabilitation treatment for post- prostatectomy incontinence. Eur Urol 2005; 48: 734-8.
8. Florato DL, Sonke GS, Rapidou CA, Alivizatos GT, Deliveliotis C, Constantinides CA, et al. Biofeedback vs verbal feedback as learning tools for pelvic muscle exercises in the early management of urinary incontinence after radical prostatectomy. BJU Int 2002; 89: 714-9.
9. Gardner, Livingston, and Fraser . Effects of exercise on treatment-related adverse effects for patients with prostate cancer receiving androgen-deprivation therapy: a systematic review. J Clin Oncol 2014; 32:335-346.
10. Hasenoehrl T1, Keilani M, Sedghi Komanadj T, Mickel M, Margreiter M, Marhold M, Crevenna R. The effects of resistance exercise on physical performance and health-related quality of life in prostate cancer patients: a systematic review. Support Care Cancer 2015 Aug;23(8):2479-97.
11. Honório OM, Santos SMA. Incontinência urinária e envelhecimento: impacto no cotidiano e na qualidade de vida. Rev Bras Enferm 2009; 62(1): 51-6.
12. Hunter KF, Moore KN, Glazener CMA. Conservative management for postprostatectomy urinary incontinence. Cochrane Database of Systematic Reviews 2007, Issue 2. Art. No.: CD001843. DOI: 10.1002/14651858. CD001843.pub3.
13. Kubagawa LM, Pellegrini JRF, Lima VPde, Moreno AL. A eficácia do tratamento fisioterapêutico da incontinência urinária masculina após prostatectomia. Rev Bras Cancerol2006; 52(2):179-83.
14. MacDonald R, Fink HA et al. Pelvic floor muscle training to improve urinary incontinence after radical prostatectomy: a systematic review of effectiveness. BJU International 2007; 100: 76-81.
15. Mathewson-Chapman M. Pelvic muscle exercise/biofeedback for urinary incontinence after prostatectomy: an education program. J Cancer Educ 1997;12(4):218-23.
16. Modote WP et al. Incontinência urinária: tratamento conservador. Go Atual 1999; 6:6-13.
17. Monga U, Garber SL, Thornby J, Vallbona C, Kerrigan AJ, Monga TN, Zimmermann KP. Exercise prevents fatigue and improves quality of life in prostate cancer patients undergoing radiotherapy. Arch Phys Med Rehabil 2007;88: 1416-22.
18. Moore KN et al. Urinary incontinence after radical prostatectomy: a randomized controlled trial comparing pelvic muscle exercises with or without electrical stimulation. BJU International 1999; 83:57-65.
19. Parekh AR, Feng MI, Kirages D, Bremner H, Kaswich J, Aboseif S. The role of pelvic floor exercises on post-prostectomy incontinence. J Urol 2003; 170: 130-3.
20. Reis AL, Reis LO, Saade RD, Santos CA, Lima ML, Fregonesi A. Validadation of Portuguese version of Quality of Erection Questionnaire (QEQ) and comparison to International Index of Erectile Function (IIEF) and RAND 36-Item Health Survey. Int Braz Urol 2015; 41(1): 155-67.
21. Sagae, Univaldo Etsuo et al. Effectiveness of biofeedback therapy in patients with chronic constipation. J Coloproctol 2012;32(1):65-71.
22. Silva LA, Andriolo RB, Atallah ÁN, da Silva EMK. Surgery for stress urinary incontinence due to presumed sphincter deficiency after prostate surgery. Cochrane Database of Systematic Reviews 2014, Issue 9. Art. No.: CD008306. DOI:10.1002/14651858.CD008306.pub3.
23. Sociedade Brasileira de Urologia. Incontinência urinária pós-prostatectomia: tratamento (Projeto Diretrizes); 2006.
24. Spruijt J, Vierhout M, Verstraeten R, Janssen J, Burger C. Vaginal electrical stimulation of the pelvic floor: A randomized feasibility study in urinary incontinent elderly women. Acta Obstet Gynecol Scand 2003; 82: 1043—8.
25. Tamanini JTN, D'Ancona CAL, Botega NJ, Netto Junior NR. Validação do "King's Health Questionnaire" para o português em mulheres com incontinência urinária. Rev Saúde Pública 2003;37(2):203-11.
26. Tanagho EA & Smith JWM. Urologia Geral. 13a. ed, Cap. 4 – Exame físico do trato genitourinário. Rio de Janeiro:Guanabara Koogan,

27. Van Kampen M, Weerd TW, Van Poppel L H, Ridder D, Feys H, Baert L. Effect of pelvic-floor re-education on duration and degree of incontinence after radical prostatectomy: a randomized controlled trial. Lancet 2000; 355: 98-102.
28. Walsh PC, Retik AB et al. Campbell's Urology, Vol 1. 7. ed, Chap. 3 – Anatomy of the lower urinary tract and male genitalia, and 30 – Urinary incontinency: pathophysiology, evaluation, treatment overview, and nonsurgical management.
29. Wille S, Sobottka A, Heidenreich A, Hofmann R. Pelvic floor exercises, electrical stimulation and biofeedback after radical prostatectomy: results of a prospective randomized trial. J Urol 2003; 170: 490-3.
30. Yamanishi T, Mizuno T, Watanabe M, Honda M, Yoshida K. Randomized, placebo controlled study of electrical stimulation with pelvic floor muscle training for severe urinary incontinence after radical prostatectomy. J Urol 2010; 184(5):2007-12.

Capítulo 6

Fisioterapia no Câncer de Cabeça e Pescoço

Alan Pedrosa Viegas de Carvalho
Flávia Maria Ribeiro Vital
Rhayssa Espósito dos Santos Campos

INTRODUÇÃO

Anualmente cerca de 600 mil novos casos de câncer de cabeça e pescoço (CCP) são diagnosticados no mundo. Homens são significativamente mais afetados que as mulheres, em uma proporção que varia de 2:1 a 4:1. Esses tumores representam 5% de todos os tipos de câncer. Embora a incidência seja relativamente baixa, o prognóstico de sobrevida com o tratamento é ruim, na Europa gira em torno de 37% em cinco anos. No Brasil, em homens, o quinto tipo de câncer mais incidente é o da cavidade oral, com estimativa de 11.140 casos novos em 2016-2017.

Os principais fatores de risco relacionados ao CCP são: etilismo, tabagismo, sexo masculino, idade acima de 40 anos, deficiência vitamínica, trauma crônico causado por má-oclusão dentária ou próteses mal-adaptadas, má higiene oral, gengivite crônica, poluição atmosférica, imunodeficiências, mau hábito alimentar, exposição solar, herpes tipo I, papilomavírus e sífilis, portadores de um primeiro tumor primário do trato aéreo-digestivo alto.

Os objetivos do tratamento são melhorar a sobrevida e preservar a forma e a função dos órgãos. Os tratamentos para CCP avançado incluem: cirurgia e radioterapia; cirurgia e quimioterapia ou radioquimioterapia sem cirurgia.

A maioria dos casos é diagnosticada em estadios avançados da doença (60% nos estádios III e IV). A disseminação ocorre por via linfática, sendo a dissecção cirúrgica dos linfonodos cervicais uma relevante estratégia para controle da doença. Todavia, em anos recentes, radioquimioterapia concomitante tem sido indispensável como modalidade terapêutica para preservação de órgãos nos CCP avançados, melhorando o controle local e a sobrevida geral em várias regiões anatômicas. Contudo, é um tratamento extremamente agressivo, com grande potencial de gerar disfunções em sistemas respiratório e digestivo. Sequelas como dor, xerostomia, edema e fibrose afetam negativamente tanto a abertura de boca (trismo) quanto a mastigação, a deglutição e a fala.

Os efeitos adversos dos tratamentos em longo prazo tendem a ser persistentes e graves, em especial o trismo, as disfunções de ombro, a deglutição e o estado nutricional, com consequente impacto na qualidade de vida. Além do mais, antes que o tratamento seja iniciado, muitos pacientes já apresentam dor, disfagia, trismo, restrição dietética, necessidade de sonda para dieta e perda de peso, pois o tumor pode alterar a anatomia e a função dos órgãos da região, estando esses pacientes mais debilitados no início do tratamento.

A incidência de trismo pode afetar até 38% dos pacientes tratados por câncer de cabeça e pescoço. Em um estudo longitudinal prospectivo foi demonstrado que anteriormente ao tratamento oncológico oferecido 47% dos pacientes possuíam trismo, após cirurgia a taxa aumentou para 71% e após cirurgia e radioterapia a incidência foi de 79%. Os principais fatores de risco para trismo são: tumores em região próxima a musculatura de fechamento de boca, radiação na articulação temporomandibular ou músculos da mastigação, particularmente no músculo pterigoide medial e as cirurgias de cabeça e pescoço, além de possíveis eventos adversos da quimioterapia como fadiga, mialgia e miosites. Deste modo, os três principais tratamentos antineoplásicos podem contribuir para o trismo. A restrição da movimentação mandibular em pacientes com câncer de cabeça e pescoço resulta em dificuldades nas atividades de vida diária como alimentação, mastigação, deglutição, respiração e fala. Além disso, interfere na higiene oral, aumenta o risco de broncoaspiração de conteúdo oral contaminado, interfere na nutrição, o que contribui para a perda de peso, fragilidade imunológica, perda de massa muscular, fraqueza e fadiga, provoca dificuldades para examinar a orofaringe e para obtenção de tratamento dental adequado. Todas essas disfunções somadas às alterações estéticas e psíquicas tendem a ter grande impacto na qualidade de vida dos pacientes.

As disfunções de ombro estão presentes em 50-100% dos pacientes que realizam linfadenectomia radical e 29-60% das linfadenectomias modificadas, sendo que 80% deles têm dor. A Radioterapia pode ser um fator de risco adicional em longo prazo. As consequências dessa disfunção são restrição da mobilidade do ombro (fibroses), dor, perda de função para AVDs, compensações (devido à perda de inervação do trapézio), podendo gerar alteração postural.

Estudos longitudinais têm demonstrado uma queda na qualidade de vida dos pacientes com CCP imediatamente após o tratamento quando comparado à fase pré-tratamento. Tem sido sugerido que a reabilitação é uma estratégia importante para ajustar os efeitos em longo prazo do tratamento oncológico em pacientes com CCP. Exercícios preventivos são custo-efetivos quando comparados ao cuidado usual em pacientes com CCP avançado que recebem radioquimioterapia.

Deste modo, a fisioterapia deve oferecer intervenções preventivas e/ou terapêuticas para as disfunções, com os recursos fisioterápicos disponíveis, além de educar, conscientizando e promovendo a maior independência funcional possível e valorizando a qualidade de vida desses pacientes. A seguir, descrevemos alguns protocolos de intervenções fisioterápicas a serem realizadas em pacientes com câncer de cabeça e pescoço, dependendo do momento da doença/tratamento e das consequentes complicações.

FISIOTERAPIA EM PACIENTES INTERNADOS

Protocolo de fisioterapia no pós-operatório imediato (POI)

População-alvo

- Pacientes submetidos a cirurgia de cabeça e pescoço associada a qualquer tipo de esvaziamento cervical, podendo ser radical, radical modificado ou seletivo.

Indicação

- Prevenção de complicações e tratamento de sintomatologias.

Contraindicações/restrições

- Evitar atividades de amplitude de movimento cervical completa após cirurgia de esvaziamento cervical até a retirada dos pontos.

Objetivos

- Prevenir complicações como retrações, atelectasia, pneumonia, trombose venosa profunda (TVP), fraqueza muscular e tratar sintomatologias.

Frequência das sessões diárias

- Uma ou duas vezes com supervisão do fisioterapeuta e duas vezes sem supervisão do fisioterapeuta.

Avaliação

- Anamnese, exames complementares e exame físico: sinais vitais, ausculta pulmonar, dor, palpação das panturrilhas.

Condutas indicadas

- STEP 1: Corresponde ao pós-operatório imediato, assim que o paciente chega à Unidade de Tratamento Intensiva (UTI).
  - Progredir para interrupção da ventilação mecânica,
  - Garantir oxigênio (O_2) suplementar.
- STEP 2: Corresponde ao pós-operatório imediato a partir de 2 horas após a extubação, se o paciente estiver evoluindo bem do estado geral (BEG).
  - Garantir O_2 suplementar,
  - Posicionar o paciente em decúbito dorsal (DD) com a cabeceira em Fowler (60°);
  - Realizar drenagem autógena (inspirações e expirações lentas e profundas que se iniciam do volume de reserva expiratório e finalizam no volume de reserva inspiratório) seguida de Huffing (5 repetições);
  - Realizar cinesioterapia respiratória (3 séries de 10 repetições de cada exercício); Reeducação diafragmática (Figura 6.1); Padrão ventilatório (PV) 3:1 associado a elevação de membros superiores;

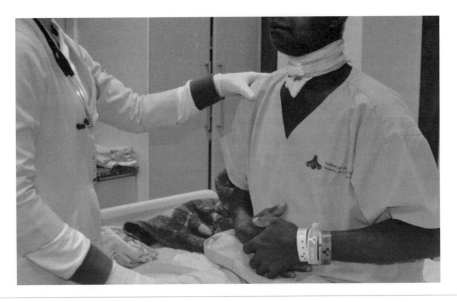

Figura 6.1 – Cinesioterapia respiratória.

- Realizar cinesioterapia motora (Bomba de panturrilha ativa - 60 repetições, Flexoextensão de membros inferiores - 10 repetições);
- Orientar a repetição destas atividades sem supervisão.
- STEP 3: Corresponde seis horas após a extubação, se o paciente estiver evoluindo bem (BEG).
  - Retirar suplementação de O_2 se possível;
  - Posicionar o paciente sentado fora do leito;
  - Realizar drenagem autógena (5 repetições);
  - Realizar cinesioterapia respiratória (3 séries de 10 repetições de cada exercício); Reeducação diafragmática; Padrão ventilatório (PV) 3:1 associado a elevação de membros superiores limitada a 90°;
  - Deambular no quarto;
  - Orientar o paciente a ficar fora do leito 6 h/dia;
  - Orientar repetição destas atividades sem supervisão.
- STEP 4: Corresponde ao 1°, 2° e 3° dias após a cirurgia, se BEG.
  - Realizar drenagem autógena;
  - Realizar cinesioterapia respiratória (Figura 6.1);
  - Deambular no corredor progredindo a distância percorrida a cada sessão;
  - Orientar o paciente a ficar fora do leito 6 h/dia;
  - Orientar repetição dessas atividades sem supervisão;
  - Estimular gânglios cervicais altos próximo ao pescoço (onde não estiver com curativo) – orientar repetição 3 vezes ao dia (autodrenagem).

- STEP 5: Corresponde ao 4º dia após a cirurgia, se BEG, até a previsão de alta.
  - Drenagem autógena;
  - Realizar cinesioterapia respiratória;
  - Deambular no corredor progredindo a distância percorrida a cada sessão;
  - Descer três lances de rampa ou de escada;
  - Orientar o paciente a ficar fora do leito 6 h/dia;
  - Orientar repetição dessas atividades sem supervisão;
  - Orientar caminhada diária (Figura 6.2);
  - Autodrenagem dos gânglios cervicais e/ou axilares.

As sintomatologias poderão ser conduzidas conforme os protocolos de condutas terapêuticas descritas no Protocolo para pacientes oncológicos clínicos internados no Capítulo 3.

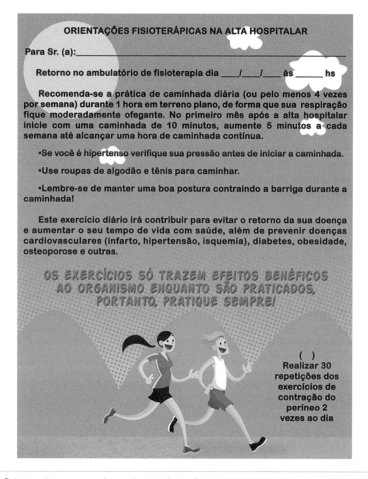

Figura 6.2 – Orientações para prática de atividade física regular na alta hospitalar.

Retorno

- No ambulatório de fisioterapia após 15 dias.

Desfechos esperados

1. Redução da incidência de pneumonias;
2. Redução da incidência de atelectasias;
3. Redução da incidência de TVP;
4. Redução da incidência de alterações posturais;
5. Redução da incidência de contraturas musculares;
6. Redução da incidência de deiscência cicatricial;
7. Redução da intensidade da dor e necessidade de analgésicos.

PROTOCOLO DA FISIOTERAPIA NA INTERNAÇÃO CLÍNICA

Os pacientes com câncer de cabeça e pescoço internados devido a alguma intercorrência clínica poderão ser assistidos pela fisioterapia com o intuito de prevenir ou reabilitar perdas funcionais. As padronizações das principais intervenções fisioterapêuticas em pacientes clínicos internados podem ser vistas no Capítulo 3.

PROTOCOLOS DA FISIOTERAPIA EM AMBULATÓRIO

Protocolo de fisioterapia na disfunção leve de ombro (grupo de cabeça e pescoço)

População-alvo

- Pacientes agudos submetidos a radioterapia ou a qualquer tipo de esvaziamento cervical, podendo ser radical, radical modificado ou seletivo.

Indicação

- Amplitude de movimento (ADM) de flexão e abdução ativas $\geq 80°$ e $\leq 150°$ e/ou dor a movimentação do ombro referenciada pela escala visual analógica (EVA) ≤ 5 ou ≥ 3. (Figura 6.12).

Contraindicação

- Deiscência cicatricial.

Objetivos

- Reabilitar o paciente com disfunção em ombro causada pelo tratamento cirúrgico e ou radioterápico; reduzir a dor no ombro; reduzir a sensação de peso em ombro; aumentar a ADM de ombro; aumentar a força dos músculos estabilizadores da escápula; normalizar ou manter o alinhamento do ombro e postura; reduzir o risco de ombro congelado; promover maior funcionalidade para as atividades da vida diária (AVDs); melhorar a qualidade de vida.

Avaliação

- Conforme ficha de avaliação fisioterápica de cabeça e pescoço padrão (Figura 6.3), coletar as informações pertinentes considerando as padronizações a seguir.
  - Inspeção clínica: observar o complexo articular do ombro e sua musculatura, verificar sinais como depressão e protração de ombro, escápula alada, e os sinais visuais e palpáveis de atrofia do trapézio superior durante a elevação dos ombros. Analisar a distância do ângulo superior da escápula até a coluna, considerando uma diferença de 2 centímetros ou mais como uma alteração.
  - Avaliação da ADM: com goniômetro universal, analisar as angulações dos movimentos ativos de flexão, extensão, abdução, rotação interna e rotação externa, conforme descrito a seguir.
  - Flexão: paciente em pé, com os braços ao longo do corpo, braço fixo do goniômetro ao longo da linha axilar média do tronco voltada para o trocanter maior do fêmur; braço móvel sobre a superfície lateral do corpo do úmero apontado para o epicôndilo lateral e o eixo próximo ao acrômio; o paciente realiza o movimento de flexão de braço até a máxima ADM possível com a palma da mão voltada medialmente paralela ao plano sagital.
  - Extensão: paciente em pé, com os braços ao longo do corpo, braço fixo do goniômetro ao longo da linha axilar média do tronco voltada para o trocanter maior do fêmur; braço móvel sobre a superfície lateral do úmero voltado para o epicôndilo lateral e o eixo sobre o eixo laterolateral da articulação glenoumeral; o paciente realiza o movimento de extensão do braço até a máxima ADM possível com a palma da mão voltada medialmente paralela ao eixo sagital.
  - Abdução: paciente sentado de costas para o examinador, com os braços ao longo do corpo, braço fixo do goniômetro ao longo da linha axilar posterior do tronco, braço móvel sobre a superfície posterior do braço apontando para o dorso da mão e o eixo de movimento próximo ao acrômio; o paciente realiza o movimento de abdução do braço até a máxima ADM possível com a palma da mão voltada medialmente paralela ao eixo frontal.
  - Rotação interna: paciente em decúbito dorsal com o ombro em abdução de 90°, cotovelo em flexão de 90° e antebraço em supinação, palma da mão voltada medialmente paralela ao plano sagital e o antebraço perpendicular à mesa; braço fixo do goniômetro no cotovelo e perpendicular ao solo, braço móvel sobre região posterior do antebraço alinhado com o III dedo da mão e o eixo no olécrano; o paciente realiza rotação interna e o úmero desce sobre o apoio, e só o cotovelo deve sobressair-se da borda, evitando a protração de ombro.

Ficha de Avaliação Cabeça e Pescoço
ANAMNESE

Início de tratamento? ○ Sim ○ Não
(para fins de desfecho)

Encaminhado por [Selecione]   **Outros:**
Diagnóstico Clínico   **Estadiamento:** [Seleci]
Classificação TNM   **Patologias Associadas:**
Queixa principal

HDA:

Antecedentes: ☐ Diabetes ☐ DPOC/Asma/Efisem **Outros:**
☐ HAS Cirurgias prévias

Atividade física regular ○ Sim ○ Não Obs:
Etilista: ○ Sim ○ Não Obs:
Tabagista ○ Sim ○ Não ○ Passivo Já fumou antes ○ Sim ○ Não

Medicamentos em uso: ☐ Anticolinérgicos ☐ Corticosteróides ☐ Diuréticos
☐ Hormônios ☐ Tranquilizantes ☐ Outros:

Tratamento Oncológico
☐ Quimioterapia Obs:
☐ Cirurgia Obs:
☐ Radioterapia Obs:
☐ Hormonioterapia Obs:

EXAMES COMPLEMENTARES

EXAME FÍSICO

Inspeção:
Edema: ○ Sim ○ Não Local:
Cicatriz: ☐ Normal ☐ Aderida Obs:
☐ Deiscência ☐ Quelóide ☐ Eritema
Epiderme: ☐ Normal ☐ Lesão Obs:
☐ Ressecada ☐ Descamando
Simetria Facial ○ Sim ○ Não ☐ Paralisia D ☐ Paralisia E ☐ Depressão do ombro
Mucosite oral ○ Sim ○ Não ☐ Protração de ombro ☐ Escápula Alada ☐ Atrofia do trapézio superior

Figura 6.3 – Ficha de avaliação fisioterápica de cabeça e pescoço. Fonte: Fundação Cristiano Varella (com permissão). Continua

Continuação

Palpação : ☐ Dor Local: [_____]
☐ Contratura ☐ M.pterigóide ☐ M.masseter ☐ M.temporal

Sensibilidade : Superficial : ○ Normal ○ Alterado [_____]
Dolorosa : ○ Normal ○ Alterado [_____]

PA Sistólica : [____] mmHg **FC :** [____] bpm **FR :** [____] rpm **SAO2 :** [____] %
PA Distólica : [____] mmHg **Ausculta Pulmonar:** [_____]
Ritmo respiratório : [Selecione ▼] **Tiragem :** [Selecione ▼]
Tosse : ☐ Eficaz ☐ Ineficaz ☐ Produtiva ☐ Seca
Secreção : ○ Sim ○ Não **Quantidade :** [Selecione ▼]
Cor : [Selecione ▼]
Consistência ☐ Espessa ☐ Pouco espessa ☐ Fluída ☐ Espumosa

Informe abaixo informações referentes ao lado afetado para cálculo de desfecho.

ADM

	Ombro			Ombro Oposto	
Ombro	[Selecione ▼]				
Abdução	[Seleci ▼]		Abdução	[Selecior ▼]	
Flexão	[Seleci ▼]		Flexão	[Selecior ▼]	
Extensão	[Seleci ▼]		Extensão	[Selecior ▼]	
Rotação Interna	[Seleci ▼]		Rotação Interna	[Selecior ▼]	
Rotação Externa	[Seleci ▼]		Rotação Externa	[Selecior ▼]	

Cervical

Flexão	[Selecione ▼]	Extensão	[Selecione ▼]
Inclinação Esquerda	[Selecione ▼]	Inclinação Direita	[Selecione ▼]
Rotação Esquerda	[Selecione ▼]	Rotação Direita	[Selecione ▼]

Abertura de boca : [____] cm ☐ com excursão lateral ☐ com ruído ☐ com protusão ☐ com retração
Lateralização da mandíbula : ☐ Normal ☐ Anormal ☐ D ☐ E
Retração da Língua ○ Sim ○ Não
Força Muscular Trapézio superior [Selecione ▼]
Trapézio médio [Selecione ▼]
Trapézio inferior [Selecione ▼]
Serrátil anterior [Selecione ▼]

Figura 6.3 – Ficha de avaliação fisioterápica de cabeça e pescoço. Fonte: Fundação Cristiano Varella (com permissão). Continua

Continuação

Rombóides :	Selecione	Peitoral Maior :	Selecione
Tríceps :	Selecione	Peitoral Menor :	Selecione
Bíceps :	Selecione		

Teste de resistência máxima [   ]   Kg. Grupo muscular [   ]
Teste de resistência máxima [   ]   Kg. Grupo muscular [   ]
Obs: [   ]

Escala análogo visual da [Seleci] Local: [   ]

Funcionalidade pela CIF

Mobilidade do ombro	Selecione
Mobilidade da coluna cervical	Selecione
Força dos músculos do membro superiror	Selecione
Funcionalidade para alcançar objetos :	Selecione

DIAGNÓSTICO CINÉTICO
☐ Agudo ☐ Crônico

[   ]

TRATAMENTO

☐ Grupo de disfunção de ombro   ☐ Protocolo Linfedema   ☐ Protocolo SOC   ☐ Protocolo de Aderência
☐ Along. de coto de lingua   ☐ Reeducação Postural   ☐ Protocolo Trismo ☐ Analgesia
☐ Desobstrução Brônquica   ☐ Reabilitação de fadiga ☐ Reexpansão   ☐ Protocolo Parecia Facial
☐ Descompressão abrupta   ☐ Laser   ☐ EPAP   ☐ Crochetagem
☐ Knesiotaping   ☐ Pilates   ☐ Massoterapia   ☐ Alongamento   ☐ Tracao

Outros :
[   ]

☐ Orientação para mobilização   ☐ Orientação para exercícios domiciliares ☐ Agendamento de retorno em 1
☐ Agendamento de retorno em 3   ☐ Orientação para AVD's   ☐ Encaminhamento ☐ Alta fisioterápica

DESFECHOS

Resultado		Valores no 1º	Valores atuais
[ ]	% de melhora da flexão de ombro	0	
[ ]	% de melhora da abdução de ombro	0	0
[ ]	% de melhora da mobilidade do ombro	0	
[ ]	% de melhora da mobilidade cervical		
[ ]	% de melhora da mobilidade para alcançar	0	
[ ]	% de melhora do trismo		
--	% de melhora da dor	0	

[Calcular Desfecho]

Figura 6.3 – Ficha de avaliação fisioterápica de cabeça e pescoço. Fonte: Fundação Cristiano Varella (com permissão).

- Rotação externa: paciente em decúbito dorsal com o ombro em abdução de 90°, cotovelo em flexão de 90° e antebraço em supinação, palma da mão voltada medialmente paralela ao plano sagital e o antebraço perpendicular à mesa; braço fixo do goniômetro paralelo ao solo, braço móvel sobre região posterior do antebraço alinhado com o III dedo da mão e o eixo no olécrano; o paciente realiza rotação externa e o úmero desce sobre o apoio, e só o cotovelo deve sobressair-se da borda.
- Rotação cervical: paciente sentado com a cabeça e o pescoço na posição anatômica, rodando os mesmos para o lado que vai ser avaliado. Braço fixo do goniômetro no centro da cabeça, na sutura sagital. Colocar o braço móvel do goniômetro na sutura sagital ao final do movimento.
- Avaliação de força muscular: utilizar o teste muscular manual dos músculos trapézio superior, trapézio médio, trapézio inferior, serrátil anterior, romboides, tríceps, bíceps, peitorais maior e menor, conforme descrito a seguir e demonstrado na Tabela 6.1 a graduação da força muscular de 0 a 5.

Tabela 6.1.
Graduação subjetiva da força de musculatura esquelética MRC

Graduação	Descrição
0	Não se percebe nenhuma contração.
1	Traço de contração, sem produção de movimento
2	Contração fraca, produzindo movimento com a eliminação da gravidade
3	Realiza movimento contra a gravidade, porém sem resistência adicional
4	Realiza movimento contra a resistência externa moderada e a gravidade
5	É capaz de superar maior quantidade de resistência que no nível anterior

Fonte: Rezende MR. Acta Ortop Bras 2011; 19(3):154-8.

Trapézio superior

Os músculos serrátil, rombóides e trapézio têm como função estabilizar a escapula durante os movimentos de flexão e abdução e assim garantir o alinhamento biomecânico entre a cavidade glenoide e o úmero, descrito na literatura como ritmo escapulo-umeral. O trapézio, em especial, pode estar muito fraco ou inativo devido a possível lesão do nervo acessório que pode ser completa ou parcial. Durante a avaliação quando identificado grau de força do trapézio < 3 todo o grupo que age na sustentação do ombro deve ser trabalhado de forma isolada para que a estabilização da escapula seja restaurada.

Paciente sentado, realiza o movimento de elevação da clavícula e escápula; extensão e rotação da cabeça e pescoço no sentido do ombro elevado com a face rodada para a direção oposta. O terapeuta aplica pressão contra o ombro na direção da depressão e contra a cabeça na direção da flexão anterolateralmente (Figura 6.4).

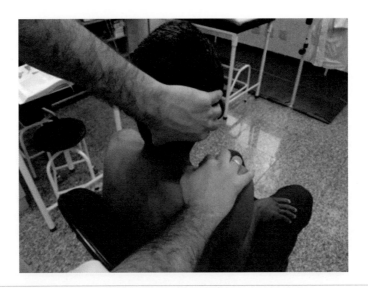

Figura 6.4 – Trapézio superior.

Trapézio médio

Paciente em decúbito ventral, ombro à beira da mesa e em 90° de abdução e em rotação lateral, o examinador realiza força em direção ao chão contra o antebraço; o paciente deve manter seu membro superior na posição inicial em que foi colocado. É preciso analisar a escápula durante o movimento para certificar se a rotação está sendo mantida. O examinador dá fixação colocando uma mão sobre a área escapular oposta para impedir rotação de tronco (Figura 6.5).

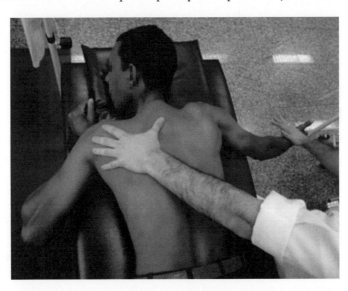

Figura 6.5 – Trapézio médio.

Trapézio inferior

Paciente em decúbito ventral, ombro à beira da mesa, braço abduzido diagonalmente à cabeça, alinhados com as fibras inferiores do músculo e em rotação lateral, o terapeuta aplica força em sentido para baixo em direção à mesa. O paciente deve manter seu membro na posição inicial (Figura 6.6).

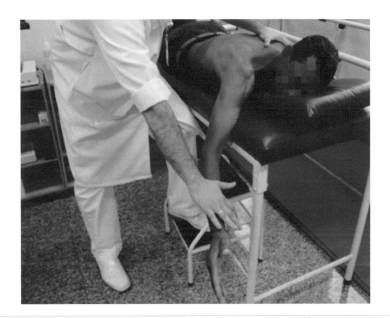

Figura 6.6 – Trapézio inferior.

Serrátil anterior

Paciente sentado com o membro superior aproximadamente em 120 a 130° de flexão; o examinador realiza força contra a superfície dorsal do braço entre o ombro e o cotovelo, na direção da extensão, e também contra a borda lateral da escápula na direção de rodar o ângulo inferior medialmente, e o paciente deve manter a posição inicial (Figura 6.7).

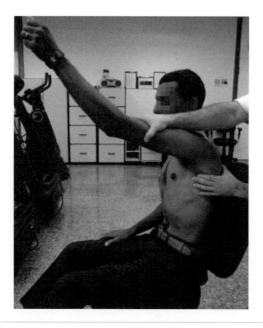

Figura 6.7 – Serrátil anterior.

Romboides

Paciente em decúbito ventral com ombro em 90° de abdução e em rotação medial, a palma da mão em direção caudal. O terapeuta aplica pressão contra o antebraço em sentido para baixo em direção à mesa (Figura 6.8).

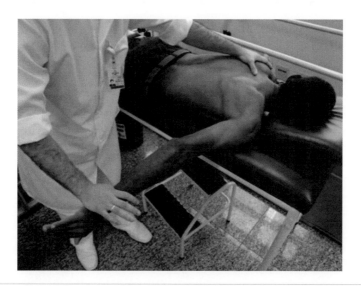

Figura 6.8 – Romboides.

Bíceps

Paciente de pé, com o cotovelo flexionado a 90°, com o antebraço em supinação. O terapeuta aplica pressão contra a parte inferior do antebraço, na direção da extensão. (Figura 6.9)

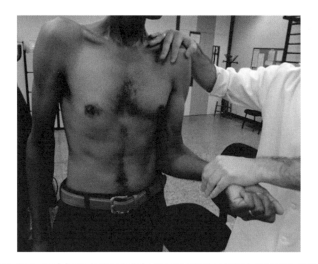

Figura 6.9 – Bíceps.

Tríceps

Com o paciente deitado em decúbito dorsal, o ombro em flexão de aproximadamente 90°, com o braço em uma posição perpendicular à mesa. Pede-se ao paciente para realizar extensão do cotovelo. O terapeuta realiza uma pressão na direção da flexão de cotovelo. (Figura 6.10)

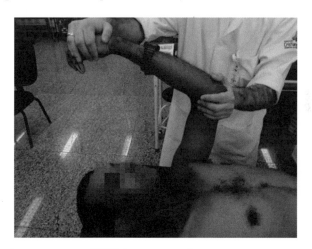

Figura 6.10 – Tríceps.

Peitoral

Com o paciente em decúbito dorsal, o examinador segura o ombro oposto firmemente sobre a mesa. O tríceps mantém o cotovelo em extensão. Colocar o braço do paciente em posição de 90° de flexão e leve rotação medial; o úmero é horizontalmente aduzido no sentido da extremidade esternal da clavícula. O terapeuta aplica pressão no sentido da abdução horizontal na região do antebraço (Figura 6.11).

Para que se tenha uma medida da força de musculatura esquelética durante esses exercícios, podemos utilizar a Tabela 6.1.

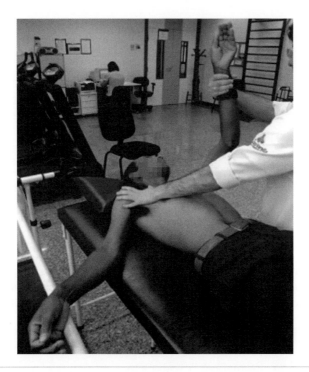

Figura 6.11 – Peitoral.

- Avaliação da dor: Utilizar a escala visual analógica de dor (EVA) (Figura 6.12)

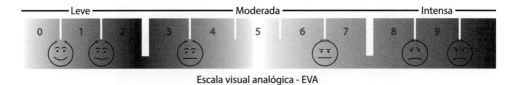

Figura 6.12 – Escala visual analógica de dor. Fonte: Gift AG. Visual analogue scales: measurement of subjective phenomena. Nurs Res 1989; 38:286-8.

- Teste de uma repetição máxima (1 RM):

    Este tem o objetivo de identificar a carga máxima possível de ser utilizada em uma única repetição pelo paciente. Estipula-se uma carga (halter, caneleira ou faixa elástica) e o paciente é instruído a realizar um movimento para um determinado grupamento muscular (Ex: flexão de ombro) ou um movimento em uma postura específica que tende a isolar o músculo que foi identificado com fraqueza na avaliação (Ex: rombóide), se este conseguir realizar o movimento com facilidade, após um intervalo de descanso de 3 minutos adiciona-se mais carga, isto é realizado até que o paciente execute o movimento com dificuldade, sendo, este, o limite de força daquele grupo muscular. Para evitar a fadiga deve se realizar no máximo 3 tentativas (Carnaval, 2000). Ex: "músculo rombóide" paciente em decúbito ventral com ombro em 90° de abdução e em rotação medial, a palma da mão em direção caudal, o paciente deverá realizar um movimento de abdução com carga inicial de 500g e aumentando 500g a cada até alcançar um nível de resistência que não consiga realizar harmonicamente um movimento.

- Avaliação da qualidade de vida:

    Deve ser realizada através de questionário específico para câncer de cabeça e pescoço, como o Questionário de qualidade de vida da Universidade de Washington: UW-QOL, descrito a seguir.

Este questionário pergunta sobre sua saúde e qualidade de vida durante os últimos sete dias. Por favor, responda a todas as questões marcando uma alternativa para cada questão.

1. Dor (marque uma alternativa [ ])

    100 [ ] Eu não tenho dor

    75 [ ] Há dor leve, não necessitando de medicação

    50 [ ] Eu tenho dor moderada, requerendo uso de medicação regularmente

    25 [ ] Eu tenho dor severa controlada somente com medicamentos controlados

    0 [ ] Eu tenho dor severa, não controlada por medicação

2. Aparência (marque uma alternativa [ ])

    100 [ ] Não há mudança na minha aparência

    75 [ ] A mudança na minha aparência é mínima

    50 [ ] Minha aparência me incomoda, mas eu permaneço ativo

    25 [ ] Eu me sinto significativamente desfigurado e limito minhas atividades devido a minha aparência

    0 [ ] Eu não posso estar com outras pessoas devido a minha aparência

3. Atividade (marque uma alternativa [ ])

    100 [ ] Eu estou tão ativo quanto sempre estive

    75 [ ] Existem vezes em que não posso manter meu ritmo antigo, mas não frequentemente

    50 [ ] Eu estou frequentemente cansado e tenho diminuído minhas atividades, embora eu ainda saia de casa

    25 [ ] Eu não saio de casa porque não tenho força

    0 [ ] Eu geralmente fico na cama ou na cadeira e não saio de casa

4. Recreação (marque uma alternativa [ ])
   100 [ ] Não há limitações para recreação em casa ou fora de casa
   75 [ ] Há poucas coisas que eu não posso fazer, mas ainda saio de casa para me divertir
   50 [ ] Há muitas vezes que eu gostaria de sair mais de casa, mas eu não estou bem para isso
   25 [ ] Há limitação severa para o que eu posso fazer, geralmente eu fico em casa e assisto TV
   0 [ ] Eu não posso fazer nada agradável

5. Deglutição (marque uma alternativa [ ])
   100 [ ] Eu posso engolir tão bem como sempre
   67 [ ] Eu não posso engolir algumas comidas sólidas
   33 [ ] Eu posso engolir somente comidas líquidas
   0 [ ] Eu não posso engolir porque desce errado e me sufoca

6. Mastigação (marque uma alternativa [ ])
   100 [ ] Eu posso mastigar tão bem como sempre
   50 [ ] Eu posso comer alimentos sólidos leves, mas não consigo mastigar algumas comidas
   0 [ ] Eu não posso mastigar nem mesmo alimentos leves

7. Fala (marque uma alternativa [ ])
   100 [ ] Minha fala é a mesma de sempre
   67 [ ] Eu tenho dificuldade para dizer algumas palavras, mas posso ser entendido mesmo ao telefone
   33 [ ] Somente minha família e amigos podem me entender
   0 [ ] Eu não sou entendido pelos outros

8. Ombro (marque uma alternativa [ ])
   100 [ ] Eu não tenho problemas com meu ombro
   67 [ ] Meu ombro é endurecido, mas isso não afeta minha atividade ou força
   33 [ ] Dor ou fraqueza em meu ombro me fizeram mudar meu trabalho
   0 [ ] Eu não posso trabalhar devido a problemas com meu ombro

9. Paladar (marque uma alternativa [ ])
   100 [ ] Eu sinto o sabor da comida normalmente
   67 [ ] Eu sinto o sabor da maioria das comidas normalmente
   33 [ ] Eu posso sentir o sabor de algumas comidas
   0 [ ] Eu não sinto o sabor de nenhuma comida

10. Saliva (marque uma alternativa [ ])
    100 [ ] Minha saliva é de consistência normal
    67 [ ] Eu tenho menos saliva que o normal, mas ainda é o suficiente
    33 [ ] Eu tenho muito pouca saliva
    0 [ ] Eu não tenho saliva

11. Humor (marque uma alternativa [ ])
    100 [ ] Meu humor é excelente e não foi afetado por causa do meu câncer

75 [ ] Meu humor é geralmente bom e somente é afetado ocasionalmente por causa do meu câncer
50 [ ] Eu não estou nem com bom humor nem deprimido por causa do meu câncer
25 [ ] Eu estou um pouco deprimido por causa do meu câncer
0 [ ] Eu estou extremamente deprimido por causa do meu câncer

12. Ansiedade (marque uma alternativa [ ])

100 [ ] Eu não estou ansioso por causa do meu câncer
67 [ ] Eu estou um pouco ansioso por causa do meu câncer
33 [ ] Eu estou ansioso por causa do meu câncer
0 [ ] Eu estou muito ansioso por causa do meu câncer

Quais problemas têm sido os mais importantes para você durante os últimos 7 dias?

Marque [ ] em até 3 alternativas
[ ] Dor [ ]Deglutição [ ] Paladar
[ ] Aparência [ ] Mastigação [ ] Saliva
[ ] Atividade [ ]Fala [ ] Humor
[ ] Recreação [ ] Ombro [ ] Ansiedade

Questões gerais

Comparado com o mês antes de você desenvolver o câncer, como você classificaria sua qualidade de vida relacionada à saúde (marque uma alternativa: [ ])

[ ] Muito melhor
[ ] Um pouco melhor
[ ] Mais ou menos o mesmo
[ ] Um pouco pior
[ ] Muito pior

Em geral, você poderia dizer que sua qualidade de vida relacionada à saúde nos últimos 7 dias tem sido: (marque uma alternativa [ ])

[ ] Excelente
[ ] Muito boa
[ ] Boa
[ ] Média
[ ] Ruim
[ ] Muito ruim

De um modo geral a qualidade de vida inclui não somente saúde física e mental, mas também muitos outros fatores, tais como família, amigos, espiritualidade, atividades de lazer pessoal que são importantes para sua satisfação com a vida. Considerando tudo em sua vida que contribui para seu bem-estar pessoal, classifique a sua qualidade de vida em geral durante os últimos 7 dias. (marque uma alternativa: [ ])

[ ] Excelente
[ ] Muito boa

[ ] Boa
[ ] Média
[ ] Ruim
[ ] Muito ruim

Por favor, descreva quaisquer outros problemas (médicos ou não médicos) que são importantes para sua qualidade de vida e que não tenham sido adequadamente mencionados pelas nossas perguntas (você pode anexar folhas adicionais, se necessário).

_____
_____

Instruções para o uso da versão validada em português do Questionário de qualidade de vida da Universidade de Washington:
- Preferencialmente, o questionário deve ser preenchido pelo paciente; na eventualidade de o paciente não ser capaz de responder (nível sociocultural), um profissional da saúde treinado pode aplicar o questionário. Não é aconselhável que um médico o aplique ao paciente.
- No questionário entregue ao paciente não devem constar os números referentes ao escore, somente o espaço para assinalar a resposta do paciente.
- O escore total de qualidade de vida é obtido pela soma de todos os valores correspondentes à resposta do paciente.

Condutas

Massagem ou automassagem

- Realizar movimentos circulares em região de cicatriz e área com fibrose pós-radioterapia.

> Obs.: Orientações fisioterapêuticas para as pacientes em curso de tratamento adjuvante
> Durante a radioterapia, devido à lesão cutânea provocada pelo tratamento, os pacientes serão orientados a usar roupas de algodão e a evitar massagem no local irradiado até o término da irradiação.

Alongamentos

- Alongar em uma série de 30 segundos:
  - Flexores, extensores, inclinadores laterais e rotadores cervicais e elevadores da escápula. Ativamente ou passivamente, com o paciente sentado em uma cadeira.

- Adutores e depressores da cintura escapular: com o paciente de pé, ativamente realiza o movimento, passando o membro superior à frente do tronco na altura das clavículas, colocando tensão no cotovelo e tracionando o braço a ser alongado em direção ao corpo.
- Flexores de ombro: com o paciente de pé, segurando bastão atrás do corpo, com o fisioterapeuta auxiliando, realizar a extensão até a ADM final.
- Extensores de ombro: paciente posicionado de frente para uma parede com os membros superiores (MMSS) apoiados a ela por meio da flexão de ombro e extensão de cotovelo, levando até a ADM final.
- Adutores: paciente de lado para a parede, com uma mão apoiada nela e o cotovelo estendido, deverá subir lentamente, aproximando o corpo da parede (lateralmente).
- Adutores horizontais: paciente de pé de frente para a parede e com o tronco encostado a ela, braço em abdução de aproximadamente 120° e cotovelo estendido, palma da mão encostada na parede, instruir o paciente a ir rodando o tronco para o outro lado de modo que retire o seu contato com a parede, tentando ficar de lado para ela.

Exercício para ganho de ADM ativa

1. Usando um bastão, realizar uma série de 20 repetições até a amplitude máxima conseguida nas seguintes posições:
   - Flexão anterior dos MMSS;
   - Extensão dos MMSS;
   - Flexão de cotovelo acima da cabeça dos MMSS;
   - Abdução unilateral de membro superior (MS), realizar nos dois membros.
2. Exercícios pendulares de Codman com aumento gradual de peso, realizar 10×. Os exercícios devem ser realizados com o indivíduo em pé em flexão lombar de 90°, nos sentidos horário, anti-horário, laterolateral e anteroposterior.
3. Exercícios na escada de dedos: realizar 10 repetições na posição de frente realizando flexão anterior de MS e na posição lateral realizando abdução de MS.
4. Exercícios de flexão e extensão, inclinação lateral direita (D) e esquerda (E), rotação lateral D e E da região cervical ativamente até a amplitude máxima conseguida, na posição sentada. Realizar 20x cada exercício.

Exercício de resistência progressiva

- Carga inicial do exercício: 25 a 30% do obtido no teste de 1 RM
- Número de séries: 2 séries para cada exercício;
- Número de repetições: de 10 a 15 repetições;
- Tempo de fase concêntrica: 2 a 4 segundos;
- Tempo de fase excêntrica: 4 segundos;

- Tempo de repouso entre as séries: **60 segundos**;
- Evolução: aumentar a carga quando o paciente estiver conseguindo realizar duas séries de 15 a 25 repetições de forma apropriada, ou seja, mantendo a postura e a estabilidade escapular e a indicação na escala Borg não superior a "um pouco difícil";
- Carga ao final do tratamento: até 70% da carga obtida no teste de uma repetição máxima.

Músculos a serem fortalecidos

1. Romboides e trapézio médio (retração escapular).

    Exemplo: com o paciente de pé com braços fletidos a 90° e cotovelos estendidos com halter nas mãos ou faixa elástica, realizar abdução horizontal (retração escapular).

2. Levantador da escápula e trapézio superior (elevação da escápula).

    Exemplo: paciente de pé com o membro superior em extensão ao lado do corpo segurando um halter ou pisando sobre a faixa elástica medialmente e segurando a extremidade em cada uma das mãos, realizar a elevação do ombro em frente a um espelho.

3. Bíceps (flexão de cotovelo).

    Exemplo: paciente sentado ou de pé, com o úmero ao lado do tórax, flexionar e estender o cotovelo segurando um halter ou pisando sobre a faixa elástica e segurando a outra extremidade com a mão do membro a ser fortalecido.

4. Tríceps (extensão de cotovelo).

    Exemplo: com o paciente de pé com o tronco flexionado apoiando-se com um dos antebraços sobre a maca, úmero contralateral entendido a 90°, solicitar a extensão do cotovelo enquanto segura um halter com as mãos ou segurando a extremidade da faixa elástica em cada uma das mãos, sendo uma das mãos posicionada sobre a lombar e o outro membro em flexão com o úmero paralelo a orelha realizar extensão do cotovelo acima do nível da cabeça.

5. Infraespinhoso e deltoide posterior (rotação externa).

    Exemplo: paciente sentado ou em pé, cotovelo em 90° rente ao corpo, realizar rotação do braço para fora segurando a faixa elástica em cada uma das mãos.

6. Supraespinhoso, deltoide médio, subescapular (abdução no plano da escápula).

    Exemplo: paciente sentado ou de pé, segurando dois halteres nas mãos ou de pé pisando sobre uma das extremidades da faixa elástica e segurando a outra com a mãos do membro a ser fortalecido, realizar abdução dos ombros a 30° a 45° anteriormente ao plano frontal, para promover maior alinhamento com a cavidade glenoide da escápula e evitar compressão do tubérculo maior.

7. Serrátil anterior (protração escapular).

    Exemplo: paciente em decúbito dorsal com ombro fletido 90° e cotovelo estendido. O paciente "empurra" o peso para cima sem rodar o corpo. Ou paciente sentado ou em pé com ombro fletido 90° e cotovelo estendido; uma resistência elástica fica atrás do paciente, e ele "empurra" contra essa resistência sem rodar o corpo.

8. Trapézio inferior (deprime e ajuda na rotação superior da escápula).

Exemplo: paciente em pé, colocar as mãos mais próximas a uma distância um pouco menor que a largura dos ombros. Realizar flexão de cotovelo, mantendo os cotovelos apontados para fora e elevando-os o mais alto possível.

9. Peitoral maior, redondo maior e grande dorsal (adução).

Exemplo: paciente sentado ou em pé, braço abduzido; o paciente traciona para baixo contra uma resistência elástica presa acima da cabeça. Ou paciente em decúbito dorsal, começando com os braços em abdução horizontal, então trazendo-os para a frente em adução horizontal até que fiquem verticais e as mãos toquem a linha média.

- Materiais: bastões, halteres, faixa elástica ou theratubing.

Sinais e sintomas para redução da carga dos exercícios

- Fadiga excessiva após os exercícios; dor muscular por mais de 48 horas; aumento da dor após exercício.

Critérios para interrupção do exercício

- Dor; tontura; mal-estar geral;

Frequência

- 3 vezes por semana.

Tipo de atendimento

- Em grupo.

Tempo de atendimento

- 30 minutos.

Prognóstico

- ADM funcional (respeitando as limitações funcionais, a depender da técnica cirúrgica realizada), com diminuição da dor em 36 sessões.

Método para quantificar a melhoria

- Goniometria de flexão e abdução do ombro ativa e passiva, escala MRC para força dos músculos do membro superior afetado, EVA para dor. Mobilidade do ombro e mobilidade cervical, funcionalidade para alcançar objetos pela Classificação Internacional de Funcionalidade (CIF) – Tabela 6.2.

Tabela 6.2
Classificação Internacional de Funcionalidade, Incapacidade e Saúde (CIF)

xxx.0	NENHUMA deficiência	(nenhuma, ausente, escassa,...)	0-4 %
xxx.1	Deficiência LIGEIRA	(leve, pequena,...)	5-24 %
xxx.2	Deficiência MODERADA	(média,...)	25-49 %
xxx.3	Deficiência GRAVE	(grande, extrema,...)	50-95 %
xxx.4	Deficiência COMPLETA	(total,...)	96-100 %
xxx.8	Não especificada		
xxx.9	Não aplicável		

Fonte: Organização Mundial da Saúde. Classificação Internacional de Funcionalidade, Incapacidade e Saúde. Lisboa, 2004.

Critérios para alta

- Goniometria de flexão e abdução do ombro ativa ou passiva > 150°, melhora da dor > 40% e/ou melhora da funcionalidade para alcançar objetos > 40%.
- Obs.: O paciente deverá ser reavaliado a cada 10 sessões.

Retorno

- O retorno será orientado caso o paciente volte a apresentar dor ou apresente dificuldade em elevar os MMSS nas AVDs ou nas atividades laborais.

Desfechos esperados

1. ADM de ombro ipsilateral à cirurgia funcional para os movimentos de flexão e abdução;
2. Mobilidade funcional de ombro (para alcançar objetos) e cervical;
3. Redução ou ausência de queixa álgica.

Protocolo de intervenções fisioterápicas na disfunção de ombro moderada a grave

População-alvo

- Pacientes submetidos a radioterapia ou a qualquer tipo de esvaziamento cervical, podendo ser radical, radical modificado ou seletivo.

Indicação

- Dor e/ou limitação importante da amplitude de movimento de ombro, quando a avaliação demonstrar uma ADM ativa de flexão e abdução de ombro < 80° e uma dor pela EVA > 5.

Contraindicações/restrições

- Deiscência cicatricial.

Objetivos

- Aumentar a ADM do complexo articular do ombro; reduzir dor no ombro; reduzir o risco de capsulite adesiva; promover maior funcionalidade para as AVDs; melhorar a qualidade de vida.

Atendimento

- Individual.

Avaliação

- Conforme ficha de avaliação fisioterápica de cabeça e pescoço padrão (Figura 6.3), coletar as informações pertinentes considerando as padronizações descritas no protocolo de disfunção de ombro leve.

Condutas

- Na presença de aderência cicatricial: realizar massagem e/ou automassagem em região de cicatriz com movimentos circulares e/ou técnica de crochetagem para liberação cicatricial.
- Em caso de dor moderada a intensa: TENS acupuntura por 20 a 30 minutos na região da dor com frequência: 4 Hz, tempo do pulso: 300 µs, intensidade: alta, no limite do suportável para o paciente.
- Auriculoacupuntura para dor no ombro (Figura 6.13).
- Alongamentos: alongar em uma série de 30 segundos: flexores, extensores, inclinadores laterais e rotadores cervicais e elevadores da escápula, adutores e depressores da cintura escapular, flexores de ombro, extensores de ombro, adutores.
- Exercício para ganho de ADM ativa: realizar uma série de 20 repetições até a amplitude máxima possível nas seguintes posições: flexão anterior dos MMSS; extensão dos MMSS; flexão de cotovelo acima da cabeça dos MMSS; abdução unilateral de MS, realizar com os dois membros. Iniciar em DD se ADM de ombro < 70° e > 70° realizar em posição ortostática.

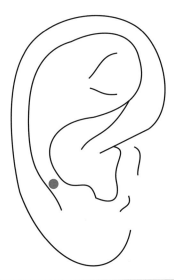

Figura 6.13 – Auriculoacupuntura para dor em ombro.

- Exercícios pendulares de Codman com aumento gradual de peso: realizar 30 repetições. Os exercícios devem ser realizados com o indivíduo em pé em flexão lombar de 90°, sendo realizados nos sentidos horário, anti-horário, laterolateral e anteroposterior.

- Exercícios na escada de dedos: realizar 10 repetições na posição de frente realizando flexão anterior de MS e na posição lateral realizando abdução de MS.

- Técnicas de automobilização: devem ser executadas ativamente pelo paciente segurando sua mão contralateral e com os cotovelos estendidos para auxiliar nos movimentos de flexão de ombro anteriormente ao seu corpo. Realizar 3 séries de 20 repetições.

- Se restrição de movimento acentuada por hipomobilidade articular: utilizar técnicas de mobilização articular passiva de ombro, com enfoque para ganho de rotação externa, abdução e flexão. Portanto, deslizamentos da superfície articular, em direção posteroanterior e superoinferior da cabeça do úmero em relação à cavidade glenoide da escápula devem ser enfatizados. Mobilização das articulações escapulotorácica, acromioclavicular e esternoclavicular podem ser necessárias. (A seguir a descrição das técnicas.)

Técnicas de mobilização articular passiva de ombro

Mobilização da cintura escapular

Deslizamento glenoumeral inferior

- Indicações: para aumentar a abdução.
- Posição do paciente: o ombro em posição de repouso, abduzido a 55°, aduzido horizontalmente 30° e rodado de modo que o antebraço fique no plano horizontal.

- Posicionamento das mãos: posicionar uma mão na axila do paciente para prover separação grau I. O espaço membranoso da outra mão é posicionado logo distal ao acrômio.
- Força mobilizadora: com a mão posicionada superiormente, deslizar o úmero inferiormente.

Progressão do deslizamento glenoumeral inferior

- Indicação: para aumentar a abdução quando a amplitude se aproxima de 90°
- Posição do paciente: decúbito dorsal, com o braço abduzido no final da amplitude disponível. Deve-se acrescentar a rotação externa do úmero no final da amplitude à medida que o braço se aproxima de 90° e vai além.
- Posição do fisioterapeuta e das mãos: em pé de frente para os pés do paciente, o fisioterapeuta deve estabilizar o braço do paciente contra seu tronco com a mão que está mais afastada. Um movimento lateral leve de seu tronco fornecerá a separação grau I. Posicionar o espaço membranoso da outra mão logo distal ao acrômio no úmero proximal.
- Força mobilizadora: com a mão sobre o úmero proximal, deslizar o úmero inferiormente.
- Posição alternativa: pode-se realizar esta técnica com o paciente sentado em uma cadeira. O fisioterapeuta realiza mobilização sentido inferior da cabeça do úmero com a mão esquerda enquanto segura o braço do paciente com a mão direita.

Deslizamento glenoumeral anterior

- Indicações: para aumentar extensão e rotação externa.
- Posição do paciente: decúbito ventral, com o braço na posição de repouso na beira da mesa de tratamento, apoiado sobre a coxa. Estabilizar o acrômio com um enchimento.
- Posição do fisioterapeuta e das mãos: ficar em pé de frente para a cabeceira da maca com a perna mais perto da mesa em posição de passada à frente. O fisioterapeuta deve apoiar o braço do paciente contra a sua coxa com a mão externa; o braço posicionado sobre a coxa proporciona uma separação grau I. Posicionar a borda ulnar da outra mão logo distal ao ângulo posterior do acrômio, com os dedos apoiando superiormente; essa mão fornece a força mobilizadora.
- Força mobilizadora: deslizar a cabeça do úmero em uma direção anterior e levemente medial. Dobrar os joelhos de modo que todo o braço se mova anteriormente.

Articulação escapulotorácica

- Indicação: para aumentar os movimentos escapulares de elevação, depressão, protração, retração, rotação e movimento alar.
- Posição do paciente: se houver pouca mobilidade, começar em decúbito ventral e progredir para decúbito lateral, com o paciente de frente para o fisioterapeuta. O braço do

paciente é acomodado sobre o antebraço do fisioterapeuta, e permite-se que o braço fique pendurado de modo que os músculos relaxem.

- Posicionamento das mãos: a mão superior do fisioterapeuta posiciona-se sobre o acrômio para controlar a direção do movimento. Os dedos da mão inferior fazem uma concha sob a borda medial e inferior do ângulo da escápula.

Técnica de desativação de ponto gatilho

- Força mobilizadora: a escápula é movida na direção desejada sendo erguida pelo ângulo inferior ou empurrando o acrômio.
- Se identificar pontos gatilhos em alguns desses músculos, realizar desativação dos mesmos efetuando uma compressão digital por 45 segundos. Checar a liberação e aplicar gradualmente mais pressão se necessário. Em seguida realizar o alongamento miofascial de 30 a 45 segundos por musculatura associado à respiração profunda. A seguir os pontos, por músculo, a serem desativados.

Músculo infraespinhoso

- Posicionamento: dois dedos abaixo da porção medial da espinha da escápula (Figura 6.14);
- Alongamento miofascial ativo (Figura 6.15).

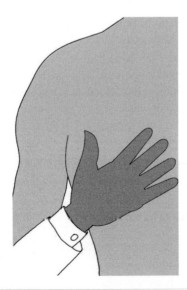

Figura 6.14 – Dois dedos abaixo da porção medial da espinha da escápula.

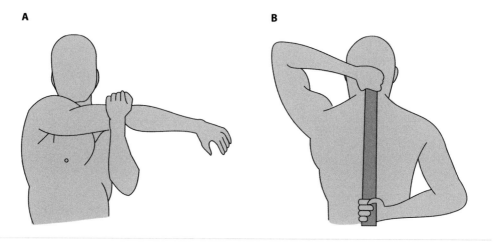

Figura 6.15 – Alongamento miofascial ativo.

Músculo supraespinhal

- Posicionamento: dedo horizontal em ponto médio superior à espinha da escápula (Figura 6.16);
- Alongamento miofascial ativo (Figura 6.17).

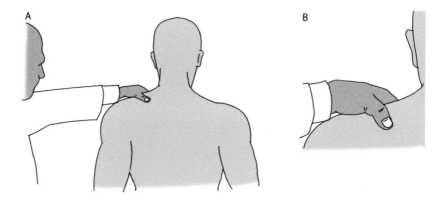

Figura 6.16 – Dedo horizontal em ponto médio superior à espinha da escápula.

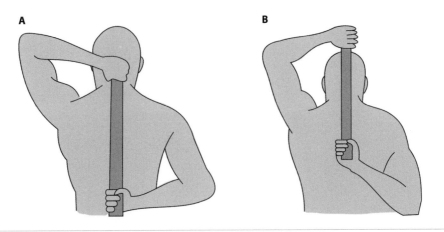

Figura 6.17 – Alongamento miofascial ativo.

Músculo subescapular

- Posicionamento: fossa Subescapular ao longo da borda axilar em direção ao ângulo superior da escápula (Figura 6.18);
- Alongamento miofascial ativo (Figura 6.19).

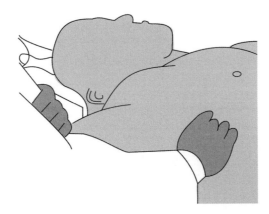

Figura 6.18 – Fossa subescapular ao longo da borda axilar em direção ao ângulo superior da escápula.

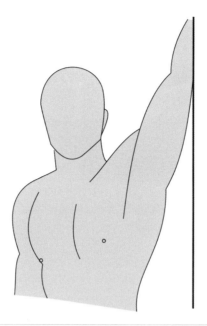

Figura 6.19 – Alongamento miofascial ativo.

Músculo peitoral maior

- Posicionamento: **prega axilar anterior** (Figura 6.20);
- Alongamento miofascial ativo (Figura 6.21) e passivo (Figura 6.22).

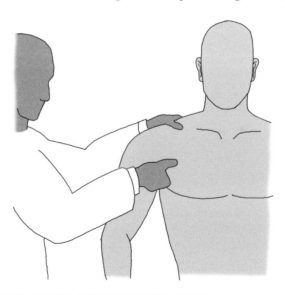

Figura 6.20 – Prega axilar anterior.

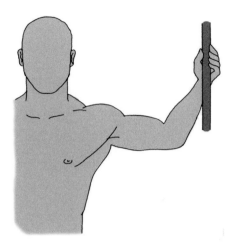

Figura 6.21 – Alongamento miofascial ativo.

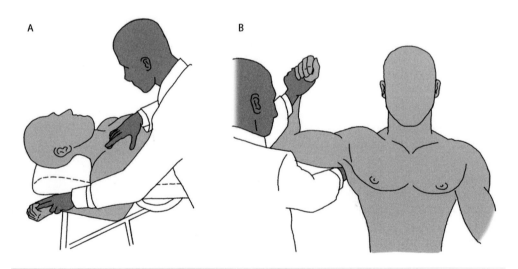

Figura 6.22 – Alongamento miofascial passivo.

Músculo grande dorsal

- Posicionamento: **prega infra-axilar posterior** (Figura 6.23);
- **Alongamento miofascial ativo** (Figura 6.24) **e passivo** (Figura 6.25).

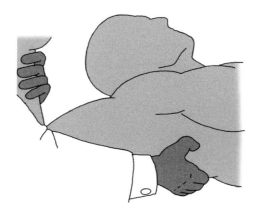

Figura 6.23 – Prega infra-axilar posterior.

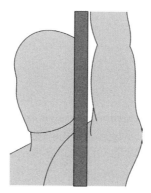

Figura 6.24 – Alongamento miofascial ativo.

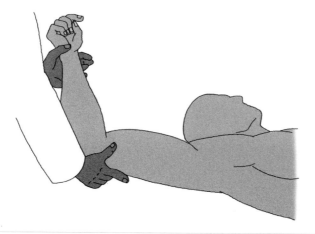

Figura 6.25 – Alongamento miofascial passivo.

Sinais e sintomas para redução da carga dos exercícios

- Fadiga excessiva após os exercícios, dor muscular > 24 horas, aumento da dor após exercício.

Critérios para interrupção do exercício

- Dor, tontura, mal-estar geral.

Frequência

- 2 a 3 vezes/semana, dependendo da necessidade avaliada e da disponibilidade do paciente.

Tempo de atendimento

- 40 minutos.

Prognóstico

- Melhora parcial da ADM de ombro (respeitando as limitações funcionais a depender da técnica cirúrgica realizada) com diminuição da dor em 20 sessões.

Métodos para quantificar a melhoria

- Goniometria de flexão e abdução do ombro ativa e passiva, mobilidade do ombro pela CIF, EVA para dor.

Critérios para alta

- Quando a goniometria ativa de flexão e abdução de ombro for > 80° e a dor pela EVA < 5, encaminhar os pacientes para o Grupo de Cabeça e Pescoço.

Desfechos esperados

1. Melhora parcial da amplitude de movimento do complexo articular do ombro;
2. Redução da dor no ombro;
3. Redução da incidência de capsulite adesiva;
4. Melhora da capacidade e independência funcional para as AVDS;
5. Melhora da qualidade de vida.

Protocolo de fisioterapia no trismo

População-alvo

- Pacientes submetidos a radioterapia ou a qualquer tipo de cirurgia de cabeça e pescoço.

Indicação

- Em pacientes que apresentarem restrição de abertura de boca < 2,5 cm e dor > 5 será realizado atendimento individual, e se a abertura de boca for > 2,5 cm e dor < 5, participarão do Grupo de Prevenção e Tratamento de Trismo.

Contraindicações/restrições

- Ferida em região de boca, lábios ou língua.

Objetivos

- Reduzir ou evitar a dor em articulação temporomandibular (ATM) e tecidos moles adjacentes; prevenir a redução ou normalizar a amplitude de movimento (ADM) da ATM; promover maior funcionalidade para atividades da vida diária (AVDs) como falar, mastigar, deglutir; facilitar os cuidados de saúde (tratamento de cavidade oral, higienização oral); melhorar a qualidade de vida.

Avaliação

- Conforme ficha de avaliação fisioterápica de cabeça e pescoço padrão (Figura 6.3), coletar e analisar as informações pertinentes, considerando os seguintes dados:

    Anamnese:
    - Dor: localização, tipo, intensidade, início, frequência, duração, modificação ao longo do tempo. Fatores agravantes e atenuantes;
    - Disfunção: interfere com as atividades diurnas e noturnas, com o sono, com a alimentação;
    - Sintomas associados: cefaleia, dormência, formigamento, dor no ouvido, distúrbios auditivos, distúrbios da visão, dores na boca;
    - Antecedentes médicos, medicações em uso, traumas pregressos em cabeça e pescoço, antecedentes dentários, histórico do tratamento oncológico, objetivos do paciente com o tratamento.

    Exame físico:
    - Inspeção:
        – Simetria facial;

- Pele (cor, presença de cicatrizes).
o Mobilidade (restrições, dor, deflexão, desvios, assimetria):
  - Abertura e fechamento da boca;
  - Excursão lateral;
  - Protrusão e retração;
  - Ruídos articulares;
  - Mensuração com paquímetro da abertura máxima entre os incisivos, e com uma régua milimetrada avaliar a excursão lateral e a protrusão.
o Palpação:
  - Sensibilidade dolorosa à palpação;
  - Consistência dos tecidos;
  - Projeção da dor a partir de pontos sensíveis.
o Estruturas a serem avaliadas:
o Músculo temporal:
   Origem: face externa do temporal;
   Inserção: processo coronoide da mandíbula e face anterior do ramo da mandíbula;
   Função: oclusão e retração mandibular.
o Músculo masseter e seu tendão

Origem: Porção superficial: margem inferior do arco zigomático. Porção profunda: parte posterior da margem inferior e da face interna do arco zigomático;
Inserção: face lateral do ramo da mandíbula, da incisura até ângulo da mandíbula;
Função: oclusão mandibular.

o Músculo pterigóideo medial

Origem: fossa pterigóidea; processo piramidal do osso palatino; lâmina lateral.
Inserção: partes posterior e inferior da superfície medial do ângulo da mandíbula.
Função: protrusão e elevação da mandíbula; auxilia nos movimentos rotacionais (laterais) da mandíbula.

o Músculo pterigóideo lateral

Origem: Ventre superior: área lateral da lâmina lateral do processo pterigoide; tuberosidade da maxila. Ventre inferior: face temporal da asa maior do osso esfenoide.
Inserção: fóvea pterigóidea; disco articular da ATM.
Função: abertura da boca, lateralização e protrusão mandibular.

o ATM lateralmente e atrás, de boca aberta e fechada.
o Exame da musculatura:
  - Abertura e fechamento da boca contra resistência;
  - Resistência à excursão lateral;
  - Resistência à protrusão.

Condutas para o tratamento individual

- Mobilização articular passiva da ATM.
- Estimulação Nervosa Elétrica Transcutânea (TENS) – TENS acupuntura por 20 a 30 minutos com eletrodos posicionados em região da ATM com frequência: 4 Hz, tempo do pulso: 300 μs, intensidade: alta com sensação forte, mas confortável.
- Abaixadores de língua para alongamento passivo dos músculos que realizam o fechamento da boca. Colocar entre os incisivos superiores e inferiores os abaixadores de língua até o limite da ADM, forçando a abertura de boca concomitantemente ao período de aplicação do TENS (a partir de 15 minutos do TENS colocar os palitos por mais 5 minutos). Caso o paciente tolere, podem-se adicionar outros palitos para promover maior abertura durante o tratamento. Caso o paciente não tolere a aplicação de outros palitos ou sinta dor durante a aplicação, deve-se colocar a quantidade anterior de palitos.
- Exercícios de alongamento para masseter e pterigóideo medial. Conforme descrição a seguir.
  - Músculo masseter:
    - Relaxamento pós-isométrico:
      O terapeuta apoia os seus polegares (protegidos com luva) na superfície superior dos dentes inferiores do paciente;
      O paciente realiza uma força contra resistência do terapeuta sem que seja realizado movimento;
      Após a execução, a mandíbula é levada até seu novo limite de abertura de boca através da mobilização pelo fisioterapeuta, antes de repetir.
    - Alongamento miofascial do masseter:
      Colocar o dedo indicador enluvado dentro da boca do paciente, abaixo da arcada zigomática;
      Solicitar ao paciente que feche a boca para que seja localizado o masseter;
      Solicitar que relaxe a mandíbula;
      Aplicar compressão estática no comprimento total do músculo;
      Pode-se aplicar compressão entre o polegar e o dedo da mesma mão.
  - Músculo pterigóideo medial
    - Autoalongamento:
      O paciente coloca dois dedos atrás dos incisivos inferiores com o polegar sobre o queixo;
      Realiza uma contração isométrica, tentando realizar uma retração;
      Depois disso aplica-se um alongamento firme e contínuo anteriormente e para baixo, para alongar a boca aberta o máximo possível.
    - Intraoral do pterigóideo medial:
      Terapeuta em pé do mesmo lado do músculo que será tratado;

Colocar o dedo indicador da mão direita entre os molares superior e inferior e mover posteriormente até entrar em contato com o pterigóideo medial;

Aplicar uma pressão estática sobre o ventre do pterigóideo medial.
- Exercícios ativos de mímicas faciais com ênfase em boca;
- Alongamento da língua mínimo 30 segundos (objetivo: evitar acúmulo de resíduo alimentar com risco de broncoaspiração);
- Auriculoacupuntura: Ponto francês (maxilares). Pontos chineses (mandíbula, baço, pâncreas e o sheman);
- Automassagem com a língua na cavidade interna da boca, realizando movimentos circulares;
- Orientações para realização dos exercícios no domicílio (Figura 6.26);
- Orientações comportamentais, como:
  - Evitar:
    - Consumo de alimentos duros;
    - Hábitos, como o de roer as unhas;
    - Ato de chupar gelo;
    - Cerrar ou ranger os dentes;
  - Priorizar:
    - Dieta com alimentos moles e pastosos.

Critérios de alta

- Abertura de boca > 2,5 cm e EVA < 5 serão encaminhados para o Grupo de Prevenção e Tratamento de Trismo.

Frequência

- 2 a 3 vezes/semana, dependendo da necessidade avaliada e da disponibilidade do paciente.
- Tempo de atendimento: 40 minutos.

Prognóstico

- Melhora da ADM de abertura de boca com diminuição da dor em 30 sessões.

Método para quantificar a melhoria

- Goniometria com paquímetro da abertura máxima de boca e EVA para dor.

Retorno

- O retorno será orientado caso o paciente perceba piora.

Desfechos esperados

1. Redução ou melhora da dor em ATM e tecidos moles adjacentes;
2. Melhora ou normalização da ADM da articulação temporomandibular (ATM);
3. Melhora da funcionalidade para AVDs (falar, mastigar, deglutir).

Condutas para o grupo de prevenção e tratamento de trismo Leve

- Exercícios ativos de mímicas faciais com ênfase em boca (Figura 6.26);
- Alongamento ativo da língua mínimo 30 segundos (evitar acúmulo de resíduo alimentar, com risco de broncoaspiração);
- Automassagem com a língua na cavidade interna da boca, realizando movimentos circulares;
- Realizar todos os exercícios para tratamento e prevenção do trismo (Figura 6.26);
- Utilizar abaixadores de língua entre os incisivos superiores e inferiores até o limite máximo da ADM, mantendo por 5 minutos. Caso tolere, podem-se adicionar mais palitos para promover maior abertura.
- Os palitos serão entregues aos pacientes e orientados à realização dos exercícios também de modo domiciliar. Eles devem trazer os palitos nos dias das sessões.
- Esses exercícios devem ser realizados todos os dias 3 vezes ao dia, procurando sempre realizar cada sessão nos mesmos horários, após o café da manhã, almoço e jantar, enquanto estiver em atendimento fisioterapêutico. Após a alta fisioterápica deverá continuar a realizá-los 1 vez por semana até 1 ano após o término da radioterapia para prevenção do trismo (conforme orientações com descrição dos exercícios – Figura 6.26).

Critérios de alta

- Abertura de boca > 3,5 cm e EVA < 3.

Frequência

- 3 vezes/semana.

Tempo de atendimento

- 30 minutos.

Prognóstico

- Melhora ou normalização da ADM de abertura de boca com diminuição da dor em 30 sessões.

Orientações fisioterápicas para o tratamento e prevenção do trismo

Paciente:_____

Trismo é a incapacidade de abrir a boca adequadamente. Os primeiros sinais de trismo podem aparecer antes, durante ou até 6 meses após o término do tratamento.

Os exercícios de abertura devem ser realizados 3 vezes ao dia, procurando sempre fazes as sessões nos mesmos horários. Exemplo: após o café da manhã, almoço e jantar.

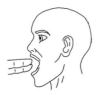
Introduza 2 dedos na boca e conte até 3

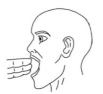
Introduza 3 dedos na boca e conte até 3

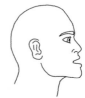
Desvie o queixo anteriormente, conte até 3 segundos nessa posição e volte para a posição normal. Realize 10 repetições

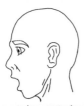
Desvie o queixo posteriormente, conte até 3 segundos nessa posição e volte para a posição normal. Realize 10 repetições

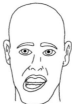
Desvie o queixo para o lado direito, conte 3 segundos nessa posição e volte para a posição normal. Realize 10 repetições

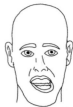
Desvie o queixo para o lado esquerdo, conte 3 segundos nessa posição e volte para a posição normal. Realize 10 repetições

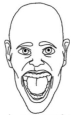
Realize abertura total da boca, conte 3 segundos com a boca aberta e a seguir feche-a. Realize 10 repetições

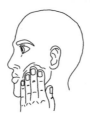
Faça movimentos circulares com as mãos à frente da orelha. Realize 10 repetições

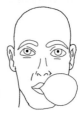
Imediatamente após os exercícios, mastigue 2 gomas de mascar (sem açúcar) por 15 minutos

Figura 6.26 – Orientações para os exercícios domiciliares.

Método para quantificar a melhoria

- Goniometria com paquímetro da abertura máxima de boca, EVA para dor.

Retorno

- O retorno será orientado caso o paciente perceba recidiva da dor ou dificuldade na abertura de boca que limite as AVDs.

Desfechos esperados

1. Melhora da dor em ATM e tecidos moles adjacentes;
2. Normalização da ADM da articulação temporomandibular (ATM);
3. Funcionalidade normal para AVDs (falar, mastigar, deglutir).

Protocolo de fisioterapia na limitação dos movimentos da cervical com ou sem cervicalgia

População-alvo

- Pacientes submetidos a radioterapia ou a qualquer tipo de cirurgia de cabeça e pescoço.

Indicação

- Limitação da amplitude de movimento da região cervical.

Contraindicações

- Deiscência cicatricial, história de hérnia cervical ou outro comprometimento ortopédico ou reumático que contraindique alguma das condutas.

Objetivos

- Melhorar amplitude de movimento cervical; reduzir dor cervical; promover maior funcionalidade para as AVDs; melhorar a qualidade de vida.

Avaliação

- Ficha de avaliação fisioterápica de cabeça e pescoço padrão (Figura 6.3) com ênfase na avaliação da ADM cervical para rotação: paciente sentado com a cabeça e o pescoço na posição anatômica, rodando os mesmos para o lado que vai ser avaliado. Braço fixo do goniômetro no centro da cabeça, na sutura sagital. Colocar o braço móvel do goniômetro na sutura sagital ao final do movimento.

Condutas

- Se aderência cicatricial: realizar massagem ou automassagem em região cicatricial com movimentos circulares e/ou técnicas de crochetagem para liberação cicatricial.
- Se apresentar dor moderada a forte realizar: TENS acupuntura por 20 a 30 minutos na região da dor com frequência: 4 Hz, tempo do pulso: 300 µs, intensidade: alta, no limite do suportável para o paciente.
- Alongamento ativo ou passivo: alongar em uma série de 30 segundos: flexores, extensores, inclinadores laterais e rotadores cervicais.
- Tração manual cervical com ganho de ADM progressiva para os movimentos de flexão, extensão, inclinação bilateral e rotações cervicais.
- Exercício para ganho de ADM ativa em posição sentada: realizar uma série de 20 repetições até a amplitude máxima possível nas seguintes posições: flexão e extensão cervical; inclinação lateral direita e esquerda; rotação direita e esquerda.
- Exercícios domiciliares: autoalongamento com isometria dos flexores, extensores, inclinadores laterais e rotadores de região cervical (manter 30 segundos em cada posição).
- Frequência: 2 a 3 vezes/semana, dependendo da necessidade avaliada e da disponibilidade do paciente.
- Tempo de atendimento: 30-50 minutos.

Prognóstico

- ADM funcional (respeitando as limitações funcionais a depender da técnica cirúrgica realizada) com diminuição da dor em 30 sessões.

Métodos para quantificar a melhoria

- Goniometria ativa de flexão e extensão cervical, rotação direita e esquerda e inclinação direita e esquerda, melhora da mobilidade cervical pela CIF, EVA para dor.

Critérios para alta

- Mobilidade cervical > 40%, rotação cervical > 70° e EVA < a 3.

Retorno

- O retorno será orientado caso o paciente perceba o retorno dos sinais e sintomas iniciais.

Desfechos esperados

1. Normalização da ADM cervical;
2. Melhora da mobilidade da coluna cervical;
3. Redução ou ausência da dor cervical;
4. Maior funcionalidade para as AVDs;
5. Melhora da qualidade de vida.

Protocolo de fisioterapia na mucosite oral

População-alvo

- Pacientes submetidos a radioterapia ou quimioterapia.

Indicação

- Prevenção ou tratamento da mucosite oral (MO).

Contraindicação

- Aplicação na área com tumor ativo.

Objetivos

- Prevenir ou reduzir a gravidade da mucosite oral e/ou abolir quadro álgico; prevenir complicações infecciosas.

Avaliação

- Mensurar mudanças subjetivas físicas e funcionais. Classificar a gravidade da mucosite oral considerando:
  - Grau I – eritema e/ou hipersensibilidade;
  - Grau II – eritema, úlceras que não interferem na habilidade do paciente em alimentar-se;
  - Grau III – úlceras confluentes, requer somente dieta líquida;
  - Grau IV – hemorragia, alimentação oral não possível (paciente requer suporte enteral ou parenteral). Classificar a intensidade da dor pela EVA.

Condutas

- *Laser* de baixa potência com comprimento de onda: 650 nm, potência: 40 mW, densidade de energia: 2 J/cm^2, forma de aplicação: pontual – 2 segundos por ponto.

- Orientar adequada higienização da cavidade oral com escovação (2×/dia), fio dental (1×/dia), solução salina e bicarbonato frequentemente.
- Frequência: diária.
- Tempo de atendimento: 20 minutos.

Prognóstico

- Melhora das lesões em 18 sessões ou mais se mantiver o tratamento oncológico que gera a mucosite.

Métodos para quantificar a melhoria

- Redução da gravidade em pelo menos 1 grau.

Critérios para alta

- Classificação da lesão como grau I com intensidade de dor < 3 pela EVA.

Retorno ambulatorial

- O retorno será orientado caso o problema recidive com o tratamento oncológico.

Desfechos esperados

1. Redução da incidência de MO;
2. Redução da gravidade da MO;
3. Redução da intensidade da dor;
4. Redução da piora funcional (disfagia);
5. Redução da duração da MO;
6. Ausência de complicações infecciosas.

Protocolo de fisioterapia no linfedema cervicofacial

População-alvo

- Pacientes submetidos a qualquer tipo de esvaziamento cervical, podendo ser radical, radical modificado ou seletivo.

Indicação

- Linfedema cervicofacial.

Contraindicações

- Metástase em linfonodos cervicais e axilares contralateral, trombos tumorais ou carcinomatosas difusas infiltrativas, feridas sem cicatrização completa e infecção local ativa.

Objetivos

- Minimizar o volume do linfedema cervicofacial; permitir melhor funcionalidade; reduzir o desconforto decorrente do edema.

Avaliação

- Ficha de avaliação fisioterápica de cabeça e pescoço padrão (Figura 6.3) e no exame físico observar: local do edema, coloração e temperatura da pele, densidade do edema.

Condutas

Realizar tratamento complexo descongestivo que inclui Cinesioterapia (ativoassistida e/ou ativa) dos movimentos da cervical e do ombro, drenagem linfática manual (método Vodder), cuidados com a pele, gorro facial elástico e orientações semelhantes às do linfedema em membros superiores descritas no Capítulo 4.

- Frequência: 2 sessões por semana.
- Tempo de atendimento: 50 minutos.

Prognóstico

- 20 sessões, sendo o mínimo de 10 sessões para reavaliação.

Método para quantificar a melhoria

- Melhora subjetiva percebida pelo paciente e pelo avaliador (sendo a classificação como leve, moderado ou grande).

Critérios para alta

- Classificação do edema como leve pelo avaliador e pelo paciente ou manutenção do edema em 3 sessões consecutivas, após 10 sessões.

Retorno ambulatorial

- O retorno será orientado caso o problema recidive com o tratamento oncológico.

Desfechos esperados

1. Redução do volume do edema cervicofacial;
2. Redução e/ou melhora do desconforto decorrente do edema;
3. Melhora da funcionalidade para as AVDs.

Protocolo de fisioterapia na retração de língua

População-alvo

- Pacientes com câncer de cabeça e pescoço em tratamento oncológico.

Objetivos

- Melhorar mobilidade da língua; prevenir disfagia.

Indicação

- Sinais e sintomas de retração de língua.
- Contraindicação: ferida em região de língua.

Avaliação

- Realizar avaliação padrão para pacientes de cabeça e pescoço (Figura 6.3), e no exame físico observar: condições anatômicas da cavidade oral; avaliação vocal; deglutição de saliva. Observar postura de repouso, tônus e simetria da língua; presença de movimentos involuntários; dentição e mucosas; presença e efetividade da tosse voluntária.

Condutas

- Alongamento:
  - Manter a boca aberta por 30 segundos com a língua apoiada na base da boca (se necessário, com o uso de abaixadores de língua) e depois fechá-la lentamente (realizar 3 repetições);
  - Mover o maxilar, o máximo possível, para a direita, mantendo nessa posição por 30 segundos e relaxar; repetir também para a esquerda (realizar 3 repetições);
  - Realizar movimento circular com a mandíbula no sentido horário, relaxar e depois realizar no sentido anti-horário e relaxar (realizar 3 repetições);
  - Fazer gargarejo com a língua puxada para trás, manter no gargarejo por 10 segundos e relaxar (realizar 3 repetições).
- Fortalecimento:

- Morder com força sobre os dentes, tensionando a língua e os músculos do pescoço, e engolir (realizar 5 repetições);
- Esticar a língua ligeiramente, segurar a língua entre os dentes ou com os dedos e engolir com a língua para fora presa entre os dentes ou dedos (realizar 5 repetições);
- Inspirar e prender a respiração, fechar a boca com força mantendo a respiração segura e engolir; tossir quando acabar (realizar 5 repetições).
- Frequência: 2× na semana.
- Tempo de atendimento: 20 minutos.

Prognóstico

- Melhora da mobilidade em 10 sessões.

Método para quantificar a melhoria

- Percepção do avaliador pela palpação (classificação: nada, pouco, moderada ou muito retraída).

Critérios para alta

- Melhora da mobilidade da língua para pouco ou nada retraída.

Retorno ambulatorial

- O retorno será orientado caso o problema recidive com o tratamento oncológico.

Desfechos esperados

1. Melhora da mobilidade da língua;
2. Redução da incidência de disfagia.

Protocolo de fisioterapia fibrose/aderência cicatricial

População-alvo

- Pacientes com câncer de cabeça e pescoço em tratamento oncológico.

Objetivos

- Melhorar aderência e mobilidade da pele e tecidos subjacentes; aumentar a ADM de articulações próximas.

Indicação

- Sinais e sintomas de aderência cicatricial.

Contraindicações

- Ferida na pele, deiscência.

Avaliação

- Realizar avaliação padrão para pacientes de cabeça e pescoço (Figura 6.3), e no exame físico observar: mobilidade da pele e avaliação da mobilidade do tecido mole subjacente e articulações próximas independentemente da região da cicatriz.

Condutas

- Realizar manobras de deslocamento da pele, mobilização da cicatriz ou região de fibrose;
- Técnica de massagem transversa e/ou de crochetagem;
- Alongamento da região cervical;
- Orientar o paciente quanto aos movimentos a serem executados em domicílio, com utilização de hidratante tópico após sua realização.
    Obs.: A massagem cicatricial deve ser iniciada após a alta do curativo, ou seja, após a cicatrização superficial estar efetivada (ausência de deiscência).
- Frequência: 2 vezes na semana com supervisão e orientações para realização diária pelo menos 2 vezes por dia.
- Tempo de atendimento: 20 minutos.
- Prognóstico: 10 sessões.

Método para quantificar a melhoria

- Percepção do avaliador pela palpação (classificação: nada, pouco, moderada e muito aderida)

Critérios para alta

- Melhora da mobilidade da pele para pouco ou nada aderida.

Retorno ambulatorial

- O retorno será orientado caso o problema recidive com o tratamento oncológico.

Desfechos esperados

1. Melhora do aspecto da pele;
2. Melhora da mobilidade da pele;
3. Melhora da mobilidade do tecido subjacente.
4. Normalização da ADM de articulações próximas.

Protocolo de fisioterapia na paresia/paralisia facial periférica

População-alvo

- Pacientes com câncer de cabeça e pescoço em tratamento oncológico.

Objetivos

- Melhorar motricidade da musculatura facial; recuperar ou melhorar a simetria facial; melhorar a função da musculatura facial; melhorar a qualidade de vida.

Indicação

- Sinais e sintomas de paresia/paralisia facial periférica.

Contraindicações

- Ferida facial.

Avaliação

- Realizar avaliação padrão para pacientes de cabeça e pescoço (Figura 6.3), e no exame físico observar: simetria facial; tônus da face em repouso; ausência de mímicas faciais (ex.: franzir a testa, fechar os olhos, sorrir, abaixar o lábio inferior). Avaliar o impacto nas atividades de vida diária (mastigação, deglutição etc.). Realizar a classificação da disfunção facial segundo a escala de House-Brackmann descrita na Tabela 6.3.

Tabela 6.3
Escala de House-Brackmann para disfunção facial

Grau 1 Função normal	Função normal
Grau 2 Disfunção ligeira	Paresia ligeira só detectável com inspeção cuidadosa
	Fecha o olho completamente com mínimo esforço

Continua

Continuação

Tabela 6.3 Escala de House-Brackmann para disfunção facial	
Grau 2 Disfunção ligeira	Assimetria só no sorriso forçado
	Sem complicações
Grau 3 Disfunção moderada	Paresia evidente, mas não desfigurante
	Fecha o olho, mas com grande esforço
	Boca com desvio evidente
	Podem surgir espasmos, contraturas sincinesias
Grau 4 Disfunção moderada/severa	Paresia evidente e desfigurante
	Não fecha o olho. Sinal de Bell
	Simetria em repouso
	Espasmos, contratura e sincinesias graves
Grau 5 Disfunção severa	Quase sem movimento do lado afetado
	Assimetria em repouso
	Geralmente sem espasmos, contraturas, sincinesias
Grau 6 Paralisia total	Sem qualquer tipo de movimento
	Sem espasmos, contraturas, sincinesias

Fonte: Otolaryngol Head Neck Surg, 1985.

Condutas

1. Alongamento da musculatura facial;
2. Exercícios de mímicas faciais associados à técnica de Kabat facial;
3. Orientações de exercícios domiciliares de mímicas faciais (Figura 6.27).

Frequência

- 2 vezes na semana com supervisão e orientações para realização diária pelo menos 2 vezes por dia.

Tempo de atendimento

- 30 minutos.

Orientações fisioterápicas para o tratamento da paralisia facial

Paciente:_____

A paralisia facial pode acometer um ou dos todos músculos responsáveis pela expressão facial, podendo ocorrer devido à presença de tumor cerebral ou no pós-operatório de cirurgias na região de cabeça e pescoço entre outras.

Os exercícios propostos abaixo devem ser realizados de 3 a 5 vezes por dia e sempre em frente a um espelho

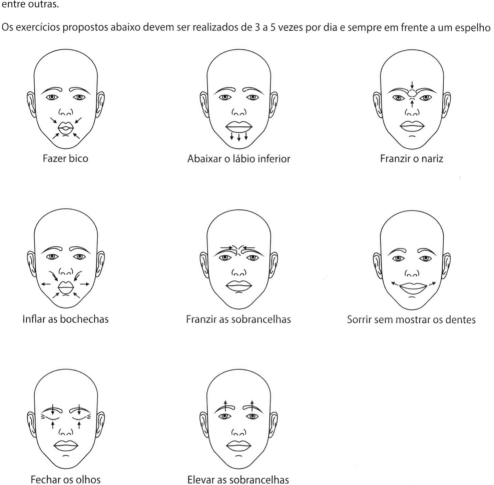

Figura 6.27 – Exercícios domiciliares de mímicas faciais.

Prognóstico

- 30 sessões.

Método para quantificar a melhoria

- Escala de House-Brackmann para disfunção facial.

Critérios para alta

- Classificação como grau 1 ou grau 2 de disfunção.

Retorno ambulatorial

- O retorno será orientado caso o problema recidive com o tratamento oncológico.

Desfechos esperados

1. Melhora da motricidade da musculatura facial;
2. Recuperação ou melhora da simetria facial;
3. Melhora da função da musculatura facial (para comer, falar, mastigar).

Programa de reabilitação oncológica sistêmica

População-alvo

- Pacientes em tratamento oncológico ativo, ou seja, da primeira sessão até 1 semana após a radioterapia ou 3 semanas após quimioterapia ou enquanto sinais e sintomas, como dispneia, intolerância ao esforço e fadiga, estiverem presentes.

A avaliação, as condutas e os critérios para condução do programa estão descritos no Capítulo 2.

Protocolo de fisioterapia na náusea e vômito

- Ver protocolo específico no Capítulo 3.

Protocolo de fisioterapia na hipersecreção

- Ver protocolo específico no Capítulo 3.

Protocolo de fisioterapia na atelectasia

- Ver protocolo específico no Capítulo 3.

Protocolo de fisioterapia na tosse ineficaz

- Ver protocolo específico no Capítulo 3.

Palestras de orientações com a equipe multidisciplinar

População-alvo

- Pacientes em tratamento do câncer de cabeça e pescoço e seus acompanhantes.

Objetivo

- Orientar os pacientes e acompanhantes sobre a doença, os tipos de cirurgia e tratamentos e os possíveis benefícios e sequelas;
- Como prevenir as limitações funcionais decorrentes do tratamento oncológico;
- Como conviver com as limitações funcionais decorrentes do tratamento oncológico (técnicas de conservação de energia, adaptações sem compensações);
- Importância da atividade física e dos cuidados com o membro;
- Cuidados com a pele durante a radioterapia;
- Efeitos colaterais da radioterapia em pacientes de cabeça e pescoço e como amenizar esses efeitos;
- Direitos sociais das pessoas com câncer;
- Como lidar com a nova aparência e uma melhor aceitação do tratamento e suas sequelas para um menor impacto na qualidade de vida;
- Alimentação saudável;
- Quando e como usar suplementos e espessantes de alimentos que auxiliam na imunidade;
- Adequado uso dos medicamentos e principais efeitos colaterais como realizar uma adequada higiene oral;
- Cuidados para melhorar a voz e a deglutição.

Frequência

- 1 vez quinzenalmente.

Palestrantes

- Fisioterapeuta, médico, enfermeiro, assistente social, psicólogo, nutricionista, dentista, fonoaudiólogo e farmacêutico.

A Figura 6.28 representa o fluxograma para condução de pacientes com câncer de cabeça e pescoço dentro do serviço de fisioterapia.

Fisioterapia em Oncologia – Protocolos Assistenciais

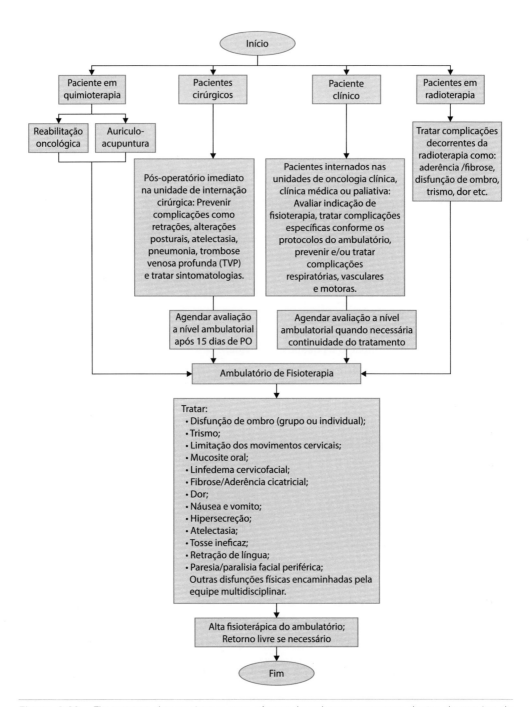

Figura 6.28 – Fluxograma dos pacientes com câncer de cabeça e pescoço dentro do serviço de fisioterapia.

REFERÊNCIAS BIBLIOGRÁFICAS

1. Antunes, HS et al. Low-power laser in the prevention of induced oral mucositis in bone marrow transplantation patients: a randomized trial. Blood 2007;109:2250-2255.
2. Arora H, Pai KM, Maiya A, Vidyasagar MS, Rajeev A. Efficacy of He-Ne laser in the prevention and treatment of radiotherapy-induced oral mucositis in oral cancer patients. Oral Surg Oral Med Oral Pathol Oral Radiol Endod 2008;105:180-6.
3. Arun Maiya G, Sagar MS, Fernandes D. Effect of low level helium-neon (He-Ne) laser therapy in the prevention & treatment of radiation induced mucositis in head & neck cancer patients. Indian J Med Res 2006 Oct;124(4):399-402.
4. Bensadoun RJ, Franquin JC, Ciais G, Darcourt V, Schubert MM, Viot M, et al. Low-energy He/Ne laser in the prevention of radiation-induced mucositis. A multicenter phase III randomized study in patients with head and neck cancer. Support Care Cancer 1999 Jul;7(4):244-52.
5. Bensadoun RJ; Riesenbeck D; Lockhart PB; Elting LS; Spijkervet FK; Brennan MT. A systematic review of trismus induced by cancer therapies in head and neck cancer patients. Support Care Cancer 2010 Aug; 18(8): 1033-8.
6. BraganteK C; Nascimento DM; Motta NW. Evaluation of acute radiation effects on mandibular movements of patients with head and neck cancer. Braz J Phys Ther (Impr) Mar.-Apr. 2012; 16(2): 141-147,. ilus, tab.
7. Brain 2010 Oct;133(10):2838-44. Aids to the investigation of peripheral nerve injuries. Medical Research Council: Nerve Injuries Research Committee. His Majesty's Stationery Office: 1942; pp. 48 (iii) and 74 figures and 7 diagrams; with aids to the examination of the peripheral nervous system. By Michael O'Brien for the Guarantors of Brain. Saunders Elsevier: 2010; pp. [8] 64 and 94 Figures.
8. Buchbinder D. Mobilization regimens for the prevention of jaw hypomobility in the radiated patient: a comparison of three techniques. J Oral Maxillofac Surg 51:863-867. 1993.
9. Campos MA. IFBB Education e Research Committee. Cinesiologia e Biomecânica aplicada aos exercícios de trapézio. Acesso em http://www.hipertrofia.org/forum/topic/15223-cinesiologia-e-biomecanica-aplicada-aos-exercicios-de-trapezio/.
10. arnaval PE. Medidas e avaliações em ciências do esporte. 4ª ed. Rio de Janeiro: Sprint; 2000.
11. Carvalho APV, Vital FMR, Soares BGO. Exercise interventions for shoulder dysfunction in patients treated for head and neck cancer. Cochrane Database of Systematic Reviews 2012, Issue 4. Art. No.: CD008693. DOI: 10.1002/14651858.CD008693.pub2
12. Chaitow L. Teoria e Prática da Manipulação Craniana: abordagem em tecidos ósseo e mole. 1. ed. São Paulo, Manole, 2001.331p.
13. Classificação Internacional de Funcionalidade, Incapacidade e Saúde (CIF). Organização Mundial da Saúde, Lisboa, 2004.
14. Cohen EG et al. Early use of a mechanical stretching device to improve mandibular mobility after composite resection: a pilot study. Arch Phys Med Rehabil 2005 Jul;86(7):1416-9.
15. De Backer IC et al. Resistance training in cancer survivors. Int J Sports Med 2009; 30: 703 – 712.
16. De França EET; Ferrari F; Fernandes P et al. Fisioterapia em pacientes críticos adultos: recomendações do Departamento de Fisioterapia da Associação de Medicina Intensiva Brasileira. Rev Bras Ter Intensiva 2012; 24(1):6-22.
17. Delisa J A; Gans B M. Tratado de Medicina de Reabilitação, princípios e prática. vol.1. Barueri/SP: Manole, 2002.
18. Dijkstra PU, et al. Trismus in head and neck oncology: a systematic review. Oral Oncol2004 Oct;40(9):879-89.
19. Gença et al. Effect of deep breathing exercises on oxygenation after major head and neck surgery. Otolaryngology–Head and Neck Surgery (2008) 139, 281-285.
20. Gift AG. Visual analogue scales: measurement of subjective phenomena. Nurs Res 1989; 38:286-8.
21. Gosselink R; Bott J, Johnson M, et al. Physiotherapy for adult patients with critical illness: Recommendations of the European Respiratory Society and European Society of Intensive Care Medicine Task Force on Physiotherapy for Critically Ill Patients. Intensive Care Med (2008); 34:1188–1199.
22. Grandi G.; Silva ML; Streit C; WagnerJCB. A mobilization regimen to prevent mandibular hypomobility in irradiated patients: An analysis and comparison of two techniques. Med Oral Patol Oral Cir Bucal (Internet) [online]. 2007, vol.12, n.2, pp. 105-109. ISSN 1698-6946.

23. Green S, Buchbinder R, Hetrick SE. Acupuncture for shoulder pain. Cochrane Database of Systematic Reviews. In: The Cochrane Library, Issue 10, Art. No. CD005319. DOI: 10.1002/14651858.CD005319.pub2. 2005.
24. Hislop JH, Montgomery J. Daniels & Worthinghan - provas de função muscular: técnicas de exame manual. 6ª ed. Rio de Janeiro: Guanabara Koogan, 1996.
25. House JW, Brackmann DE. Facial nerve grading system. Otolaryngol Head Neck Surg 1985;93(2):146-7.
26. Johnson J; van As-Brooks CJ; Fagerberg-Mohlin B; Finizia C. Trismus in head and neck cancer patients in Sweden: incidence and risk factors. Med Sci Monit 2010 Jun; 16(6): CR278-82.
27. Kamstra JI; Roodenburg JL; Beurskens CH; Reintsema H; Dijkstra PU. TheraBite exercises to treat trismus secondary to head and neck cancer. Support Care Cancer 2013 Apr; 21(4): 951-7.
28. Kendall FP, McCreary EK, Provance PG. Músculos: provas e funções. 4ʻed. São Paulo: Manole, 1995.
29. Kisner C, Colby LA. Exercícios terapêuticos, fundamentos e técnicas. 3ª ed. São Paulo: Manole,
30. Kostopoulos DC, Rizopoulos KD. The Manual of Trigger Point and Myofascial Therapy. 2001.
31. Kowalski LP, et al. Manual de condutas diagnósticas e terapêuticas em oncologia. 2. ed. São Paulo: Âmbito Editores, 2002.
32. Kroeling P, Gross A, Graham N, Burnie SJ, Szeto G, Goldsmith C H, Haines T, Forget M. Electrotherapy for neck pain. Cochrane Database of Systematic Reviews. In: The Cochrane Library, Issue 7, Art. No. CD004251. DOI: 10.1002/14651858.CD004251.pub2,2009.
33. Lauchlan DT, McCaul JA, McCarron T, Patil S, McManners J & McGarva J. An exploratory trial of preventative rehabilitation on shoulder disability and quality of life in patients following neck dissection surgery. European Journal of Cancer Care 2011;20, 113–122.
34. Maiya GA et al. Effect of low level helium-neon (He-Ne) laser therapy in the prevention & treatment of radiation induced mucositis in head & neck cancer patients. Indian J Med Res October 2006; 124: 399-402.
35. Malone T, et al. Fisioterapia em Ortopedia e Medicina no Esporte. 3. ed. São Paulo:Editora Santos, 2002.633p.
36. Marques AP. Manual de goniometria. 2ª ed. São Paulo: Manole; 2003.
37. McGarvey AC. Physiotherapy for accessory nerve shoulder dysfunction following neck dissection surgery: a literature review. Head Neck 2011; 33: 274–280.
38. Mcneely ML, Parliament M, Courneya KS, Seikaly H, Jha N, Scrimger R, et al. A pilot study of a randomized controlled trial to evaluate the effects of progressive resistance exercise training on shoulder dysfunction caused by spinal accessory neuropraxia/neurectomy in head and neck cancer survivors. Head & Neck 2004;26:518-530.
39. Mcneely ML, Parliament MB, Seikaly H, Jha N, Magee DJ, Haykowsky MJ, et al. Effect of exercise on upper extremity pain and dysfunction in head and neck cancer survivors: a randomized controlled trial. Cancer 2008;113(1):214-22.
40. Migliorati C, et al. Systematic review of laser and other light therapy for the management of oral mucositis in cancer patients. Support Care Cancer 2013 Jan; 21(1):333-41.
41. Molen L et al. A randomized preventive rehabilitation trial in advanced head and neck cancer patients treated with chemoradiotherapy: feasibility, compliance, and short-term effects. Dysphagia 2011; 26:155–170.
42. Mota DDC de Faria; Pimenta CA de Mattos; Fitch MI. Pictograma de Fadiga: uma alternativa para avaliação da intensidade e impacto da fadiga. Rev Esc Enferm USP vol.43 nº esp. São Paulo Dec. 2009.
43. Mozzini CB. Avaliação da funcionalidade do ombro, dor e qualidade de vida em pacientes submetidos a esvaziamento cervical e a resposta ao protocolo de reabilitação fisioterápica. Dissertação de Mestrado. Faculdade de Medicina da Universidade de São Paulo. São Paulo, 2009.
44. Mozzini CB. Edema na face e no pescoço após esvaziamento cervical com ou sem ressecção da veia jugular interna. Tese de Doutorado. Faculdade de Medicina da Universidade de São Paulo. São Paulo, 2011.
45. Nechuta SJ, et al. Post-diagnosis BMI and physical activity in association with triple-negative breast cancer prognosis: Results from 5 prospective cohorts. J Clin Oncol 33, 2015 (suppl; abstr 1507).
46. Nogier R, Boucinhas JC. Prática fácil de auriculoterapia e auriculomedicina.São Paulo: Editora Ícone, 1997.
47. Oku EC, et al. Tradução e adaptação cultural do Modified-University of California at Los Angeles Shoulder Rating Scale para a língua portuguesa. Rev Bras Reumatol 2006; 46(4):246-252. ISSN 0482-5004.
48. Organização Mundial da Saúde. Classificação Internacional de Funcionalidade, Incapacidade e Saúde. Lisboa, 2004.

49. Pauli N, Johnson J, Finizia C, Andrell P. The incidence of trismus and long-term impact on health-related quality of life in patients with head and neck cancer. Acta Oncol 2013 Aug; 52(6): 1137-45. Doi: 10.3109/0284186x.2012.744466. Epub 2012 Nov 29.
50. Pignon JP, le Maître A, Maillard E, Bourhis J, MACH-NC Collaborative Group. Meta-analysis of chemotherapy in head and neck cancer (MACH-NC): an update on 93 randomised trials and 17,346 patients. Radiotherapy and Oncology 2009;92:4-14.
51. Quinn B, Potting CM, Stone R, Blijlevens NM, Fliedner M, Margulies A, Sharp L. Guidelines for the assessment of oral mucositis in adult chemotherapy, radiotherapy and haematopoietic stem cell transplant patients. Eur J Cancer 2008 Jan;44(1):61-72.
52. Retèl VP1, van der Molen L, Hilgers FJ, Rasch CR, L'Ortye AA, Steuten LM, van Harten WH. A cost-effectiveness analysis of a preventive exercise program for patients with advanced head and neck cancer treated with concomitant chemo-radiotherapy. BMC Cancer 2011 Nov 3;11:475.
53. Rezende MR, Massa BSF, Furlan FC et al. Evaluation of functional gain of the elbow following Steindler surgery for brachial plexus injury. Acta Ortop Bras 2011; 19(3):154-8.
54. Salimena S. Apostila de Auriculoterapia, 2010.
55. Samama CM. Venous thromboembolism prevention in surgery and obstetrics: clinical practice guidelines. European Journal of Anaesthesiology 2006; 23: 95–116.
56. Schubert MM et al. A phase III randomized double-blind placebo-controlled clinical trial to determine the efficacy of low level laser therapy for the prevention of oral mucositis in patients undergoing hematopoietic cell transplantation. Support Care Cancer (2007) 15:1145–1154.
57. Smetana GW et al. Preoperative pulmonary risk stratification for noncardiothoracic surgery: systematic review for the American College of Physicians. Ann Intern Med 2006;144:581-595.
58. Teixeira LJ, Valbuza JS, Prado GF. Physical therapy for Bell's palsy (idiopathic facial paralysis).Cochrane Database of Systematic Reviews 2011, Issue 12. Art. No.: CD006283. DOI:10.1002/14651858.CD006283.pub3.
59. Trotti A, Bellm LA, Epstein JB, Frame D, Fuchs HJ, Gwede CK, Komaroff E, Nalysnyk L, Zilberberg MD. Mucositis incidence, severity and associated outcomes in patients with head and neck cancer receiving radiotherapy with or without chemotherapy: a systematic literature review. Radiother Oncol 2003 Mar;66(3):253-62.
60. Vartanian JG, Carvalho AL, Furia CLB, Castro Júnior G, Rocha CN, Sinitkovisky IML, et al. Questionários para avaliação da qualidade de vida em câncer de cabeça e pescoço validados no Brasil. Rev Bras Cir. Cabeça Pescoço 2007;36(2):108-115.
61. Velthuis et al. Physical Activity during Cancer Treatment (PACT) Study: design of a randomised clinical trial (protocol). BMC Cancer 2010, 10:272.
62. Wang HL, Keck JF, Weaver MT, Mikesky A, Bunnell K, Buelow JM, Rawl SM. Shoulder pain, functional status, and health-related quality of life after head and neck cancer surgery. Rehabil Res Pract 2013;1-10.

Capítulo 7

Fisioterapia no Câncer de Pulmão

Flávia Maria Ribeiro Vital

INTRODUÇÃO

O câncer de pulmão é o tumor de maior mortalidade no mundo. A sobrevida em 5 anos é em torno de 16%. Ele é frequentemente diagnosticado em um estágio tardio, assintomático no início, o que leva a um pior prognóstico. O câncer de pulmão é histologicamente dividido em dois grupos: o câncer de pulmão não pequenas células (CPNPC) e câncer de pulmão pequenas células (CPPC). Dos cânceres de pulmão, 85% são CPNPC; para estes, a sobrevida é muito mais alta do que para os diagnosticados com CPPC, em especial para aqueles eleitos para ressecção tumoral. A remoção cirúrgica permanece a melhor opção curativa para pacientes em estadio inicial da doença (I, II e IIIA). Cerca de 11% dos pacientes diagnosticados com câncer de pulmão são elegíveis para ressecção pulmonar com base no estadio da doença, na limitação da capacidade funcional e/ou comorbidades associadas. Apesar da possibilidade de cura, a ressecção cirúrgica está associada com significante dor persistente (33%), morbidade, limitação funcional e redução da qualidade de vida pós-cirurgia.

A incidência de complicações pulmonares pós-operatórias após toracotomia e ressecções pulmonares é cerca de 30% e está relacionada não apenas à retirada do tecido pulmonar, mas é causada também por alterações na mecânica da parede torácica devido à toracotomia por si só. Todas as medidas espirométricas são reduzidas no pós-operatório imediato e não retornam ao normal até a 6ª semana ou mesmo até o 6º mês após a cirurgia. A morbidade depois da toracotomia é caracterizada por uma deterioração dos parâmetros pré-operatórios (mental, físicos, sociais, dor torácica), o que reduz a tolerância ao esforço.

A dor e a redução da tolerância ao esforço influenciam as atividades de vida diária (AVD) e na qualidade de vida (QV). Alguns estudos demonstram uma redução na QV no pós-operatório, mas com um retorno ao normal depois de 3 a 6 meses. Tem sido demonstrado que a reabilitação após cirurgias cardíacas de revascularização melhora a qualidade de vida e reduz a mortalidade e a frequência de readmissões hospitalares. Pacientes submetidos à toracotomia possuem características similares aos de revascularização como estado de saúde e idade, embora a dor seja menos frequente em pacientes submetidos à esternotomia comparados àqueles submetidos à toracotomia. Essa dor pós-toracotomia parece ser um fator limitante para reabilitação, sendo esta com início recomendado para somente após 3 meses da cirurgia, uma vez que, se iniciada mais precocemente, piora a dor e não melhora a qualidade de vida, ainda que traga o benefício de uma melhor tolerância ao esforço, conforme demonstrado por Stigt e colaboradores.

O câncer de pulmão está associado a um conjunto de sintomas debilitantes que, muitas vezes, resultam em limitação da atividade física. Contudo, a inatividade perpetua o ciclo de descondicionamento (reduz VO_2 máximo), perda de massa muscular, piora da tolerância ao exercício e declínio funcional que, subsequentemente, afetam as habilidades individuais para participar de atividades físicas, manutenção da qualidade de vida relacionada à saúde e tolerância ao tratamento oncológico.

Devido à alta incidência de comorbidades em pacientes com câncer de pulmão, estes são de alto risco para intolerância ao esforço e piora da função pulmonar com qualquer dos tratamentos oncológicos (cirurgia, radioterapia ou quimioterapia). O *status desempenho* é um fator determinante e excludente na decisão terapêutica oncológica. Adicionalmente, a doença pulmonar oclusiva crônica (DPOC) contribui para aumentar a incidência de toxicidade pulmonar em pacientes recebendo quimio e radioterapia, as quais podem agravar os sintomas respiratórios. A dispneia afeta a qualidade de vida. Intervenções como relaxamento e exercícios respiratórios têm demonstrado melhorar o *status desempenho* e os estados físico e emocional.

Os cuidados com o paciente com câncer estão sendo direcionados ao desenvolvimento de intervenções que melhorem a funcionalidade geral, assim como a longevidade. Há um crescente interesse na utilização de intervenções não farmacológicas, tais como exercícios, tanto antes, durante como após o tratamento oncológico. As mais fortes evidências em relação às intervenções para pacientes submetidos a ressecções pulmonares são para pacientes com DPOC associado. Nessa população, os exercícios têm demonstrado melhorar a capacidade aos exercícios, a qualidade de vida relacionada à saúde e a redução de sintomas como dispneia, fadiga e depressão. Cesário e colaboradores conduziram um estudo em pacientes com câncer de pulmão associado à outra comorbidade pulmonar que, a princípio, não seriam candidatos à lobectomia em virtude de uma péssima função pulmonar. Contudo, o protocolo de exercícios do estudo que consistia de 3 horas diárias, 5 dias na semana por 4 semanas permitiu uma melhora na função pulmonar que não apenas fez os pacientes alcançarem um *status funcional* para ser eleitos à cirurgia, como todos eles sobreviveram a ela, o que sugere que pacientes de alto risco podem melhorar sua chance de receber um tratamento curativo do câncer.

Considerando a necessidade de conduzir as disfunções respiratórias, cardiovasculares e motoras nos pacientes com câncer de pulmão, listam-se a seguir alguns protocolos fisioterápicos baseados nas melhores evidências disponíveis até então. Estudos mostram que cerca de 85% dos pacientes têm uma boa aderência aos protocolos.

FISIOTERAPIA EM PACIENTES COM CÂNCER DE PULMÃO INTERNADOS

Protocolo de fisioterapia no pós-operatório imediato (POi)

População-alvo

- Paciente submetido à cirurgia de ressecção pulmonar.

Indicação

- Prevenção de complicações respiratórias; manutenção da força e capacidade funcional física, e melhora das trocas gasosas.

Objetivos

- Prevenir complicações (atelectasia, pneumonia, insuficiência respiratório aguda (IRpA) e trombose venosa profunda (TVP)); manter ou reabilitar a capacidade funcional para deambular ou ao exercício, melhorar as trocas gasosas (PaO_2, SaO_2, $PaCO_2$); tratar sintomatologias e reduzir o tempo de intubação, tempo do desmame da ventilação mecânica (VM) e o tempo de internação hospitalar.

Avaliação

- Anamnese; exames complementares e exame físico – sinais vitais, ausculta pulmonar, dor, palpação das panturrilhas.

Condutas indicadas

- As condutas fisioterápicas, nesta fase do tratamento oncológico, poderão seguir steps, os quais, a depender da condição clínica geral do paciente, poderão ser adiantados ou atrasados.
  - STEP 1: Corresponde ao pós-operatório imediato, assim que o paciente chega à UTI.
    - Progredir para interrupção da ventilação mecânica
    - Realizar extubação.
    - Garantir O_2 suplementar.
  - STEP 2: Corresponde ao pós-operatório imediato a partir de 2 horas após a extubação, se o paciente estiver evoluindo bem do estado geral (BEG).
    - Garantir O_2 suplementar.
    - Posicionar o paciente em decúbito dorsal (DD) com a cabeceira em Fowler (60°).
    - Estimular a tosse assistida (com travesseiro na incisão cirúrgica).

- Realizar espirometria de incentivo com Respiron® (Figura 7.1) ou EPAP (se DPOC) – três séries de cinco repetições ou pressão positiva contínua nas vias aéreas (CPAP)*.

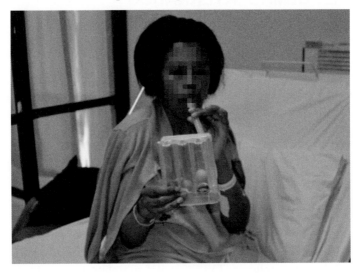

Figura 7.1 – Espirometria de incentivo.

- Realizar cinesioterapia respiratória ou CPAP*: reeducação diafragmática associada a freno labial, padrão ventilatório (PV) 3:1 e sustentação máxima na inspiração (SMI).
- Realizar cinesioterapia motora: bomba de panturrilha ativa (60 repetições), flexoextensão de membros inferiores (10 repetições).
- Deambular no quarto.
- Estimular o paciente a ficar fora do leito 6 horas por dia (sentado ou deambulando).
- Orientar a repetição dessas atividades sem supervisão.
- STEP 3: Corresponde ao 1º, 2º e 3º dias após a cirurgia, se BEG.
  - Retirar suplementação de O_2 se possível.
  - Estimular o paciente a ficar fora do leito 6 horas por dia (aferir a mobilidade em 24 horass pelo pedômetro).
  - Estimular a tosse ativoassistida.
  - Realizar espirometria de incentivo.
  - Realizar cinesioterapia respiratória ou CPAP*.
  - Deambular no corredor progredindo a distância percorrida a cada sessão (acompanhar a progressão pela distância percorrida mensurada no pedômetro).

---

* Obs.: pacientes com baixa capacidade de entendimento ou colaboração deverão receber pressão positiva contínua nas vias aéreas (CPAP) com pressão positiva expiratória final (PEEP) = 7,5 cmH_2O, duas vezes por dia por 20 minutos com supervisão direta e cabeceira elevada para prevenir broncoaspiração até que consigam realizar os exercícios respiratórios de cinesioterapia respiratória e espirometria de incentivo previstos nos steps de atividades diárias descritos.

- Orientar a repetição dessas atividades sem supervisão.
- STEP 4: Corresponde ao 4º e 5º dia após a cirurgia (PO), se BEG.
  - Estimular o paciente a ficar fora do leito 6 horas por dia.
  - Estimular a tosse ativoassistida.
  - Realizar espirometria de incentivo.
  - Realizar cinesioterapia respiratória.
  - Deambular no corredor progredindo a distância percorrida a cada sessão.
  - Descer três lances de escada ou rampa.
- STEP 5: Corresponde ao 6º PO, se BEG.
  - Estimular o paciente a ficar fora do leito 6 horas por dia.
  - Estimular a tosse ativoassistida.
  - Realizar cinesioterapia respiratória.
  - Realizar espirometria de incentivo.
  - Deambular no corredor progredindo a distância percorrida a cada sessão.
  - Descer três lances de escada ou rampa.
  - Subir três lances de escada ou rampa.
- STEP 6: Corresponde ao 7º PO, ou véspera da previsão de alta, se BEG.
  - Estimular o paciente a ficar fora do leito 6 horas por dia.
  - Estimular a tosse ativoassistida.
  - Realizar cinesioterapia respiratória.
  - Realizar espirometria de incentivo.
  - Orientar o habito de caminhada diária pós-alta hospitalar (Figura 7.2).
- STEP 7: Teste de caminhada de 6 minutos.

> As sintomatologias poderão ser conduzidas conforme os protocolos de condutas terapêuticas descritas no Protocolo para pacientes oncológicos clínicos internados do Capítulo 3.

Frequência

Uma ou duas vezes por dia, com supervisão do fisioterapeuta e orientado para realizar pelo menos duas vezes mais sem supervisão ao longo do dia.

Monitorar

Saturação arterial de oxigênio (SaO_2), frequência cardíaca/pulso (FC), dispneia e intolerância ao esforço nos membros inferiores (MMII) pela escala de Borg modificada.

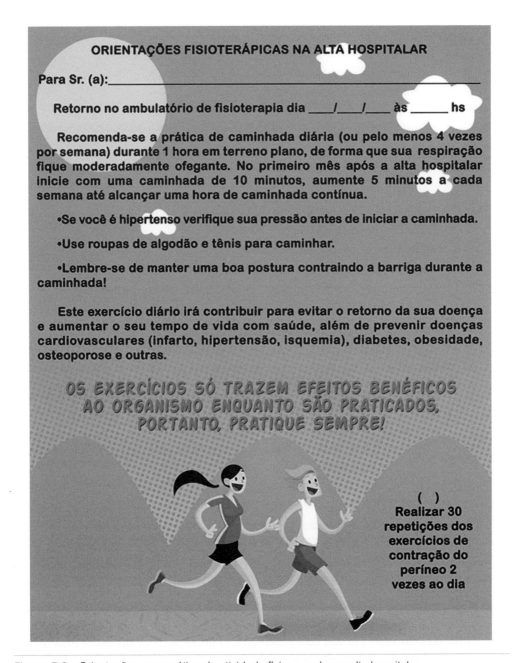

Figura 7.2 – Orientações para prática de atividade física regular na alta hospitalar.

Contraindicações

Pacientes com febre acima de 38ºC, frequência respiratória (FR) > 35 rpm; SaO_2 < 85% com suplementação de oxigênio ou queda maior que 10% da SaO_2 de repouso, pressão arterial sistólica (PAS) < 100 ou > 180 mmHg ou elevação aguda ou queda > 25%, frequência cardíaca (FC) < 50 ou > 140 bpm.

Critérios para interrupção das atividades

FR > 35 rpm, SaO_2 < 85% com suplementação de oxigênio ou queda maior que 10% da SaO_2 de repouso, FC < 50 ou > 140 bpm, arritmias novas, queixa de dor torácica nova, suor, palidez, queda, desmaio, solicitação do paciente por não estar se sentindo bem ou com muita dor.

Retorno

No ambulatório de fisioterapia, 20 dias após a cirurgia, se obtido valor inferior a 65% do limite inferior previsto no teste de caminhada de 6 minutos.

Desfechos esperados

1. Manutenção ou reabilitação da capacidade funcional para deambular ou ao exercício.
2. Manutenção ou reabilitação da força muscular.
3. Melhora das trocas gasosas (PaO_2, SaO_2, $PaCO_2$).
4. Redução do tempo de intubação e desmame da VM.
5. Redução do tempo de internação hospitalar.
6. Redução da incidência de pneumonias.
7. Redução da incidência de atelectasias.
8. Redução da incidência de IRpA.
9. Redução da incidência de TVP.

Protocolo da fisioterapia na internação clínica

Os pacientes com câncer de pulmão internados por alguma intercorrência clínica poderão ser assistidos pela fisioterapia com o intuito de prevenir ou reabilitar perdas funcionais. As padronizações das principais intervenções fisioterapêuticas em pacientes clínicos internados podem ser vistas no Capítulo 3.

FISIOTERAPIA AMBULATORIAL

Protocolo de fisioterapia na pré-reabilitação

População-alvo

- Todos os pacientes que serão submetidos a alguma cirurgia de ressecção pulmonar, iodoterapia ou quimioterapia.

Objetivos

- Obter reserva funcional para maior tolerância ao tratamento oncológico; e reduzir a incidência de complicações respiratórias pós-operatórias, o tempo com dreno de tórax e o tempo de internação.

Contraindicações/restrições

- Cardiopatia grave ou teste ergométrico com resultado que contraindique a prática de atividade física; alteração de parâmetro no teste de caminhada de 6 minutos; dor > 3; doenças ortopédicas; reumáticas; neurológicas ou psiquiátricas que limitem os movimentos; na plaquetopenia < 20.000/mm³, a contraindicação é absoluta e, entre 20 e 50 mil/mm³, a contraindicação é relativa (ver Capítulo 11); metástases ósseas com moderado a alto risco de fratura (ver avaliação da estratificação de risco de fratura patológica no Capítulo 2).

Itens essenciais na avaliação

- Anamnese: história oncológica; tratamento oncológico; presença de disfunções; problemas associados; alergias; medicações em uso; fatores de risco para doença cardiovascular. Ver um modelo de ficha de avaliação na Figura 7.3.
- Exame fisicofuncional: sinais vitais; SaO_2; peso; altura; IMC; função pulmonar; laudo médico do teste ergométrico e/ou teste de caminhada de 6 minutos (ver Capítulo 8); força muscular; flexibilidade e amplitude de movimento; escore de fadiga; escore de dispneia; escore de dor; pressão inspiratória máxima (Pimáx); e pressão expiratória máxima (Pemáx).
- Teste de uma repetição máxima: o paciente sentado deverá realizar uma flexão de ombro na diagonal com membro superior (MS) estendido, iniciando com carga de 250 g ou a faixa elástica menos resistente e aumentando 250 g a cada minuto ou um nível de resistência da faixa elástica até alcançar um nível de resistência em que não consiga realizar harmonicamente o movimento. A carga para treino deverá ser 50% da carga máxima obtida no teste de uma repetição para membros superiores e 70% para membros inferiores. Durante o teste, deve-se monitorar a SaO_2, pulso, FC (com frequencímetro), tempo, escala de Borg modificada para dispneia e MS. O O_2 só deverá ser suplementado se a SaO_2 ficar abaixo de 80% durante o teste.
- Caso o paciente esteja saturando menos de 80% em repouso, realiza-se o teste de titulação de oxigênio para AVD a seguir e encaminha-se o paciente para o médico com o laudo do teste para prescrição do uso domiciliar de O_2.
- Teste de titulação de oxigênio nas AVD: deve-se observar a SaO_2 em repouso com 0,5 L/minuto de O_2. Suplementar 0,5 L/minuto de O_2 a cada minuto até que o paciente consiga saturar pelo menos 88% em repouso. Deverá ser adicionado o mínimo de oxigênio para alcançar uma SaO_2 de 88% durante as seguintes simulações de AVD: andar acelerado 44 m; subir e descer escadas três vezes; andar na esteira a 1 mph com inclinação de 5% por 5'; tomar banho; tirar os sapatos; colocar sapatos. Se o paciente cair a saturação abaixo

Ficha de Avaliação Respiratória
ANAMNESE

Início de tratamento? ○ Sim ○ Não

Encaminhado por: [Selecione] **Outros:**
Diagnóstico Clinico:
Classsificação TNM: **Estadiamento:** [Selecione] **Nr:**
Procedência: **Ocupação Atual:**
Queixa Principal:
HDA:
HPP:

Etilista: ○ Sim ○ Não **Obs:**

Tabagista: ○ Sim ○ Não ○ Passivo   **Já fumou antes?** ○ Sim ○ Não
Quanto tempo fuma (anos):   Quantidade de cigarros/dia:
Quantidade cigarros/dia:

Medicamentos em uso: ☐ Hormônios ☐ Corticoteroides ☐ Diuréticos ☐ Tranquilizantes
☐ Anticolinérgicos ☐ Outros:

Patologias associadas: ☐ DPOC/Asma ☐ Cardiopatia ☐ Pneumopatia ☐ Neuropatia
☐ Diabetes ☐ HAS ☐ Obesidade Outras:

EXAME FÍSICO

Peso: [ ] kg **Altura:** [ ] cm **Biotipo:**
PA: [ ] mmHg **FC:** [ ] bpm **FR:** [ ] irpm **StO2:** [ ] %
Ausculta Pulmonar:
Padrão Respiratório: [Selecione] **Ritmo Respiratório:** [Selecione] **Local da percussão:**
Expansibilidade: [Selecione] **Percussão:** [Selecione]
Tiragem: [Selecione] **Usa musculatura acessória?** ○ Sim ○ Não
Tosse: ☐ seca ☐ produtiva ☐ eficaz ☐ ineficaz ☐ ausente
Secreção: ○ Presente **Quantidade:** [Selecione] **Cor:** [Selecione] **Consistência:** [Selecione]
○ Ausente
Deformidade torácica: ○ Ausente ○ Presente
Força muscular:
☐ Diafragma [ ] ☐ Intercostais [ ] ☐ Abdominais [ ]
Manovacuometria:
PIMAX: — [ ] cmH2O **PEMAX:** [ ] cmH2O
Dispneia: [Selecione] **Escala da Dispnéia** [Sele]
Escala análogo visual para dor torácica: [Selec]
Teste de caminhada 6 min: **Prevista:** [ ] m. **Percorrida:** [ ] m.

Figura 7.3 – Ficha de avaliação respiratória e/ou pré-operatória. Fonte: Fundação Cristiano Varella (com permissão). Continua

Continuação

[Formulário de avaliação fisioterápica]

Movimentação ativa: Selecione   Obs:

Força muscular:
  MSD: Selecione   MSE: Selecione   MID: Selecione   MIE: Selecione
  ADM: Selecione
  Local:
  Edema: ○ Sim ○ Não Local:
  Deambulação: Selecione   Equilíbrio: ○ Normal ○ Alterado
  Obs:

Exames complementares

Funcionalidade pela CIF
  Função da respiração: Selecic | Selecione
  Função dos músculos respiratórios: Selecic | Selecione
  Função de tolerância ao exercício - Resistência fís: Selecic | Selecione
  Fatigabilidade: Selecic | Selecione

Diagnóstico cinético funcional ☐ Agudo ☐ Crônico

CONDUTAS FISIOTERÁPICAS

☐ Cinesioterapia respiratória ☐ Shaker ☐ Respiron ☐ Coach ☐ EPAP ☐ Threshould Insp ☐ Threshould Exp
☐ Drenagem Postural ☐ CPAP ☐ Protocolo de reabilitação oncológica ☐ Estímulo à tosse ☐ Condicionamento aeróbico
☐ Teste de caminhada 6 min ☐ Compressão/Descompressão ☐ Orientação para realização dos exercícios domiciliares
☐ Orientação para conservação energia Outras:
☐ Retorno 3 meses ☐ Retorno de 1 ano ☐ Encaminhamento ☐ Alta fisioterápica

DESFECHOS

--	% Melhora na	Dispnéia no 1º	0	Atual:
--	% Melhora da Distância	Distância percorrida no 1º	0	Atual:
	% Melhora da Função	Função Respiratória no 1º	0	Atual:
	% Melhora Força Muscular	Força Muscular Respiratória 1º	0	Atual:
	% Melhora Tolerância Exercício	Tolerância Exercicio 1º	0	Atual:
	% Melhora Fatigabilidade	[Calcular Desfe...] Fatigabilidade no 1º	0	Atual:

Figura 7.3 – Ficha de avaliação respiratória e/ou pré-operatória. Fonte: Fundação Cristiano Varella (com permissão).

de 88% durante o teste, deve-se aumenta 0,5 L/minuto. de O_2 em um próximo teste após 30 minutos de repouso e assim sucessivamente até se identificar a adequada titulação de

O_2 capaz de atender as necessidades durante as AVD. Deve-se monitorar durante o teste o tempo, a SaO_2, FC, escala de Borg modificada.

Antes de iniciar as sessões do programa é necessário obter o consentimento informado para iniciar a reabilitação após esclarecimento dos riscos com o exercício.

Condutas indicadas

Atividades aeróbicas

- Meio: esteira; bicicleta; caminhada.
  - Intensidade: a intensidade alvo para o treinamento pode ser obtida através do cálculo pela fórmula de Karvonen, a qual leva em consideração a idade, a frequência cardíaca (FC) de repouso e o percentual da carga de trabalho (% FC), o qual pode ser definido incialmente como 60% da FC máx. Todavia alguns medicamentos podem influenciar nos batimentos cardíacos, assim como a presença de tumor ativo, desta forma um outro recurso para monitorar a intensidade do treinamento seria pela escala de Borg modificada, que a princípio deve ser quantificada como 3-4 pelo paciente. Esta atividade pode ser visualizada na Figura 7.4.

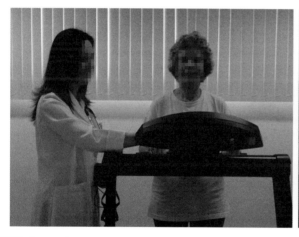
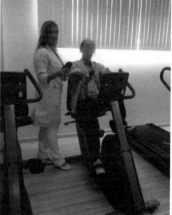

Figura 7.4 – Atividades aeróbicas.

  - Duração: iniciar com 10 minutos e progredir semanalmente até 30 minutos.

Atividades de fortalecimento

- Carga inicial: 50% da carga obtida no teste de uma repetição máxima. Deve-se progredir a carga sempre que o paciente disser que o exercício está muito fácil pela escala de Borg modificada até 70% da carga obtida no teste de uma repetição máxima.

- Grupos musculares a serem trabalhados: quadríceps femoral; músculos do jarrete; tríceps sural; bíceps e tríceps braquial; trapézio e paravertebrais; peitorais; abdominais e glúteos – alternando os dias para o trabalho com membros superiores e inferiores. Na Figura 7.5 podemos visualizar algumas atividades de fortalecimento.

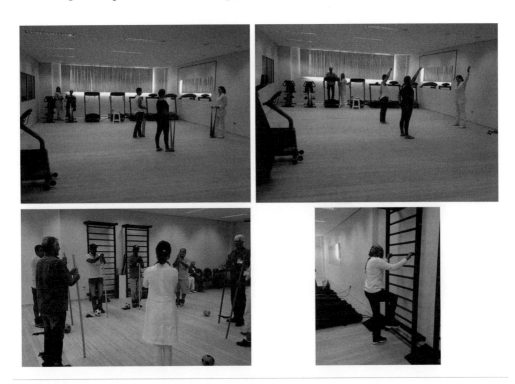

Figura 7.5 – Exercícios de fortalecimento.

- Material: faixa elástica, caneleira, halter.
- Número de séries: 2.
- Número de repetições: 10 a 15.
- Alongamento: alongar os mesmos grupos musculares trabalhados para fortalecimento.
- Treino da musculatura respiratória:
    o Meio: Threshold inspiratório – IMT.
    o Intensidade inicial: 20% da Pimáx, progredindo 5 a 10% a cada sessão até 60% da Pimáx.
    o Duração: 10 a 20 minutos.

Cinesioterapia respiratória

- Reeducação diafragmática com frenolabial na fase expiratória – 10 repetições,

- Inspiração fracionada 3:1 com elevação dos membros superiores na inspiração e descida na expiração – 10 repetições,
- Sustentação máxima da inspiração: 5 repetições,
- Huffing: 3 repetições,
- Respiron: 3 séries de 10 repetições.
- Frequência: 5 vezes por semana, durante pelo menos 15 dias ou 2 vezes por dia durante 1 semana.
- Tempo de atendimento: até 90 minutos.
- Forma do atendimento: individual ou em grupo de até 5 pacientes.
- Orientações específicas durante as sessões e na alta: discutir dúvidas, medos e expectativa em relação à cirurgia. Enfatizar a importância do envolvimento do paciente na sua recuperação no período pós-operatório (necessidade de resiliência diante da dor e prática dos exercícios respiratórios, higiene pulmonar, postura e principalmente deambulação precoce).

Orientações gerais durante o treinamento físico conforme o I Consenso de Reabilitação Cardiovascular

- Não tomar café, chá preto, chá mate, coca-cola 1 hora antes e depois do exercício; tomar água aos goles antes, durante e após o exercício; evitar refrigerantes;
- Abster-se de bebidas alcoólicas e cigarro antes e após o exercício;
- Não se exercitar em jejum; 1 hora antes das sessões de reabilitação, fazer breve refeição com frutas, pães, sucos e açúcar comum; em caso de diabetes, seguir instruções especiais;
- Evitar exercício em condições extremas de temperatura, umidade, poluição e grandes variações de altitude;
- Não tomar banhos quentes ou frios próximo do exercício; dar preferência a banhos tépidos após 15min;
- Utilizar roupas porosas, quentes no inverno e leves e claras no verão; não utilizar trajes emborrachados; usar calçados macios e flexíveis com sola grossa e calcanhar acolchoado, próprios para a modalidade;
- Evitar o exercício sob o impacto de emoções e a prática de esportes esporádica em feriados; participar de competições apenas sob ordem médica. Exercitar-se somente quando se sentir bem; aceitar as limitações pessoais; começar devagar e fazer progressões graduais;
- Evitar exercícios em afecções agudas ou fadiga intensa; reduzir a intensidade do exercício na convalescença; aguardar 2 dias após resfriado comum para voltar aos exercícios. Interromper o treinamento e procurar o médico em caso de lesões musculoesqueléticas; movimentos dolorosos persistentes necessitam de cuidados médicos; manter-se alerta aos sinais de treinamento excessivo.

Monitorar antes de iniciar as atividades

- FC; PA; SaO_2; escala de Borg modificada para dispneia; temperatura corporal; febre acima de 38º; FR > 35 rpm; SaO_2 < 85% em repouso com suplementação de O_2; pressão arterial sistólica < 100 ou > 180 mmHg; FC < 50 ou > 140 bpm.

Monitorar durante as atividades

- FC, PA, SaO_2, escala de Borg modificada para dispneia e fadiga dos membros inferiores, durante e 6 minutos após cada sessão; FR > 35 rpm, SaO_2 < 85% com suplementação de O_2 ou uma queda maior que 10% em relação à de repouso; FC < 50 ou > 140 bpm; novas arritmias; nova dor torácica; palidez; sudorese; cianose; tontura; desmaio; náuseas; claudicação em membros inferiores; mal-estar; lesões ou dor musculoesquelética.

Monitorar efeitos adversos tardios

- Fadiga prolongada; insônia incomum; ganho de peso por retenção hídrica; taquicardia persistente (FC > 110 bpm 6 minutos após o exercício); hipoglicemia no diabetes melito até 48 horas.

Desfechos esperados

1. Maior capacidade funcional (VO_2 máx. 12%, cerca de 79 m pelo teste de caminhada de 6 minutos).
2. Melhor função pulmonar (CVF).
3. Melhora da Pimáx e Pemáx.
4. Melhora da dispneia.
5. Redução da incidência de complicações respiratórias pós-operatórias.
6. Redução do tempo com o dreno de tórax.
7. Redução do tempo de internação.
8. Melhora da capacidade de tomar decisões para mudanças de hábitos.

Protocolo de reabilitação oncológica sistêmica durante ou após tratamento oncológico

Para pacientes em tratamento oncológico ativo, ou seja, da primeira sessão até 1 semana após a radioterapia ou 3 semanas após a quimioterapia ou 3 meses pós-toracotomia ou quando sinais e sintomas, como dispneia crônica, intolerância ao esforço e fadiga estiverem presentes, recomenda-se seguir o protocolo de atividade física progressiva em pacientes em regime ambulatorial disponível no Capítulo 2.

Reabilitação de disfunções respiratórias

O tratamento de complicações respiratórias como atelectasias sintomáticas, dispneia, hipersecreção ou tosse ineficaz poderá ser conduzido conforme protocolos descritos no Capítulo 3.

REFERÊNCIAS BIBLIOGRÁFICAS

1. Argintar E, Triantafillou K, Delahay J, Wiesel B. The musculoskeletal effects of perioperative smoking. J Am Acad Orthop Surg 2012;20:359-363.
2. Benzo R, Wigle D, Novotny P, Wetzstein M, Nichols F, Shen RK, et al. Preoperative pulmonary rehabilitation before lung cancer resection: results from two randomized studies. Lung Cancer 2011;74(3):4415.
3. Brunelli A, Pompili C, Berardi R, et al: Performance at preoperative stair-climbing test is associated with prognosis after pulmonary resection in stage I non small cell lung cancer. Ann Thorac Surg 2012;93:1796-800.
4. Cesario A, Ferri L, Galetta D, et al. Pre-operative pulmonary rehabilitation and surgery for lung cancer. Lung Cancer 2007;57:118-119.
5. Crandall K, Maguire R, Campbell A, Kearney N. Exercise intervention for patients surgically treated for Non-Small Cell Lung Cancer (NSCLC): a systematic review. Surgical Oncology 23 (2014) 17-30.
6. Deng GE, Rausch SM, Jones LW, et al. Complementary therapies and integrative medicine in lung cancer: diagnosis and management of lung cancer. Ed 3. American College of Chest Physicians evidence-based clinical practice guidelines. Chest 2013;143(Suppl 5):e420S-e436S.
7. Gajdos C, Hawn MT, Campagna EJ, Henderson WG, Singh JA, Houston T. Adverse effects of smoking on postoperative outcomes in cancer patients. Ann Surg Oncol 2012;19: 1430-1438.
8. Godoy M. I Consenso Nacional de Reabilitação Cardiovascular. Arq Bras Cardiol. 1997; 69(4): 267-91.
9. Granger CL, Chao C, McDonald CF, Berney S, Denehy L. Safety and feasibility of an exercise intervention for patients following lung resection: a pilot randomized controlled trial. Integr Cancer Ther 2013;12(3):213-24.
10. Hulzebos PJM, Erik HJ, Helders NJ, Favie RA, Meeteren NLUV. Preoperative intensive inspiratory muscle training to prevent postoperative pulmonary complications in high-risk patients undergoing CABG surgery - a randomized clinical trial. JAMA. 2006;296(15):1851-7.
11. Hunt E, VanderWijst K, Stokes B, Kenner R, Duval K, Corder M. Prehabilitation improves the physical functioning of a newly diagnosed lung cancer patient before and after surgery to allow for a safe surgical resection and decreased hospital length of stay: A case report. J Oncol Nav Surviv 2014;5:34-35.
12. Morano MT, Araújo AS, Nascimento FB, da Silva GF, Mesquita R, Pinto JS, et al. Preoperative pulmonary rehabilitation versus chest physical therapy in pa tients undergoing lung cancer resection: a pilot randomized controlled trial. Arch Phys Med Rehabil 2013;94(1):53-8.
13. Mujovic N, Mujovic N, Subotic D, et al. Preoperative pulmonary rehabilitation in patients with non-small cell lung cancer and chronic obstructive pulmonary disease. Arch Med Sci 2014;10:68-75.
14. Nagarajan K, Bennett A, Agostini P, et al: Is preoperative physiotherapy/pulmonary rehabilitation beneficial in lung resection patients? Interact Cardiovasc Thorac Surg 2011;13:300-2.
15. Nicholson A, Lowe MC, Parker J, Lewis SR, Alderson P, Smith AF. Systematic review and meta-analysis of enhanced recovery programmes in surgical patients. Br J Surg 2014; 101:172-188.
16. Pasqua F, D'Angelillo R, Mattei F, Bonassi S, Biscione GL, Geraneo K, Cardaci V, Ferri L, Ramella S, Granone P, Sterzi S, Crisafulli E, Clini E, Lococo F, Trodella L, Cesario A. Pulmonary rehabilitation following radical chemo-radiation in locally advanced non surgical NSCLC: preliminary evidences. LungCancer 2012 May;76(2):258-9.
17. Pasqua F, Geraneo K, Nardi I, Lococo F, Cesario A. Pulmonary rehabilitation in lung cancer. Monaldi Arch Chest Dis 2013;79:73-80.
18. Pehlivan E, Turna A, Gurses A, Gurses HN. The effects of preoperative short-term intense physical therapy in lung cancer patients: a randomized controlled trial. Ann Thorac Cardiovasc Surg 2011;17(5):461-8.
19. Perrin C, Jullien V, Vénissac N, Berthier F, Padovani B, Guillot F, et al. Prophylactic use of noninvasive ventilation in patients undergoing lung resectional surgery. Respir Med. 2007;101(7):1572-78.

20. Rivas-Perez H, Nana-Sinkam P. Integrating pulmonary rehabilitation into the multidisciplinary management of lung cancer: a review. Respir Med. 2015 Apr;109(4):437-42.
21. Rodriguez-Larrad A, Lascurain-Aguirrebena I, AbeciaInchaurregui LC, Seco J. Perioperative physiotherapy in patients undergoing lung cancer resection. Interact Cardiovasc Thorac Surg 2014;19:269-281.
22. Rosa BR, Vital FMR, da Silva BNG, Lisboa S, Peccin MS. Intervenção fisioterapêutica pré-operatória para pacientes submetidos à ressecção pulmonar por câncer: revisão sistemática. Fisioter Mov. 2013;26(3):677-688.
23. Sekine Y, Chiyo M, Iwata T, et al: Perioperative rehabilitation and physiotherapy for lung cancer patients with chronic obstructive pulmonary disease. Jpn J Thorac Cardiovasc Surg 2005;53:237-43.
24. Shannon V, Maldonado J, Thurman C. Timing of pulmonary rehabilitation (PR) relative to cancer treatments impacts PR benefits among patients with NSCLC and moderate to severe COPD. Chest Oct 2011;140(4). Meeting Abstracts.
25. Siafakas NM, Mitrouska I, Argiana E, Bouros D. Effects of surgery on the function of the respiratory muscles. Monaldi Arch Chest Dis. 1999 Dec;54(6):526-31.
26. Singh F, Newton RU, Galvao DA, Spry N, Baker MK. A systematic review of pre-surgical exercise intervention studies with cancer patients. Surg Oncol 2013;22:92-104.
27. Stigt JA, Uil SM, van Riesen SJ, Simons FJ, Denekamp M, Shahin GM, et al. A randomized controlled trial of postthoracotomy pulmonary rehabilitation in patients with resectable lung cancer. J Thorac Oncol e Off Publ Int Assoc Study Lung Cancer 2013;8(2):214-21.
28. Wall LM. Changes in hope and power in lung cancer patients who exercise. Nurs Sci Q 2000;13(3):234-42.
29. Weiner P, Man A, Weiner M, et al: The effect of incentive spirometry and inspiratory muscle training on pulmonary function after lung resection. J Thorac Cardiovasc Surg 1997;113:552-7.

Capítulo 8

Fisioterapia em Pacientes com Câncer no Sistema Digestório

Flávia Maria Ribeiro Vital
Lívia Carla Padilha

INTRODUÇÃO

Esôfago, estômago e o intestino estão entre os órgãos do sistema digestório mais acometidos por câncer no Brasil e no mundo. No Brasil, a estimativa para o biênio 2016-2017 são de mais de 596 mil casos de câncer, sendo mais de 34 mil casos afetando cólon e reto, mais de 20 mil afetando o estômago e quase 11 mil casos de câncer em esôfago, segundo o Instituto Nacional do Câncer (INCA). A população idosa está entre a mais acometida e a ressecção cirúrgica é o tratamento primário para esses tipos de câncer, seguida da radioterapia e da quimioterapia. A prevalência de comorbidades nesse perfil demográfico acende um alerta para a forma de manejo desses pacientes durante o tratamento oncológico, uma vez que eles são mais vulneráveis aos múltiplos estressores comuns do tratamento oncológico. Durante muitos anos, acreditou-se que o repouso era benéfico para pacientes com doenças crônicas como o câncer, mas há tempos os estudos científicos vêm demonstrando as consequências deletérias do repouso prolongado e seu impacto negativo na repercussão clínica durante o tratamento oncológico.

Medidas preventivas e mudanças no estilo de vida são extremamente necessárias, há fortes evidências na literatura que mostram a atividade física como um fator de prevenção para tipos específicos de câncer, entre eles estão o de cólon e o de mama. O câncer de cólon, quando não metastático, pode ter sua recorrência e morbidade reduzidas de forma significativa com a realização de um programa de exercício físico iniciado logo após o diagnóstico. No entanto, parâmetros para a execução desses exercícios ainda não se encontram claramente definidos, mas alguns autores concluem que realizar uma atividade física é melhor do que permanecer no sedentarismo.

A atividade física regular com exercícios aeróbicos, entre eles, caminhada, ciclismo e exercícios de resistência muscular, aumenta a síntese proteica muscular e biogênese mitocondrial, melhora a capacidade funcional e ainda promove o aumento de massa muscular e redução da massa de gordura. Contribui também para a estimulação do sistema imune e para recuperação do câncer por meio de fatores como redução de níveis de lipídeos; manutenção e ou recuperação das funções musculoesqueléticas, cardiovasculares, cardiopulmonar; e redução de sintomas como dor e fadiga. A prescrição e progressão dos exercícios físicos devem respeitar a condição clínica de cada paciente atentando para fatores como o estadiamento da doença, o tipo de tratamento e o condicionamento físico atual.

Estudos realizados com pacientes com câncer esofágico e gástrico evidenciam o impacto da quimioterapia neoadjuvante associada à cirurgia na aptidão física dos pacientes, correlacionando ao aumento da morbidade e mortalidade para os que completaram o esquema terapêutico. Fisiologicamente, uma variedade de mecanismos pode contribuir para esse efeito deletério e, entre eles, podemos citar o dano celular e mitocondrial conduzindo a um maior estresse oxidativo.

A redução da capacidade aeróbica pode aumentar diretamente as complicações peri e pós-operatórias e, com isso, aumentar os dias de internação. Essas informações sugerem a importância de se criar uma reserva biológica nesse perfil de paciente, capacitando-os, assim, a enfrentar os desafios do tratamento. Esses dados são relevantes para a condução terapêutica do paciente e evidenciam a importância da atuação fisioterapêutica em todas as fases do tratamento, prevenindo, tratando e minimizando o risco de sequelas a médio e longo prazo.

Em especial, a atuação preventiva, ou seja, a pré-reabilitação, pode contribuir para identificar e reverter fatores vulneráveis como baixa capacidade funcional, perda de massa magra e descondicionamento aeróbico e, assim, compor estratégias de intervenções mais eficazes e capazes de otimizar o condicionamento físico do paciente e, com isso, colaborar para a sobrevida e qualidade de vida. Mas em especial nesta população, para que a reserva muscular e cardiovascular seja possível, será necessária uma adequada intervenção nutricional, uma vez que a maioria dos tumores digestivos, quando diagnosticados, está em uma fase avançada, em que a doença consome muita energia, a qual deve ser suplementada por uma dieta que possa prever tanto o consumo pelo tumor como pela atividade física de reserva funcional. Desse modo, seguem alguns protocolos de fisioterapia, baseados nas melhores evidências disponíveis, para conduzir pacientes com câncer no sistema digestório a depender da sua fase de tratamento.

FISIOTERAPIA EM PACIENTES INTERNADOS

Protocolo de fisioterapia no pós-operatório imediato (POI)

População-alvo

- Pacientes submetidos a cirurgias do sistema digestório como esofagectomia, gastrectomia, colectomia, duodenopancreatectomia, hepatectomia e retossigmoidectomia.

Objetivos

- Prevenir complicações como atelectasias, pneumonias, insuficiência respiratória aguda, trombose venosa profunda, úlcera de pressão e tratar edema pulmonar, atelectasia e outros sinais e sintomas tratáveis pela fisioterapia como dor localizada, fraqueza, hipersecreção, náusea e vômito.

Avaliação

- Realizar avaliação completa padrão conforme o protocolo de fisioterapia para pacientes clínicos internados descrito no Capítulo 3.

Frequência das sessões diárias

- Pelo menos uma vez por dia com supervisão do fisioterapeuta e duas vezes mais sem supervisão ao longo do dia.

Condutas

- STEP 1: Corresponde ao pós-operatório imediato, assim que o paciente chega à unidade de terapia intensiva (UTI).
  - Progredir para interrupção da ventilação mecânica;
  - Realizar extubação (Capítulo 12);
  - Garantir oxigênio (O_2) suplementar.
- STEP 2: Corresponde ao pós-operatório imediato a partir de 2 horas após a extubação, se o paciente estiver evoluindo com bom estado geral (BEG).
  - Garantir O_2 suplementar;
  - Posicionar o paciente em decúbito dorsal (DD) com a cabeceira em Fowler (60°);
  - Tosse assistida (com travesseiro sobre a incisão cirúrgica);
  - Espirometria de incentivo com Respiron® ou pressão positiva expiratória (EPAP), se doença pulmonar obstrutiva crônica (DPOC), três séries de cinco repetições ou pressão positiva contínua nas vias aéreas (CPAP);
  - CPAP* ou cinesioterapia respiratória: reeducação diafragmática associada a freno labial, padrão ventilatório (PV) 3:1 e sustentação máxima na inspiração (SMI) associada à elevação de membros superiores;
  - Cinesioterapia motora: bomba de panturrilha ativa (60 repetições), flexoextensão de membros inferiores (MMII) (10 repetições);
  - Orientar a repetição destas atividades sem supervisão pelo menos duas vezes mais ao longo do dia.
- STEP 3: Corresponde ao 1º dia após a cirurgia (1º PO), se o paciente estiver evoluindo bem. Obs.: se com cateter de analgesia, solicitar a interrupção.
  - Retirar a suplementação de O_2 se possível;
  - Deambular no quarto;
  - Estimular o paciente a ficar fora do leito 6 horas por dia (aferir a mobilidade em 24 horas pelo pedômetro/acelerômetro);
  - Estímulo à tosse ativoassistida (com travesseiro sobre incisão cirúrgica);
  - Espirometria de incentivo ou EPAP se DPOC;

- CPAP* ou cinesioterapia respiratória;
- Orientar a repetição destas atividades sem supervisão pelo menos duas vezes mais ao longo do dia.

- STEP 4: Corresponde aos 2º, 3º e 4º dias após a cirurgia, se BEG. Obs.: se com cateter de analgesia, solicitar a interrupção.
  - Estimular o paciente a ficar fora do leito 6 horas por dia (sentado ou deambulando);
  - Estímulo à tosse ativo-assistida;
  - Espirometria de incentivo;
  - CPAP* ou cinesioterapia respiratória;
  - Deambulação no corredor progredindo a distância percorrida a cada sessão (acompanhar a progressão pela distância percorrida mensurada no pedômetro durante a sessão);
  - Orientar a repetição destas atividades sem supervisão.

- STEP 5: Corresponde aos 5º e 6º dias PO, se BEG.
  - Estimular o paciente a ficar fora do leito 6 horas por dia (sentado ou deambulando);
  - Estímulo à tosse ativoassistida;
  - Espirometria de incentivo;
  - Cinesioterapia respiratória;
  - Deambulação no corredor progredindo a distância percorrida a cada sessão ou bicicleta ergométrica (ver Figura 8.1);
  - Descer três lances de escada ou rampa.

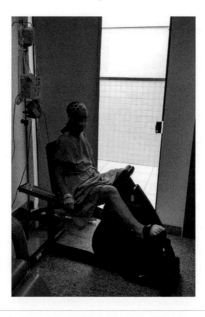

Figura 8.1 – Paciente realizando exercício na bicleta ergométrica.

- STEP 6: Corresponde ao 7º PO, se BEG.
  - Estimular o paciente a ficar fora do leito 6 horas por dia (sentado ou deambulando);
  - Estímulo à tosse ativo-assistida;
  - Cinesioterapia respiratória e espirometria de incentivo;
  - Deambulação no corredor progredindo a distância percorrida a cada sessão ou bicicleta ergométrica;
  - Descer três lances de escada ou rampa;
  - Subir três lances de escada ou rampa.
- STEP 7: Corresponde ao 8º PO, ou véspera da previsão de alta, se BEG.
  - Estimular o paciente a ficar fora do leito 6 horas por dia (sentado ou deambulando);
  - Estímulo à tosse ativo-assistida;
  - Cinesioterapia respiratória;
  - Espirometria de incentivo;
  - Orientar o hábito de caminhada diária pós-alta hospitalar (Figura 8.2);
  - Teste de caminhada de 6 minutos*.

> As sintomatologias poderão ser conduzidas conforme os protocolos de condutas terapêuticas descritas no protocolo para pacientes oncológicos clínicos internados, no Capítulo 3.

Frequência

- Uma ou duas vezes por dia com supervisão do fisioterapeuta e orientar a prática das atividades mais duas vezes por dia sem supervisão do fisioterapeuta.

Monitorar

- Saturação arterial de oxigênio (SaO_2), frequência cardíaca/pulso (FC), dispneia e intolerância ao esforço nos MMII pela escala de Borg modificada.

Contraindicações

- Pacientes com febre acima de 38ºC, frequência respiratória (FR) > 35 rpm, SaO_2 < 85% com suplementação de oxigênio ou queda maior que 10% da SaO_2 de repouso, pressão arterial sistólica (PAS) < 100 ou > 180 mmHg ou elevação aguda ou queda > 25%, FC < 50 ou > 140 bpm.

---

* Obs.: pacientes com baixa capacidade de entendimento ou colaboração deverão receber CPAP (7,5 cmH_2O), duas vezes por dia por 20 minutos com supervisão direta e cabeceira elevada para prevenir bronco aspiração até que consigam realizar a cinesioterapia respiratória e espirometria de incentivo previstas nos steps de atividades descritas.

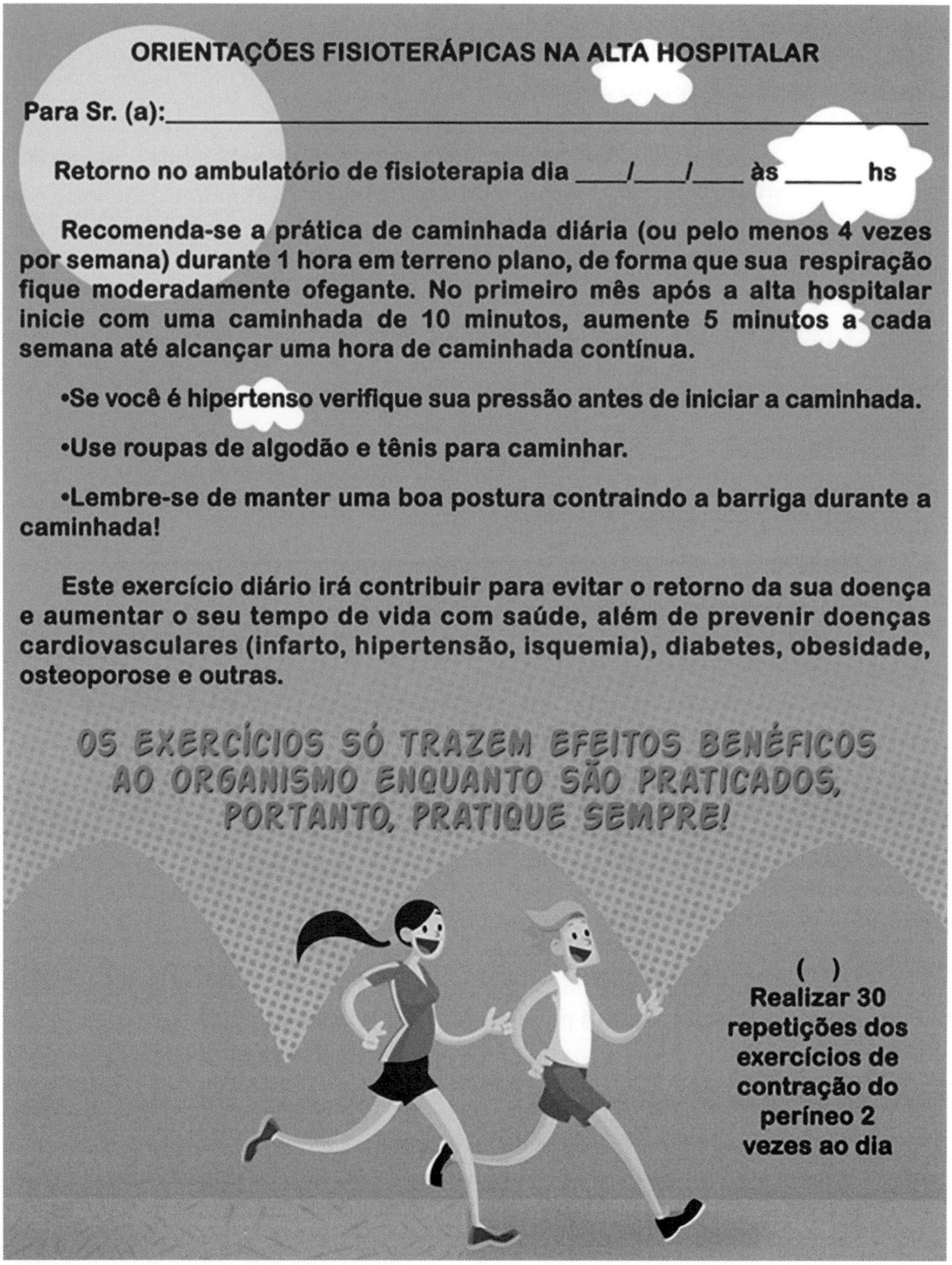

ORIENTAÇÕES FISIOTERÁPICAS NA ALTA HOSPITALAR

Para Sr. (a):_____

Retorno no ambulatório de fisioterapia dia ___/___/___ às _____ hs

Recomenda-se a prática de caminhada diária (ou pelo menos 4 vezes por semana) durante 1 hora em terreno plano, de forma que sua respiração fique moderadamente ofegante. No primeiro mês após a alta hospitalar inicie com uma caminhada de 10 minutos, aumente 5 minutos a cada semana até alcançar uma hora de caminhada contínua.

- Se você é hipertenso verifique sua pressão antes de iniciar a caminhada.
- Use roupas de algodão e tênis para caminhar.
- Lembre-se de manter uma boa postura contraindo a barriga durante a caminhada!

Este exercício diário irá contribuir para evitar o retorno da sua doença e aumentar o seu tempo de vida com saúde, além de prevenir doenças cardiovasculares (infarto, hipertensão, isquemia), diabetes, obesidade, osteoporose e outras.

OS EXERCÍCIOS SÓ TRAZEM EFEITOS BENÉFICOS AO ORGANISMO ENQUANTO SÃO PRATICADOS, PORTANTO, PRATIQUE SEMPRE!

( ) Realizar 30 repetições dos exercícios de contração do períneo 2 vezes ao dia

Figura 8.2 – Orientações para prática de atividade física regular na alta hospitalar.

Critérios para interrupção das atividades

- FR > 35 rpm, SaO_2 < 85% com suplementação de oxigênio ou queda maior que 10% da SaO_2 de repouso, FC < 50 ou > 140 bpm, arritmias novas, queixa de uma dor torácica nova, suor, palidez, queda, desmaio, solicitação do paciente por não estar se sentindo bem ou com muita dor.

Retorno

- No ambulatório de fisioterapia, 20 dias após a cirurgia se for obtido um valor inferior a 65% do limite inferior previsto no teste de caminhada de 6 minutos.

Desfechos esperados

1. Manutenção ou reabilitação da capacidade funcional para deambular ou ao exercício.
2. Manutenção ou reabilitação da força muscular.
3. Melhora das trocas gasosas (PaO_2, SaO_2, $PaCO_2$).
4. Redução do tempo de intubação e desmame da ventilação mecânica (VM).
5. Redução do tempo de internação hospitalar.
6. Redução da incidência de pneumonias.
7. Redução da incidência de atelectasias.
8. Redução da incidência de IRpA.
9. Redução da incidência de TVP.

Protocolo da fisioterapia em pacientes clínicos internados

Pacientes com câncer no sistema digestório que evoluírem com alguma disfunção respiratória ou física serão conduzidos conforme o protocolo de fisioterapia em pacientes clínicos internados do Capítulo 3.

FISIOTERAPIA AMBULATORIAL

Protocolo de fisioterapia pré-reabilitação

População-alvo

- Pacientes com câncer eleitos para a cirurgia de esofagectomia, gastrectomia e/ou retossigmoidectomia.

Objetivo

- Avaliar a capacidade aeróbica, avaliar o estado funcional do sistema cardiovascular e respiratório e predizer morbidade pós-operatória, ter um parâmetro de comparação para fase pós-operatória e criar reserva funcional em pacientes de risco aumentado de complicações pós-operatórias.

Indicação

- Pacientes em fase pré-operatória que apresentem sinais e sintomas como fadiga, dispneia, fraqueza muscular, perda funcional por incapacidade física ou pulmonar e/ou descondicionamento cardiovascular. Outra indicação seria para avaliar força e função do esfincter anal para dar parâmetro para o cirurgião para a escolha de uma cirurgia conservadora ou radical.

Avaliação

- Anamnese completa, diagnóstico clínico e físico funcional geral e do esfincter anal, e teste de caminhada de 6 minutos, conforme metodologia descrita na Tabela 8.1 e demonstrada na Figura 8.3.

Contraindicação e/ou restrições

- Alteração de parâmetros do teste de caminhada de 6 minutos, teste ergométrico com resultado que contraindique a prática de atividade física, dor > 3, doenças ortopédicas, reumáticas, neurológicas ou psiquiátricas que limitem os movimentos, plaquetopenia < 10.000, metástase óssea de moderado a alto risco de fratura (ver avaliação do risco de fratura no protocolo de metástases ósseas do Capítulo 3).

Tabela 8.1
Metodologia para o teste de caminhada de 6 minutos

Contraindicações	• Doenças osteoarticulares graves; problemas cardíacos graves (angina instável, hipertensão grave ou descontrolada, infarto agudo recente (1 mês) e portadores de arritmias); • Poblemas pulmonares graves (hipoxêmicos acentuados, embolia pulmonar recente). Relativas: • FC de repouso acima de 120 bpm, PAS > 180 mmHg ou PAD > 100 mmHg; • paciente sequelado de AVE, com problemas ortopédicos ou reumatológicos agudos; • Idoso extremo (acima de 85 anos), psiquiátrico ou outro com histórico de marcha lentificada.

Continua

Continuação

Tabela 8.1
Metodologia para o teste de caminhada de 6 minutos

Indicação de interrupção do teste	• Atingir FC máxima prevista para idade (220- idade); • Redução da FC em relação a basal; • Queixa de dor torácica; • Sinal de sibilância, palidez ou cianose; • Atingir SaO_2 abaixo de 80% no 3º minuto; • Relato de fadiga intensa nas pernas (10 na escala de Borg modificada); • Relato de cansaço intenso (dispneia) (10 na escala de Borg modificada); • Sinais de dispneia e hipoxemia intensas (uso excessivo de musculatura acessória e tiragens, cianose importante em extremidades, FR o dobro da basal). Se for necessário interromper o teste, sentar o paciente e monitorá-lo e, se preciso, chamar o médico ou encaminhar o paciente para a emergência. Se necessitar de O_2 suplementar, ou seja, se SaO_2 abaixo de 80%, suplementar 0,5 L para saturar acima de 88%; se ainda for insuficiente, realizar novo teste no dia seguinte acrescentando 0,5 L de O_2 a cada teste.

Método	• O paciente deve descansar 10 minutos antes do teste próximo ao local de realização, quando será realizada a monitorização.
	• Monitorar: FR, PA, FC, SaO_2 e escala de Borg modificada em repouso, 3',6', 12'; PA e a escala de Borg no 3' só se possível.
	• Paciente realiza caminhada em ritmo submáximo durante 6' em terreno plano (é necessário que o percurso tenha pelo menos 30 m). Ao fim do teste, calcula-se a distância total percorrida.
	• Normal: acima de 500 m, mas se deve considerar a influência das variáveis idade, sexo, altura, peso, doença; dando preferência para utilização das seguintes fórmulas:
	  ○ Homens: 868 – (idade × 2,9) ou (7,57 × altura em cm) – (5,02 × idade) – (1,76 × peso em kg) – 309.
	  ○ Limite inferior da normalidade: subtrair 153 da fórmula.
	  ○ Mulheres: 868 – (idade × 2,9) – (74,7) ou (2,11 × altura em cm) – (5,78 × idade) – (2,29 × peso em kg) + 667.
	  ○ Limite inferior da normalidade: subtrair 138 da fórmula.
	Deve-se ter certeza que o paciente realizou esforço adequado (submáximo).
	Evitar excesso de incentivo. Padronizar três frases de incentivo e dizer uma a cada minuto, como: você está indo bem, mas pode acelerar mais um pouco; você está indo bem, continue assim; você está indo bem, continue no melhor ritmo que puder.

Interpretação do teste	O valor da distância percorrida deve ser comparado ao parâmetro de normalidade considerando a idade, altura, o peso e o sexo. Quando o teste for aplicado a doentes crônicos (DPOC, ICC etc.), é importante comparar os achados aos obtidos em estudos específicos conduzidas nestas populações. • Pode sugerir doença cardiovascular quando FC está acima da submáxima prevista (FC = 220- idade); • A redução da FC pode estar associada à hipotensão arterial, • aumento da FR acima de 50 rpm está relacionado à doença pulmonar; • redução da SaO_2 em 3% ou mais denota distúrbio na troca gasosa (difusional).

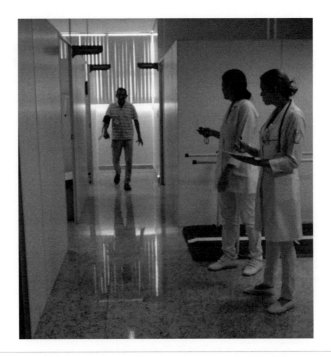

Figura 8.3 – Teste de caminhada de 6 minutos.

Condutas indicadas

- Ver protocolo de pré-reabilitação ambulatorial no Capítulo 7.
- Encaminhar o paciente para acampamento nutricional com o intuito de garantir uma suplementação calórica capaz de suprir as demandas energéticas do programa de pré-reabilitação que consome entre 400 e 700 calorias.

Desfechos esperados

1. Prevenção de complicações pulmonares como atelectasias, pneumonias e insuficiência respiratória aguda (IRpA) no pós-operatório imediato.
2. Prevenção de complicações vasculares como trombose venosa profunda (TVP) e descondicionamento cardiovascular.
3. Prevenção de perda de massa muscular e manutenção da funcionalidade.
4. Preservação das atividades de vida diárias (AVD).
5. Redução do tempo de internação hospitalar.
6. Melhora do condicionamento físico, da fadiga e da dispneia.

Protocolo de reabilitação oncológica sistêmica durante ou após tratamento oncológico

Para pacientes com câncer no sistema digestório em tratamento oncológico ativo, ou seja, da primeira sessão até 1 semana após a radioterapia ou 3 semanas após quimioterapia ou se o teste de caminhada de 6 minutos totalizar um valor inferior a 65% do limite inferior após a cirurgia ou quando sinais e sintomas, como dispneia crônica, intolerância ao esforço e fadiga estiverem presentes, recomenda-se o seguimento do protocolo de atividade física progressiva em pacientes em regime ambulatorial disponível no Capítulo 2.

Protocolo de reabilitação de períneo com cinesioterapia para incontinência fecal

População-alvo

- Todos os pacientes submetidos à retossigmoidectomia e/ou radioterapia que evoluírem com incontinência fecal.

Atendimento

- Grupo.

Objetivos

- Restaurar o controle fecal.

Avaliação

- História médica e oncológica.
- Anamnese.
- Exame físico: inspeção, palpação e avaliação funcional do assoalho pélvico, segundo a Tabela 8.2.
- Classificação Internacional de Funcionalidade (CIF).
- Diário para incontinência fecal – *Fecal Incontinence Severity Index* (FISI), conforme Tabela 8.3.

Tabela 8.2
Avaliação funcional do assoalho pélvico

0	Sem função perineal objetiva, nem à palpação.
1	Função perineal objetiva ausente, reconhecida somente à palpação.
2	Função perineal objetiva deficiente, reconhecida à palpação.
3	Função perineal objetiva, sem opor resistência à palpação.
4	Função perineal objetiva e resistência oposta não mantida à palpação.
5	Função perineal objetiva e resistência oposta mantida à palpação durante mais de 5 segundos.

Fonte: SAGAE et al, 2012.

Tabela 8.3
Índice de gravidade da incontinência fecal (FISI)

	2 ou mais vezes por dia	1 vez por dia	2 ou mais vezes por semana	1 vez por semana	1 a 3 vezes por mês	Nunca
Flatus (gases)						
Muco						
Fezes líquidas						
Fezes sólidas						

FISI: para cada um dos itens da tabela, por favor, indique a média de quantas vezes, no último mês, você experimentou qualquer perda acidental pelo intestino (ROCKWOOD, T.H. et al 1999).

Condutas

Exercícios ativos para períneo (exercícios de Kegel)

- Objetivo: capacitar o paciente a perceber e melhorar a força, velocidade, resistência ou contração do esfíncter anal de forma voluntária.
  - Esvaziar a bexiga e intestino.
  - Identificar o músculo elevador do ânus.
  - Realizar uma contração e manter por 3 segundos em seguida relaxar por 3 segundos, repetir essa sequência 10 vezes.
  - Aumentar o tempo de contração de forma progressiva até atingir uma contração de 10 segundos, seguida de um relaxamento de igual tempo.
  - Evoluir da posição deitada para a sentada e em ortostatismo enquanto tenta o controle ativo da perda fecal.

- Variações dos exercícios:
  - Em ortostatismo, saltar enquanto contrai a musculatura de períneo evitando a saída de fezes, uma série de 10 repetições;
  - Agachar apoiado em uma parede contraindo a musculatura de períneo enquanto evita a saída de fezes, uma série com 10 repetições;
  - Sentado simular tosse enquanto contrai a musculatura de períneo e evita a saída de fezes, uma série com 10 repetições.

  OBS.: a evolução dos exercícios deve acontecer de modo gradual e individualizado respeitando os limites funcionais de cada paciente.

Orientações comportamentais

Visam reeducar o paciente sobre sua condição e desenvolver estratégias para minimizar ou eliminar a incontinência fecal.
- Objetivo: contribuir para consistência do bolo fecal e na aquisição de novos hábitos.
  - Evitar refeições volumosas, ricas em gordura ou excessivamente ricas em fibras.
  - Dar preferência a dietas ricas em frutas, verduras e cereais.
  - Praticar atividade física de forma regular.
  - Buscar ter hábito para defecar, sempre depois do café da manhã e do almoço.
  - Esvaziar o intestino sempre antes de sair de casa.
  - Se necessário, usar fralda descartável como proteção.
  - Evitar reprimir a vontade de defecar.
- Frequência: três vezes por semana.
- Tempo de atendimento: 30 minutos.

Contraindicações

- Pacientes com infecção intestinal ativa e aguda.

Contraindicações relativas

- Metástases ósseas; fração de ejeção cardíaca abaixo de 35%.

Prognóstico

- Melhora de 90% da incontinência em até 40 sessões.

Método para quantificar a melhoria

- Escala visual analógica (EVA), CIF, número de fraldas necessárias por dia.

Critérios para alta

- 3 a 0 na EVA, CIF com nenhuma deficiência ou deficiência ligeira, uma fralda por dia ou melhora funcional na avaliação do assoalho pélvico 4 ou 5.

Desfechos esperados

1. Retorno da continência fecal.

Protocolo de reabilitação de períneo com *biofeedback* e eletroestimulação para incontinência fecal

População-alvo

- Pacientes com incontinência fecal com dificuldade em compreender os exercícios ou com disfunção importante – 0 a 4 na avaliação funcional do assoalho pélvico (Tabela 8.2).

Atendimento

- Individual.

Objetivos

- Restaurar o controle fecal mediante incrementação da percepção da distensão retal e otimização da capacidade de contração dos esfíncteres anais em resposta a essa distensão.

Condutas

Além dos exercícios de períneo que devem ser orientados para o domicílio, para melhorar o entendimento de como e qual a musculatura deve ser contraida, sessões com aparelho de *biofeedback* podem ser necessárias. Mas caso o paciente apresente fraqueza importante de períneo serão necessárias sessões de eletroestimulação para esta musculatura, a qual poderá ser realizada de diferentes formas. Segue abaixo alguns exemplos de como programar os equipamentos para as sessões de biofeedback ou eletroestimulação.

Biofeedback - Aparelho Neurodyn Evolution conectado ao computador

- Posicionar o paciente em decúbito lateral.
- Introduzir a sonda anal envolvida com o preservativo não lubrificado e colocar gel condutor na ponta do preservativo em pequena quantidade para facilitar a introdução da sonda.

- Para iniciar o tratamento, é necessário fazer a "taragem" dessa sonda, que nada mais é que ajustá-la com a pressão mínima e máxima. Para este ajuste, será necessário usar a seringa de 60 mL, a torneira de abertura/fechamento da pressão, as duas mangueiras cristal e a sonda de látex vaginal ou anal. A torneira tem três bicos de saída; um deles deverá ser rosqueado na seringa e cada uma das mangueiras deverá ser conectada nos outros dois bicos. As outras extremidades das mangueiras deverão ser ligadas respectivamente no conector PRESSURE, localizado na frente do Neurodyn Evolution e a outra na sonda de látex vaginal ou anal. A torneira tem três setas indicadoras de abertura/fechamento da pressão. Na posição 1 estará fechada. Na posição 2 estará aberta. Pressionar o botão TARAGEM. A tela de Taragem será apresentada. Pressionar o botão INICIAR. Neste momento, um *bip* será ouvido e um traço vermelho começará a correr na tela. Colocar a torneira na posição 2 (aberta) e pressionar o êmbolo da seringa vagarosamente até que o paciente reporte que está sentindo a sonda inflada (insuflar em torno de 15 mL, no máximo 20 mL caso o paciente não esteja sentindo a sonda). Notar que o traço vermelho se desloca para cima. Colocar, agora, a torneira na posição 1 (fechada) e esperar cerca de 2 a 3 minutos para que a temperatura da sonda entre em equilíbrio térmico com o corpo do paciente. Uma vez atingido o equilíbrio térmico, pressionar o botão REINICIAR. Neste momento, a pressão mínima foi gravada na memória do equipamento.
- Pedir para o paciente exercer contração, pressionando, dessa maneira, a sonda de látex. Notar que aparecerá um "pico" no traço vermelho por um pequeno tempo. Esse pico é o valor da pressão máxima e foi, então, gravado na memória do equipamento (pedir três contrações).
- Pressionar, agora, o botão FECHAR e, a seguir, OK (sessão finalizada).
- Escolher no campo MODALIDADE o tipo de tratamento que será feito. Selecionar (contração tônica 50% - 6 segundos, progredir com contração tônica 90% - 10 segundos) e o tempo de aplicação (10 minutos) para trabalhar as fibras lentas; pressionar o INICIAR.
- Orientar o paciente a contrair e relaxar tentando seguir o gráfico exposto na tela do computador. Ao término do tempo de aplicação, um *bip* será ouvido e a mensagem "tempo esgotado" será indicada. Pressionar OK e notar que a tela principal apareceu para uma nova programação.
- Selecionar a modalidade (três picos) para trabalhar as fibras rápidas e o tempo de aplicação (5 minutos).
- Se desejável interromper o tratamento antes do término do tempo de aplicação, pressionar FECHAR. A mensagem "sessão interrompida" será indicada.

Eletroestimulação – Aparelho Dualpex 961 – URO

- Posicionar o paciente em decúbito lateral.
- Com o "eletrodo" acoplado ao aparelho, teclar no botão Programa, selecionar a opção REFORÇO DE PERÍNEO.
- Selecionar a frequência de 50 HZ.

- Selecionar a opção TEMPO e definir 15 minutos.
- A seguir na a opção MULTI ½ (contrai 1, relaxa 2).
- Introduzir o eletrodo no ânus do paciente.
- Por último, clicar no botão CONTROLE DE INTENSIDADE e aumentar de acordo com a tolerância do paciente.

Eletroestimulação – Aparelho Neurodyn Evolution

- Posicionar o paciente em decúbito lateral.
- Com o "eletrodo" acoplado ao aparelho, selecionar a modalidade terapêutica ESTIMULAÇÃO acionando as teclas SET+ e SET-. Pressionar NEXT para selecionar a frequência. Ajustar a frequência acionando as teclas SET+ e SET-. Selecionar a frequência de 50 Hz.
- Pressionar novamente a tecla NEXT para selecionar a largura de pulso. Ajustar a largura de pulso acionando as teclas SET+ e SET-. Utilizar a largura de pulso de 300 us. Pressionar novamente a tecla NEXT para ajustar a envoltória.
- Tempo de subida (RISE) é 1 segundo. Ajustar acionando as teclas SET+ e SET-. Pressionar NEXT.
- Sustentação da envoltória (ON TIME) é de 5 segundos. Ajustar acionando as teclas SET+ e SET-. Pressionar NEXT.
- Tempo de descida (DECAY) é de 2 segundos. Ajustar acionando as teclas SET+ e SET-. Pressionar NEXT.
- Tempo de repouso (OFF) é de 10 segundos. Ajustar acionando as teclas SET+ e SET-. Pressionar NEXT.
- Selecionar o TEMPO DE APLICAÇÃO acionando as teclas SET+ e SET- e definir 15 minutos. Pressionar a tecla NEXT.
- Teclar START para iniciar a sessão. Aparecerá no visor líquido todos os parâmetros ajustados até o momento.
- Introduzir o eletrodo no ânus do paciente.
- Por último, ajustar a intensidade acionando as teclas UP e DOWN. Aumentar de acordo com tolerância do paciente.

Eletroestimulação – Aparelho Neurodyn Evolution conectado ao computador

- Primeiramente, ligar o aparelho Neurodyn Evolution que deve estar conectado ao computador.
- Abrir na área de trabalho do computador o software do Neurodyn Evolution.
- Acoplar a sonda anal ao aparelho.
- Posicionar a paciente em decúbito lateral.

- Introduzir a sonda anal com gel condutor
- Clicar em PROGRAMAS DE TRATAMENTO.
- Em PROGRAMA, selecionar o programa de tratamento pré-configurado como:
- Fortalecimento (frequência: 50 Hz, largura de pulso: 300 us, Rise: 1 segundo, On Time: 5 segundos, Decay: 2 segundos, Off: 10 segundos, tempo: 15 minutos);
- Hiperatividade do detrusor. (frequência: 10 hz, largura de pulso: 200 us, Rise: 1 segundo, On Time: 0 segundo, Decay: 0s, Off: 0 segundo, tempo: 20 minutos).
- Clicar em EXECUTAR PROGRAMA. E depois em INICIAR.
- Aumentar a amplitude de pico no aparelho Neurodyn Evolution no botão STIMULATION (UP).
- Ao término do tratamento, o aparelho fará um sinal sonoro.
- Frequência: 2 a 3 vezes por semana.
- Tempo de atendimento: 35 minutos.

Contraindicações

- Infecção intestinal ativa e aguda.

Contraindicações relativas

- Metástases ósseas; e fração de ejeção cardíaca abaixo de 35%.

Prognóstico

- Melhora de 90% da incontinência em até 30 sessões.

Método para quantificar a melhoria

- EVA; CIF; e melhora funcional na avaliação do assoalho pélvico.

Critérios para alta

- 3 a 0 na EVA, CIF com nenhuma deficiência ou deficiência ligeira e/ou 1 fralda por dia e/ou melhora funcional na avaliação do assoalho pélvico 4 ou 5.

Desfechos esperados

1. Retorno da continência fecal.

Protocolo de reabilitação de períneo com cinesioterapia e *biofeedback* para constipação fecal

População-alvo

- Pacientes submetidos à retossigmoidectomia e/ou radioterapia que evoluírem com constipação intestinal.

Atendimento

- Individual.

Objetivos

- Restaurar a funcionalidade intestinal.

Avaliação

- História médica e oncológica.
- Anamnese.
- Exame físico: inspeção; palpação; avaliação funcional do assoalho pélvico conforme Tabela 8.2.
- Eliminar causas sistêmicas e secundárias que podem alterar ou bloquear o trânsito intestinal.
- Preencher pelo menos dois itens no critério no Consenso Roma lll, conforme a Tabela 8.4.

Tabela 8.4
Critérios de ROMA lll para distúrbios gastrintestinais funcionais

Constipação funcional	
1	Esforço para evacuar em pelo menos 25% do tempo.
2	Fezes endurecidas ou fragmentadas em pelo menos 25% do tempo.
3	Sensação de evacuação incompleta em pelo menos 25% das defecações.
4	Sensação de obstrução/bloqueio anorretal das fezes em pelo menos 25% das defecações.
5	Manobras manuais para facilitar pelo menos 25% das defecações (p. ex.: evacuação com ajuda digital, apoio do assoalho pélvico).
6	Menos de três evacuações por semana.
7	Fezes moles estão raramente presentes sem o uso de laxantes.
8	Ausência de critérios para síndrome do intestino irritável.

Critérios preenchidos nos últimos 3 meses com início dos sintomas pelo menos 6 meses antes do diagnóstico. Apêndice B, 2012.

Condutas

Terapia com *biofeedback* - Aparelho Neurodyn Evolution conectado ao computador

- Objetivo: utilizar meio eletrônico como forma de capacitar o paciente a relaxar os músculos do assoalho pélvico de forma mais eficaz no momento da defecção.
- Paciente posicionado sentado em uma cadeira com o tronco fletido anteriormente, com os cotovelos apoiado sobre as pernas imitando a posição de defecação.
- Utilizar um sensor anal contendo três eletrodos orientados longitudinalmente em placa de metal revestida por material emborrachado acoplado anatomicamente no ânus para captar a contração do esfíncter anal e da musculatura do assoalho pélvico. Esse sensor anal deverá estar envolvido com um preservativo não lubrificado e com um gel condutor na ponta do preservativo em pequena quantidade para facilitar a introdução.
- Um segundo canal aplicado sobre a pele que cobre o músculo retoabdominal, com dois eletrodos posicionados em uma linha vertical, sendo o primeiro situado a 2 cm abaixo da cicatriz umbilical e o segundo, 5 cm abaixo do primeiro.
- Durante 3 minutos, o sensor capta a contração do músculo em descanso para a formação de uma linha de base.
- O paciente é treinado a contrair a musculatura tendo a seguinte instrução: contraia como se estivesse segurando a urina durante 10 segundos e descanse por mais 10 segundos.
- O paciente visualiza o monitor do computador onde observa a variação através de uma linha da atividade eletromiográfica da musculatura que está sendo treinada.
- O paciente, depois de posicionado e treinado, realiza contrações, relaxamento e manutenção de uma tensão suave por 10 segundos, a partir de então são traçadas metas para treinar o relaxamento do assoalho pélvico em níveis adequados e individualizados.
- Os níveis descansando devem ser observados quanto a qualquer espasmo, como também o intervalo de tempo para ir do relaxamento até a amplitude máxima da contração voluntária, e o intervalo de tempo para voltar ao nível descansando. Essas medidas, chamadas latência, são, tipicamente, de 0,5 segundo durante contração e 1 segundo para relaxamento.

Exercícios de Kegel

- Objetivo: ajudar o paciente a desenvolver a consciência da diferença entre enrijecer e relaxar os músculos do assoalho pélvico, bem como servir de exemplo do que não fazer durante a tentativa de defecação.
- Esvaziar a bexiga.
- Identificar o músculo elevador do ânus.
- Realizar uma contração e manter por 3 segundos; em seguida, relaxar por 3 segundos. Repetir a sequência 10 vezes.
- Aumentar o tempo de contração de forma progressiva até atingir uma contração de 10 segundos, seguida de um relaxamento de igual tempo.
- Evoluir da posição deitada para sentada e em ortostatismo.

Massagem

Realizar massagem profunda infra-umbilical (cólon transverso para cólon descendente) deslizando 20 vezes no sentido horário.

Orientações comportamentais

Visam reeducar o paciente sobre sua condição e desenvolver estratégias para minimizar ou eliminar a constipação.

- Objetivo: melhorar o ritmo intestinal e a consistência do bolo fecal.
- Aumentar a ingestão de fibras tais como frutas, vegetais e cereais.
- Manter a ingestão diária de 2 litros de água.
- Nunca ignorar os reflexos de evacuação, nunca hesite em evacuar.
- Realizar atividade física.
- Respeitar a posição de evacuação correta, ou seja, as pernas afastadas, os cotovelos sobre os joelhos fazendo força abdominal para ajudar a evacuação.
- Interromper o processo de defecação se não obtiver sucesso entre 10 e 15 minutos de tentativa, e fazer nova tentativa mais tarde.

Exercícios domiciliares

- Objetivo: adaptação e treino.
- Exercícios de contração do músculo pubococcígeo sustentada por 4 segundos, seguida de relaxamento por 8 segundos e realização do esforço de evacuação, seguidos de 10 repetições de contração sustentada por 2 segundos e relaxamento para 5 segundos. Realizar essa sequência duas vezes.
- Orientação a não contrair a musculatura acessória como abdominais, glúteos e adutores.
- Orientação a realizar os exercícios no banheiro e em posição de defecação.

Frequência

- 2 a 3 vezes por semana.

Tempo de atendimento

- 50 minutos.

Contraindicações

- Infecção intestinal ativa e aguda.

Contraindicações relativas

- Metástases ósseas; e fração de ejeção cardíaca abaixo de 35%.

Prognóstico

- Melhora de 90% da função intestinal em até 30 sessões.

Método para quantificar a melhoria

- EVA; CIF; e Roma lll conforme Tabela 8.4.

Critérios para alta

- 3 a 0 na EVA, CIF com nenhuma deficiência ou deficiência ligeira e/ou 0 ou 1 no total de critérios preenchidos no Consenso ROMA lll conforme Tabela 8.4.

Desfechos esperados

1. Normalização da frequência de evacuação;
2. Retorno à funcionalidade intestinal de evacuação.

REFERÊNCIAS BIBLIOGRÁFICAS

1. Apêndice B. Os critérios diagnósticos de Roma III para os distúrbios gastrointestinais funcionais. Arq. Gastroenterol. São Paulo, v. 49, supl. 1, p. 64-68, 2012.
2. ATS Statment: Guideline for the six-minute Walk Test. Am J Respir Crit Care Med 2002, 166:111-7.
3. Blass J, Staender S, Moerlen J, Tondelli P. Complication-free early extubation following abdomino-thoracic esophagectomy. Anaesthesist. 1991 Jun;40(6):315-23.
4. Camargo, VM de, et al. Validação de um protocolo para o teste de caminhada de seis minutos em esteira para avaliação de pacientes com hipertensão arterial pulmonar. J. bras. pneumol. São Paulo, v. 35, n. 5, p. 423-430, May 2009.
5. Celli, BR, et al. A controlled trial of intermittent positive pressure breathing, incentive spirometry, and deep breathing exercises in preventing pulmonary complications after abdominal surgery. Am Rev Respir Dis. 1984 Jul;130(1):12-5.
6. Cheema, FN et al. Novel approaches to perioperative assessment and intervention may improve long-term outcomes after colorectal cancer resection in older adults. Ann Surg. 2011 May;253(5):867-74. doi: 10.1097/SLA.0b013e318208faf0.
7. Coumey, KS, et al. A randomized trial of exercise and quality of life in colorectal cancer survivors. European Journal of Cancer Care (2003) 12:347-357.
8. Cramer H, Lauche R, Klose P, Dobos G, Langhorst J. A systematic review and meta-analysis of exercise interventions for colorectal cancer patients. Eur J Cancer Care (Engl). 2014 Jan;23(1):3-14.
9. Dias RM, Chauvet PR, Siqueira HR, Rufino R. Testes de função respiratória. Atheneu: São Paulo, 2001.
10. Ferreyra GP, et al. Continuous positive airway pressure for treatment of respiratory complications after abdominal surgery: a systematic review and meta-analysis. Ann Surg 2008;247: 617–626.

11. Gillis C, Li C, Lee L, et al. Prehabilitation versus rehabilitation: A randomized control trial in patients undergoing colorectal resection for cancer. Anesthesiology 2014;121:937-947.
12. Hall JC, et al. Prevention of respiratory complications after abdominal surgery: a randomised clinical trial. BMJ 1996; 312.
13. Hayes SC, et al. Australian Association for Exercise and Sport Science position stand: optimising cancer outcomes through exercise. Journal of Science and Medicine in Sport 12 (2009) 428–434.
14. Henriksen MG, et al. Enforced mobilization, early oral feeding, and balanced analgesia improve convalescence after colorectal surgery. Nutrition. 2002 Feb;18(2):147-52.
15. Heymen Steve, et al. Estudo randomizado controlado Mostra Biofeedback ser superior aos tratamentos alternativos para pacientes com assoalho pélvico dissinergia tipo constipação. Dis Reto Colon. 2009 outubro; 52 (10).
16. Hubbard, R. E. Patient frailty: the elephant in the operating room. Anaesthesia. 2014 Jan;69 Suppl 1:26-34. doi: 10.1111/anae.12490.
17. Jack S, et al. The effect of neoadjuvant chemotherapy on physical fitness and survival in patients undergoing oesophagogastric cancer surgery.The Journal of Cancer Surgry EJSO 2014 1-8.
18. Journo, XB et al. Complications respiratoires de l'oesophagectomie pour câncer. Rev Mal Respir 2008 ; 25: 683-94.
19. Lawewnce VA et all. Strategies to reduce postoperative pulmonary complications after noncardiothoracic surgery: systematic review for the American College of Physicians. Ann Intern Med. 2006;144:596-608.
20. Meyerhardt JA, et al. Physical activity and survival after colorectal cancer diagnosis. Journal of Clinical Oncology v. 24 n. 22 august 1 2006.
21. Michelet P, et al. Non-invasive ventilation for treatment of postoperative respiratory failure after oesophagectomy. Br J Surg. 2009; 96:54-60.
22. Moriello C, et al. Validating the six-minute walk test as a measure of recovery after elective colon resection surgery. Archives of Physical Medicine and Rehabilitation. V. 89 Issus 6, p.c1083 – 1089. Jun 2008.
23. Nascimento Jr. P, Módolo NSP, Andrade S, Guimarães MMF, Braz LG, El DIB R. Incentive spirometry for prevention of postoperative pulmonary complications in upperabdominal surgery. Cochrane Database of Systematic Reviews. In: The Cochrane Library, Issue 6, Art. No. CD006058.DOI: 10.1002/14651858.CD006058.pub3.
24. Olsén MF, et al. Randomized clinical study of the prevention of pulmonary complications after thoracoabdominal resection by two different breathing techniques. Br J Surg. 2002 Oct;89(10):1228-34.
25. Overend TJ, et al. The effect of incentive spirometry on postoperative pulmonary complications: A systematic review. Chest. 2001 Sep;120(3):971-8.
26. Padronização da metodologia para realização do teste de caminhada de 6 minutos.
27. Pasquina P, et al. Respiratory to prevent pulmonary complications after abdominal surgery: a systematic review. Chest 2006; 130:1887–1899.
28. Richardson J & Sabanathan S. Prevention of respiratory complications after abdominal surgery: a randomized clinical trial. Thorax 1997;52(Suppl 3):S35–S40.
29. Rockwood TH, Church JM, Fleshman JW, Kane RL, et al. Patient and surgeon ranking of the severity of symptoms associated with fecal incontinence – The Fecal Incontinence Severity Index. Dis. Colon Rectum. 42: 1525-1532, 1999.
30. Rotter T, Kinsman L, James EL, Machotta A, Gothe H, Willis J, Snow P, Kugler J. Clinical pathways: effects on professional practice, patient outcomes, length of stay and hospital costs. CochraneDatabase of Systematic Reviews 2010, Issue 3. Art.No.:CD006632. DOI: 10.1002/14651858.CD006632.pub2.
31. SAGAE UE, et al. Effectiveness of biofeedback therapy in patients with chronic constipation. J. Coloproctol. Rio de Janeiro, v. 32, n. 1, p. 65-71, Mar 2012.
32. Scholes RL, et al. Duration of anaesthesia, type of surgery, respiratory co-morbidity, predicted VO2max and smoking predict postoperative pulmonary complications after upper abdominal surgery: an observational study. Aust J Physiother. 2009;55(3):191-8.
33. Série histórica e análise crítica dos nossos indicadores de complicações pulmonares no pós-operatório de cirurgias torácicas e abdominais altas.

34. Siafakas NM, Mitrouska I, Argiana E, Bouros D. Effects of surgery on the function of the respiratory muscles. Monaldi Arch Chest Dis. 1999 Dec;54(6):526-31.
35. Smetana GW, et al. Preoperative pulmonary risk stratification for noncardiothoracic surgery: systematic review for the American College of Physicians. Ann Intern Med. 2006;144:581-595.
36. Thomas JÁ & Mc Intosh JM. Are incentive spirometry, intermittent positive pressure breathing, and deep breathing exercises effective in the prevention of postoperative pulmonary complications after upper abdominal surgery? A systematic overview and meta-analysis. Plys Thm 1994;74:3-16.
37. Yusuf SAI, Jorge JMN, Habr-Gama A, Kiss DR, et al. Avaliação da qualidade de vida na incontinência anal: validação do questionário FIQL (Fecal Incontinence Quality of Life). Arquivos de Gastroenterologia, São Paulo, v.41, n.3, p.202-8, 2004.

Capítulo 9

Fisioterapia nos Tumores Ginecológicos

Débora de Almeida Silva Faria
Flávia Maria Ribeiro Vital

INTRODUÇÃO

O câncer do colo do útero é o terceiro tipo de tumor mais frequente na população feminina, ficando atrás apenas do câncer de mama e do câncer colorretal. É a quarta causa de morte de mulheres por câncer no Brasil. Segundo estimativas do Instituto Nacional do Câncer (INCA), em 2016, a estimativa era cerca de 16.340 casos novos no Brasil.

É uma doença de desenvolvimento lento e que pode cursar sem sintomas na sua fase inicial e posteriormente vir a evoluir com sangramento vaginal intermitente ou após relação sexual, secreção vaginal anormal e dor abdominal associada a queixas urinárias ou intestinais nos casos mais avançados.

Entre os tratamentos mais comuns para o câncer do colo do útero, estão a cirurgia, a radioterapia e a braquiterapia; e, em alguns casos, a quimioterapia também pode ser necessária. O tipo de tratamento dependerá do estadiamento da doença e do tamanho do tumor.

Algumas mulheres podem apresentar alguns tipos de sequela após o tratamento do câncer ginecológico como incontinência urinária, dor na relação sexual, estenose vaginal após a radioterapia e/ou braquiterapia e fadiga muscular. Essas sequelas podem gerar um impacto negativo na qualidade de vida das pacientes, limitando suas atividades de vida diárias (AVD) e interferindo no relacionamento conjugal.

Recentemente, constatou-se que as pacientes com câncer de ovário que se mantêm ativas, praticando atividades físicas regularmente depois de finalizado o tratamento oncológico, têm maior sobrevida e menor risco de recidiva da doença, o que torna imprescindível a orientação da prática de atividade física regular, utilizando-se da argumentação dos benefícios para saúde para aperfeiçoar a aderência.

A fisioterapia tem um importante papel na prevenção, reabilitação e qualidade de vida dessas mulheres. A seguir, algumas padronizações de intervenções fisioterapêuticas a serem realizadas em pacientes com câncer ginecológico.

FISIOTERAPIA EM PACIENTES INTERNADOS

Protocolo de fisioterapia em pacientes no pós-operatório

População-alvo

- Pacientes submetidas à cirurgia oncológica de tumores ginecológicos como útero, ovário e anexos.

Atendimento

- Individual.

Frequência

- Uma vez por dia com supervisão do fisioterapeuta e duas vezes sem.

Objetivos

- Prevenir complicações (atelectasia, pneumonia e TVP), tratar sintomatologia dolorosa e reduzir o tempo de internação hospitalar.

Avaliação

- Anamnese e exame físico – sinais vitais, ausculta pulmonar, dor, palpação das panturrilhas.

Condutas indicadas

- STEP 1: Corresponde ao pós-operatório imediato a partir de 2 horas depois da extubação se a paciente estiver evoluindo bem (BEG). Posicionamento da paciente em decúbito dorsal (DD) com a cabeceira em Fowler (60°), estimular a tosse assistida, cinesioterapia motora (bomba de panturrilha ativa, flexoextensão de membros inferiores). Orientação da repetição destas atividades ao longo do dia sem supervisão.
- STEP 2: Corresponde ao pós-operatório imediato a partir de 6 horas depois da chegada à unidade de internação ao 1º dia após a cirurgia se BEG. Posicionar a paciente sentada fora do leito e orientar a manutenção desse posicionamento por 2 horas, estimular a tosse assistida, deambular no quarto. Orientação da repetição destas atividades sem supervisão.
- STEP 3: Corresponde ao primeiro e segundo dias após a cirurgia (1º e 2º PO), se BEG, até a alta hospitalar. Orientar ou posicionar a paciente sentada fora do leito. Estímulo à tosse. Deambulação no corredor. Orientação da repetição destas atividades sem supervisão. Orientar exercícios de contração de períneo utilizando a sonda como estímulo e dando continuidade aos exercícios após a retirada da sonda. Entregar à paciente uma folha impressa com a orientação da atividade física regular (Figura 9.1).

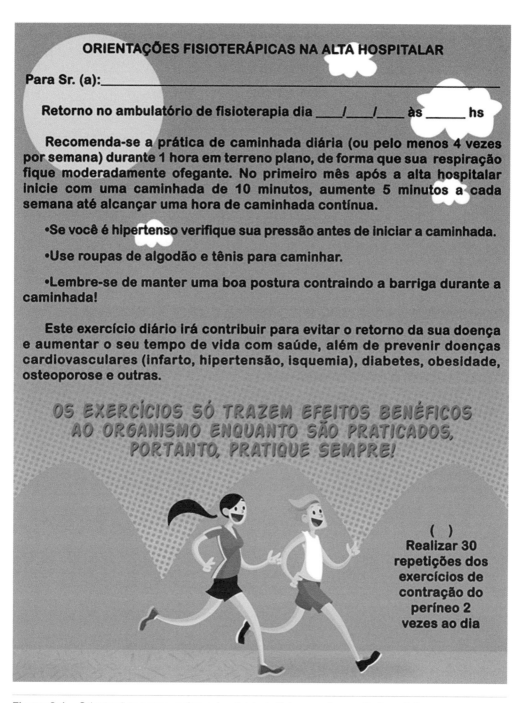

Figura 9.1 – Orientações para a prática de atividade física regular na alta hospitalar.

> As sintomatologias poderão ser conduzidas conforme os protocolos de condutas terapêuticas descritas no protocolo para pacientes oncológicos clínicos internados, disponível no Capítulo 3.

Desfechos esperados

1. Redução da incidência de TVP.
2. Redução da incidência de pneumonias.
3. Redução da incidência de atelectasias.
4. Redução da intensidade de dor.
5. Redução do tempo de internação hospitalar.
6. Paciente orientada sobre incontinência urinária e a reabilitação de períneo para recuperação mais rápida da continência urinária e o impacto da atividade física regular na sobrevida e recidiva da doença.

Protocolo de fisioterapia em doentes clínicos internados

Ver protocolo para pacientes oncológicos clínicos internados, disponível no Capítulo 3.

FISIOTERAPIA AMBULATORIAL

Protocolo de reabilitação de períneo com cinesioterapia

População-alvo

- Todas as pacientes que evoluírem com incontinência urinária decorrente da cirurgia ginecológica ou de algum outro tratamento, encaminhadas pelo médico para tratamento de incontinência urinária.

Atendimento

- Em grupo.

Objetivos

- Restaurar o controle vesical.

Avaliação

- A Figura 5.2 do Capítulo 5 representa uma ficha de avaliação padrão para pacientes com incontinência urinária, em que é possível registrar a coleta de informações importantes que ajudarão no direcionamento do tratamento de pacientes com tumores ginecológicos com evolução da doença oncológica (estadio atual) e seu tratamento, além de um exame físico completo com ênfase na inspeção (observar a pele, se há presença de hemorroidas, prolapso e sinal de episiotomia), palpação (observar presença de fibroses, estenose vaginal, dor, tônus muscular, resistência muscular sob esforço), graduação subjetiva da força muscular de períneo (Tabela 9.1), sensibilidade. É importante solicitar à paciente que tussa e observar se no esforço há sinal de prolapso, abaulamento de períneo ou perda de urina ou fezes. É interessante realizar a avaliação da intensidade da incontinência urinária na percepção do paciente pela escala visual analógica (EVA) (Tabela 9.2), a classificação internacional de funcionalidade (CIF) relacionada à continência urinária (Figura 9.2) e orientar as pacientes com incontinência na utilização do diário miccional (Figura 9.3).

Tabela 9.1
Avaliação de força de períneo pelo toque vaginal

0	Sem função perineal objetiva, nem à palpação.
1	Função perineal objetiva ausente, reconhecida somente à palpação.
2	Função perineal objetiva deficiente, reconhecida à palpação.
3	Função perineal objetiva, sem opor resistência à palpação.
4	Função perineal objetiva e resistência oposta não mantida à palpação.
5	Função perineal objetiva e resistência oposta mantida à palpação durante mais de 5 segundos.

Fonte: SAGAE et al, 2012.

Tabela 9.2
Classificação Internacional de Funcionalidade (CIF)

0	NENHUMA deficiência	(nenhuma, ausente, escassa...)	0-4%
1	Deficiência LIGEIRA	(leve, pequena...)	5-24%
2	Deficiência MODERADA	(média...)	25-49%
3	Deficiência GRAVE	(grande, extrema...)	50-95%
4	Deficiência COMPLETA	(total...)	96-100%
8	Não especificada		
9	Não aplicável		

Fonte: Organização Mundial de Saúde. Classificação Internacional de Funcionalidade, Incapacidade e Saúde. Lisboa, 2004.

- Toque vaginal bidigital: avalia o tônus vaginal e a força muscular classificando-a de 1 a 4.
   o Método: a paciente deve ser posicionada em decúbito dorsal com os membros inferiores (MMII) e joelhos fletidos a 90° e as pernas afastadas. A seguir, o fisioterapeuta introduz dois dedos na vagina da paciente e solicita que comprima seus dedos com a força da musculatura vaginal.

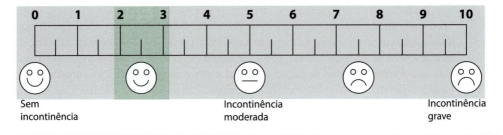

Figura 9.2 – Escala visual analógica para incontinência urinária.

Diário miccional				
Nome:				
Data: ____/____/____				
Instruções: • Preencher o diário miccional durante um período de 24 horas • Anotar a hora e a quantidade e o tipo de líquido que tomou (ex.: copo de suco) • Anotar a hora e a quantidade de urina que urinou no banheiro (urinar no copo coletor de medida) • Anotar a hora e o tipo de perdas (ex.: gota, colher ou copo) e em observações colocar a atividade que estava fazendo na hora em que perdeu a urina (ex.: levantar da cadeira)				
Hora	Quantidade e tipo de líquido ingerido	Quantidade de urina	Perdas	Observações

Figura 9.3 – Diário miccional.

Obs.: a fraqueza ou incapacidade de contração pode indicar um dano neurológico.

Condutas

Protocolo de exercícios para incontinência urinária

- Composto de exercícios ativos para fortalecimento do períneo (exercícios de Kegel) em diferentes posturas para aumentar a pressão abdominal enquanto o paciente tenta realizar o controle ativo da perda da urina.
  - Fase I: (realizar uma série de 10 contrações mantendo cada contração por 5 segundos) – 10 sessões;
  - Fase II: (realizar uma série de 10 contrações mantendo cada contração por 10 segundos) – 20 sessões;
- Sequência de exercícios:
  - A paciente em decúbito dorsal (DD) com quadril e joelhos semiflexionados com os pés apoiados, contrai a musculatura pélvica.
  - A paciente em DD, com auxílio de uma bola entre os joelhos, contrai o períneo ao mesmo tempo em que aperta a bola entre os joelhos.
  - A paciente em DD elevar o quadril ao mesmo tempo em que contrai a musculatura pélvica.
  - A paciente sentada, com as costas eretas e pernas cruzadas, contrai a musculatura pélvica.
  - A paciente sentada, tosse à solicitação do orientador enquanto contrai períneo.
  - A paciente contrai o períneo enquanto se levanta.
  - A paciente em pé, pernas estendidas e um pouco afastadas, mãos nas nádegas, pressiona estas enquanto contrai a musculatura pélvica.
  - A paciente em pé, apoiada na parede, agacha realizando as contrações.
  - A paciente de pé salta enquanto contrai o períneo.
- Duração da sessão: 30 minutos.
- Frequência: 3 vezes por semana sob orientação no ambulatório ou duas vezes por semana se morar mais distante (nestes dias, não realizará os exercícios em casa)
- Tempo de contração: 5 a 10 segundos.
- Tempo de relaxamento: 2 a 10 segundos.
- Número de repetições: 1 série de 10 contrações em diferentes posturas.
- Início da intervenção: após avaliação inicial.

Tratamento comportamental

- Definição: técnica não invasiva, composta de orientações que visam reeducar a paciente quanto à sua condição e desenvolver estratégias para minimizar ou eliminar a incontinência urinária.

- Objetivo: melhorar a urgência miccional, frequência diurna e noturna, aumentar os intervalos miccionais, retreinamento vesical.
- Micção programada: procurar ir ao banheiro a cada 2 a 3 horas para urinar, mesmo se não estiver com vontade.
- Orientar ingesta líquida: beber 2 litros de água por dia.
- Não ingerir muito líquido próximo ao horário de dormir.
- Evitar substâncias irritantes da bexiga como café, Coca-cola, frutas cítricas em excesso, chocolate, comidas apimentadas, açúcar, mel, álcool, leite, chá e mate.
- Encaminhar para a nutricionista para o ajuste alimentar se necessário,
- Orientar a redução de peso no caso de pacientes obesas,
- Orientar o retreinamento vesical da seguinte forma:
  - Sentar em uma superfície dura e relaxar os músculos abdominais quando estiver com sintomas de urgência urinária.
  - Manter a calma.
  - Contrair os músculos do assoalho pélvico.
  - Após o desaparecimento da urgência, continuar as atividades prévias. Contrair os músculos do assoalho pélvico.
  - Após o desaparecimento da urgência, continuar as atividades prévias.

Orientações dos exercícios domiciliares (Figura 9.4)

Frequência das sessões

- 2 a 3 vezes por semana

Tempo de atendimento

- 30 minutos.

Contraindicações

- Paciente com sonda uretral; paciente com força muscular grau 0 ou 1.

Contraindicações relativas

- Metástases ósseas, disfunção neurogênica do trato urinário, fração de ejeção cardíaca abaixo de 35%.

Prognóstico

- Melhora de 90% da incontinência em até 40 sessões.

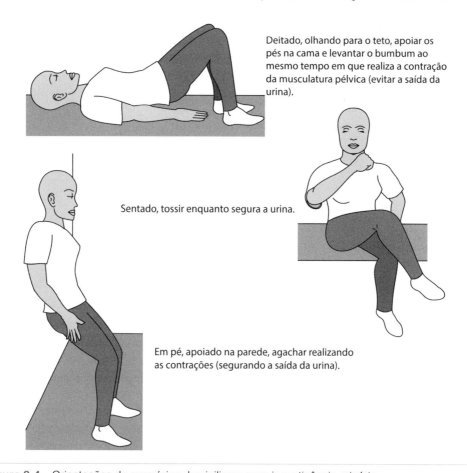

Figura 9.4 – Orientações de exercícios domiciliares para incontinência urinária.

Método para quantificar a melhoria

- Escala visual analógica (EVA) e CIF.

Critérios para alta

- Pelo menos dois dos seguintes parâmetros: 3 a 0 na EVA, CIF com nenhuma deficiência ou deficiência ligeira e/ou uma fralda por dia.

Desfechos esperados

1. Retorno da continência urinária.

Protocolo de reabilitação de períneo com eletroestimulação parassacral

População-alvo

- Pacientes com incontinência de urgência ou bexiga hiperativa.

Atendimento

- Em grupo.

Objetivos

- Restaurar o controle vesical.

Avaliação

- Realizar avaliação conforme a ficha de avaliação padrão para pacientes com incontinência urinária.

Condutas

- Eletroestimulação parassacral com eletroestimulação transcutânea (TENS, do inglês, *transcutaneous electrical nerve stimulation*) (Figura 9.5): posicionar a paciente em

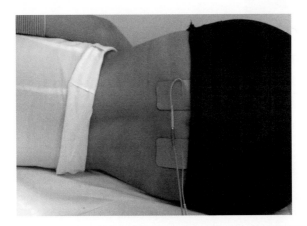

Figura 9.5 – Posicionamento dos eletrodos da eletroestimulação parassacral.

decúbito lateral ou sentado. Colocar o eletrodo parassacral em nível de S3. Frequência de 10 Hz e T (us): 200 de largura de pulso. Tempo: 30 minutos.
- Protocolo de exercícios para incontinência urinária.
- Tratamento comportamental.
- Orientações dos exercícios domiciliares (Figura 9.4).

Frequência

- 2 a 3 vezes por semana.

Tempo de atendimento

- 60 minutos.

Contraindicações

- Paciente com sonda uretral.

Prognóstico

- Melhora de 90% da incontinência em até 40 sessões.

Método para quantificar a melhoria

- EVA; CIF; e número de fraldas por dia.

Critérios para alta

- Pelo menos dois dos seguintes parâmetros: 3 a 0 na EVA; CIF com nenhuma deficiência ou deficiência ligeira; e uma fralda por dia.

Desfechos esperados

1. Retorno da continência urinária.

Protocolo de reabilitação de períneo com *biofeedback* e eletroestimulação

População-alvo

- Pacientes com incontinência urinária que cursam com dificuldade em compreender os exercícios e/ou com incontinência urinária com fraqueza importante – grau 1 ou 2 na avaliação de força – que intencionam realizar esse procedimento ou foram encaminhados direto para o *biofeedback*.

Atendimento

- Individual.

Objetivos

- Restaurar o controle vesical.

Avaliação

- Realizar avaliação conforme a ficha de avaliação padrão para pacientes com incontinência urinária. Realizar o protocolo do *Pad test* (20 minutos).

Protocolo do *Pad test* (20 minutos)

- Pedir à paciente que urine antes do teste.
- Pesar a fralda nova antes do teste e dar para a paciente colocá-la.
- Pedir à paciente que ingira 500 mL de água em temperatura ambiente em até 15 minutos.
- A paciente deve aguardar 15 minutos e nos 20 seguintes realizar as seguintes tarefas:
  - Sentar e levantar 10 vezes.
  - Tossir 10 vezes.
  - Simular pegar objetos no chão por 10 vezes.
  - Caminhar durante 10 minutos.
  - Subir e descer escadas durante 5 minutos.
  - Lavar as mãos durante 2 minutos.
  - Retirar a fralda para que esta seja pesada novamente.

Condutas

Biofeedback associado aos exercícios perineais

Os exercícios de *biofeedback* para o controle vesical serão exemplificados com a utilização do aparelho Neurodyn Evolution® (Figura 9.6), conectado ao computador. Segue abaixo o passo a passo para a sessão:

- Posicionar a paciente em decúbito dorsal.

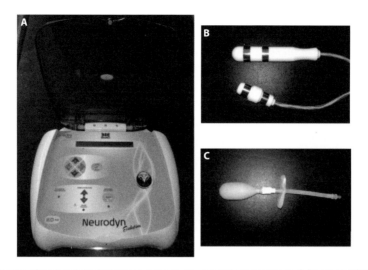

Figura 9.6 – Aparelho de *biofeedback* e eletroestimulação (A), sonda de eletroestimulação vaginal (B) e sonda vaginal para *biofeedback* (C).

- Introduzir a sonda vaginal envolvida com o preservativo não lubrificado e colocar gel condutor na ponta do preservativo em pequena quantidade para facilitar a introdução da sonda na vagina.
- Para iniciar o tratamento, é necessário fazer a "taragem" desta sonda, que nada mais é do que ajustar a sonda com a pressão mínima e máxima. Para tal ajuste será necessário usarmos a seringa de 60 mL, a torneira de abertura/fechamento da pressão, as duas mangueiras cristal e a sonda de látex vaginal ou anal. A torneira tem três bicos de saída; um deles deverá ser rosqueado na seringa. Cada mangueira deverá ser conectada aos outros dois bicos. As outras extremidades das mangueiras deverão ser ligadas respectivamente no conector PRESSURE localizado na frente do Neurodyn Evolution e a outra na sonda de látex vaginal ou anal. A torneira tem três setas indicadoras da abertura/fechamento da pressão. Na posição 1, estará fechada. Na posição 2, estará aberta. Pressionar o botão TARAGEM. A tela de taragem será apresentada. Pressionar o botão INICIAR. Neste momento, um *bip* será ouvido e um traço vermelho começará a correr na tela. Colocar a torneira na posição 2 (aberta) e pressionar o êmbolo da seringa vagarosamente até que o paciente reporte que está sentindo a sonda inflada (insuflar em torno de 10 a 15 mL, no máximo 20 mL caso o paciente não esteja sentindo a sonda). Notar que o traço vermelho se desloca para cima. Colocar, agora, a torneira na posição 1 (fechada) e esperar cerca de 2 a 3 minutos para que a temperatura da sonda entre em equilíbrio térmico com o corpo do paciente. Uma vez atingido o equilíbrio térmico, pressionar o botão REINICIAR. Neste momento, a pressão mínima foi gravada na memória do equipamento.

- Pedir à paciente que exerça contração, pressionando, dessa maneira, a sonda de látex. Notar que aparecerá um "pico" no traço vermelho por um curto tempo. Esse pico é o valor da pressão máxima e foi, então, gravado na memória do equipamento (pedir três contrações).
- Pressionar, agora, o botão FECHAR e, a seguir, OK (sessão finalizada).
- Escolher no campo MODALIDADE o tipo de tratamento que será feito. Selecionar (contração tônica 50% - 6 segundos e progredir até 90% -10 segundos, conforme a melhora da paciente) e o tempo de aplicação (10 minutos) para trabalhar as fibras lentas e pressionar o botão INICIAR.
- Orientar a paciente para contrair e relaxar tentando seguir o gráfico exposto na tela do computador. Ao término do tempo de aplicação, um *bip* será ouvido e a mensagem "tempo esgotado" será indicada. Pressionar OK e notar que a tela principal apareceu para uma nova programação.
- Selecionar a modalidade (três picos) para trabalhar as fibras rápidas e o tempo de aplicação (5 minutos).
- Se desejável interromper o tratamento antes do término do tempo de aplicação, pressionar FECHAR. A mensagem "sessão interrompida" será indicada.

Eletroestimulação

Com o aparelho Dualpex 961 - URO® (Figura 9.7), realizar o seguinte passo a passo:
- Posicionar a paciente em decúbito dorsal.
- Com o "eletrodo" acoplado ao aparelho, teclar no botão PROGRAMA, selecionar a opção REFORÇO DE PERÍNEO.
- Selecionar a frequência de 50 Hz.

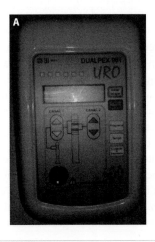
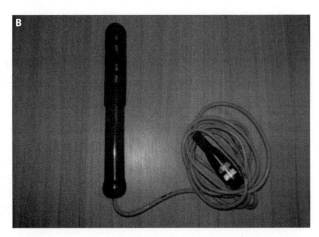

Figura 9.7 – Aparelho de eletroestimulação Dualpex 961 URO (A), sonda de eletroestimulação vaginal (B).

- Selecionar a opção TEMPO e definir 15 minutos.
- A seguir, na a opção MULTI ½ (contrai 1, relaxa 2).
- Introduzir o eletrodo na vagina da paciente.

    Obs.: no caso de a paciente ser virgem ou ter estenose importante da vagina, poderá ser utilizada a sonda anal para a realização da eletroestimulação.

- Por último, clicar nos botões CONTROLE DE INTENSIDADE e INICIAR TERAPIA e aumentar de acordo com tolerância da paciente.

Com o aparelho Neurodyn Evolution®, realizar o seguinte passo a passo:

- Posicionar a paciente em decúbito dorsal.
- Com o "eletrodo" acoplado ao aparelho, selecionar a modalidade terapêutica ESTIMULAÇÃO acionando as teclas SET+ e SET-. Pressionar NEXT para selecionar a frequência. Ajustar a frequência acionando as teclas SET+ e SET-. Selecione a frequência de 50 Hz;
- Pressionar novamente a tecla NEXT para selecionar a largura de pulso. Ajustar a largura de pulso acionando as teclas SET+ e SET-. Utilizar a largura de pulso de 300 us. Pressionar novamente a tecla NEXT para ajustar a envoltória.
- Tempo de subida (RISE) é de 1 segundo. Ajustar acionando as teclas SET+ e SET-. Pressionar NEXT.
- Sustentar a envoltória (ON TIME) por 5 segundos. Ajustar acionando as teclas SET+ e SET-. Pressionar NEXT.
- Tempo de descida (DECAY) é de 2 segundos. Ajustar acionando as teclas SET+ e SET-. Pressione NEXT.
- Tempo de repouso (OFF) é 10 segundos. Ajustar acionando as teclas SET+ e SET-. Pressionar NEXT.
- Selecionar o TEMPO DE APLICAÇÃO acionando as teclas SET+ e SET- e definir 15 minutos. Pressionar a tecla NEXT.
- Teclar START para iniciar a sessão. Aparecerá no visor líquido todos os parâmetros ajustados até o momento.
- Introduzir o eletrodo na vagina da paciente com gel condutor.

    Obs.: no caso de a paciente ser virgem ou ter estenose importante da vagina, poderá ser utilizada a sonda anal para a realização da eletroestimulação.

- Por último, ajustar a intensidade acionando as teclas UP e DOWN. Aumentar de acordo com a tolerância da paciente.

Com o aparelho Neurodyn Evolution® conectado ao computador, realizar o seguinte passo a passo:

- Primeiramente, ligar o aparelho Neurodyn Evolution® que deve estar conectado ao computador.
- Abrir na área de trabalho do computador o software do Neurodyn Evolution®.
- Acoplar a sonda vaginal ao aparelho.
- Posicionar a paciente em decúbito dorsal.
- Introduzir a sonda vaginal com gel condutor.

Obs.: no caso de a paciente ser virgem ou ter estenose importante da vagina, poderá ser utilizada a sonda anal para a realização da eletroestimulação.
- Clicar em programas de tratamento.
- Em PROGRAMA, selecionar o programa de tratamento pré-configurado como:
- Fortalecimento (frequência: 50 Hz; largura de pulso: 300 us; Rise: 1 segundo; On Time: 5 segundos; Decay: 2 segundos; Off: 10 segundos; tempo: 15 minutos)
- Hiperatividade do detrusor (frequência: 10 Hz; largura de pulso: 200 us; Rise: 1 segundo; On Time: 0 segundo; Decay: 0 segundo; Off: 0 segundo; tempo: 20 minutos)
- Clicar em executar programa (INICIAR).
- Aumentar a amplitude de pico no aparelho Neurodyn Evolution® no botão STIMULATION (UP).
- Ao término do tratamento, o aparelho fará um sinal sonoro.

Tratamento comportamental

As condutas para o tratamento comportamental são as mesmas descritas no "Protocolo de Reabilitação de períneo com cinesioterapia"

Orientações dos exercícios domiciliares

Frequência

- 2 a 3 vezes por semana.

Tempo de atendimento

- 40 minutos.

Contraindicações

- Infecção urinária ativa e aguda.

Contraindicações relativas

- Metástases ósseas; disfunção neurogênica do trato urinário; fração de ejeção cardíaca abaixo de 35%.

Prognóstico

- Melhora de 90% da incontinência em até 30 sessões.

Método para quantificar a melhoria

- EVA; CIF; e *Pad test*.

Critérios para alta

- Pelo menos dois dos seguintes parâmetros: 3 a 0 na EVA; CIF com nenhuma deficiência ou deficiência ligeira e/ou 1 fralda por dia.

Desfechos esperados

1. Retorno da continência urinária.

Protocolo de intervenção fisioterápica na estenose vaginal

População-alvo

- Todas as pacientes que evoluírem com estenose vaginal decorrente da cirurgia de útero, radioterapia, braquiterapia ou de algum outro tratamento, encaminhadas pelo médico para tratamento de estenose vaginal.

Atendimento

- Individual.

Objetivos

- Melhorar a estenose vaginal.

Avaliação

- Realizar avaliação conforme a ficha de avaliação padrão para pacientes com incontinência urinária.

  Obs.: Considera-se estenose vaginal a incapacidade de introduzir dois dedos na vagina durante o exame de toque e/ou um encurtamento do canal vaginal, ficando ele com menos de 8 cm.

Condutas

- Massagem perineal mediante digitopressão com uso de lubrificante vaginal.

- Reeducação e fortalecimento da musculatura do períneo mediante cinesioterapia. Se houver fraqueza importante de musculatura de períneo (grau 1 ou 2), utilizar protocolos de eletroestimulação e biofeedback para fortalecimento.
- Orientação para o uso de dilatadores vaginais de silicone:
  - Iniciar a dilatação vaginal após 2 semanas do término da radioterapia ou braquiterapia.
  - A dilatação vaginal deverá ser realizada através de dilatadores de silicone ou vibradores, devendo-se iniciar com um menor e mais fino e progredir com um tamanho um pouco maior, porém que seja confortável.
  - Introduzir o dilatador com um lubrificante vaginal de modo suave para que não ocorra trauma na mucosa da vagina. Um leve sangramento poderá ocorrer devido à sensibilidade da mucosa vaginal pela radioterapia.

    Obs.: Se ocorrer sangramento intenso ou dor, procurar o médico e comunicá-lo ao fisioterapeuta.
  - Após introduzir o dilatador vaginal, realizar rotações suaves e manter por 5 a 10 minutos. Realizar esse procedimento duas vezes por dia nos primeiros 6 meses. Após esse período, pode ser realizado apenas uma vez por semana para manutenção.
  - A dilatação poderá ser interrompida assim que a paciente se tornar sexualmente ativa ou não apresentar nenhum desconforto ou dor durante os exames ginecológicos.
- Orientação quanto à importância da relação sexual para prevenção e melhora da estenose.
- Orientação quanto ao uso do lubrificante durante a relação sexual.

Frequência

- 2 a 3 vezes por semana.

Tempo de atendimento

- 30 minutos.

Contraindicações

- Paciente com sonda uretral ou radioterapia vigente para o uso do dilatador vaginal.

Prognóstico

- Melhora de 90% da estenose em até 20 sessões.

Método para quantificar a melhoria

- Por toque vaginal e percepção de melhora da paciente.

Critérios para alta

- Percepção subjetiva da paciente de melhora durante o ato sexual.

Desfechos esperados

1. Ausência ou melhora da estenose vaginal.

Protocolo de fisioterapia na dispareunia e vaginismo

População-alvo

- Todas as pacientes que evoluírem com dispareunia e/ou vaginismo decorrente da cirurgia de útero, radioterapia, braquiterapia ou de algum outro tratamento, encaminhadas pelo médico para tratamento de dispareunia e/ou vaginismo.

Atendimento

- Individual.

Objetivos

- Melhorar a dispareunia e/ou vaginismo.

Avaliação

- Realizar avaliação conforme a ficha de avaliação padrão para pacientes com incontinência urinária.

Condutas

- Massagem perineal através de digitopressão com uso de lubrificante vaginal para relaxamento, liberação de fibroses e aderências.
- Reeducação, relaxamento e fortalecimento da musculatura do períneo através de cinesioterapia. Se houver fraqueza importante de musculatura de períneo (grau 1 ou 2) utilizar protocolos de eletroestimulação e *biofeedback* para fortalecimento.
- Em caso de dor acima de 3 na escala analógica visual de dor utilizar TENS intravaginal ou perineal (frequência: 8 Hz, duração do pulso: 250 µs, intensidade tolerável a paciente, de 20 a 30 min.
- Orientação do uso de dilatadores vaginais para dessensibilização e relaxamento da musculatura do assoalho pélvico. A dilatação vaginal deverá ser realizada através de dilatadores de silicone ou vibradores, devendo-se iniciar com um menor e mais fino e aumentar progressivamente os tamanhos de maneira confortável. Introduzir o dilatador com um lubrificante vaginal de modo suave para que não ocorra trauma na mucosa da vagina e realizar rotações suaves e manter por 5 a 10 minutos.

- Quando verificado que a paciente encontra-se emocionalmente abalada, ou muito deprimida encaminhar para o serviço de psicologia.

Frequência

- 2 a 3 vezes por semana.

Tempo de atendimento

- 50 minutos.

Contraindicações

- Paciente com sonda uretral, radioterapia vigente.

Contraindicações relativas

- Metástases ósseas, disfunção neurogênica do trato urinário, fração de ejeção cardíaca abaixo de 35%.

Prognóstico

- Melhora de 90% da dispareunia e/ou vaginismo em até 20 sessões.

Método para quantificar a melhora

- Através do toque vaginal e percepção de melhora da paciente através da EVA.

Critérios para alta

- Percepção subjetiva da paciente de melhora durante o ato sexual e da dor.

Desfechos esperados

- Melhora da dispareunia e vaginismo.

Reabilitação oncológica para pacientes que estão realizando quimioterapia ou radioterapia

População-alvo

- Pacientes em tratamento oncológico ativo, ou seja, da primeira sessão até uma semana após a radioterapia ou 3 semanas após quimioterapia ou enquanto sinais e sintomas, como intolerância ao esforço e fadiga estiverem presentes.

- A avaliação, as condutas e os critérios para condução do programa estão descritos no Capítulo 2.
- A Figura 9.8 representa o fluxograma para condução das pacientes com tumor ginecológico dentro do serviço de fisioterapia.

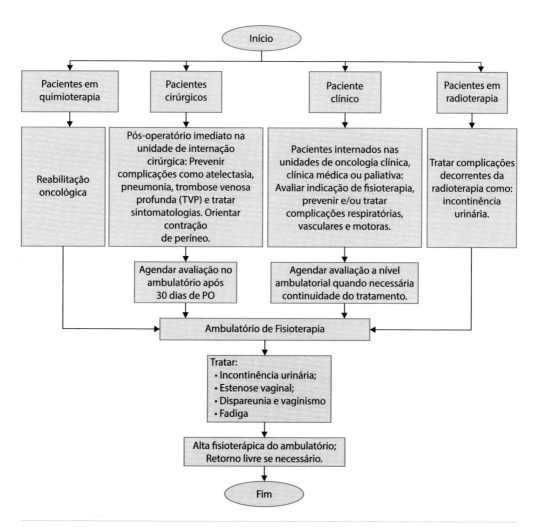

Figura 9.8 – Fluxograma para condução de paciente com tumor ginecológico dentro do serviço de fisioterapia.

REFERÊNCIAS BIBLIOGRÁFICAS

1. Benhur AP. Eletroestimulação transvaginal do assoalho pélvico no tratamento da incontinência urinária de esforço: avaliação clínica, urodinâmica e ultrassonográfica. Dissertação de mestrado, UNICAMP, 2002.
2. Bernards ATM, Berghmans BCM, Hove MCP, Staal JB, BIE RA, Hendriks EJM. Dutch guidelines for physiotherapy in patients with stress urinary incontinence: an updat. Int Urogynecol J. 2014; 25(2): 171–9. DOI: 10.1007/s00192-013-2219-3.
3. Bernards ATM, Berghmans BCM, Hove MCPS, Staal JB, BIE RA, Hendriks EJM. Dutch guidelines for physiotherapy in patients with stress urinary incontinence: an update. J Int Urogynecol. 2014; 25:171-9.
4. Bernardes NO, Bahamondes L. Intravaginal electrical stimulation for the treatment of chronic pelvic pain. J Reprod Med. 2005;50(4):267-72.
5. Caldas CP, Conceição IRS, José RMC, Silva BMC. Terapia comportamental para incontinência urinária na mulher idosa: uma ação do enfermeiro. Enferm. 2010; 19(4): 783-8.
6. Chêne G, Mansoor A, Jacquetin B, Mellier G, Douvier S, Sergent F, et al. Évaluation prospective d'um dispositive de reeducation périnéale à domicile dans L'incontinence urinaire d'effort feminine. Gynécologie Obstétrique & Fertilité. 2012; 40:350-5.
7. Correia GN, Bossini PS, Driusso P. Eletroestimulação intravaginal para o tratamento da incontinência urinária de esforço: revisão sistemática. Femina. 2011; 39(4): 223-30.
8. Dantas RMP, Caldas CP. Tratamento da incontinência urinária de esforço por meio da eletroestimulação funcional dos músculos do assoalho pélvico. Revista Hospital Universitário Pedro Ernesto. 2012; 11.
9. Denton AS, Maher J. Interventions for the physical aspects of sexual dysfunction in women following pelvic radiotherapy.Cochrane Database Syst Rev 2003:CD003750.
10. Dionisi B, Senatori R. Effect of transcutaneous eletrical nerve stimulation on the postpartum dyspareunia treatment. Journal of Obstetrics and Gynaecology Reserch. 2011; 37(7): 750-3.
11. Dumoulin C, Hay-Smith J. Pelvic floor muscle training versus no treatment, or inactive control treatments, for urinary incontinence in women. Cochrane Database of Systematic Reviews. In: The Cochrane Library, Issue 09, Art. No. CD005654. DOI: 10.1002/14651858.CD005654.pub1.
12. Ferreira M, Santos P. Pelvic floor muscle training programmes: a systematic review. Acta Med Port 2011; 24: 309-18.
13. Franceschini J, Scarlato A, Cisi MC. Fisioterapia nas principais disfunções sexuais pós-tratamento do câncer do colo do útero: revisão bibliográfica. Revista Brasileira de Cancerologia 2010; 56(4): 501-6.
14. Hagen Suzanne, Stark Diane, Maher Christopher, Adams Elisabeth J. Conservative management of pelvic organ prolapse in women. Cochrane database of systematic eeviews. In: The Cochrane Library, Issue 09, Art. No. CD003882. DOI: 10.1002/14651858.CD003882.pub2.
15. Hay-Smith J, Bo K, Berghmans B, Hendriks E, De Bie R, Van W, Van Door E. Pelvic floor muscle training for urinary incontinence in women. Cochrane database of systematic reviews. In: The Cochrane Library, Issue 2, 2015 Art. No. CD001407. DOI: 10.1002/14651858.CD001407.pub1
16. Herbison GP, Dean N. Weighted vaginal cones for urinary incontinence. Cochrane database of systematic reviews. In: The Cochrane Library, Issue 09, Art. No. CD002114. DOI: 10.1002/14651858.CD002114.pub2.
17. Herderschee R, Hay-Smith EJC, Herbison GP, Roovers JP, heineman MJ. Feedback or biofeedback to augment pelvic floor muscle training for urinary incontinence in women. Cochrane database of systematic reviews. In: The Cochrane Library, Issue 09, Art. No. CD009252. DOI: 10.1002/14651858.CD009252.pub7.
18. Honório OM, Santos SMA. Incontinência urinária e envelhecimento: impacto no cotidiano e na qualidade de vida. Rev Bras Enferm. 2009; 62(1): 51-6.
19. Lipp A, Shaw C, Glavind K. Mechanical devices for urinary incontinence in women. Cochrane database of systematic reviews. In: The Cochrane Library, Issue 09, Art. No. CD001756. DOI: 10.1002/14651858.CD001756.pub2.
20. Mackay MR, Ellis E, Johnston C. Randomised clinical trial of physiotherapy after open abdominal surgery in high risk patients. Australian Journal of Physiotherapy: 2005; 51: 151–9.
21. Marques AA, Herrmann V, Ferreira NO, Guimarães RV. Eletroterapia como primeira linha no tratamento da bexiga hiperativa (BH). Arq Med Hosp Fac Cienc Med Santa Casa são Paulo. 2009; 54(2): 66-72.

22. Miles T, Johson N. Vaginal dilator therapy for women receiving pelvic radiotherapy. Cochrane database of systematic reviews. In: The Cochrane Library, 2014, Issue 2, Art. No. CD007291. DOI: 10.1002/14651858.CD007291.pub9.
23. Miles T. International Guidelines on Vaginal Dilation after Pelvic Radiotherapy. Owen Mumford. 2012.
24. Mira TAA, Giraldo PC, Yela DA, Benetti-Pinto CL. Effectiveness of complementary pain treatment for women with deep endometriosis througt Transcutaneous Eletrical Nerve Stimulation (TENS): randomized controlled trial. EJOG. 2015; 194: 1-6.
25. Moreira SFS, Manoeljbcg, Marair GFS. Mobilidade do colo vesical e avaliação funcional do assoalho pélvico em mulheres continentes e com incontinência urinária de esforço, consoante o estado hormonal. Rev. Bras. Ginecol. Obstet. 2002; 24(6).
26. Naik R, Nwabinelli J, Mayne C, Nordin A, De Barros Lopes A, Monaghan JM, Hilton P. Prevalence and management of (non-fistulous) urinary incontinence in women following radical hysterectomy for early stage cervical cancer. Eur J Gynaecol Oncol. 2001; 22(1): 26-30.
27. Organização Mundial de Saúde. Classificação Internacional de Funcionalidade, Incapacidade e Saúde. 2004.
28. P Di Benedetto. Femele Urinary Incontinence rehabilitation. Minerva Gynecologic. 2004; 54(4):353-69.
29. Rotter T, Kinsman L, James EL, Machotta A, Gothe H, Willis J, Snow P, Kugler J. Clinical pathways: effects on professional practice, patient outcomes, length of stay and hospital costs. Cochrane database of systematic reviews. In: The Cochrane Library, Issue 10, Art. No. CD006632. DOI: 10.1002/14651858.CD006632.pub3.
30. Sagae UE, et al. Effectiveness of biofeedback therapy in patients with chronic constipation. J. Coloproctol. 2012;32(1):65-71.
31. Siegel SW, Richardson DA, Miller KL, Karram MM, Blackwood NB, Sand PK, et al. Pelvic floor eletrical stimulation for the treatment of urge and mixed urinary incontinence in women. Urology. 1997; 50(6):934-40.
32. Silva MPP, Gannuny CS, Aiello NA, Higinio MAR, et al. Métodos avaliativos para estenose vaginal pós radioterapia.Revista Brasileira de Cancerologia. 2010;56(1): 71-83.
33. Zhou Y, Gottlieb L, Cartmel B, et al. Randomized trial of exercise on quality of life and fatigue in women diagnosed with ovarian cancer: The Women's Activity and Lifestyle Study in Connecticut (WALC). 2015. J Clin Oncol. 33: 9505.

Capítulo 10

Fisioterapia nos Tumores Ortopédicos

Liliana Yu Tsai

INTRODUÇÃO

Osteossarcoma

Os tumores ósseos primários malignos constituem cerca de 10% das neoplasias que acometem crianças e adolescentes. Epidemiologicamente, a incidência é maior no sexo masculino, na proporção de 1,4/1. A sintomatologia dos tumores ósseos inicialmente apresenta-se por uma dor inespecífica, com restrição de movimento e edema local, e um pequeno número de pacientes pode apresentar fratura patológica no local do tumor.

O osteossarcoma é o tumor ósseo primário maligno mais comum em crianças e adolescentes, constituindo cerca de 20 a 45% de todos os tumores ósseos malignos. É caracterizado por uma produção óssea exacerbada proveniente de osteoblastos, formando osso imaturo. Acomete principalmente a região metafisária de ossos longos, como o fêmur, a tíbia e o úmero, além de ossos craniofaciais, pelve e vértebras. Cerca de 20% dos pacientes com osteossarcoma apresentam metástases ao diagnóstico, sendo o pulmão o local mais comum. A presença ou ausência de metástases é o principal fator prognóstico, seguido pela idade do paciente e tamanho, localização e ressecabilidade do tumor primário. A taxa de sobrevida em 5 anos é de 60% em pacientes sem metástase pulmonar e de 30 a 40% em pacientes com metástase pulmonar.

O tratamento oncológico do osteossarcoma consiste em quimioterapia neoadjuvante, cirurgia e quimioterapia adjuvante. A quimioterapia pré-operatória ou neoadjuvante objetiva a redução do edema local, necrose tumoral e inibição de micrometástases.

A cirurgia oncológica ortopédica pode ser de amputação ou de preservação do membro. A escolha do tipo de cirurgia é regida por uma série de fatores, como a resposta do tumor frente à quimioterapia, localização da lesão, idade do paciente e perspectiva de crescimento da extremidade, sempre priorizando a maior funcionalidade do membro acometido. Na cirurgia conservadora, a reconstrução do membro após a ressecção tumoral pode ser com a colocação de endoprótese, enxerto ósseo ou uma combinação de métodos.

A fisioterapia inicia-se ao diagnóstico. Pacientes com tumor ósseo em membros inferiores precisam deambular com muletas sem descarga de peso do membro acometido, a fim de diminuir a dor do membro e evitar fratura patológica. Pacientes com tumor em membro superior precisam usar tipoia. Na fase pré-operatória, tem-se como objetivo a manutenção ou ganho de força muscular do membro contralateral e dos demais membros, prevenção de contratura no membro acometido (desde que haja diminuição da dor e edema como resposta à quimioterapia), manutenção ou melhora do padrão respiratório.

Obs.: no período de 7 a 14 dias após a QT, os pacientes podem evoluir com imunossupressão. Nesses casos, após o exame de sangue, observar e seguir a recomendação de Gerber e colaboradores, com suspensão da fisioterapia se o valor de plaquetas estiver abaixo de 20.000/mm^3.

FISIOTERAPIA NA INTERNAÇÃO

A leitura da descrição cirúrgica oncológica ortopédica é imprescindível para a determinação da conduta fisioterapêutica.

Avaliação

- Anamnese, exames complementares, exame físico – sinais vitais, ausculta pulmonar, dor, edema, perfusão sanguínea, posicionamento do membro operado, postura.

Pacientes submetidos à preservação do membro inferior

Condutas

- Cinesioterapia ativa e/ou ativa-assistida de membro inferior contralateral e de membros superiores
- Progressão da elevação da cabeceira do leito para a posição sentada desde o primeiro pós-operatório (PO), mantendo o membro operado em posição neutra.
- Exercícios isométricos de quadríceps e ativos-livres das demais articulações do membro operado.
- Treino de marcha com muletas canadenses a partir do 2º ou 3º dias de PO, de acordo com as condições clínicas do paciente.

Obs.: nos casos de endoprótese não convencional de joelho por tumor localizado no fêmur distal, pode-se iniciar o ganho de flexão desde o primeiro PO ou a partir da retirada do dreno, com o uso do aparelho de movimentação passiva contínua (CPM) ou fisioterapia convencional. Pode-se apoiar parcialmente o peso do membro operado durante a marcha.

- Pacientes com tumor localizado na região da tíbia proximal e aqueles submetidos à colocação de osso autólogo ou de banco de osso precisam ficar imobilizados por 4 a 6 semanas de PO, sem fletir o joelho e sem apoiar o peso do membro na deambulação para evitar a desinserção do tendão patelar.
- Se houver neuropraxia do nervo fibular, deve-se indicar o uso de órtese antiequina.
- O membro inferior doador do osso/fíbula autólogo pode receber carga total durante a fase de apoio da marcha.

Complicações da cirurgia

- Deiscência;
- Neuropraxia;
- Desalinhamento do membro operado;
- Soltura de componente;
- Infecção;
- Quebra;
- Luxação.

Pacientes submetidos à preservação do membro superior

Condutas

- Cinesioterapia ativa ou ativa-assistida de membros inferiores e de membro superior contralateral.
- Progressão da elevação da cabeceira do leito para a posição sentada desde o primeiro PO até a posição ortostática e deambulação.
- O membro operado deverá ficar imobilizado com tipoia tipo Velpeau. Não se deve mobilizar a articulação operada se esta for o ombro, por exemplo. Mas pode-se abduzir passivamente a 30 graus apenas para higiene da região axilar. As demais articulações não comprometidas pela cirurgia podem ser mobilizadas ativamente.

Pacientes submetidos à amputação

Condutas

- Cinesioterapia ativa ou ativa-assistida global.
- Progressão da elevação da cabeceira do leito para a posição sentada desde o primeiro PO até a posição ortostática e deambulação com muletas.
- O coto de membro inferior deve ser mantido em posição neutra, para evitar uma postura viciosa em flexão e abdução.
- Orientação sobre dor e sensação fantasma.

FISIOTERAPIA AMBULATORIAL

Objetivos

- Ganho de amplitude de movimento do membro operado, restauração da força muscular e função do membro, com melhora da qualidade de vida.

    Pacientes amputados têm como objetivo o fortalecimento global, principalmente do coto, dessensibilização e preparo do coto para o uso de prótese. A dor fantasma pode ser minimizada com o uso da eletroestimulação transcutânea (TENS). Nem todos os pacientes aderem ao uso da prótese, mas cabe à equipe de reabilitação a promoção dessa oportunidade de escolha.

Condutas

- Cinesioterapia; TENS ou crioterapia para analgesia; CPM para ganho de flexão do joelho; e eletroestimulação funcional nos casos de neuropraxia.

    Em pacientes amputados, o enfaixamento compressivo inicia-se após a retirada dos pontos cirúrgicos para prevenir deiscência.

Contraindicações

- Atividade de alta intensidade esportes de contato; uso de salto alto (para pacientes submetidos à cirurgia de preservação do membro inferior).

Frequência

- Semanal, de 2 a 3 vezes.

Tempo de atendimento

- 50 minutos.

Prognóstico fisioterapêutico

- Pacientes com acometimento do membro inferior tendem ao ganho de amplitude articular total e marcha normal, com exceção dos tumores pélvicos (marcha em Trendemeburg) e pacientes submetidos à cirurgia de artrodese.
- Pacientes com acometimento do ombro apresentam boa função de cotovelo, punho e mão. Amplitude máxima de movimento (ADM) passiva total, porém ADM ativa de flexão e abdução a 60 graus.

Método para quantificar melhora

- Goniometria; teste de força muscular; avaliação de marcha (membros inferiores).

REFERÊNCIAS BIBLIOGRÁFICAS

1. Chowdhry M, Hayward K, Jeys L. Primary malignant tumours of the bone. Surgery (Oxford) 2009 Feb;27(2):80–5.
2. D'Angio GJ, et al. Pediatria oncológica prática. Rio de Janeiro: Revinter, 1995.
3. Gerber LH, et al. Rehabilitation of the cancer patient. In: DeVita et al. Cancer: principles and practice of oncology. 3 ed. Philadelphia: JB Lippincott, 1989. P 2333-68.
4. Grimer RJ, Carter SR. Paediatric surgical oncology. 3-Bone tumours. Eur J Surg Oncol 1995 Apr,21(2):217-22.
5. Hartmann JT & Kopp HG. Bone sarcomas. Upd Cancer Therap 2006 Mar;1(1):65-74.
6. Jesus-Garcia R. Diagnóstico e tratamento de tumores ósseos. Rio de Janeiro: Editora Elsevier, 2005: 151-168.
7. Petrilli AS, Macedo CRD. Tumores ósseos malignos na criança e no adolescente. Ped Moder 1999 Ago;35(8):600-8.
8. Rech A, et al. Características clínicas do osteossarcoma na infância e sua influência no prognóstico. J Pediatr 2004 Abr; 80(1):65-70.
9. Tsai LY, et al. Protocolo fisioterapêutico em pacientes submetidos à endoprótese não convencional de joelho por osteossarcoma: estudo prospectivo. Rev Bras Ortop 2007; 42 (3): 64-70.

Capítulo 11

Fisioterapia nos Tumores Hematológicos

Alessandra Busse Ferrari
Benelize Arminda da Glória Milani
Carlos Francisco Fontaine Scaramuzzi Júnior
Terlânia Aparecida de Andrade Randolpho Paiva

INTRODUÇÃO

No Brasil, o Instituto Nacional do Câncer (INCA) estimou que, em 2016, entre os tumores hematológicos, ocorreram aproximadamente 10.070 novos casos de leucemia, 2.470 de linfoma de Hodgkin (LH) e 10.240 de linfoma não Hodgkin (LNH). A incidência de mieloma múltiplo (MM) na população brasileira ainda é desconhecida, mas, nos Estados Unidos, a *American Cancer Society's* estimou para o ano de 2016 cerca de 30.330 novos casos de MM. Também foram estimados cerca de 350 mil casos novos e 265 mil óbitos por leucemia no mundo em 2012.

Os avanços no tratamento são, em parte, responsáveis pelo aumento nas taxas de sobrevivência e expectativas de vida para sobreviventes de câncer. No entanto, esses tratamentos podem ser prejudiciais, com muitos sobreviventes do câncer experimentando efeitos físicos e/ou psicológicos negativos em longo prazo em razão da doença ou do tratamento. Por essa razão, o câncer é cada vez mais considerado uma doença crônica que exige gestão em longo prazo, assim como intervenções de reabilitação baseadas em evidências para essa população que está crescendo.

O tratamento contra o câncer tem, no entanto, o efeito oposto. A terapia de radiação, muitas vezes, resulta em fibrose pulmonar, o que diminui a capacidade e a função pulmonares. A quimioterapia provoca anemia, diminuindo o transporte de oxigênio no sangue; ela também pode afetar a função cardíaca, o que reduz a saída de sangue do coração e reduz a massa muscular, levando à chamada atrofia muscular. A quimioterapia também induz a toxicidades gastrintestinais que podem interferir na nutrição. Assim, além de possuir baixos níveis de aptidão cardiorrespiratória e força muscular, os indivíduos em tratamento oncológico podem experimentar fadiga.

A atividade física regular tem um efeito benéfico sobre a interação na cadeia de eventos entre o sistema nervoso central (SNC) e a contração dos músculos esqueléticos que estão envolvidos na maioria dos tipos de atividades. Esses eventos incluem a oxigenação do sangue (que depende da função pulmonar), a capacidade de transporte de sangue oxigenado para os músculos em trabalho (que depende função cardiovascular) e a capacidade dos músculos de consumir oxigênio e produzir força enquanto se contraem. Como resultado, a atividade física regular aumenta a capacidade de lidar com as atividades da vida diária, bem como a capacidade de pico cardiorrespiratória.

Em pacientes com tumores hematológicos, vem sendo demonstrado que o treinamento físico consegue minimizar alguns dos possíveis efeitos secundários do tratamento do câncer, tais como a fadiga, perda de massa corporal, diminuição da capacidade física e cardiovascular, assim como elevar a qualidade de vida desses indivíduos durante o tratamento da doença.

O transplante de medula óssea (TMO) é indicado para doenças nas quais ocorre falência no sistema hematopoiético, seja por infiltração da medula óssea por células leucêmicas, seja por doenças que alterem a produção dos constituintes sanguíneos. Também apresenta indicação as doenças que comprometem gravemente o sistema imunológico e os tumores sólidos. Trata-se de infundir células-tronco (ou células-mãe) hematopoiéticas, as quais são capazes de reconstituir o sistema linfo-hematopoiético do receptor.

A combinação de quimioterapia e radioterapia administrada antes do TMO chama-se condicionamento. No contexto do transplante alogênico, o condicionamento tem duas finalidades: imunossupressão do sistema imune do paciente para evitar a rejeição do enxerto; e mieloablação para erradicação tumoral.

Nos pacientes submetidos ao transplante de medula alogênico, há possibilidade de as células do doador (enxerto) apresentarem uma reação contra o organismo do paciente (hospedeiro), mesmo esse doador sendo irmão ou irmã. Essa reação conhecida como doença-enxerto-contra-hospedeiro (DECH) pode se manifestar de forma aguda ou crônica. A forma aguda costuma aparecer nos primeiros 100 dias e pode acometer a pele, fígado ou trato gastrintestinal. Uma vez que a DECH aparece na pele como erupção cutânea pruriginosa e dolorosa, eritrodermia generalizada e descamação, é necessário um cuidado maior com esses pacientes, prevenindo complicações como as úlceras de pressão, orientando a mobilização frequente e as mudanças de decúbito. Já a fase crônica pode se apresentar após 100 dias do transplante e acometer outros órgãos como os olhos, fígado e os pulmões. Uma forma especialmente grave da doença assemelha-se à esclerose sistêmica progressiva (esclerodermia) com acometimento das camadas profundas de pele e fáscia, podendo levar a graves limitações de mobilidade. O tratamento mais utilizado é o corticosteroide sistêmico associado à cinesioterapia motora. É fundamental aumentar a amplitude articular com liberação da fáscia por meio de massagem manual, alongamento muscular e posterior treinamento de força muscular.

Uma particularidade de pacientes com tumores hematológicos é o uso precoce de ventilação não invasiva (VNI) logo no início da insuficiência respiratória aguda (IRpA). Os pacientes portadores de tumores hematológicos que usam VNI precocemente apresentaram menor taxa de admissão na UTI e redução do risco relativo para desenvolvimento de lesão pulmonar. Em pacientes imunocomprometidos (tumor hematológico, transplante de medula ou órgão sólido) que desenvolvem IRpA, o uso de VNI binível intermitente reduz o risco de intubação, outras complicações mais graves e de óbito na UTI ou no hospital.

A VNI intermitente em pacientes hematológicos resulta na melhora da troca gasosa comparada a tratamento padrão (oxigenoterapia). Mecanismos de melhoria podem incluir os efeitos benéficos da pressão positiva expiratória final (PEEP) na redistribuição de fluido extravascular, no recrutamento alveolar e no tratamento de atelectasias em um estágio inicial, além da capacidade da pressão de suporte em reduzir o trabalho da respiração e ajudar a manter um volume corrente compatível com adequada ventilação alveolar. A redução do trabalho respiratório durante as sessões VNI também pode permitir que os músculos respiratórios possam recuperar sua eficiência.

As recomendações de intervenções com exercícios aeróbicos em sobreviventes de câncer hematológico têm sido de baixa a moderada intensidade, aumentando progressivamente o tempo e a intensidade. Apesar do risco de os sobreviventes de câncer hematológico terem redução do equilíbrio, esteiras e bicicletas podem ser indicadas com segurança se com supervisão de um profissional e podem proporcionar benefícios fisiológicos e psicológicos. Dada a falta de estudos com atividades de alta intensidade ou prolongadas, recomenda-se que os sobreviventes sejam advertidos contra esse tipo de atividade até que sua segurança seja estabelecida.

A fisioterapia atua em pacientes com tumores hematológicos respaldada pela literatura e, em um contexto multidisciplinar, tem como meta principal prevenir e/ou reduzir as possíveis complicações respiratórias e motoras e mostrar ao paciente a necessidade de retomar as atividades diárias, oferecendo a ele condições para isso. Os estudos sobre protocolos de fisioterapia em TMO são limitados e pouco explorados cientificamente.

A seguir, alguns protocolos fisioterápicos aplicáveis a pacientes com tumores hematológicos em diferentes fases do tratamento e disfunções comuns.

ASSISTÊNCIA FISIOTERÁPICA DURANTE A INTERNAÇÃO

Protocolo da fisioterapia em pacientes clínicos internados

População-alvo

- Pacientes internados em tratamento de câncer hematológico.

Objetivos

- Reduzir as morbidades com os tratamentos oncológicos (complicações respiratórias (atelectasias, pneumonias e insuficiência respiratória aguda (IRpA)), náuseas e vômitos, fadiga; aumentar a sobrevida; reduzir o tempo de internação hospitalar; e melhorar a qualidade de vida, a função imune, a concentração de hemoglobina, a força, o nível de atividade física e a composição corporal.

Indicações

- Pacientes em risco ou com sinais e sintomas da síndrome do imobilismo ou com complicações clínicas em que a fisioterapia teria alguma intervenção efetiva como dispneia, hipersecreção, tosse ineficaz, atelectasia, náusea e dor.

Contraindicações

- Plaquetas < 20 mil/mm^3, hemoglobina < 6 g/dL e hematócrito < 20% antes de iniciar qualquer terapêutica. VNI, pressão expiratória (EPAP) e a aspiração devem ser evitadas em pacientes com sangramento ativo ou em uso de anticoagulante.

Obs.: pacientes que apresentam plaquetas abaixo de 20 mil/mm³ devem ser orientados a manter suas atividades de vida diária (AVD) com cautela.

Frequência

- Uma ou duas vezes por dia com supervisão do fisioterapeuta a depender do grau de disfunção e independência funcional.

Avaliação

- Realizar avaliação funcional dos sistemas neurológico, cardiovascular, respiratório e locomotor coletando dados relacionadas ao nível de consciência, estabilidade hemodinâmica (ritmo cardíaco, pressão arterial (PA) e frequência cardíaca (FC)), perfusão periférica, sinais e sintomas ventilatórios através de frequência respiratória (FR), ausculta pulmonar, saturação de oxigênio (SaO_2), inspeção de tórax, presença e características da tosse e secreção, presença e intensidade de dor e fadiga; nível de capacidade e independência funcional podem ser avaliados conforme descrito no Capítulo 3. Deve-se ainda avaliar a presença de empastamento nas panturrilhas, mobilidade, equilíbrio, força, medicamentos em uso, exames complementares (espirometria, radiografia e tomografia computadorizada (TC)) e sinais de DECH como erupção cutânea pruriginosa e dolorosa; febre; eritrodermia generalizada e descamação; icterícia; diarreias; sangramento intestinal; dor abdominal e íleo. A diarreia é caracteristicamente esverdeada, mucoide, aquosa, com eliminação de frações esfoliadas de mucosa. Diarreia volumosa pode persistir apesar da cessação da ingestão oral.

Condutas

Preventivas ou terapêuticas da síndrome do imobilismo

- Ver Capítulo 2 e Figuras 11.1 e 11.2, ressaltando algumas contraindicações em relação à quantidade de plaquetas (Tabela 11.1), nível de hemoglobina e hematócrito (Tabela 11.2).

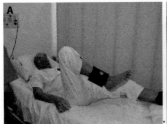
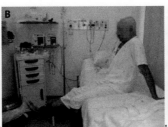
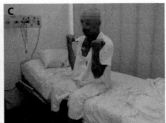

Figura 11.1 – Paciente realizando exercícios físicos para tratar a síndrome do imobilismo: fortalecimento de MMII (A); fortalecimento de quadríceps (B); fortalecimento de bíceps braquial (C).

Fisioterapia nos Tumores Hematológicos

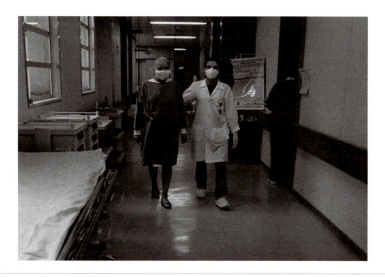

Figura 11.2 – Deambulação no corredor.

Tabela 11.1
Precauções relativas à prescrição de atividade física a depender do número de plaquetas

Plaquetas:	Precaução
Entre 20 a 30 mil/mm³	podem ser realizados exercícios ativos leves, sem resistência
Acima de 30 mil/mm³	podem ser realizados exercícios ativos moderados, sem resistência
Acima de 50 mil/mm³	podem ser realizados exercícios ativos, com resistência

Fonte: Anders JC, Soler VM, Brandão EM, Vendramini EC, Bertagnolli CLS, Giovani PG et al, 2000.

Tabela 11.2
Precauções relativas à prescrição de atividade física a depender dos níveis de hemoglobina e hematócrito

Hemoglobina (Hb) e hematócrito (Ht)	
Hb estiverem abaixo de 8 g/dL e ou Ht menor que 25%	podem ser realizados exercícios passivos e/ou atividades rotineiras de vida diária
Com Ht de 25 a 35% e o Hb de 8 a 10 g/dL	pode ser realizada atividade aeróbica leve
Com Ht acima de 35% e Hb maior que 10 g/dL	são indicados exercícios aeróbicos conforme a capacidade física apresentada pelo paciente

Fonte: Anders JC, Soler VM, Brandão EM, Vendramini EC, Bertagnolli CLS, Giovani PG et al, 2000.

Na insuficiência respiratória aguda do paciente imunossuprimido (IRpA)

- Objetivos: minimizar ou eliminar os sinais e sintomas de insuficiência respiratória.
- Indicação: pacientes imunossuprimidos que apresentam uma história clínica de infiltrado pulmonar e febre; deterioração das trocas gasosas pulmonares (não é obrigatório que leucocitose e secreções purulentas traqueobrônquicas estejam presentes); dispneia grave em repouso; frequência respiratória maior que 30 incursões por minuto e a razão entre a pressão parcial de oxigênio no sangue arterial para fração inspirada de oxigênio (PaO_2/FiO_2) menor que 300 na oferta de oxigênio para o paciente.
- Contraindicações: critérios para intubação de emergência para ressuscitação cardiopulmonar ou por doenças respiratórias; rápida deterioração neurológica (definida como um escore na escala de coma de Glasgow de 8 ou menos); instabilidade hemodinâmica (definida como uma pressão sanguínea sistólica (PAS) inferior a 80 mmHg ou evidência no eletrocardiograma de isquemia ou arritmias ventriculares clinicamente significativa; recente falha de mais de dois órgãos; diátese hemorrágica não corrigida.
- Avaliação: realizar avaliação padrão com ênfase nas seguintes informações:
- Anamnese: avaliar hábito tabagista; presença de comorbidades pulmonares ou cardiovasculares; medicamentos em uso.
- Exame físico: ausculta pulmonar; padrão e ritmo respiratório; expansibilidade torácica; percussão; características da tosse e secreção; presença de dor; tiragem; uso de musculatura acessória; deformidade torácica; dispneia em repouso e ao esforço; força da musculatura respiratória; capacidade funcional.
- Exames complementares: por radiografia de tórax, avaliar a presença de sinais indicativos de perda de volume pulmonar aéreo como elevação de hemicúpula; redução de espaço intercostal; desvio do mediastino homolateral à atelectasia; desvio de incisura interlobar; sinais indicativos de infiltrado pulmonar que auxiliem no direcionamento das possíveis causas do quadro de IRpA. Gasometria indicando $pH < 7,35$ com $PaCO_2 > 45$ cmH2O, $PaO_2/FiO_2 < 300$ mmHg.
- Conduta: VNI iniciar o procedimento e, após a correta fixação da máscara, aumentar progressivamente o nível de pressão inspiratória (IPAP) visando um volume corrente de 7 a 10 mL/kg e uma frequência respiratória menor que 25 incursões por minuto. O aumento da EPAP também é feito de modo progressivo até uma pressão de 10 cmH$_2$O (se necessário), com o objetivo de se conseguir uma saturação de oxigênio acima de 90% e uma fração inspirada de oxigênio menor que 60%.
- Monitorar: gasometrias após 45 minutos de terapia e a cada 24 horas.
- Frequência: realizar a VNI durante 45 minutos e a cada 3 horas. Durante o período em que a VNI não é realizada, intercalar com oxigenoterapia monitorando a saturação arterial de oxigênio continuamente.

Obs.: Durante o período de oxigenoterapia, caso o paciente apresente queda de saturação inferior de 85% ou piora da taquipneia evidenciadas por uma frequência respiratória superior a 30 incursões por minuto, retomar a VNI.

- Critérios indicativos de sucesso: a VNI poderá ser interrompida se a frequência respiratória for inferior a 25 ipm e a relação PaO_2/FiO_2 for ≥ 200 durante um período de 24 horas.
- Método para quantificar a melhoria: avaliar padrões gasométricos após 45 minutos de terapia e a cada 24 horas, considerando P/F > 200.
- Desfechos esperados:
  - Melhora da dispneia.
  - Redução da necessidade de intubação e ventilação mecânica invasiva.
  - Redução do tempo de permanência no hospital.
  - Redução do risco de morte.
- Critérios para alta: melhora clínica (sinais e sintomas). Melhora de 30% pela escala de medida de independência funcional (MIF). Se necessário, agendar retorno fisioterápico ambulatorial.

> As sintomatologias e disfunções (hipersecreção, tosse ineficaz, atelectasia, náusea e dor) poderão ser conduzidas conforme os protocolos descritos no Capítulo 3.
> Obs.: Evitar o uso da auriculoterapia em pacientes plaquetopênicos (< 20 mil/mm³) e/ou baixa imunidade (neutropênicos).

Protocolo de fisioterapia no transplante de medula

População-alvo

- Pacientes submetidos ao transplante de medula óssea autólogo ou alogênico. Pacientes reinternados por recidiva da doença de base, complicações infecciosas, toxicidade do condicionamento, DECH aguda ou crônica.

Objetivos

- Preventivos: prevenir limitações fisicofuncionais.
- Terapêutico/conforto: minimizar ou eliminar sintomas ou disfunções como dor; restrição articular; fraqueza muscular; dispneia; fadiga; hipoventilação pulmonar; tosse; náuseas; outros.
- Orientar e assistir: paciente; familiares e equipe. A orientação técnica do fisioterapeuta contribui para uma relação de confiança e maior adesão ao tratamento.

Indicações

- Pacientes restritos ao leito ou com complicações clínicas em que a fisioterapia teria alguma intervenção efetiva para dispneia, hipersecreção, tosse ineficaz, hipoventilação pulmonar, atelectasia, náusea, dor localizada, limitação articular, fraqueza muscular e outros.

Contraindicações

- Febre; dor intensa; hemorragias; plaquetas abaixo de 20.000/mm^3; e hemoglobina menor que 8 g/mL.

Avaliação

- Conhecer a doença de base, o tipo de transplante e o regime de condicionamento é fundamental para avaliar prognósticos e traçar as condutas. Avaliação funcional completa com ênfase nos sistemas cardiovascular, respiratório, neurológico e locomotor. Diariamente, checar com a equipe médica, a recuperação da medula e a contagem de plaquetas, além dos exames radiológicos. Segue, ao final deste protocolo, um modelo de ficha de avaliação e de acompanhamento (Figura 11.3).

Frequência

- Uma ou duas vezes por dia, com supervisão do fisioterapeuta, a depender da necessidade clínica do paciente e intensidade da perda funcional.

Avaliação fisioterapêutica pré-TMO

Dados de identificação

Nome:			Leito:	
Idade:			Data da internação:	
Sexo:	Peso:		Altura:	
Estado civil:		Profissão:		
Cidade de origem:				
Médico responsável:				
Diagnóstico Clínico:			Data do diagnóstico:	
Tipo de transplante:	Fonte de células:		Regime de condicionamento:	
Comorbidades associadas:				

Figura 11.3 – Ficha de avaliação fisioterapêutica no transplante de medula óssea. Continua

Continuação

Avaliação respiratória

Ausculta pulmonar: _____
PEmax (cm/H2O) PImax (cm/H$_2$O): _____
Teste de caminhada de 2min (TC$_2$): _____
Oximetria de pulso: _____
Espirometria: _____
CVF- _____ ; VEF1- V _____ ; VEF1/CVF- _____ ;
FEF25-75%- _____ ; PFE- _____ ; VVM- _____ .
Risco fisioterapêutico ventilatório: _____
Paciente realizou preparatório pneumofuncional? ( ) SIM ( ) NÃO
Se SIM:
Condutas realizadas: _____

Exame físico

Goniometria ativa

Somente se o paciente apresentar alteração visível.

Segmento avaliado	Direito	Esquerdo
Abdução do ombro		
Flexão do ombro		
Flexão de quadril		
Flexão de joelho		

Força muscular

Somente se o paciente apresentar alteração visível.
Dinamometria manual: realizar três medidas com o MS dominante.

Segmento avaliado	Direito	Esquerdo
Flexores do ombro		
Extensores do ombro		
Flexores MMII		
Extensores MMII		
Abdutores do ombro		

Figura 11.3 – Ficha de avaliação fisioterapêutica no transplante de medula óssea. Continua

Continuação

Escala de Karnofsky (%)
100 - Nenhuma queixa: ausência de evidência da doença.
90 - Capaz de levar vida normal; sinais menores ou sintoma da doença.
80 - Alguns sinais ou sintomas da doença com o esforço.
70 - Capaz de cuidar de si mesmo; incapaz de levar suas atividades normais ou exercer trabalho ativo.
60 - Necessita de assistência ocasional, mas ainda é capaz de cumprir a maioria de suas atividades.
50 - Requer assistência considerável e cuidados médicos frequentes.
40 - Incapaz; requer cuidados especiais e assistência.
30 - Muito incapaz; indicada hospitalização, apesar da morte não ser iminente.
20 - Muito debilitado; hospitalização necessária; necessitando de tratamento de apoio ativo
10 - Moribundo, processos letais progredindo rapidamente.

Fonte: Adaptado de SCHAG; HEINRICH; GANZ, (1984).

Avaliação nutricional (dados coletados da equipe de nutrição)

Estado nutricional:_____
Alimentação:_____
IMC:_____
Se ocorreu perda de peso: _____

Fisioterapia - acompanhamento pós-TMO

Quimioterapia

Esquema de indução da quimioterapia:_____
Data de início da indução:_____
Protocolo de QT (com número de ciclos): _____

Figura 11.3 – Ficha de avaliação fisioterapêutica no transplante de medula óssea. Continua

Continuação

Radioterapia

Recebeu radioterapia: ( ) Sim ( ) Não
Sítio de radioterapia:_____
Data de início: _____

Data											
FC											
FR											
PA											
T											
Leucócitos											
Plaquetas											
Hematócrio											
Hemoglobina											
Neutrófilos											
Restrições devido cateter											
Cianose											
Sudorese											

Exame físico
Goniometria ativa

Segmento avaliado	D + 21	
	Direito	Esquerdo
Abdução do ombro		
Extensão do ombro		
Flexão do ombro		
Flexão de cotovelo		
Flexão de quadril		
Extensão de quadril		
Flexão de joelho		

Figura 11.3 – Ficha de avaliação fisioterapêutica no transplante de medula óssea. Continua

Continuação
Força muscular

Segmento avaliado	D + 21	
	Direito	Esquerdo
Flexores MMII		
Extensores MMII		
Abdutores MMII		
Adutores MMII		
Extensores do ombro		
Flexores do ombro		

Escalas de avaliação (D + 21):

Karnofsky (0-100): _____
_____
_____
_____
_____

Avaliação da fadiga

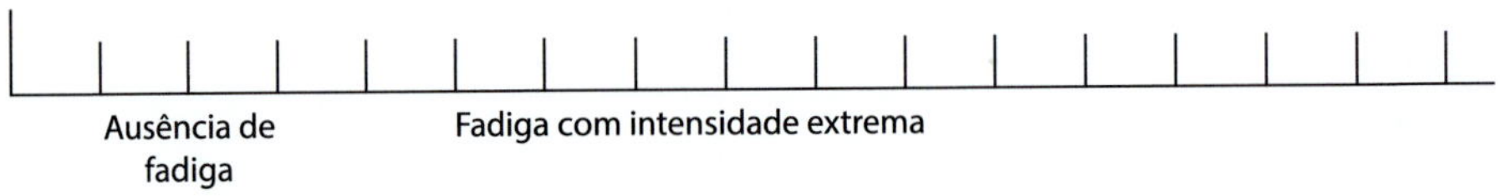

|___|___|___|___|___|___|___|___|___|___|___|___|
Ausência de   Fadiga com intensidade extrema
fadiga

Fonte: Adaptado de KRISHNASAMY (2000).

Laudo da avaliação do serviço de psicologia: _____
_____
_____
_____
_____

Figura 11.3 – Ficha de avaliação fisioterapêutica no transplante de medula óssea. Continua

Continuação

Escalas de dor (realizadas conforme relato do paciente sobre presença de dor)

Algumas palavras a seguir descrevem a sua dor atual. Assinale quais palavras melhor descrevem a sua dor. Não escolha aquelas que não se aplicam. Escolha, somente uma palavra de cada grupo, a mais adequada para a descrição de sua dor.

1	5	9	13	17
1- Vibrador 2- Tremor 3- Pulsante 4- Latejante 5- Como batida 6- Como pancada	1- Beliscão 2- Aperto 3- Mordida 4- Cólica 5- Esmagamento	1- Mal localizada 2- Dolorida 3- Machucada 4- Doída 5- Pesada	1- Amedrontadora 2- Apavorante 3- Aterrorizante	1- Espalha 2- Irradia 3- Penetra 4- Atravessa
2	6	10	14	18
1- Pontada 2- Choque 3- Tiro	1- Fisgada 2- Puxão 3- Em torção	1- Sensível 2- Esticada 3- Esfolante 4- Rachando	1- Castigante 2- Atormenta 3- Cruel 4- Maldita 5- Mortal	1- Aperta 2- Adormece 3- Repuxa 4- Espreme 5- Rasga
3	7	11	15	19
1- Agulhada 2- Perfurante 3- Facada 4- Punhalada 5- Em lança	1- Calor 2- Queima 3- Fervente 4- Em brasa	1- Cansativa 2- Exaustiva	1- Miserável 2- Enlouquecedora	1- Fria 2- Gelada 3- Congelante
4	8	12	16	20
1- Fina 2- Cortante 3- Estraçalha	1- Formigamento 2- Coceira 3- Ardor 4- Ferroada	1- Enjoada 2- Sufocante	1- Chata 2- Que incomoda 3- Desgastante 4- Forte 5- Insuportável	1- Aborrecida 2- Dá náusea 3- Agonizante 4- Pavorosa 5- Torturante

Número de Descritores	Índice de Dor
Sensorial	Sensorial
Afetivo	Afetivo
Avaliativo	Avaliativo
Miscelânea	Miscelânea
Total	Total

Fonte: Adaptada de PIMENTA (1996).

Figura 11.3 – Ficha de avaliação fisioterapêutica no transplante de medula óssea. Continua

Continuação

Relato livre da dor: com dor (áreas apontadas pelo paciente)

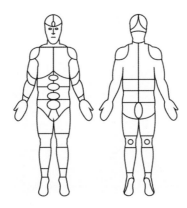

Fonte: Adaptado de INCA (2001).

Assinale o valor que mais se encaixa na intensidade da dor que está sentindo

0	1	2	3	4	5	6	7	8	9	10
Ausência da dor	Dor leve Não atrapalha as atividades			Dor moderada Atrapalha, mas não impede as atividades			Dor forte ou incapacitante Impede as atividades			Dor insupotável Impede as atividades e causa descontrole

Fonte: Adaptado de INCA (2001).

Avaliação nutricional (D+ 21)

Estado nutricional:_____
Alimentação:_____
IMC:_____
Se ocorreu perda de peso:_____

Avaliação fisioterapêutica pós-TMO D+100

PEmax (cm/H2O) PImax (cm/H2O): _____
Imagem radiológica: _____
Teste de caminhada de 6 min (TC6):_____
Espirometria: _____
CVF-_____; VEF1-_____; VEF1/CVF-_____;
FEF25-75%-_____; PFE-_____; VVM-_____.
Risco fisioterapêutico ventilatório:_____.

Figura 11.3 – Ficha de avaliação fisioterapêutica no transplante de medula óssea. Continua

Continuação

Avaliação nutricional

Estado nutricional:_____
Alimentação:_____
IMC:_____
Se ocorreu perda de peso:_____

Exame físico
Goniometria ativa

Segmento avaliado	D + 100	
	Direito	Esquerdo
Abdução do ombro		
Extensão do ombro		
Flexão do ombro		
Flexão de cotovelo		
Flexão de quadril		
Extensão de quadril		
Flexão de joelho		

Força muscular

Segmento avaliado	D + 21	
	Direito	Esquerdo
Flexores MMII		
Extensores MMII		
Abdutores MMII		
Adutores MMII		
Extensores do ombro		
Flexores do ombro		

Figura 11.3 – Ficha de avaliação fisioterapêutica no transplante de medula óssea.

Condutas

- **Preventivas:** com a implantação do cateter venoso central (CVC), nos primeiros dias de internação pode haver dor local e impotência funcional do membro ipsilateral à incisão. Encorajar atividades de autoassistência, como sentar-se fora do leito, tomar banho sozinho, vestir-se e deambular no quarto todos os dias até a recuperação medular. Nos pacientes restritivos, utilizar espirometria de incentivo (fluxo ou volume) diariamente. Em crianças, utilizar a gameterapia para estimular e garantir uma adequada mobilidade ativa diária.
- **Terapêuticas:** para pacientes com regular condição clínica e alterações à ausculta pulmonar e na imagem radiológica, é recomendado o posicionamento adequado no leito utilizando-se recursos adaptativos e exercícios respiratórios diafragmáticos com padrões inspiratórios, manobras de higiene nasobrônquica associadas à inaloterapia e drenagem segmentar, treino de resistência muscular inspiratória, exercícios de alongamento muscular respiratório, estímulo à tosse e espirometria de incentivo (fluxo ou volume). A ventilação não invasiva deve ser acompanhada de perto em indivíduos trombocitopênicos, isto é quando a contagem de plaquetas atinge níveis inferiores a 50.000 células/mm^3, mas principalmente quando este número cai para 20.000 células/mm^3.

Um programa de exercícios para os pacientes aplasiados deve ser realizado 3 a 5 vezes na semana, com duração de, no máximo, 30 minutos, priorizando grandes grupos musculares, com intensidade leve a moderada (5 a 7 na escala Borg) e até 70 a 80% FC máxima (a condição clínica é o parâmetro).

Hayes e colaboradores e Mello e colaboradores encontraram benefícios no treinamento de cinco vezes por semana para resistência e *endurance* em pacientes durante e após TMO (autólogo e alogênico) com relevantes ganhos de força muscular.

Critérios para alta

- Considera-se que a medula "pegou" quando as contagens se mantêm acima de 500 células/mm^3 por 3 dias consecutivos, o que ocorre em média entre os dias +15 e +19 depois de um TMO alogênico. A recuperação das plaquetas é atingida em torno dos dias +19 a +25 com a contagem acima de 20.000 células/mm^3.

Com a recuperação medular, preconiza-se também deambulação contínua, fora do quarto, de pequena duração no 1º dia e com progressão no tempo e no ritmo de caminhada nos dias subsequentes, se houver condição clínica, até a alta hospitalar.

Se necessário, agendar retorno fisioterápico ambulatorial.

A seguir, um modelo de ficha de avaliação e acompanhamento fisioterápico em pacientes submetidos a transplante de medula (Figura 11.3).

PROTOCOLO DE FISIOTERAPIA NO AMBULATÓRIO

População-alvo

- Pacientes com tumores hematológicos durante ou após finalizado o tratamento oncológico (quimioterapia ou pós-transplante de medula).

Objetivos

- Aumentar sobrevida; melhorar a qualidade de vida global; reduzir a necessidade de internação; manter funcionalidade para AVD; prevenir a redução ou restaurar a amplitude de movimento (ADM) das principais articulações; prevenir deformidades; reduzir a dispneia; reduzir fadiga; acelerar a normalização, contagem de plaquetas, neutrófilos e hemoglobina melhorar a função respiratória e a capacidade física.

Indicações

- Pacientes em risco de desenvolver ou com evolução de mielossupressão; fadiga; dispneia; déficit funcional físico, pulmonar ou cardiovascular; DECH aguda ou crônica.

Contraindicações/restrições

- Cardiopatia grave; alterações no teste de caminhada de 6 minutos ou no teste ergométrico que contraindique a prática de atividade física; dor > 3 pela escala visual analógica (EVA); doenças ortopédicas; reumáticas; neurológicas ou psiquiátricas que limitem os movimentos; metástases ósseas de moderado ou alto risco de fratura (ver estratificação de risco no Capítulo 3).

Itens essenciais na avaliação

- História médica e oncológica; anamnese; exames complementares; dinamometria; goniometria; perimetria; teste de força muscular; fadiga; dor; sinais vitais; avaliação da função respiratória; avaliação dos fatores de risco para doença cardiovascular. Obtenção do consentimento informado para iniciar a reabilitação depois de esclarecidos os riscos com o exercício.

  Obs.: antes de iniciar cada sessão, avaliar o hemograma considerando as precauções descritas nas Tabelas 11.1 e 11.2.

Condutas

- Deverão ser direcionadas às manifestações clínicas de cada paciente:
  - Alongamentos dos principais grupos musculares, em pacientes que apresentarem contratura muscular e restrições articulares (Figura 11.4).
  - Mobilizações passivas estarão indicadas sempre que identificada uma restrição de amplitude de movimento das principais articulações, mas as mobilizações ativas devem ser preconizadas sempre que o paciente for capaz de as realizar. Em alguns casos, poderão ser prescritas órteses (*splint*).
  - Currie e colaboradores relataram um paciente com DECH crônica esclerodermoide com contratura intensa de ombros, cotovelos, pulsos, dedos, quadril e

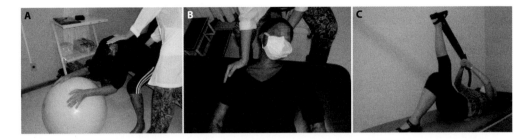

Figura 11.4 – Alongamento de musculatura paravertebral (A), cervical (B) e cadeia posterior de MMII (C).

joelhos submetido a um programa de fisioterapia (massagem manual e alongamento muscular) e terapia ocupacional por 6 meses, obtendo um excelente resultado na amplitude de movimento articular para suas AVD.

- Gameterapia para as crianças é uma excelente alternativa para melhorar a aderência e garantir a efetividade da atividade física.
- Bicicleta ergométrica e/ou esteira, iniciando com intensidade a 60% da FC máxima e aumentando em 5% a cada semana até que se alcance 75% na 4ª semana, respeitando sempre a tolerância do paciente pela escala de Borg modificada.
- Em caso de dispneia ou alterações pulmonares, ver Capítulo 3.
- Se necessário o uso de oxigênio durante os exercícios, verificar no Capítulo 2 como titular o oxigênio.
- A deterioração da função pulmonar na DECH crônica de pulmão requer, muitas vezes, introdução de oxigenoterapia domiciliar e VNI (BIPAP/CPAP). A bronquiolite obliterante é a manifestação clássica da DECH crônica pulmonar.
- Orientações para redução do gasto energético em pacientes dispneicos em repouso podem ser as mesmas descritas no Capítulo 7.

Frequência

- 3 a 5 vezes por semana.

Tempo de atendimento

- 15 a 20 minutos para as primeiras 4 semanas e um aumento de 5 minutos por semana, até que, na 9ª semana atinja 40 a 45 minutos.

Modo do atendimento

- Individual ou em grupo de até cinco pacientes.

Orientações gerais durante o treinamento físico conforme o I Consenso de Reabilitação Cardiovascular

- Não beber café, chá preto, chá mate ou refrigerantes 1 hora antes e depois do exercício; beber água aos goles antes, durante e após o exercício.
- Abster-se de bebidas alcoólicas e cigarro antes e após o exercício.
- Não se exercitar em jejum; 1 hora antes das sessões de reabilitação, fazer breve refeição com frutas, pães, sucos e açúcar comum; em caso de diabetes, seguir instruções especiais.
- Evitar exercício em condições extremas de temperatura, umidade, poluição e grandes variações de altitude.
- Não tomar banhos quentes ou frios próximo do exercício; dar preferência a banhos tépidos após 15 minutos.
- Utilizar roupas porosas, quentes no inverno e leves e claras no verão; não utilizar trajes emborrachados; usar calçados macios e flexíveis com sola grossa e calcanhar acolchoado, próprios para a modalidade.
- Evitar o exercício sob o impacto de emoções e a prática de esportes esporá dica em feriados; participar de competições apenas sob ordem médica.
- Exercitar-se somente ao se sentir bem; aceitar as limitações pessoais; começar devagar e fazer progressões graduais; evitar exercícios em afecções agudas ou fadiga; reduzir a intensidade do exercício na convalescença; aguardar 2 dias após resfriado comum para voltar aos exercícios.
- Interromper o treinamento e procurar o médico em caso de lesões musculo esqueléticas: movimentos dolorosos persistentes necessitam de cuidados médicos; manter-se alerta aos sinais de treinamento excessivo.

Monitorar antes do início dos exercícios

- FC, PA, SaO_2, escala de Borg para dispneia e fadiga dos membros inferiores, antes, durante e 6 minutos após cada sessão, além dos sintomas e sinais de treinamento excessivo durante programa de reabilitação listados a seguir.

Monitorar os seguintes sinais e sintomas durante ou logo após a sessão

- Angina grau 3 ou 4 em escala 1 a 4;
- Aumento de frequência das disritmias cardíacas;
- Bradicardia inapropriada;
- Taquicardia inapropriada;
- Ataxia, tonturas, confusão, síncope;

- Náuseas e vômitos;
- Claudicação de membros inferiores;
- Palidez, cianose;
- Dispneia persistente por mais de 10 minutos;
- Hipoglicemia no diabetes melito.

Monitorar os seguintes sinais e sintomas tardios

- Fadiga prolongada;
- Insônia incomum;
- Ganho de peso por retenção hídrica;
- Taquicardia persistente (FC > 100-110 bpm, 6 minutos após o exercício);
- Hipoglicemia no diabetes melito até 48 horas.

Prognóstico

- Melhora dos sintomas e do condicionamento em 12 semanas.

Método para quantificar a melhoria

- Escala de Borg e/ou pictograma de fadiga e/ou teste de caminhada de 6 minutos e/ou CIF (Classificação Internacional de Funcionalidade).

Critérios para alta

- Melhora da fadiga (relatando na escala estar um pouco cansado ou nada cansado), melhora da dispneia em repouso (apresentando a classificação < ou igual a 1 na escala de Borg modificada) e/ou 80% do previsto no teste de caminhada de 6 minutos e/ou tolerância ao esforço com deficiência ligeira ou ausente pela CIF.

Retorno após alta

- O retorno será orientado caso o paciente perceba piora dos sintomas (fadiga, dispneia, intolerância ao esforço).

Orientações na alta

- Manter atividade física regular cinco vezes por semana em um ritmo que a respiração fique sempre moderadamente ofegante.

Desfechos esperados

1. Aumento da sobrevida.
2. Redução ou ausência de fadiga.
3. Redução ou ausência de dispneia em repouso.
4. Recuperação mais rápida da plaquetopenia, neutropenia e a concentração de hemoglobina.
5. Capacidade funcional para as AVD.
6. Força normal nos principais grupos musculares.
7. Adequado condicionamento físico.
8. Aumento da distância máxima percorrida.
9. Redução da frequência cardíaca para cargas de trabalho equivalentes.
10. Redução da necessidade de internação.
11. Redução de ansiedade e depressão.
12. Prevenção de exacerbações e hospitalizações.

REFERÊNCIAS BIBLIOGRÁFICAS

1. Adamsen L, Quist M, Andersen C, Møller T, Herrstedt J, Kronborg D, et al. Effect of a multimodal high intensity exercise intervention in cancer patients undergoing chemotherapy: randomised controlled trial. BMJ. 2009;339:b3410.
2. American Cancer Society. Leukemia: American Cancer Society. 2016. Estados Unidos. Disponível em: http://www.cancer.org/cancer/hodgkindisease/index.
3. Anders JC, et al. Aspectos de enfermagem, nutrição, fisioterapia e serviço social no transplante de medulla óssea. Medicina (Ribeirão Preto. Online), Brasil, v. 33, n.4, p.463-485, dez.2000. ISSN 2176-7262.
4. Anders JC, et al. Aspectos de enfermagem, nutrição, fisioterapia e serviço social no transplante de medula óssea. Medicina (Ribeirão Preto. Online), Brasil, v. 33, n. 4, p. 463-485, dez. 2000. ISSN 2176-7262. Disponível em: <http://www.revistas.usp.br/rmrp/article/view/7726>. Acesso em: 23 Fev 2015. doi:http://dx.doi.org/10.11606/issn.2176-7262.v33i4p463-485.
5. Carlson LE, et al. Individualized exercise program for the treatment of severe fatigue in patients after allogeneic hematopoietic stem-cell transplant: a pilot study. Bone Marrow Transplant, v. 37, n. 10, p. 945-954, 2006.
6. Currie DM, Ludvigsdottir GK, Diaz CA, Kamani N. Topical treatment of sclerodermoid chronic graft vs. host disease. Am J Physl Med Rehabil. 2002;81:143-9.
7. Dimeo F, Bertz H, Finke J, Fetscher S, et al. An aerobic exercise program for patients with haematological malignancies after bone marrow transplantation. Bone Marrow Transplant. 1997;18:1157-60.
8. Dimeo F. Effects of exercise on cancer-related fatigue. CanceR Supplement. 2001; V. 92; n 6,p 1689-1693.
9. Dimeo F. Fetscher S. Lange W. Mertelsmann R, et al. Effects of aerobic exercise on the physical performance and incidence of treatment-related complications after high-dose chemotherapy. Blood. 1997;90:3390-4.
10. Dimeo F, Background MD, Tilmann M, Bertz H, Kanz L, Mertelsmann R, Keul J. Aerobic exercise in the rehabilitation of cancer patients after high dose chemotherapy and autologous peripheral stem cell transplantation. Cancer. 1997; v 79;n 9;p 1717-1722.
11. Elter T, Stipanov M, Heuser E, Bergwelt-Baildon M, Bloch W, Hallek M, BaumannIs F. Physical exercise possible in patients with critical cytopenia undergoing intensive chemotherapy for acute leukaemia or aggressive lymphoma? Int J Hematol;2009; 90:199–204.

12. Guo Y, Shin KY, Hainley S, et al. Inpatient rehabilitation improved functional status in asthenic patients with solid and hematologic malignancies. Am J Phys Med Rehabil 2011;90:265-271.
13. Hayes SC, Davies PS, Parker TW, Bashford J, et al. Role of a mixed type, moderate intensity exercise programme after peripheral blood stem cell transplantation. Br J Sports Med. 2004;38:304-9.
14. Hilbert G, Gruson D, Vargas F, Valentino R, Gbikpi-Benissan G, Dupon M, Reiffers J, Cardinaud JP. Noninvasive ventilation in immunosuppressed patients with pulmonary infiltrates, fever, and acute respiratory failure. N Engl J Med 2001; 344:481-7.
15. Instituto Nacional de Câncer José Alencar Gomes da Silva. Coordenação de Prevenção e Vigilância. Estimativa 2014: Incidência de Câncer no Brasil/Instituto Nacional de Câncer José Alencar Gomes da Silva, Coordenação de Prevenção e Vigilância. Rio de Janeiro: INCA, 2014. 124p.: il. col., mapas.
16. Kim SD; Kim HS. A series of bed exercises to improve lymphocyte count in allogeneic bone marrow transplantation patients. Eur J Cancer Care (Engl). 2006;15: 453-7.
17. Kristiann C. Heesch a, Wendy J. Brown. General and Supportive Care Exercise and Cancer Rehabilitation: a systematic review: Rosalind R. Spence. The University of Queensland, School of Human Movement Studies, Qld 4072, Australia: Article history: Received 15 September 2009; Received in revised from 28 October.
18. Mello M, Tanaka C, Dulley FL. Effects of an exercise program on muscle performance in patients undergoing allogeneic bone marrow transplantation. Bone Marrow Transplant. 2003;32:723-8.
19. Oliveira, JRA. Fisioterapia oncológica: maior qualidade de vida aos pacientes. Hospital Vita, Curitiba, 2000. Disponível em: <http://www.saudevidaonline.com.br/fisioterapia_oncologica.htm>. Acesso em: 29 abr 2007.
20. Rosalind R. Spence, Kristiann C. Heesch, Wendy J. Brown. Exercise and cancer rehabilitation: A systematic review. Cancer Treatment Reviews 36 (2010) 185–194.
21. Scalzitti DA, Sternisha C. Does exercise during hospitalization after stem cell transplantation decrease reports of fatigue and reduce the duration of the hospital stay? Phys Ther. 2001;82(7):716-21.
22. Squadrone V, Massaia M, Bruno B, Marmont F, Falda M, Bagna C, et al. Early CPAP prevents evolution of acute lung injury in patients with hematologic malignancy. Intensive Care Med.2010;36(10):1666-74.
23. Tavares R, Silva M, Bouzas LF, Rodrigues MC, Vigorito A, Funke V, et al. Brazilian workshop model to train investigators in chronic graft-versus-host disease clinical trials according to the 2005-2006 National Institutes of Health recommendations. Rev Bras Hematol Hemoter. 2011;33(5):358-66.
24. Wiskemann J, Dreger P, Schwerdtfeger R, Bondong A, Huber G, Kleindienst N, et al. Effects of a partly self-administered exercise program before, during, and after allogeneic stem cell transplantation. BLOOD, 2011; v. 117, n. 9;p.2604-2609.
25. Wiskemann J, Huber G. Physical exercise as adjuvant therapy for patients undergoing hematopoietic stem cell transplantation. Bone Marrow Transplant. 2008;41:321-9.
26. Wiskemann J, Kleindienst N, Kuehl R, Dreger P, Schwerdtfeger R, Bohus M. Effects of physical exercise on survival after allogeneic stem cell transplantation. Int. J. Cancer: 2015.
27. Wolin KY, Ruiz JR, Tuchman H, Lucia A. Exercise in adults and pediatric hematologic cancer survivors: an intervention review eukemia. Leukemia (2010) 24, 1113–1120.

Capítulo 12
Fisioterapia em Terapia Intensiva Oncológica

Carlos Francisco Fontaine Scaramuzzi Júnior
Flávia Maria Ribeiro Vital

INTRODUÇÃO

Atualmente, com os avanços no tratamento do paciente oncológico, há maior probabilidade de controle ou mesmo de cura da doença. Contudo, tratamentos de quimioterapia e cirúrgicos mais agressivos aumentam o número de internações em setores de terapia intensiva.

Há evidências substanciais que apoiam o papel da fisioterapia para a gestão respiratória de pacientes críticos, em que esses cuidados são fundamentais na promoção da função pulmonar, redução da incidência de pneumonia associada à ventilação mecânica (VM), prevenção de atelectasias assim como de outras complicações pulmonares além de facilitação do desmame ventilatório.

Entre as intervenções de fisioterapia usadas em unidade de terapia intensiva (UTI), é possível citar algumas como o posicionamento, hiperinflação manual, ventilação não invasiva (VNI), aspiração de vias aéreas, fortalecimento dos músculos respiratórios, exercícios respiratórios, exercícios motores, mobilização precoce e condução da VM desde o preparo e ajustes de parâmetros até o processo de desmame e extubação.

Uma UTI oncológica, embora apresente rotinas semelhantes às demais UTI, terá particularidades na condução dos pacientes a depender do estadio da doença e do tipo de tratamento oncológico recebido, os quais podem gerar complicações ímpares. Cabe ao fisioterapeuta identificar as disfunções nas quais ele tem o potencial de intervir preventiva ou terapeuticamente de modo efetivo. Assim, a perda de função física comum a pacientes internados na UTI é uma disfunção que pode ser potencializada pela doença e seu tratamento, como explicado no Capítulo 2, exigindo da fisioterapia ações precoces para prevenir a síndrome do imobilismo e suas possíveis consequências na sobrevida e na qualidade de vida dos pacientes oncológicos, uma vez que a perda funcional tem um impacto negativo direto nesses desfechos de saúde.

A reabilitação, realizada pelo fisioterapeuta, deve ser sob medida para as necessidades do paciente e depende do estado de consciência, estado psicológico e força física prévia. O fisioterapeuta introduz terapias ativas e passivas que promovem o movimento. Fisioterapia precoce e progressiva, com foco em mobilidade e deambulação ao mesmo tempo que recebe suporte ventilatório, é essencial para minimizar o declínio funcional. Se esse processo não se desenvolve no ambiente da UTI, há aumento dos custos com a saúde, uma vez que esses pacientes tendem a necessitar de longos períodos de internação e reabilitação.

A fisioterapia precoce de pacientes sob VM é segura, bem tolerada e tem demonstrado ótimos resultados como a diminuição no tempo de VM em comparação com o tratamento padrão e uma duração mais curta de *delirium*. Em pacientes com necessidade de VM, foi demonstrada uma melhora na força de musculatura respiratória e na independência funcional na alta hospitalar, assim como na capacidade de realizar exercícios e nas atividades básicas de vida diária.

Altas taxas de mortalidade entre os pacientes com tumores hematológicos em UTI (mais de 90%) têm sido associadas a vários fatores, incluindo os frequentes tratamentos invasivos e agressivos, usados nas UTI de hoje. Essa abordagem facilita o desenvolvimento de infecções graves e falência de múltiplos órgãos, eventos comuns em pacientes com imunodeficiência. Outro fator de grande impacto na mortalidade nesse grupo de pacientes é o uso de ventilação mecânica invasiva. Portanto, o uso de VNI precoce nesses pacientes hematológicos, por ter o potencial de garantir uma ventilação pulmonar e troca gasosa adequadas, assim como reduzir o risco de morte como demonstrado em alguns estudos.

Os problemas clínicos encontrados nos pacientes oncológicos, pela própria natureza da doença, são muito específicos e complexos. Eles podem surgir tanto no local do tumor (por compressão tumoral a órgãos vizinhos) como em locais distantes (metástases), além de representarem distúrbios metabólicos sistêmicos e os efeitos colaterais da quimioterapia.

As urgências oncológicas acometem vários sistemas e devem ser detectadas e tratadas o quanto antes, pois o tempo está associado a melhores resultados e sobrevida.

Os principais sistemas acometidos em pacientes oncológicos são o cardiovascular (derrame e tamponamento cardíaco, síndrome da veia cava superior), o respiratório (obstrução de vias aéreas por tumor, linfangite carcinomatosa e leucostase pulmonar), o neurológico (síndrome da compressão medular e hipertensão intracraniada), além de ensejarem emergências metabólicas (hipercalemia, nefropatia por ácido úrico, hiponatremia, acidose láctica e síndrome de lise tumoral). A fisioterapia tem um papel importante nas complicações oncológicas, principalmente quando acomete o sistema respiratório e o sistema neurológico, melhorando o quadro de dispneia, hipersecreção pulmonar, dor, melhora da função pulmonar e da capacidade funcional, além de prevenção e reabilitação da síndrome do imobilismo.

Objetivando garantir os melhores resultados possíveis e com base nos estudos adequadamente controlados, a utilização de protocolos assistenciais, em especial nas UTI, tem se tornado uma rotina, pois se trata de uma atuação em condições agudas e críticas, ou seja, com iminência de morte, em que a tomada de decisão deve ser precoce e precisa. Desse modo, seguem os protocolos das condutas mais utilizadas pela fisioterapia na UTI e um modelo de ficha de evolução diária para pacientes em ventilação mecânica (Figura 12.1).

EVOLUÇÃO DE FISIOTERAPIA EM VM

Motivo de	
Problemas	☐ Mais de uma falha no desmame ☐ Insuficiência
	☐ Estridor pós ☐ Hipercapnia pós
	Outros
Nível de	Selecione · Glasgow Selecione · ○ Cirúrgico ○ Clínica
Cooperativ	○ Sim ○ Não ○ Pouco Obs:
Arritmia ou alterações cardíacas importantes nas últimas 24h?	○ Sim ○ Não ○ Não confirmado
	Qual?
Coloração da	Selecione
Cianose	○ Presente ○ Ausent

Avaliação Respiratória
○ TOT ○ TQT ○ TNT ○ VNI Selecione · Obs:
Ausculta Pulmonar Selecione · com Selecione · em Selecione ·
Tosse Selecione · /
Secreção ○ Ausente ○ Present Qtde Selecione · Coloração Selecione · Consistênci Selecione ·
Modo ventilatório ☐ Pressão ☐ Volume ☐ A/C ☐ SIMV ☐ PSV ☐ BIPAP
Sincronismo com o respirador ○ Sim ○ Não
FiO_2 [ ] % V Corrente [ ] ml Fluxo ou T [ ] l/min Pee [ ] cmH_2O P [ ] cmH_2O
P platô < $30cmH_2O$ ○ Sim ○ Não
Despertar diário ○ Sim ○ Não
Escala Ramsay Sel
Controle da Clínica ○ Sim ○ Não
Estabilidade hemodinâmica ○ Sim ○ Não
Pressão cuff [ ]
Ventilometria FR [ ] ipm VC [ ] l/min Indice [ ] resp/min/l
Manuvacuometri Pimax [ ] cmH_2O pemax [ ] cmH_2O

Exame Físico

Tax [ ] °C Pressão [ ] mmHg Pressão [ ] mmHg
FC [ ] bpm FR [ ] ipm $SatO^2$ [ ] % Relação [ ]
Dor ○ Ausente ○ Presente Intensidade Selecione ·

Avaliação Motora
Panturrilha ○ Livres ○ Empastada ○ Esquerda ○ Direita
Em uso de medicação para ○ Sim ○ Não
Movimentação ativa ○ Sim ○ Não
Força ○ Normal ○ Alterado

Figura 12.1 – Ficha de evolução para pacientes em ventilação mecânica. Fonte: Fundação Cristiano Varella. Continua

Continuação

Localização [Selecione ▾]
Intensidade [Selecione ▾]
Equilíbrio ○ Normal ○ Alterado [_____]
Amplitude de ○ Preservada ○ Diminuída [_____]
Deambulaçã ○ Sim ○ Não ○ Com auxílio (andador, muleta, acompanhante)
Cooperativo com a terapia ○ Sim ○ Não ○ pouco
Avaliação Motora (observação geral)
[_____]

---- **Exames** --
Hemograma [____]
Plaquetas [____] m³   **Hematócrit** [____] %   **Potássio** [____] mEq/L   **Leucograma** [____] /mm3
Sódio [____] mEq/L   **Hemoglobina** [____] g/dl   **Cálcio** [____] mmol/L
Gasometria Arterial [____]
pH [____]   **PaO₂** [____] mmHg   **PcO₂** [____] mmHg   **SPO₂** [____] %   **HCO₃** [____] mMol/L   **ABE** [____] mMol/L
Ureia [____]   **Creatinina** [____]   **Lactato** [____]   **Magnésio** [____]
[____] mg/dL   [____] mg/dL   [____] mmol/L   [____] mg/dL

Exames de Imagem
☐ RX ☐ TC ☐ US ☐ RM ☐ Cintilografia ☐ Outros

Laudos e Exames
[_____]

Diagnóstico cinético funcional
[_____]

---- **Condutas Fisioterápicas** ----

☐ CPAP [____] cmH₂O
☐ Bi Nível IPAP [____] cmH₂O EPAP [____] cmH₂O
☐ EPAP [____] cmH₂O
☐ Higiene
☐ Estímulo a tosse /Tosse
☐ Cinesioterapia respiratória
☐ Oxigenioterapia [____] L / min

Modo
Controle ○ Pressão ○ Volume
Fase ○ A/C ○ SIMV ○ PSV ○ BIPAP
Treino de musculatura ☐ Força ☐ Resistência
Recurso para
☐ Phrenics ☐ Threshould ☐ Sensibilidade
☐ Redução PS ☐ Tubo
☐ Sedestação passiva
☐ Sedestação a beira do

Figura 12.1 – Ficha de evolução para pacientes em ventilação mecânica. Fonte: Fundação Cristiano Varella. Continua

Continuação

- [ ] Recrutamento
- [ ] Iniciar
- [ ] Extubação

Extubação menos de 24hs de VM ○ Sim ○ Não
Teste de respiração ○ Sim ○ Não
Ajuste do Cuff para [ ] cmH₂O

Alteração dos parâmetros ventilatórios

FiO2 [ ] %   V. Corrente [ ] ml
Fluxo ou T.insp [ ] l/min ou
PEEP [ ] cmH₂O   Pressão [ ] cmH₂O

- [ ] Prescrição de órtese [Selecione]
- [ ] Elevação da
- [ ] Posicionamento no leito [Selecione]

- [ ] Sedestação fora do
- [ ] Analgesia com
- [ ] Deambulação no quarto
- [ ] Deambulação no corredor
- [ ] Treino [Selecione]
- [ ] Treino de equilíbrio para tronco e cabeça
- [ ] Eletroestimulação com FES
- [ ] Alongamento
- [ ] Mobilização passiva com ciclo ergométrico automático
- [ ] Cinesioterapia [Selecione]
- [ ] Ciclo ergômetro motora MMSS
- [ ] Ciclo ergômetro MMII
- [ ] Bomba
- [ ] Meias
- [ ] Outras condutas [ ]

Eventos adversos que podem estar relacionados a intervenção
[ ]

Sinais de Intolerância ao
- [ ] Agitação e
- [ ] Diaforese
- [ ] Cianose
- [ ] Evidência de esforço
- [ ] Aumento de Atividade Musc
- [ ] Sinais de estresse
- [ ] Dispneia

Provável causa do insucesso no desmame
- [ ] Sobrecarga ventilatória
- [ ] Sobrecarga
- [ ] condição
- [ ] Condição
- [ ] Disturbios nutricionais
- [ ] Disturbios
- [ ] Anemia
- [ ] Outros: [ ]

---**Orientações**---

- [ ] Orientação à equipe de enfermagem quanto ao posicionamento do leito
- [ ] Orientação à equipe de enfermagem quanto à mudança de postura
- [ ] Orientação à equipe de enfermagem quanto à necessidade de aspiração mais frequente
- [ ] Orientação à equipe de enfermagem quanto a continuidade do protocolo de desmame

Outras [ ]

---**Desfechos**---

-- % de melhora da dor *   Valor da Dor no Primeiro Atendimento [0]   Atual: [ ]
-- hs de UTI * Admissão UTI [/ /] [:]   Alta UTI: [/ /] [:]
-- hs de VM * VM Inicial: [/ /] [:]   Extubação: [/ /] [:]

Sucesso no ○ Sim ○ Não
- [ ] Pneumonia
- [ ] Atelectasia
- [ ] TVP

[Calcular desfecho]

Figura 12.1 – Ficha de evolução para pacientes em ventilação mecânica. Fonte: Fundação Cristiano Varella.

PROTOCOLO DE ASPIRAÇÃO DE VIAS AÉREAS SUPERIORES

Introdução

Aspiração endotraqueal é um dos mais comuns procedimentos realizados em pacientes com vias aéreas artificiais. É um procedimento invasivo, que objetiva remover secreções das vias aéreas inferiores em pacientes que, por algum motivo, como tosse ineficaz, rebaixamento do nível de consciência, doença neuromuscular; acumulam certa quantidade de secreção que interferirá na ventilação desses pacientes causando obstrução, dificuldade de oxigenação e retenção de gás carbônico. Apesar de ser um procedimento comum, pode trazer algumas complicações como lesão de mucosa, dor, desconforto, alterações hemodinâmicas e de gases arteriais, aumento de pressão intracraniana, atelectasias, broncoconstricção, entre outras.

A técnica é usada tanto em pacientes ao longo de sua internação como em indivíduos que vivem na comunidade. Por se tratar de uma técnica que pode trazer complicações, não deve ser realizada de modo sistemático ou de rotina, e sim quando realmente necessária após avaliação do quadro do paciente. A quantidade de secreção e as alterações na mecânica ventilatória é o que deve determinar a frequência da aspiração.

A aspiração nasotraqueal pode provocar contaminação em via aérea inferior. Normalmente, o paciente incapacitado de eliminar secreções, além de acometida a laringe, tem uma obstrução parcial das vias aéreas, uma tosse inadequada ou secreções em excesso. Ao introduzir a sonda na tentativa de aspiração nasotraqueal, ela pode se desviar para o esôfago e induzir o paciente ao vômito e a uma provável broncoaspiração de conteúdo gástrico se o reflexo de tosse estiver deprimido ou o volume do conteúdo gástrico estiver grande o bastante para o paciente não conseguir eliminá-lo.

Objetivos

- Manter as vias aéreas livres e permeáveis.
- Estimular a tosse quando este reflexo estiver diminuído ou em pacientes com tosse ineficaz.
- Retirar a secreção das vias aéreas dos pacientes que apresentarem o reflexo de tosse abolido, diminuído ou com tosse ineficaz.
- Garantir ventilação e oxigenação adequadas.
- Prevenir complicações do quadro clínico por acúmulo de secreções nos pulmões.

Indicações

- Pacientes sem via aérea artificial: pacientes hipersecretivos, que apresentam tosse produtiva e ineficaz.
- Pacientes intubados ou traqueostomizados: pacientes hipersecretivos que necessitem de remoção de secreções evidenciadas por:

- Alteração na curva fluxo-volume do ventilador mecânico e/ou presença de crepitações grosseiras sob a traqueia são fortes indicações de secreções pulmonares retidas.
- Aumento do pico de pressão inspiratória durante a ventilação mecânica controlada a volume ou diminuição do volume corrente durante a ventilação mecânica controlada a pressão.
- Deterioração da saturação de oxigênio e/ou da gasometria arterial.
- Secreções visíveis na via aérea.
- Incapacidade de gerar tosse espontânea eficaz.
- Insuficiência respiratória aguda.
- Suspeita de aspiração de secreções gástricas ou de vias aéreas superiores.
- Necessidade de amostra de escarro para descartar ou identificar pneumonia ou outra infecção pulmonar.

Contraindicações para aspiração de tubo orotraqueal (TOT) e traqueostomia (TQT)

A aspiração por TOT ou TQT pode estar contraindicada em casos de sangramento ativo e instabilidade respiratória importante. Todavia a decisão de não realizar o procedimento, a fim de evitar uma possível reação adversa, pode ser letal para um paciente hipersecretivo.

Contraindicações para aspiração nasotraqueal

- Sangramento nasal.
- Coagulopatias.
- Trauma agudo de face.
- Lesão cervical.
- Laringoespasmo.
- Via aérea irritável.

Possíveis complicações com o procedimento

- Hipoxemia.
- Microatelectasia.
- Diminuição da complacência dinâmica pulmonar e capacidade residual funcional.
- Aumento da colonização microbiana na via aérea inferior.
- Alterações hemodinâmicas (hipertensão arterial sistêmica (HAS), arritmia, bradicardia).
- Alterações no fluxo sanguíneo cerebral e aumento da pressão intracraniana.
- Traumatismo da mucosa traqueal e sangramento.
- Infecção.

- Broncoespasmo ou laringoespasmo.
- Aspiração do conteúdo gástrico para pulmões.
- Ansiedade.
- Depressão.
- Arritmia cardíaca.
- Parada cardiorrespiratória.

Posicionamento

- Em Fowler (inclinação da cabeceira a 60 graus) ou semi-Fowler (30°). Materiais necessários:
  - um par de luvas estéril;
  - cateter de aspiração (n° 12 ou 14 para adultos);
  - gaze estéril;
  - uma ampola de soro fisiológico;
  - rede de oxigênio testada;
  - frasco coletor de secreções com água;
  - extensão de látex estéril;
  - oferta de oxigênio para o paciente;
  - máscara facial;
  - óculos para quem realizará o procedimento.

Descrição do procedimento para aspiração de pacientes intubados ou traqueostomizados

- Lavar as mãos antes e após o procedimento.
- Explicar a finalidade e o procedimento ao paciente para tranquilizá-lo se estiver lúcido.
- Reunir o material para economizar tempo e poupar o colaborador.
- Observar o padrão respiratório, os batimentos cardíacos, cor da pele e saturação de oxigênio do paciente.

  Obs.: só iniciar o procedimento se os parâmetros forem aceitáveis (Ex.: frequência respiratória (FR) < 24 rpm, frequência cardíaca (FC) < 120 bpm, saturação de O_2 (SaO_2) > 90%), salvo em caso de emergência.

- Utilizar cateter de aspiração compatível com o número da cânula do paciente. Cateteres muito calibrosos podem produzir excessiva pressão negativa, lesar a mucosa traqueal e piorar a hipóxia que a aspiração normalmente produz.
- Solicitar ajuda de outro membro da equipe para evitar contaminação do material durante o procedimento.

- Testar as redes de vácuo e oxigênio. A pressão negativa do aparelho deve estar entre -80 e -120 mmHg, para evitar lesões de mucosa.
- Observar se o *cuff* está insuflado.
- Ventilar o paciente com uma FiO_2 de 100% durante 1 minuto antes de iniciar o procedimento e ao finalizá-lo.
- Abrir a embalagem do cateter de aspiração e conectá-lo à extremidade do látex apenas imediatamente antes do momento da aspiração para não o contaminar.
- Calçar as luvas estéreis e utilizar a mão dominante para manipular o cateter, evitando a contaminação do dispositivo.
- Apanhar o cateter com a mão direita segurando o pacote com a mão esquerda ou solicitar a um colega que o puxe.
- Ligar o aspirador com a mão esquerda.
- Desconectar o respirador com a mão esquerda ou solicitar que um colega o faça, tomando o cuidado para não contaminar a cânula e a extremidade do respirador ao desconectá-lo.
- Introduzir o cateter de aspiração na cânula, mantendo o látex clampado com a mão esquerda, até sentir uma resistência e, então, recuar 2 a 3 cm o cateter. Não aspirar durante a introdução do cateter.
- Desclampar o látex e, simultaneamente, realizar movimentos lentos (permitindo que haja uma melhor sucção) e circulares com o cateter (para que os orifícios laterais tenham maior superfície de contato).
- A duração de cada evento de aspiração não deve ultrapassar 15 segundos. Suspender a aspiração e ventilar com ambu ou voltar para o respirador quando ocorrerem arritmias, cianose, sangramento, para evitar possível parada cardiorrespiratória.
- Limpar o cateter com gaze estéril para retirar o excesso de secreção e, em seguida, lavar o interior do dispositivo com água destilada. Em caso de secreção espessa ou rolhas, pode ser instilado soro fisiológico estéril (cerca de 3 a 10 mL), após a instilação ventilar com ambu e, na sequência, realizar a aspiração.
- Realizar aspiração orofaríngea com o mesmo cateter, já limpo, procedendo da seguinte forma: introduzir o cateter clampado alternadamente em cada narina e aspirar e, após limpá-lo novamente, introduzi-lo na boca do paciente até a faringe, mantendo o látex sob sucção e, simultaneamente, fazer movimentos circulatórios com o cateter. Aspirar sempre traqueia, nariz e boca nessa ordem para evitar contaminação entre as bactérias da cavidade oral com a nasal e destas com a traqueia.
- Desprezar o cateter e desligar o aspirador, não se esquecendo de lavar a extensão do látex.
- Recolher o material, mantendo a extremidade do látex protegida por um saco plástico, fixando-a no painel de gases.
- Desprezar as luvas e lavar as mãos.
- Deixar o paciente em ordem e confortável.
- Evoluir no prontuário o procedimento realizado e eventuais anormalidades, descrevendo a cor, odor, viscosidade e quantidade de secreção, assim como a presença de intercorrências, como sangramento, cianose, alterações eletrocardiográficas etc.

Descrição do procedimento para aspiração de pacientes sem via aérea artificial

- Lavar as mãos antes e após o procedimento.
- Explicar a finalidade e o procedimento ao paciente para tranquilizá-lo se estiver lúcido.
- Reunir o material para economizar tempo e poupar o colaborador.
- Observar o padrão respiratório, os batimentos cardíacos e saturação de oxigênio do paciente.

  Obs.: só iniciar o procedimento se os parâmetros forem aceitáveis (p. ex.: FR < 24 rpm, FC < 120 bpm, SaO_2 > 90%).

- Utilizar cateter de aspiração nº 12 ou 14 de preferência. Cateteres muito calibrosos podem produzir excessiva pressão negativa, lesar a mucosa traqueal e piorar a hipóxia que a aspiração normalmente produz.
- Testar as redes de vácuo e oxigênio.
- Colocar o paciente com a cabeça hiperestendida (o que diminui a possibilidade de a sonda ir para o esôfago).
- Lubrificar o cateter com xilocaína gel, objetivando efeito anestésico e evitar traumatismo na traqueia.
- Solicitar ao paciente que abra a boca e projete a língua para produzir o deslocamento anterior da epiglote.
- Introduzir o cateter (número 12 ou 14) na narina do paciente desconectado da rede de vácuo em cada movimento inspiratório, expansão torácica ou descida da glote.

  Obs.: se desejável aspirar o brônquio fonte direito, girar a cabeça para o lado esquerdo e vice-versa.

- Quando o paciente tossir, introduzir rapidamente a sonda para aumentar a chance de ela se instalar na traqueia. Para confirmar a localização da sonda na traqueia, observar se microgotículas e vapor de ar aquecido estão sendo exalados, se não, é provável que a sonda esteja alocada no esôfago. Nesse caso, puxar novamente a sonda até que o paciente volte a tossir e possa ser feita nova tentativa de introdução. Quando houver certeza de que a sonda está adequadamente alocada, conectá-la à mangueira do vácuo e iniciar movimentos circulatórios com a sonda.

  Obs.: se a secreção for abundante e o paciente estiver desaturando, desconectar a sonda do vácuo e colocar a máscara facial de oxigênio próximo à narina e sonda. Após a normalização da SaO_2, reconectar o vácuo. Repetir o procedimento quantas vezes for necessárias até que seja mínima a saída de secreção, mas garantindo sempre adequada oxigenação.

- A duração de cada evento de aspiração não deve ultrapassar 15 segundos.

  Obs.: às vezes, há dificuldade para localizar o cateter na traqueia. É comum a introdução do cateter no esôfago, não provocando a tosse e nem aspirando secreções, e sim provocando vômitos. É conveniente realizar nebulização com broncodilatadores antes ou após o procedimento.

Método de avaliação da eficácia

- Diminuição da taquidispneia.
- Melhora da SaO_2.
- Melhora da ausculta pulmonar.

PROTOCOLO DE PARÂMETROS INICIAIS DA VENTILAÇÃO MECÂNICA

Introdução

A ventilação mecânica invasiva é muito usada nos dias de hoje em um ambiente de terapia intensiva e tem como objetivo a melhora das trocas gasosas e da ventilação alveolar por meio de uma interface invasiva (intubação oro ou nasotraqueal ou traqueostomia) a um aparelho que oferece esse suporte em diferentes níveis, podendo haver a participação do paciente ou não, dependendo de sua condição clínica. É aplicada em várias situações clínicas em que o paciente desenvolve insuficiência respiratória, apresentando incapacidade de manter níveis adequados de oxigênio e gás carbônico no sangue.

É importante a escolha de um modo ventilatório sobre o qual a equipe tenha melhor domínio. Se o entendimento da equipe é mais aprofundado no modo controlado a pressão, é esse o modo que deve ser preferencialmente escolhido. Para a maioria das patologias, a escolha fica a critério da equipe: pressão ou volume. Deve-se sempre ter o cuidado de verificar o volume corrente nos casos em que se optou por ventilação a pressão e sempre acompanhar a pressão de pico quando a opção é o modo a volume.

Esse protocolo visa à padronização dos parâmetros iniciais da ventilação mecânica logo após o procedimento de intubação oro ou nasotraqueal, sendo necessária uma reavaliação após estabilização do quadro clínico com objetivo de realizar os ajustes finos na ventilação mecânica direcionada de acordo com a patologia apresentada.

Objetivo

- Padronizar o suporte ventilatório inicial (logo após a intubação).

Público-alvo

- Pacientes internados que necessitam de suporte ventilatório invasivo para a sobrevivência.

Indicações da ventilação mecânica (VM)

Na insuficiência respiratória aguda (IRpA) ou crônica agudizada estabelecida, decorrente de alterações da mecânica e/ou função pulmonar.

Na profilaxia da IRpA consequente a condições clínicas que podem potencialmente levar ao óbito pela inviabilidade das trocas gasosas indispensáveis para manutenção da vida. Exemplos: pós-operatório de cirurgias sob anestesia geral, reanimação devido à parada cardiorrespiratória, disfunção importantes em órgãos vitais como choque cardiogênico ou hipertensão intracraniana.

Parâmetros iniciais

- Modo ventilatório: assistocontrolado, podendo ser ciclado a pressão ou volume.
- Pressão inspiratória (Pinsp): iniciar com uma pressão que gere um VC 6 mL/kg/peso predito inicialmente. Reavaliar de acordo com evolução do quadro clínico do paciente observando os níveis de segurança da Ppico ≤ 35 cmH_2O).
- FiO_2: iniciar com 100%, após 30 minutos diminuir gradativamente (se possível até 40%) para manter uma SaO_2 entre 93 e 97%.
- FR: 12 a 16 rpm. Em caso de doença obstrutiva, usar FR mais baixa (< 12 ipm) e, em caso de doença restritiva, usar FR mais alta (> 20 ipm) se o quadro clínico exigir. Reavaliar após a primeira gasometria.
- Tempo inspiratório (Tinsp): ideal para manter uma relação I:E de 1:2 a 1:3.
- PEEP: iniciar com 5 cmH_2O, exceto em doenças como síndrome do desconforto respiratório agudo (SARA), em que deverá ser realizado cálculo de pressão positiva expiratória final (PEEP) ideal.
- Sensibilidade: -0,5 a -2 cmH_2O (sensibilidade a pressão) ou 3 a 5,0 L/min (sensibilidade a fluxo).
- Relação I: E: 1:2, se obstrução importante, manter menor que 1:3.

Os ajustes posteriores dependerão das condições do paciente.
- Uma vez estabelecidos os parâmetros iniciais, verificar as curvas de volume (VC), pressão e fluxo para constatar se não há necessidade de reajuste imediato.
- Sempre regular o *back-up* de apneia e os parâmetros específicos de apneia quando disponíveis no equipamento.
- Avaliar após 30 minutos a gasometria para observar se as metas de ventilação e de trocas gasosas foram atingidas.

Monitoramento

Definidos os parâmetros, estes devem ser registrados em formulário próprio (Figura 12.2) para adequado acompanhamento.

Monitorização ventilatória									
Nome: _____ Peso: _____ Kg Idade: _____ anos									
Data									
Horário									
Ventilador									
Dia TOT/VM									
Nº cânula									
Fixação cânula									
P *cuff*									
Modo ventilatório									
FiO_2/SaO_2									
FR/FRT									
VC/VC_{exp}									
PEEP									
PEEP Intrínseca									
Peak flow									
Sensibilidade									
PSV									
Pressão pico									
Pressão platô									
P média VA									
$I:E/T_{insp}$									
Gasometria: Hb									
pH									
PaO_2									
$PaCO_2$									
HCO_3									
BE									
SaO_2									
PaO_2/FiO_2									
PL_{max}/PE_{max}									
VM/FR/VC									
I. Tobin: FR/VC									
Compl. Dinâmica									
Compl. estática									
Responsável									
Carimbo									

Figura 12.2 – Formulário de monitorização ventilatória. Fonte: Própria, em parceria concedida pela Fundação Cristiano Varella.

PROTOCOLO DE VENTILAÇÃO MECÂNICA NA DPOC

Introdução

A doença pulmonar obstrutiva crônica (DPOC) é uma enfermidade que se caracteriza pela presença de obstrução crônica do fluxo aéreo, não totalmente reversível, porém previsível e tratável. Mas o que grande parte da população desconhece é o fato de o tabagismo ser o maior responsável pelo desenvolvimento da DPOC, um grave distúrbio respiratório que, de acordo com a Organização Mundial de Saúde (OMS), será a terceira maior causa de óbitos no mundo até 2020. Cerca de 80 a 90% dos casos de DPOC estão associados ao tabagismo. A doença é responsável por 3 milhões de mortes anuais com estimativa de aumentos progressivos a cada ano.

O uso de ventilação não invasiva em pacientes com DPOC tem um papel importante no repouso da musculatura respiratória para que se tenha tempo de resposta no tratamento do fator causal da exacerbação, causando a diminuição da necessidade de intubação orotraqueal, da mortalidade e de custos.

No entanto a ventilação mecânica invasiva tem papel fundamental nas exacerbações da DPOC em que ocorrem hipoventilação alveolar, acidemia e hipoxemia em que não se tem melhora com a oferta de oxigênio complementar e ventilação não invasiva. Este protocolo procura evitar o agravamento e minimizar a hiperinsuflação alveolar.

Como estratégia, usa-se volume corrente e frequência respiratória baixos e um tempo expiratório mais longo, uma vez que esses pacientes têm dificuldade de eliminar o ar dos pulmões. Em alguns casos, o uso de PEEP extrínseca até 85% da PEEP intrínseca pode melhorar a hiperinsuflação alveolar.

Objetivo

A ventilação não invasiva tem por objetivo melhorar as trocas gasosas, reduzir a necessidade de intubação e uso da VMI, reduzir as complicações relacionadas ao tratamento, o tempo de internação e a mortalidade hospitalar. Já a VMI objetiva promover repouso da musculatura respiratória, melhorar os distúrbios agudos da troca gasosa, reduzir a hiperinsuflação pulmonar e melhorar a sincronia paciente–ventilador.

População-alvo

- Pacientes com diagnóstico clínico de DOPC que se encontram em insuficiência respiratória aguda ou crônica agudizada.

Avaliação

Exames de imagem:
- Devem contribuir para exclusão de condições que possam levar à confusão diagnóstica de uma descompensação de DPOC em paciente com câncer, ou estarem associadas a ela, principalmente câncer, tuberculose e bolhas pulmonares. Também são úteis no diagnóstico diferencial com insuficiência cardíaca e doença intersticial pulmonar, principalmente naqueles pacientes com crepitações basais. Nas agudizações graves, são fundamentais para verificar a presença de pneumotórax ou consolidação pulmonar.

- Gasometria arterial:
  - Verificar desvio da normalidade da PaO_2 e/ou presença de acidose respiratória (pH < 7.35 e retenção de CO_2 > 45)
- Espirometria:
  - A relação VEF1/CVF auxiliará a identificar a gravidade da obstrução pulmonar atual. Abaixo da normalidade caracteriza a presença de obstrução e a redução do VEF1 reflete a intensidade de tal obstrução.
- Exame físico:
  - Sinais vitais: sinaliza disfunções cardiovasculares; pulmonares e homeostasia térmica.
  - Ausculta pulmonar: sinaliza obstrução mediante sibilos e presença de secreção mediante roncos, principalmente à expiração forçada.
  - Nível de consciência pela escala de Glasgow – auxilia na análise capacidade de cooperação e proteção de vias aéreas (risco de broncoaspiração).
    - Inspeção e palpação: em uma DPOC típica em fase avançada, é comum identificar tórax em tonel, com redução do espaço da fúrcula à cartilagem cricoide, com hipersonoridade à percussão e murmúrio respiratório diminuído à ausculta.

Condutas

Protocolo de ventilação não invasiva na DPOC

- Indicação: insuficiência respiratória aguda ou crônica agudizada (pacientes com incapacidade de manter ventilação espontânea: volume minuto > 4 ipm, $PaCO_2$ < 50 mmHg e pH > 7,25).
- Modo ventilatório preconizado: Binível (p. ex.: BIPAP®): suporte ventilatório com dois níveis de pressão: iniciar com IPAP (PS): 10-14 cmH_2O e EPAP (PEEP): 4-8 cmH_2O através de máscara oronasal ou facial completa (Figura 12.3).

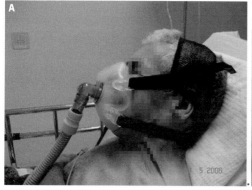
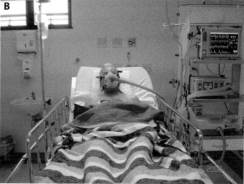

Figura 12.3 – Paciente em uso de Binível com mascar oronasal. Fonte: Própria, em parceria concedida pela Fundação Cristiano Varella.

- Indicadores de sucesso com a terapia:
  - Se houver aumento VC (6 a 8 mL/kg);
  - Diminuição da FR;
  - Melhora do nível de consciência;
  - Se houve aumento da SpO_2 > 90% e diminuição da $PaCO_2$ sem distensão abdominal significativa;
  - Melhora gasométrica e conforto ao paciente (diminuição ou cessação do uso de musculatura acessória).
- Contraindicações relativas (analisar caso a caso risco × benefício):
  - Incapacidade de cooperar ou de proteger as vias aéreas de uma possível broncoaspiração, ou na presença de secreções abundantes.
  - Depressão do nível de consciência (exceto por retenção de CO_2 na DPOC).
  - Comorbidade grave.
  - Consolidação focal na radiografia.
  - Agitação/confusão mental.
  - Obstrução intestinal.
  - Falências orgânicas não respiratórias (encefalopatias, arritmias malignas, hemorragia digestivas graves com instabilidade hemodinâmica).
  - Alto risco de broncoaspiração.
  - Trauma, deformidade ou cirurgia de face, neurológicas, vias aéreas superiores ou trato gastrintestinal.
  - Anastomose de esôfago recente (evitar pressurização acima de 20 cmH_2O).
- Contraindicações absolutas = Indicação para IOT:
  - Parada cardiorrespiratória iminente.
  - Depressão do nível de consciência importante – Glasgow < 8;
  - Instabilidade hemodinâmica.
  - Pneumotórax não drenado.
  - Arritmias não controladas.
  - Ph < 7,2; $PaCO_2$ > 60 mmH_2O: PaO_2 < 45 mmH_2O com FiO_2 máxima.

Protocolo de VMI na DPOC

- **Indicações:** todas as contraindicações relativas e absolutas para VNI.
- Ajuste inicial (parâmetros):
  - Sedação inicial;
  - Tempo mínimo antes de avaliar critérios para desmame: 24 a 48 horas;
  - Modo: PCV – A/C;
  - VC: 6 mL/Kg de peso predito;
  - FR: 8 a 12 ipm (volume minuto deve ser ajustado para normalizar Ph, e não a $PaCO_2$);

- Fluxo 40 a 60 L/min;
- Ppico: ≤ 45;
- Pplatô: < 30;
- PEEP: < 10 ou (85% da PEEPi);
- Relação I:E: < 1:3 visando tempo expiratório suficiente, com mínimo de auto PEEP;
- FiO_2: p/SpO_2 entre 92 e 95%;
- PaO_2: 65 – 80mmHg;
- Raw: < 20.

- Monitorização durante a VMI: deve-se realizar a monitorização da mecânica respiratória e da hiperinsuflação pulmonar na exacerbação da DPOC. Os principais parâmetros a serem monitorizados são pressão de platô (< 30cmH_2O), pressão de pico (< 35 cmH_2O, salvo em crises de broncoespasmos graves, uma pressão de pico até 45 cmH_2O pode ser tolerada, desde que esteja acompanhada de pressão de platô abaixo de 30 cmH_2O), auto-PEEP, resistência das vias aéreas e as curvas: fluxo x tempo; volume x tempo; e pressão x tempo.

- Desmame:
  - Otimizar a interação paciente x ventilador.
  - Utilização de PEEP (cerca de 85% da PEEPi (= verificar pressão de platô)).
  - Ventilação com pressão de suporte (PSV).
  - Nível de suporte pressórico < necessário p/FR: 20 a 30 irpm.
  - Realizar teste de respiração espontânea com pressão de suporte de 8 cmH_2O. Se obtido sucesso no teste de respiração espontânea, seguir para extubação.
  - Utilizar o recurso de ventilação mecânica não invasiva para retirada precoce da ventilação mecânica invasiva em pacientes com DPOC exacerbada após períodos de 24 a 48 horas de repouso muscular.

Desfechos esperados

1. Correção da acidose respiratória (se presente – análise gasométrica).
2. Reduzir intubação orotraqueal (VNI).
3. Melhorar a troca gasosa.
4. Diminuição do tempo de internação e da mortalidade hospitalar.
5. Reduzir a hiperinsuflação pulmonar.

PROTOCOLO DE DESMAME SIMPLES DA VENTILAÇÃO MECÂNICA

Introdução

A ventilação mecânica está associada a inúmeras complicações e deve ser interrompida o mais precocemente possível. Estudos indicam que uma abordagem empírica pode prolongar a duração da ventilação mecânica quando comparada a um protocolo de desmame por mais simples que seja.

Os doentes em processo de desmame ventilatório podem ser divididos em três grupos de acordo com a dificuldade em se ter sucesso no procedimento: desmame simples; desmame difícil; e desmame prolongado. O grupo denominado desmame simples engloba todos os pacientes que passam pelo teste de respiração espontânea e são extubados com sucesso na primeira tentativa. Esse grupo de pacientes representam 69% de todos os pacientes que se encontra em processo de desmame. A mortalidade nas UTI nesse grupo de pacientes está em torno de 5% e a hospitalar, em torno de 12%. A Figura 12.4 mostra um fluxograma para desmame para maior chance de sucesso.

A causa mais comum que eleva o tempo de desmame ventilatório é o atraso em se tomar a decisão a partir da suspeita de que o desmame possa ser iniciado e iniciá-lo. O teste de respiração espontânea (TBS) é o principal recurso para avaliar o prognóstico de sucesso com desmame e extubação.

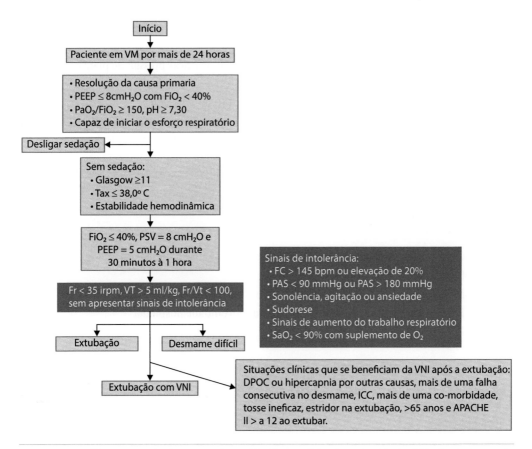

Figura 12.4 – Fluxograma do desmame da ventilação mecânica invasiva. Fonte: Própria, em parceria concedida pela Fundação Cristiano Varella.

Objetivos gerais

- Retirar o suporte ventilatório artificial.

Objetivos específicos

- Reduzir o tempo de permanência na UTI.
- Reduzir tempo de ventilação mecânica.
- Reduzir a necessidade de reintubação e traqueostomia.
- Reduzir os efeitos adversos relacionados à intubação e ventilação mecânica.
- Reduzir mortalidade.
- Reduzir custos – sedação, equipe.

Indicação

- Pacientes intubados há mais de 24 e menos de 168 horas (7 dias) sem oportunidade para o teste de respiração espontânea (TRE).

Critérios para considerar o início do desmame

- A doença que causou ou contribuiu para a descompensação respiratória encontre-se em resolução ou já resolvida.
- Estabilidade hemodinâmica expressa por boa perfusão tecidual.
- Independência de vasopressores (doses baixas e estáveis são toleráveis) e ausência de insuficiência coronariana descompensada ou arritmias com repercussão hemodinâmica.
- Adequada troca gasosa (PaO_2 = 60 mmHg com FiO_2 = 0,4 e PEEP = 5 a 8 cmH_2O) e ser capaz de iniciar os esforços inspiratórios.

Procedimento para o desmame

- *Teste de respiração espontânea*: manutenção da pressão de suporte = 8 cmH_2O e PEEP de 5 cmH_2O durante 30 minutos a 1 hora sem sinais de intolerância.

Critérios de interrupção (intolerância) do teste de respiração espontânea ou desmame

- FR > 35 rpm.
- SaO_2 < 90%.
- FC > 145 bpm.
- PAS > 180 e < 90 mmHg.
- Sinais e sintomas: agitação; sudorese; alteração do nível de consciência.

Cuidados gerais pré-extubação

- Posicionar o paciente em Fowler (60°).
- Preparar máscara de O_2.
- Aspirar vias aéreas (VA).
- Desinsuflar *cuff*.
- Cortar fixação.
- Solicitar inspiração profunda ao paciente quando retirar o tubo.

    Obs.: após a extubação, realizar nova aspiração caso o paciente não consiga expectorar a secreção residual depois de tosse ativa.

Índices preditivos de sucesso de desmame e extubação

- Frequência respiratória < 35 irpm.
- PImáx < -20 a -25 cmH_2O.
- Volume corrente > 5 mL/kg.
- Capacidade vital > 10 mL/kg.
- Índice de respiração rápida superficial (FR/VT) < 100 irpm/L.
- Ausência de acidose respiratória importante (pH > 7,30).

Critério de sucesso do desmame

- Manutenção da ventilação espontânea durante pelo menos 48 horas após a interrupção da ventilação artificial.
- Condutas para o paciente que não passou no teste de respiração espontânea:
    - Repouso da musculatura por 24 horas em VM.
    - Reavaliar nova tentativa após 24 horas.
    - Se DPOC, mais de uma falha consecutiva em tentativas de desmame, insuficiência cardíaca, hipercapnia após extubação, mais de uma comorbidade, estridor pós-extubação, introduzir VNI através de Binível com PS variando de 5 a 15 cmH_2O e PEEP de 4 a 5 cmH_2O, objetivando Fr < 25 ipm, troca gasosa adequada e conforto do paciente. Após 24 horas de VNI, considerar o desmame, aumentando progressivamente os intervalos sem suporte ventilatório, até a retirada completa e mantida por 48 horas para ser considerada indicativa de sucesso no desmame (III Consenso Brasileiro de Ventilação Mecânica).

    Obs.: uma vez ocorrida a falência do desmame, já com o paciente em insuficiência respiratória, a aplicação da VNI não parece ser útil. Além de não reduzir a necessidade de reintubação, ela pode retardá-la, piorando o prognóstico do paciente.

PROTOCOLO DE DESMAME DIFÍCIL E PROLONGADO DA VENTILAÇÃO MECÂNICA

Introdução

O desmame é um processo de transição da ventilação artificial para espontânea em pacientes que permaneceram em ventilação mecânica invasiva por tempo superior a 24 horas. Durante o período entre a admissão e alta da internação na UTI, há vários estágios da ventilação mecânica em que a avaliação diária na tentativa de iniciar e finalizar com sucesso o desmame é fator primordial para diminuição no tempo de ventilação mecânica.

Os doentes em processo de desmame ventilatório podem ser divididos em três grupos de acordo com a dificuldade em se ter sucesso no procedimento: desmame simples; desmame difícil e desmame prolongado. O grupo denominado desmame difícil reúne todos os pacientes que falham no primeiro teste de respiração espontânea e requer até três tentativas ou 7 dias para obter extubação com sucesso. Já o grupo denominado desmame prolongado engloba todos os pacientes que requerem mais de três testes de respiração espontânea ou mais de 7 dias a partir do primeiro teste para obterem extubação com sucesso.

A extubação não planejada ocorre em 0,3 a 16% dos pacientes em ventilação mecânica e quase metade deles, extubada de modo não planejado durante o período de desmame, não precisam ser intubados novamente. O atraso no desmame é proporcional ao aumento dos riscos de complicações, do tempo de internação hospitalar, pneumonia associada à ventilação mecânica e ao aumento dos custos. Há evidências que sugerem uma mortalidade aumentada com o prolongamento da ventilação mecânica.

Em pacientes de desmame difícil e prolongado, o uso de protocolos bem definidos, independente do modo escolhido, pode resultar em melhores resultados do que a prática clínica não controlada. Um resumo das condutas para desmame difícil e prolongado pode ser verificado nas Figura 12.5 e 12.6 respectivamente.

Objetivos

- Objetivo geral: retirar o suporte ventilatório artificial.
- Objetivos específicos:
  - Reduzir o tempo de permanência na UTI.
  - Reduzir tempo de ventilação mecânica.
  - Reduzir a necessidade de reintubação e traqueostomia.
  - Reduzir os efeitos adversos relacionados à intubação e ventilação mecânica.
  - Reduzir mortalidade.
  - Reduzir custos – sedação, equipe.

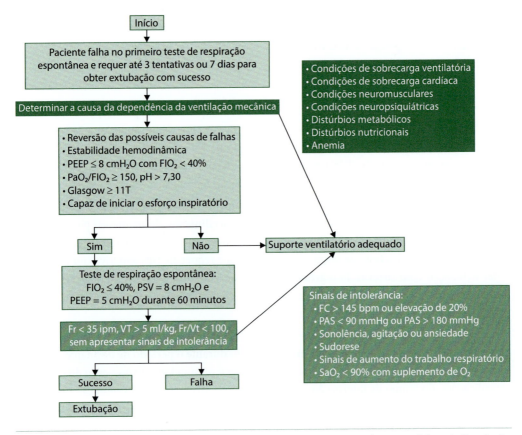

Figura 12.5 – Fluxograma de desmame difícil. Fonte: Própria, em parceria concedida pela Fundação Cristiano Varella.

População-alvo

- **Desmame difícil:** paciente que falha no primeiro teste de respiração espontânea e requer até três tentativas ou 7 dias para obter extubação com sucesso.
- **Desmame prolongado:** pacientes que requerem mais de três testes de respiração espontânea ou mais de 7 dias a partir do primeiro teste para obterem extubação com sucesso.

Critérios para considerar o início do desmame difícil e prolongado

- A doença que causou ou contribuiu para a descompensação respiratória encontre-se em resolução ou já resolvida.
- Estabilidade hemodinâmica expressa por boa perfusão tecidual.
- Independência de vasopressores (doses baixas e estáveis são toleráveis) e ausência de insuficiência coronariana descompensada ou arritmias com repercussão hemodinâmica.
- Adequada troca gasosa (PaO_2 = 60 mmHg com FIO_2 = 0,4 e PEEP = 5 a 8 cmH_2O) e ser capaz de iniciar os esforços inspiratórios.

Fisioterapia em Terapia Intensiva Oncológica

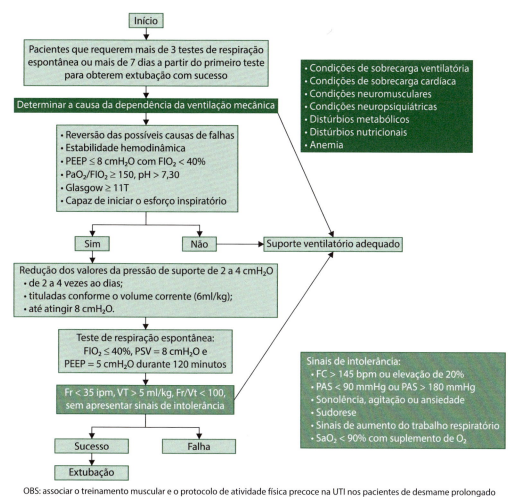

Figura 12.6 – Fluxograma para condução do desmame prolongado. Fonte: Própria, em parceria concedida pela Fundação Cristiano Varella.

Critérios para não considerar o início ou a progressão do desmame difícil e prolongado

- $PaO_2 \leq 60$ mmHg com $FIO_2 \geq 0,5$ com $SaO_2 < 90\%$.
- $PaCO_2 > 50$ mmHg ou aumento na $PaCO_2 > 8$ mmHg.
- pH < 7,30 ou queda no pH ≥ 0,07 unidades Ph.
- FR/VT > 100 respirações/min/L.
- FR > 35 respirações/minuto ou aumento em 50%.
- FC > 140 batimentos/minuto ou aumento em 20%.

- Pressão arterial sistólica (PAS) > 180 mmHg ou aumento de 20%.
- PAS < 90 mmHg.
- Arritmias cardíacas.

Condições que dificultam o desmame (mais detalhes no item "Fatores associados a falhas no desmame")

- Condições de sobrecarga ventilatória.
- Condições de sobrecarga cardíaca.
- Condições neuromusculares.
- Condições neuropsiquiátricas.
- Distúrbios metabólicos.
- Distúrbios nutricionais.
- Anemia.

Procedimentos para desmame difícil

- Realizar o teste de respiração espontânea durante 60 minutos; se o paciente permanecer sem sinais de intolerância, realizar a extubação.

Procedimentos para desmame prolongado

- Técnica: redução dos valores da pressão de suporte (PS) de 2 a 4 cmH_2O:
  - de 2 a 4 vezes ao dia;
  - tituladas conforme o volume corrente;
  - até atingir PS = 8 cmH_2O.

  Obs.: a PS deve ser ajustada conforme VC, considerando 6 mL/Kg aceitável para manter e progredir a redução da PS ou se já estiver com parâmetros mínimos passar para teste de respiração espontânea.

Teste de respiração espontânea

- Manutenção da pressão de suporte = 8 cmH_2O e PEEP de 5 cmH_2O durante 120 minutos sem sinais de intolerância.

Condutas nos pacientes que tiveram sinais de intolerância (falha) no teste de respiração espontânea ou desmame

- Repousar a musculatura respiratória por 24 hs em VM.

- Reavaliar nova tentativa de desmame após 24 hs. Garantir que o paciente esteja elegível e que as causas de intolerância sejam revisadas, novo teste de respiração espontânea deverá ser realizado somente após 24 horas.
- Se DPOC, mais de uma falha consecutiva em tentativas de desmame, insuficiência cardíaca, hipercapnia após extubação, mais de uma comorbidade, estridor pós-extubação, introduzir VNI através de Binível com PS variando de 11 a 15cmH$_2$O e PEEP de 4 a 5cmH$_2$O, objetivando Fr < 25 ipm, troca gasosa adequada e conforto do paciente. Após 24 horas de VNI, considerar o desmame aumentando progressivamente os intervalos sem suporte ventilatório, até a retirada completa e mantida por 48 horas para ser considerada indicativa do sucesso no desmame.

Obs.: uma vez ocorrida a falência do desmame, já com o paciente em insuficiência respiratória, a aplicação da VNI não parece ser útil. Além de não reduzir a necessidade de reintubação, ela pode retardá-la, piorando o prognóstico do paciente.

Critérios de interrupção (intolerância) do teste de respiração espontânea ou desmame

- Índice subjetivo:
    - Agitação e ansiedade;
    - Diaforese;
    - Cianose;
    - Evidência de esforço aumentado;
    - Aumento da atividade muscular acessória;
    - Sinais faciais de stress;
    - Dispneia.

> Identificar as possíveis falhas e após excluir os fatores de risco de insucesso, propor treino de *endurance* e, se necessário, treino de força para musculatura respiratória.

Fatores associados a falhas no desmame

- Condições de sobrecarga ventilatória: a carga ventilatória pode ser dividida em dois componentes:
    - Resistência das vias aéreas: as principais causas de aumento de resistência que podem dificultar o desmame são broncoespasmo, secreção de vias aéreas e redução da luz da cânula por obstrução parcial por secreções. Após a extubação, o edema de glote pode aumentar sobremaneira a resistência e ser causa de falência do desmame.

- Complacência do sistema respiratório: as duas situações clínicas entre pacientes internados em UTI mais frequentemente associadas a esta situação são pneumonia e congestão pulmonar. Sua identificação e adequada condução são pontos cruciais para o sucesso do desmame. Condições menos frequentes e outras pré-existentes também podem comprometer o sucesso do desmame: fibrose pulmonar; hemorragia alveolar; grandes derrames pleurais; distensão abdominal; deformidades torácicas obesidade. Um sinal de que talvez a complacência não venha a ser um fator limitante é a presença de pressão de platô menor ou igual a 30 cmH$_2$O obtida com volume corrente de 8 mL/kg.

    Ao mesmo tempo em que se deve preocupar com a carga ventilatória, é importante atentar para a capacidade do paciente de vencê-la. Esta talvez seja a variável mais difícil de ser estimada em relação ao desmame. Embora longe de ser um parâmetro ideal, a determinação da pressão inspiratória máxima (PImáx) pode ajudar na tomada de decisão. Idealmente, ela deve ser inferior (mais negativa) do que -20 a -25 cmH$_2$O.

- Condições de sobrecarga cardíaca: mesmo em pacientes sem cardiopatia até então diagnosticada, a sobrecarga cardíaca pode ser um fator contribuinte para a falência do desmame. Ao passar da ventilação com pressão positiva para a espontânea, com pressão intratorácica negativa, há aumento do retorno venoso (pré-carga), da pós-carga e do consumo de oxigênio pelo miocárdio, fatores que, em conjunto, podem provocar falência cardíaca e congestão pulmonar. Deve-se suspeitar dessa condição em pacientes que pioram o padrão ventilatório sempre que colocados em tubo T. A presença de doença cardíaca prévia ou de seus fatores de risco e o balanço hídrico previamente positivo são outros fatores que podem levantar suspeita para essa condição.

- Condições neuromusculares: o centro respiratório pode ser lesado em situações específicas, como isquemia, hemorragia, infecção, impossibilitando a progressão do desmame. Em outras situações menos intensas, ele pode estar deprimido, como na alcalose metabólica, na própria ventilação mecânica prolongada e no uso de sedativos hipnóticos.

    Entretanto, como causa de falência de desmame, mais comuns do que alterações no centro respiratório são as condições neuromusculares, com destaque para a anormalidade neuromuscular do paciente crítico (ANPC). Descrita na década de 1980, a ANPC chega a acometer 50 a 100% dos pacientes em ventilação mecânica prolongada, conforme diferentes autores. São fatores de risco a gravidade do paciente, a presença de falência de órgãos, a internação prolongada, o uso de corticosteroide e a presença de hiperglicemia. O diagnóstico, confirmado por eletromiografia ou por biópsia de músculo, deve ser suspeitado em pacientes com fraqueza muscular bilateral, simétrica e com predomínio em musculatura proximal. Parece haver uma correlação entre fraqueza diafragmática e de musculatura proximal de membros, sobretudo nas formas mais intensas destas últimas. Geralmente, a ANPC melhora ao longo de semanas, em conjunto com a melhora do paciente.

    Outro problema neuromuscular descrito em UTI é a disfunção diafragmática induzida pela ventilação mecânica controlada. Os mecanismos envolvidos incluem atrofia, lesão estrutural, transformações de tipos de fibra muscular e remodelamento. Parece que o estresse oxidativo tem papel importante nesses processos, mas ainda não há substrato científico para a utilização rotineira de medicações antioxidantes.

- Condições neuropsiquiátricas: as principais doenças neuropsiquiátricas que podem comprometer o desmame são *delirium*, depressão e ansiedade, condições frequentes, que chegam a acometer mais da metade dos pacientes internados em UTI, segundo alguns autores. Embora não existam estudos que mostrem o impacto do tratamento desses distúrbios sobre a evolução dos pacientes, na prática, eles devem ser ativamente buscados (pela frequência com que ocorrem) e tratados.
- Distúrbios metabólicos e endócrinos: distúrbios eletrolíticos são comuns em UTI e podem passar despercebidos, devendo, pois, ser monitorados periodicamente. Entre os que podem determinar fraqueza muscular e, assim, prejudicar o desmame, estão: hipofosfatemia: hipomagnesemia; e hipopotassemia. O uso de doses elevadas de corticosteroides também pode contribuir para fraqueza muscular e, se possível, deve ser evitado.
- Distúrbios nutricionais: é bem estabelecido que a obesidade se associa a maior dificuldade de desmame, provavelmente por aumento da carga ventilatória. Infelizmente, trata-se de uma condição de prévia existência em relação à ventilação e sobre a qual não se pode atuar neste momento. No outro extremo, pacientes com desnutrição podem sofrer de depressão do centro respiratório e fraqueza muscular, que podem levar ao desmame difícil. Este, sim, é um ponto que merece preocupação durante a condução da ventilação mecânica: manter nutrição adequada ao paciente.
- Anemia: durante muito tempo, estabeleceram-se níveis de hemoglobina de pelo menos 8 a 10 g/dL como necessários para o desmame. Mais recentemente, outros estudos mostraram que uma estratégia mais restritiva de transfusão, visando manter a hemoglobina acima de 7 g/dL, não prejudicam a evolução dos pacientes. Assim, estes níveis passaram a ser seguidos, exceto na vigência de comorbidades, como DPOC e doenças cardíacas.

Treino da musculatura inspiratória

- Treino de endurance: realizar treinamento de endurance alternando entre ventilação mecânica e macronebulização em tubo T progressivamente conforme Tabela 12.1 até que o paciente tenha autonomia para sustentar a ventilação pulmonar sem nenhum auxílio.
- Treino de força muscular: em caso de falha por fraqueza muscular (PImáx < -30 cmH_2O), realizar treinamento de força muscular com Threshold® (Figura 12.7). Utilizar carga de 30% da medida da PImáx aumentando 10% por dia. Esse treinamento é realizado durante 5 minutos, duas vezes ao dia, 7 dias por semana.
  - Sempre associar ao desmame prolongado ao Protocolo de Prevenção-Reabilitação da Síndrome do Imobilismo no Capítulo 2.
  - Observar se os filtros HME não estão aumentando a resistência da via aérea.
  - Nos pacientes com intolerância ao teste de respiração espontânea em peça T > que 15 minutos, realizar o treinamento de carga com PSV de 5 cmH_2O. Quando a tolerância for > que 15 minutos, realizar o treinamento com peça T progredindo o tempo a cada dia.

Tabela 12.1
Treinamento de *endurance* dos músculos respiratórios

Método de treino de resistência da musculatura respiratória		
Tolerância respiração espontânea	Carga (C)	Repouso (R)
< que 15 min	PSV de 5 cmH$_2$O	Repouso PSV*
> que 15 min	Tubo T	Repouso PSV*

Período de treino alternando carga (C) e repouso (R)			
	Manhã	Tarde	Noite
Dia 1	15 min de C	15 min de C	15 min de C
Dia 2	30 min de C	30 min de C	30 min de C
Dia 3	60 min de C	60 min de C	60 min de C
Dia 4	90 min de C	90 min de C	90 min de C
Dia 5	120 min de C	120 min de C	120 min de C
Dia 6	180 min de C	180 min de C	180 min de C
Dia 7	180 min de C	180 min de C	6 horas de C

Permitir respiração espontânea máxima, até iniciar com músculos acessórios ou desconforto (zona de fadiga). Avaliar o tempo limite, por exemplo, mais 10 minutos; e *ajustar ventilação com pressão de suporte (PSV) para melhor sincronia e conforto que garantam um volume corrente mínimo de 6 mL/kg. Considerar a liberação do ventilador quando preencher os critérios de desmame.

Fonte: Fisioterapia no paciente sob ventilação mecânica. J. bras. pneumol (2007, p.148).

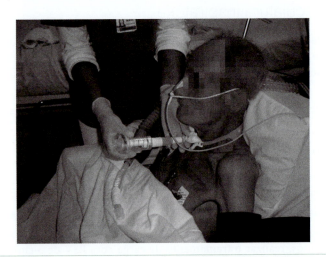

Figura 12.7 – Treinamento de *endurance* dos músculos respiratórios. Fonte: Própria em parceria concedida pela Fundação Cristiano Varella.

Cuidados gerais pré-extubação

- Posicionar o paciente em Fowler (60°).
- Preparar máscara de O_2.
- Aspirar vias aéreas (VA).
- Cortar fixação.
- Desinsuflar *cuff*.
- Solicitar inspiração profunda ao paciente quando retirar o tubo durante a fase inspiratória.

    Obs.: após a extubação, realizar nova aspiração caso o paciente não consiga expectorar a secreção residual depois de tosse ativa.

Índices preditivos de sucesso de desmame e extubação

- Frequência respiratória < 35 irpm.
- Pimáx < -30 cmH_2O.
- Volume corrente > 5 mL/kg.
- Índice de respiração rápida superficial (FR/VT) < 100 irpm/L.
- Ausência de acidose respiratória importante.

Critérios de sucesso no desmame

- Critério de sucesso do desmame difícil: manutenção da ventilação espontânea durante pelo menos 48 horas após a interrupção da ventilação artificial.
- Critério de sucesso do desmame prolongado (≥ 21 dias de VM): manutenção da ventilação espontânea durante pelo menos 7 dias.

Desfechos esperados

1. Independência total da prótese ventilatória.
2. Redução do tempo de ventilação mecânica total (média de 54 horas para ventilação mecânica de curto prazo e 108 horas para ventilação mecânica de longo prazo).
3. Redução do tempo de desmame da ventilação mecânica (média de 21 horas).
4. Redução do tempo de permanência na UTI (média de 10 dias).

PROTOCOLO DE AVALIAÇÃO DE FORÇA DA MUSCULATURA RESPIRATÓRIA

Introdução

As medidas das forças musculares respiratórias são tomadas de modo indireto através das medidas das pressões geradas pela musculatura respiratória, ou seja, quanto maior a pressão que um indivíduo é capaz de gerar, maior a força de sua musculatura respiratória. A pressão inspiratória máxima (PImáx) avalia indiretamente a força dos músculos relacionados à fase inspiratória (mm. diafragma e intercostais externos), enquanto a pressão expiratória máxima (PEmáx) avalia a força da musculatura relacionada à fase expiratória (mm. abdominais e intercostais internos). A avaliação dessas pressões (força muscular respiratória) é possível através de um aparelho capaz de medir a pressão negativa (PImáx) e a pressão positiva (PEmáx) chamado manovacuômetro (Figura 12.8).

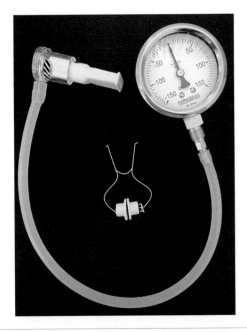

Figura 12.8 – Manovacuômetro. Fonte: Própria, em parceria concedida pela Fundação Cristiano Varella.

Objetivos

- Objetivo geral: padronizar a manovacuometria.
- Objetivos específicos:
    - Determinar uma classificação de gravidade da fraqueza da musculatura respiratória que indique ou não a necessidade de intervenção.
    - Determinar se há parâmetros para desmame em pacientes em ventilação mecânica.
    - Indicar a capacidade do músculo de gerar volume pulmonar.

Indicações

- Confirmação da disfunção dos músculos ventilatórios em certos estados mórbido;
- Avaliação de resposta ao treinamento da musculatura respiratória;

- Avaliação pré-operatória da função dos músculos ventilatórios;
- Avaliação da possibilidade de desmame de ventilação mecânica;
- Diagnóstico diferencial de dispneia.

Contraindicações

- Absolutas:
  - Infarto agudo do miocárdio ou angina instável recente;
  - Hipertensão arterial sistêmica grave e sem controle;
  - Aneurisma de aorta;
  - Pneumotórax;
  - Fístulas pleurocutâneas ou pulmonares;
  - Cirurgia ou traumatismo recente sobre as vias aéreas superiores, tórax ou o abdome.
  - Hérnias abdominais;
  - Problemas agudos de ouvido médio;
  - Glaucoma ou descolamento de retina;
  - Hidrocefalia, meningocele, processos neurológicos que favoreçam o engasgamento das amídalas;
  - Estado geral de deterioração física ou mental que impeça a colaboração do paciente.
- Relativas:
  - Pouca colaboração do paciente;
  - Traqueostomia;
  - Paralisia facial;
  - Hemorroidas sangrantes;
  - História de síncope tussígena;
  - Doenças da coluna vertebral.

Critérios para determinação da medida

- Necessidade de o paciente ter um *drive* ventilatório;
- Ter um volume pulmonar no momento da oclusão da via aérea;
- O tempo de duração da oclusão;
- A força do músculo respiratório.

Equações para valores de normalidade

- PImáx:
  - Homens: $55{,}3 - (0{,}80 \times \text{idade})$

- Mulheres: 110,4 − (0,49 × idade)
• PEmáx:
  - Homens: 65,3 − (0,81 × idade)
  - Mulheres: 115 − (0,61 × idade)

Classificação da intensidade da fraqueza de musculatura respiratória (Tabela 12.2)

Tabela 12.2
Classificação da intensidade da fraqueza de musculatura respiratória

% do valor de normalidade em relação a PImáx ou PE máx	Classificação	Grau
> 80%	Normal	5
79 a 60%	Fraqueza leve	4
59 a 40%	Fraqueza moderada	3
39 a 20%	Fraqueza intensa	2
< 20%	Fraqueza muito intensa	1

Fonte: Adaptado de Souza LC 2003.

Método de medida de PImáx com uso de bocal

- Treinar a respiração diafragmática;
- Posicionar o paciente sentado ou em decúbito dorsal, com cabeceira elevada a 45º (se contraindicada posição sentada);
- Colocar clipe nasal, evitando escape de ar pelo nariz;
- Orientar o paciente a realizar uma expiração máxima conectado ao bocal do manovacuômetro;
- Logo em seguida, é necessária a oclusão da abertura que se encontra após o bocal antes de uma inspiração máxima;
- No final da inspiração máxima, verifica-se o registro da pressão alcançada no manômetro;
- Realizar três medidas com intervalos de 30 a 60 segundos;
- Considerar a melhor medida como o parâmetro da PImáx;
- É necessário que, no circuito entre a boca e o manovacuômetro, haja um pequeno pertuito para permitir obtenção de um fluxo inspiratório ou expiratório, mantendo a glote aberta de modo que a pressão medida traduza a pressão intratorácica gerada pela contração da musculatura inspiratória ou expiratória, e não meramente a pressão dentro da cavidade oral. Para evitar tal erro, também é possível orientar o paciente a realizar

o esforço respiratório como o da respiração diafragmática, evitando a retração das bochechas.

Obs.: verificar se durante o esforço inicial da manobra o paciente está realizando uma retração nas bochechas, o que revelaria uma pressão elevada de origem na boca. O bocal a ser usado deverá ser de preferência retangular conforme a Figura 12.9.

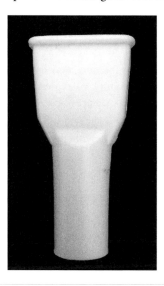

Figura 12.9 – Bocal ideal para manovacuometria. Fonte: Própria, em parceria concedida pela Fundação Cristiano Varella.

Método de medida de PEmáx com uso de bocal

- Treinar a respiração diafragmática;
- Posicionar o paciente sentado ou em decúbito dorsal, com cabeceira elevada a 45º (se contraindicada posição sentada);
- Colocar clipe nasal, evitando escape de ar pelo nariz;
- Orientar o paciente a realizar uma inspiração máxima conectado ao bocal do manovacuometro;
- Logo em seguida, é necessária a oclusão da abertura que se encontra após o bocal antes de uma expiração máxima;
- No final da inspiração máxima, verifica-se o registro da pressão dada no manômetro;
- Realizar três medidas com intervalos de 30 a 60 segundos;
- Considerar a melhor medida como o parâmetro da PImáx.

Obs.: verificar se durante o esforço inicial da manobra o paciente está realizando enchimento das bochechas, o que revelaria uma pressão elevada de origem na boca. O bocal a ser usado deverá ser de preferência retangular conforme a Figura 12.9.

Método de medida da PImáx em pacientes intubados ou traqueostomizados

- Treinar a respiração diafragmática;
- Posicionar o paciente em decúbito dorsal, com a cabeceira elevada a 45°;
- Verificar a pressão do *cuff* para evitar escape durante a mensuração;
- Aspirar o paciente e, logo após, deixa-lo conectado à VM durante 5 minutos para descanso com FiO_2 a 100%;
- Realizar a desconexão do aparelho, conectar o adaptador do manovacuometro e, após 10 segundos, ocluir o orifício no final da expiração sustentando a oclusão por 25 segundos e computando o maior valor de pressão inspiratória obtido;
- Realizar 3 a 8 medidas com intervalo de 2 minutos entre elas (durante o intervalo, conectar o ventilador mecânico ao paciente para descanso);
- Sempre tentara dar estímulo verbal ao paciente para alcançar uma melhor pressão.

Método de medida da PEmáx em pacientes intubados ou traqueostomizados

- Treinar a respiração diafragmática;
- Posicionar o paciente em decúbito dorsal, com a cabeceira elevada a 45°;
- Verificar a pressão do *cuff* para evitar escape durante a mensuração;
- Aspirar o paciente e, logo após, deixá-lo conectado à VM durante 5 minutos para descanso com FiO_2 a 100%;
- Realizar a desconexão do aparelho, conectar o adaptador do manovacuometro e, após 10 segundos, ocluir o orifício no final da inspiração sustentando a oclusão por 25 segundos e computando o maior valor da pressão expiratória obtido;
- Realizar 3 a 8 medidas com intervalo de 2 minutos entre elas (durante o intervalo, conectar o ventilador mecânico ao paciente para descanso);
- Sempre tentara dar estímulo verbal ao paciente para alcançar uma melhor pressão.

PROTOCOLO DE RECRUTAMENTO ALVEOLAR

Introdução

Protocolos de manejos ventilatórios para a síndrome da angústia respiratória do aguda (SARA) estão em constante evolução e melhoria. Uma das áreas mais recentes de investigação e interesse clínico envolve o recrutamento alveolar. Isso se refere ao processo dinâmico de abertura prévia de unidades pulmonares colapsadas, aumentando a pressão transpulmonar.

Uma das principais razões de hipoxemia, caracterizada pela baixa pressão parcial de oxigênio arterial/fração inspirada de oxigênio (PaO_2/FiO_2), é a atelectasia alveolar difusa. Portanto, reverter as áreas pulmonares atelectasiadas poderia reduzir *shunt* intrapulmonar, melhorando a oxigenação alveolar. Isso pode ser obtido pela aplicação de pressões intratorácicas elevadas por um curto período de tempo e mantendo os alvéolos abertos pela titulação do nível adequado de PEEP.

O recrutamento alveolar pode ser realizado de várias formas, assim como o cálculo da PEEP ideal. A seguir, uma sugestão de protocolo de recrutamento alveolar e cálculo de PEEP ideal obtido por meio da melhor complascência pulmonar.

Objetivos

- Promover adequada troca gasosa, ao mesmo tempo em que se evita a lesão pulmonar associada à ventilação mecânica e o comprometimento hemodinâmico decorrente do aumento das pressões intratorácicas.

População-alvo

- Pacientes que apresentam colapso alveolar diagnosticados com SARA moderada ou grave.

Indicação

- Pacientes em ventilação mecânica apresentando um quadro de SARA.

Avaliação

Estes pacientes apresentam hipoxemia grave apesar da alta oferta de oxigênio (fração inspirada > de 60%), dispneia, taquipneia. O trabalho respiratório se encontra aumentado devido à alteração da mecânica e da demanda ventilatória. Durante a inspeção e/ou palpação, é possível notar o uso da musculatura acessória como a contração do esternocleidomastóideo, escalenos, intercostais externos e abdominais durante a fase expiratória. A complacência pulmonar também se encontra alterada (< 50 mL/cmH_2O). A ausculta pulmonar apresenta crepitações bilaterais. Os exames de imagem apresentam opacidades alveolares bilaterais. As opacidades tendem a ser mais homogênea nos quadros secundários a doenças sistêmicas (SARA extrapulmonar) e mais heterogêneas com lesões mais acentuadas nas causas pulmonares. A radiografia deve ser acompanhada diariamente com objetivo de acompanhar a melhora e o surgimento de complicações como pneumotórax, pneumomediastino, áreas localizadas de hiperinsuflação ou até mesmo a pneumonia, que deve ser sempre lembrada quando há surgimento de nova opacidade alveolar ou progressão de alterações já existentes.

Critérios para considerar o início do recrutamento

- Estabilidade hemodinâmica;
- Sedação e curarização do paciente;
- Posição supina e aspiração de secreções;

- Verificar a presença de vazamentos e de complacência no circuito;
- Monitorização mínima durante o procedimento: SaO_2; pressão arterial (garantir uma ΔPAM < 13%), frequência e ritmo cardíacos.

Critérios para contraindicar o recrutamento alveolar

- Instabilidade hemodinâmica;
- Agitação psicomotora;
- DPOC com bolhas enfisematosas;
- Pneumectomia prévia;
- Pneumotórax não drenado;
- Hemoptise;
- Fístula broncopleural;
- Hipertensão intracraniana.

Procedimentos para o recrutamento alveolar

- Homogeneização do pulmão com a utilização de manobra de recrutamento alveolar (p. ex.: aplicação por 1 a 2 min de ventilação com pressão controlada, relação I:E = 1:1, PEEP = 25 cmH_2O, pressão inspiratória total = 40-45 cmH_2O, ou seja, 15-20 cmH_2O acima da PEEP, FIO_2 = 1 e FR = 10 ipm).
- Logo a seguir, sem desconectar o paciente e sem alterar a PEEP, simplesmente mudar a ventilação para modo volume-controlado e realizar os seguintes ajustes:
    - Volume corrente para 5 mL/kg;
    - Fluxo = 60 L/min, onda de fluxo quadrada;
    - Pausa inspiratória entre 0,5 e 1 segundo;
    - Manter frequência respiratória = 12-14/minuto e FiO_2 = 1.
    - Iniciar com PEEP = 25 cmH_2O, com decrementos de 2 cmH_2O, mantendo por aproximadamente 10 ciclos.
- Calcular o valor da complacência estática do sistema respiratório ($C_{STAT-SR}$ = VT/[pressão de platô − PEEP]) para cada valor de PEEP.
- Diminuir progressivamente a PEEP até um valor em que a complacência comece a diminuir de modo evidente.
- Identificar a PEEP em que a complacência alcançou o seu valor máximo;
- A PEEP considerada "ideal" será encontrada somando-se 2-3 cmH_2O ao valor da PEEP que determinou a complacência máxima.
- Realizar novamente o recrutamento e retornar ao valor de PEEP considerado ótimo.
- Utilizar a ficha de acompanhamento (Figura 12.10) como auxílio durante o recrutamento.

Recrutamento Alveolar		
Nome:_____		Peso estimado:_____Kg
Data:_____ Hora:_____	Data:_____ Hora:_____	Data:_____ Hora:_____
( ) Estável hemodinamicamente ( ) Sedado ( ) Curarizado ( ) Posição supina e aspiração de secreções ( ) Ausência de vazamentos no circuito e complacência do mesmo	( ) Estável hemodinamicamente ( ) Sedado ( ) Curarizado ( ) Posição supina e aspiração de secreções ( ) Ausência de vazamentos no circuito e complacência do mesmo	( ) Estável hemodinamicamente ( ) Sedado ( ) Curarizado ( ) Posição supina e aspiração de secreções ( ) Ausência de vazamentos no circuito e complacência do mesmo
Monitorar: SaO_2, pressão arterial (garantir uma $\Delta PAM < 13\%$) frequência e ritmos cardíacos.		
Homogeneização: 1 a 2 min em VPC, I:E = 1:1, PEEP = 25 cmH$_2$O, PP = 40-45 cmH2O, FiO_2 = 1 e FR = 12/min		
Manter PEEP, FR e FiO_2. Pausa inspiratória de 1s e passar para VC. F (quadrado) = 60L/min, VC (5 ml/Kg) = ___		
Cestática = VC	Cestática = VC	Cestática = VC
Pplatô – PEEP	Pplatô – PEEP	Pplatô – PEEP
PEEP 25 _____=_____ PEEP 23 _____=_____ PEEP 21 _____=_____ PEEP 19 _____=_____ PEEP 17 _____=_____ PEEP 15 _____=_____ PEEP 13 _____=_____ PEEP 11 _____=_____ PEEP 09 _____=_____	PEEP 25 _____=_____ PEEP 23 _____=_____ PEEP 21 _____=_____ PEEP 19 _____=_____ PEEP 17 _____=_____ PEEP 15 _____=_____ PEEP 13 _____=_____ PEEP 11 _____=_____ PEEP 09 _____=_____	PEEP 25 _____=_____ PEEP 23 _____=_____ PEEP 21 _____=_____ PEEP 19 _____=_____ PEEP 17 _____=_____ PEEP 15 _____=_____ PEEP 13 _____=_____ PEEP 11 _____=_____ PEEP 09 _____=_____
PEEP ideal =	PEEP ideal =	PEEP ideal =

Figura 12.10 – Ficha de acompanhamento durante o recrutamento alveolar. Fonte: Própria, em parceria concedida pela Fundação Cristiano Varella.

- Observações:
  - Aguardar de 20 a 30 minutos e coletar sangue arterial para avaliar os gases sanguíneos. Se a relação $PaO_2/FIO_2 \geq 350$, manter o paciente nesses ajustes do ventilador; se a relação $PaO_2/FIO_2 < 250$, o paciente deve ser novamente recrutado e a PEEP ajustada em um valor mais elevado (considerar a estabilidade hemodinâmica); se a relação estiver nesse intervalo, considerar (de acordo com a condição clínica/gravidade) a realização de novo recrutamento com elevação da PEEP ou aguardar um período de 6 a 8 horas para observar se o paciente não consegue recrutar áreas de pulmão com o passar do tempo e manutenção das pressões das vias aéreas.
  - Após 6 horas do procedimento, solicitar nova gasometria. Se a relação $PaO_2/FIO_2 < 300$ com radiografia mantendo infiltrado, realizar novo recrutamento;

- Depois de estabelecido o recrutamento satisfatório, com o paciente mantendo uma relação $PaO_2/FiO_2 > 350$ por mais de 24 horas, iniciar a redução da FiO_2 até 60% e, posteriormente, a redução da PEEP em 2 cmH_2O a cada 2 a 4 horas sempre que o paciente conseguir manter uma $SaO_2 > 92\%$.

Desfechos esperados

1. Melhora da troca gasosa (relação P/F > 300).
2. Reversão quadro de atelectasia pulmonar.
3. Obter PEEP ideal.

PROTOCOLO DE ATIVIDADE FÍSICA PRECOCE

Ver Protocolo de exercício físico para pacientes internados, disponível no Capítulo 2.

PROTOCOLO DE FISIOTERAPIA NA HIPERSECREÇÃO EM PACIENTES EM VENTILAÇÃO MECÂNICA INVASIVA (VMI)

Introdução

A hipersecreção é o fator de obstrução mais comum em pacientes em VMI, uma vez que o TOT ou a TQT são corpos estranhos a traquéia, desta forma ocorre uma hiper-reação imunológica e inflamatória local que irá aumentar a produção normal do muco nas vias aéreas inferiores, o que pode ser um meio propício a proliferação de microorganismos e aumentar o risco de infecções. Pacientes com doença pulmonar de base, em especial a DPOC, são ainda mais propícios a esta hiperreação e riscos de infecções.

Objetivos

Prevenir complicações infecciosas; realizar a higiene mucociliar; viabilizar o recrutamento alveolar; melhorar as trocas gasosas; prevenir ou melhorar a assincronia paciente-ventilador; melhorar a complacência pulmonar.

Indicação

- Pacientes em ventilação mecânica que apresentem sinais e sintomas relacionados à hipersecreção que estão impactando na função pulmonar.

Avaliação

- Deve ser baseada no diagnóstico funcional. É necessário escolher a intervenção que traga um maior efeito e um menor dano para o paciente com o menor custo operacional.

Deve-se levar em consideração, também, o impacto da secreção sobre a função pulmonar, evitando, assim, intervenções desnecessárias. Sempre avaliar a presença e efetividade da tosse, quantidade, aspecto, viscosidade e odor da secreção.

- Exame físico: avaliar ausculta pulmonar; padrão e ritmo respiratório; expansibilidade torácica; à percussão espera-se encontrar um som maciço nas áreas com acúmulo de secreção; presença de dor; tiragem intercostal; deformidade torácica; assincronia ventilatoria.
- Exames complementares: por radiografia de tórax, avaliar a presença de sinais indicativos de infiltrado pulmonar.

Condutas no paciente não cooperativo

- Posicionar o paciente sentado, exceto se contraindicado;
- Nebulização com soro fisiológico em caso de secreção espessa;
- Manobras desobstrutivas (p. ex.: aceleração do fluxo expiratório), podendo ser associadas à drenagem postural para facilitar a mobilização da secreção para áreas centrais;
- *Bag squeezing* utilizando ambu com reservatório de oxigênio conectado em um fluxômetro a 5L/minuto em situações de secreção espessa com formação de rolhas;
- Manobras de Zeep associada à vibrocompressão torácica a cada 5 ciclos respiratórios mantendo um limite superior de pressão a 40 cmH$_2$O;
- Aspiração traqueal (ver a descrição dos padrões para aspiração disponível no Capítulo 12), se necessária;
- Manobras de expansão pulmonar;
- Utilização de PEEP;
- Manobras de hiperinsuflação pulmonar manual (ambu) ou com ventilador mecânico;

Condutas no paciente cooperativo

- Posicionar o paciente sentado, exceto se contraindicado;
- Realizar nebulização com soro fisiológico;
- Manobras desobstrutivas (p. ex.: aceleração do fluxo expiratório), podendo ser associadas à drenagem postural para facilitar a mobilização da secreção para áreas centrais;
- Tosse assistida;
- Aspiração traqueal se necessário (protocolo de aspiração de vias aéreas no presente capítulo);
- Manobras de expansão pulmonar;
- Cinesioterapia respiratória;
- Utilização de PEEP;
- Manobras de hiperinsuflação pulmonar manual (ambu) ou com ventilador mecânico;
- Treino de musculatura abdominal se tosse ineficaz.

Contraindicações

- É necessário ter cautela, principalmente nas manobras em que ocorre aumento de pressão intratorácica, pois pode elevar a pressão intracraniana (PIC) e a pressão arterial média (PAM), o que pode ser prejudicial em pacientes com lesão cerebral. As contraindicações relacionadas à aspiração estão detalhadas no tópico Aspiração de Vias Aéreas. As manobras desobstrutivas devem ser evitadas em pacientes com metástase óssea em arcos costais.

Método para quantificar a melhoria

- Avaliação subjetiva do fisioterapeuta quanto à quantidade de secreção aspirada (utilizando a classificação pequena, média ou grande quantidade); melhora da função pulmonar; melhora da assincronia paciente-ventilador; melhora da ausculta pulmonar; e melhora da imagem radiológica.

Desfechos esperados

1. Redução ou ausência de secreção.
2. Redução do tempo de ventilação mecânica.
3. Redução da incidência de infecção pulmonar.
4. Melhora das trocas gasosas.

PROTOCOLO DE FISIOTERAPIA NAS ATELECTASIAS NO PACIENTE EM VENTILAÇÃO MECÂNICA

Introdução

Com a perda do fechamento da glote devido a presença do TOT ou da cânula de TQT em pacientes em VMI, a manutenção da abertura das unidades alveolares ocorrerá através do fluxo de ar fornecido pelo equipamento de ventilação mecânica. Desta forma a escolha dos parâmetros ventilatórios é que irão garantir a manutenção ou recrutamento da abertura das unidades alveolares e desta forma garantir uma adequada troca gasosa.

Todavia devido a produção aumentada de muco nas vias aéreas em consequência a presença do TOT, da cânula de TQT, de hiperreatividade inflatória ou de uma infecção ativa; várias unidades alveolares e vias aéreas podem ficar obstruidas, dificultando a passagem do ar, podendo provocar atelectasias, ou seja, a falta de expansão dos alvéolos de uma parte do pulmão.

Desta forma, todos os pacientes que recebem VMI, devem ser assistidos pela fisioterapia visando uma adequada higiene bronquica e expansibilidade pulmonar para, então, garantir as trocas gasosas. Esta atuação é ainda mais importante em pacientes sedados, cujos parâmetros ventilatórios estão em modo controlado, fornecendo uma ventilação monótona que poderiam levar a microatelectasias, em especial, nas áreas dependentes.

Objetivos

- Realizar o recrutamento alveolar; melhorar as trocas gasosas; a complacência pulmonar; além de prevenir complicações como pneumonias e insuficiência respiratória aguda.

Avaliação

- Exame físico: ausculta pulmonar; padrão e ritmo respiratório; expansibilidade torácica; características da secreção; presença de dor; tiragem; uso de musculatura acessória; deformidade torácica.
- Exames complementares: por radiografia de tórax, avaliar a presença de sinais indicativos de perda de volume pulmonar aéreo como elevação de hemicúpula, redução de espaço intercostal, desvio do mediastino homolateral a imagem (hipotransparência), desvio de incisura interlobar etc.

Indicação

- Pacientes em ventilação mecânica que apresentem atelectasia pulmonar.

Condutas

- Realizar higiene brônquica e umidificação prévia, se necessário, antes do procedimento de reexpansão pulmonar.
- Posicionamento em decúbito contralateral à região atelectasiada associado a manobras de reexpansão pulmonar (p. ex.: descompressão abrupta do tórax na metade da inspiração).
- Hiperinsuflação pulmonar através do ventilador mecânico.
- Cinesioterapia respiratória (três séries de 10 repetições de cada exercício) em pacientes sem sedação e cooperativos.
- Protocolo de recrutamento alveolar em caso de não reversão da atelectasia com os procedimentos descritos em pacientes em VM.
- Método para quantificar a melhoria: melhora e simetria da expansibilidade torácica; sincronia ventilatória; ausculta pulmonar com murmúrio vesicular audível; radiografia demonstrando pulmão expandido e gasometria arterial..

Desfechos esperados

1. Reversão da atelectasia pulmonar.
2. Melhora das trocas gasosas.
3. Redução da incidência de complicações ventilatórias como pneumonia, IRpA, SARA, necessidade de intubação.

> Outras condutas a serem conduzidas em pacientes oncológicos clínicos em ventilação espontânea podem ser vistas nos protocolos para pacientes clínicos internados disponíveis no Capítulo 3 ou nos protocolos para pacientes cirúrgicos internados disponíveis nos Capítulos 4 a 11, a depender da localização do tumor.

REFERÊNCIAS BIBLIOGRÁFICAS

1. Amato MBP, Carvalho CRR, Ísola A, Vieira S, Rotman V, Moock, M, et al. III Consenso Brasileiro de Ventilação Mecânica: ventilação mecânica na lesão pulmonar aguda (LPA)/síndrome do desconforto respiratório agudo (SDRA). J Bras Pneumol. 2007;33(Supl 2):S 119-S 127.
2. Ambrosino N, Vagheggini G. Noninvasive positive pressure ventilation in the acute care setting: where are we? Eur Respir J 2008;31:874-886.
3. AMIB e SBPT. Diretrizes Brasileiras de Ventilação Mecânica 2013.
4. Blackwood B, Alderdice F, Burns KEA, Cardwell CR, Lavery G,O'Halloran P. Protocolized versus non-protocolized weaning for reducing the duration of mechanical ventilation in critically ill adult patients. Online Publication Date: May 2010.
5. Blackwood B, Alderdice F, Burns KEA, Cardwell CR, Lavery G, O'Halloran P. Protocolized versus non-protocolized weaning for reducing the duration of mechanical ventilation in critically ill adult patients. Cochrane database of systematic reviews. In: The Cochrane Library, Issue 7, Art. No. CD006904. DOI: 10.1002/14651858.CD006904.pub5.
6. Boles J-M, Bion J, Connors A, Herridge M, Marsh B, Melot C, et al. Weaning from mechanical ventilation: statement of the Sixth International Consensus Conference on Intensive Care Medicine. Eur Respir J 2007; 29: 1033–1056.
7. Cader SA, Vale RG, Castro JC, Bacelar SC, Biehl C, Gomes MC, Cabrer WE, Dantas EH. Inspiratory muscle training improves maximal inspiratory pressure and may assist weaning in older intubated patients: a randomised trial. J Physiother. 2010;56(3):171-7.
8. Carvalho CAR, Toufen Jr. C, Franca AS. III Consenso Brasileiro de Ventilação Mecânica. Ventilação mecânica: princípios, análise gráfica e modalidades respiratórias. J Bras Pneumol. 2007;33(Supl 2):S 54-S 70.
9. Consenso Brasileiro de Ventilação Mecânica - Jornal Brasileiro de Pneumologia - Volume 33 - Suplemento 2S – 2007.
10. Dias R M, Chauvet PR, Siqueira HR, Rufino R. Provas de função respiratória. Rio de Janeiro: Revinter, 2001. cap 2, p.33-38.
11. Endotracheal suctioning of mechanically ventilated patients with artificial airways 2010. Respiratory Care-June 2010 Vol 55 N°6
12. Esteban A, et al. Effect of spontaneous breathing trial duration on outcome of attempts to discontinue mechanical ventilation. Spanish Lung Failure Collaborative Group. American Journal of Respiratory and Critical Care Medicine 1999; 159: 512-518.
13. Girault C, Breton L, Richard JC, Tamion F, Vandelet P, Aboab J, Leroy J, Bonmarchand G. Mechanical effects of airway humidification devices in difficult to wean patients. Crit Care Med. 2003;31(5):1306.
14. Glossop AJ, Shepherd N, Bryden D, Mills GH. Non-invasive ventilation for weaning, avoiding reintubation after extubation and in the postoperative period: a meta-analysis. British Journal of anaesthesia 2012; 3: 305-314.
15. Goldwasser R, Farias A, Freitas EE, Saddy F, Amado V, Okamoto, V. III Consenso Brasileiro de Ventilação Mecânica: desmame e interrupção da ventilação mecânica. J Bras Pneumol. 2007;33(Supl 2):S 128-S 136.
16. Gosselink R, et.al. Physiotherapy in the Intensive Care Unit, Neth J Crit Care - Volume 15 – n 2 - April 2011.

17. Gristina G. Noninvasive versus invasive ventilation for acute respiratory failure in patients with hematologic malignancies: a 5-year multicenter observational survey. Fonte: Critical care medicine [0090-3493] yr:2011 vol:39 iss:10 pg:2232 -2239.
18. Guimarães FS, Alves FF, Constantino SS, Dias CM, Menezes SLS. Avaliação da pressão inspiratória máxima em pacientes críticos não cooperativos: comparação entre dois métodos. Ver. Bras. Fisioter, v.11, n.3, p.233-238, maio/jun 2007.
19. Jerre G, et al. Fisioterapia no paciente sob ventilação mecânica. J. Bras. Pneumol. 2007, vol.33, suppl.2, pp. 142-150.
20. Jezler S, Holanda MA, José A, Franca S. III Consenso Brasileiro de Ventilação Mecânica: ventilação mecânica na doença pulmonar obstrutiva crônica (DPOC) descompensada. J Bras Pneumol. 2007;33(Supl 2):S 111-S 118.
21. Knobel, E. Condutas no paciente grave. São Paulo: Atheneu, 1997.
22. Ladeira MT, Vital FMR, Andriolo RB, Andriolo BNG, Atallah ÁN, Peccin MS. Pressure support versus T-tube for weaning from mechanical ventilation in adults. Cochrane database of systematic reviews 2014, Issue 5. Art. No.: CD006056.
23. MacIntyre NR, Epstein SK, Carson S, Scheinhorn D, Christopher K, Muldoon S. Management of patients requiring prolonged mechanical ventilation - report of a NAMDRC consensus conference. Chest 2005, 128:3937-3954.
24. Manual de controle de infecções hospitalares. Ministério da Saúde, 1988.
25. Manual de infecções hospitalares – CCIH/Hospital das clínicas da UFMG – MEDSI, 1993.
26. Neder JÁ, Andreoni S, Lerário MN, Nery LE. Reference values for ling function tests. II. Maximal respiratory pressures and voluntary ventilation. Braz J Med Biol Res 1999; 21:719-27.
27. Onaga FI, Jamami M, Ruas G, et al. Influência de diferentes tipos de bocais e diâmetros de traqueias na manovacuometria. Fisioter Mov. 2010 abr/jun;23(2):2011-9.
28. Padovanil C, Cavenaghi OM. Recrutamento alveolar em pacientes no pós-operatório imediato de cirurgia cardíaca. Rev Bras Cir Cardiovasc. Mar 2011, vol.26, no.1, p.116-121. ISSN 0102-7638.
29. Picot J, Lightowler J, Wedzicha J A. Non-invasive positive pressure ventilation for treatment of respiratory failure due to exacerbations of chronic obstructive pulmonary disease (Cochrane Review). In: The Cochrane Library, Issue 4, 2008. Oxford: Update Software.
30. Protocolo de aspiração de vias aéreas do Instituto Oncológico de Juiz de Fora.
31. Protocolo de aspiração endotraqueal da Santa Casa de Misericórdia de Juiz de Fora.
32. Rogante MM, Furcolin MIR. Procedimentos especializados de enfermagem. Atheneu, 1994.
33. Rotinas em controle de Infecção Hospitalar – NETSUL. Editora Santa Mônica, 1995.
34. Sarmento GJV. O ABC da fisioterapia respiratória. São Paulo: Manole, 2009.
35. Sarmento, GJV. Fisioterapia respiratória no paciente crítico: rotinas clínicas. Parâmetros ventilatórios; p. 34-35. São Paulo: Manole, 2005.
36. Souza LC. Fisioterapia intensiva. São Paulo: Atheneu, 2007.
37. TJ Overend, CM Anderson, D Brooks, et al. Updating the evidence base for suctioning adult patients: a systematic review. Can Respir J, 2009;16(3):e6-e17.

Diretrizes para Ventilação Não Invasiva

Capítulo 13

Flávia Maria Ribeiro Vital
Tatiane Cristine Gouvêa Moreira Cardoso

INTRODUÇÃO

A ventilação com pressão positiva não invasiva (VNI) é um tipo de ventilação mecânica em que a interface entre o paciente e ventilador é uma máscara (nasal, facial ou oro-nasal), capacete ou bocal. Através de uma pressão positiva (supra-atmosférica) ela é capaz de provocar a abertura das vias aéreas e alvéolos por deslocar o ar do ventilador mecânico para o pulmão do paciente, devido a diferença de pressão entre eles em um circuito fechado.

Dos 230 milhões de pacientes submetidos a cirurgias de grande porte no mundo/ano, cerca de um milhão morrem em 30 dias após a cirurgia. Foi identificado que a VNI é uma das onze intervenções não cirúrgicas capaz de reduzir a mortalidade nesta população.

A ventilação não invasiva (VNI) tem demonstrado ser uma intervenção de grande valor em várias situações clínicas, podendo contribuir para a prevenção e controle da insuficiência respiratória e desta forma reduzir a necessidade de ventilação invasiva, a mortalidade, assim como o tempo de internação e os custos a ela relacionados. O seu sucesso depende principalmente da adequada indicação e contraindicação (Figura 13.1), da monitorização do paciente, de uma equipe adequadamente treinada e de metas definidas a serem atingidas num prazo definido. Este conhecimento para indicar ou contraindicar a VNI deve levar em consideração o efeito da pressão positiva no final da expiração (PEEP) e/ou da pressão de suporte (PS) na fase inspiratória no tórax e consequentemente nos diferentes sistemas orgânico, em especial no sistema respiratório, cardiovascular, renal, neurológico, gastrointestinal e hepático.

Os dois modos de se oferecer VNI mais utilizados na atualidade é o CPAP (continuous positive airway pressure) que oferece uma pressão positiva contínua nas vias aéreas durante todo o ciclo respiratório enquanto preserva o esforço respiratório espontâneo do paciente e a VNI bi nível a qual combina PS na fase inspiratória com uma pressão positiva no final da expiração (PEEP ou EPAP), o que tende a reduzir a atividade dos músculos da respiração.

Fisioterapia em Oncologia – Protocolos Assistenciais

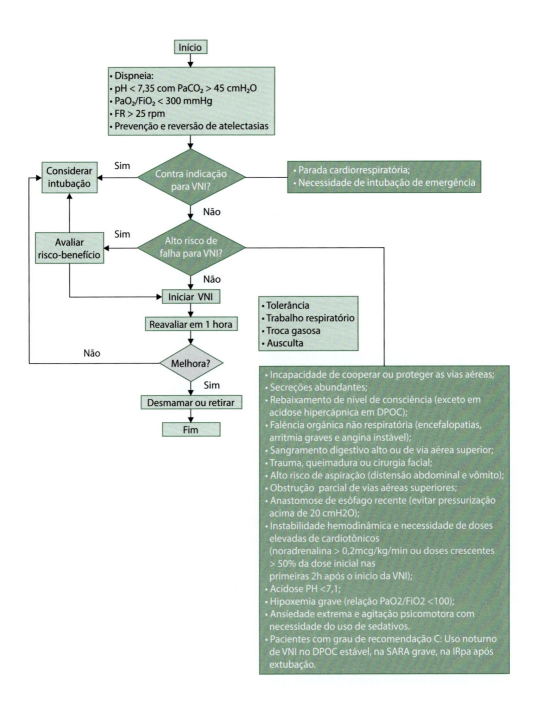

Figura 13.1 – Fluxograma para utilização de VNI.

Recentemente Duan e colaboradores propuseram um score preditor de falha com a VNI onde se pontua de 0 a 5 os parâmetros de frequência cardíaca, acidose arterial, nível de consciência, oxigenação e frequência respiratória. Na população analisada 18% dos pacientes com escore menor ou igual a cinco falharam com VNI comparado a 78% que obtiveram um escore maior que cinco. Se o paciente era intubado precocemente com um escore alto a mortalidade era menos provável comparado a aqueles intubados tardiamente com um escore alto (66% × 79%). Esse estudo reforça o pensamento de que a VNI pode não ser efetiva e poderia retardar a instalação de suporte ventilatório invasivo e com isso comprometer o tempo ótimo para a resolutividade do quadro de insuficiência respiratória. Assim, a diretriz a seguir busca orientar a prescrição de uso da VNI para melhorar os resultados com doentes internados em busca da melhor prática de acordo com as evidências disponíveis (Quadro 13.1).

Quadro 13.1
Níveis de evidência e graus de recomendação, transcritos de Atallah AN, Trevisani VFM, Valente O. Princípios para tomadas de decisões terapêuticas com base em evidências científicas. Atualização terapêutica: 21. ed. São Paulo: Artes Médicas, 2003

Níveis de evidência
I. Revisão sistemática com metanálise
II. Megatrial (> 1.000 pacientes)
III. Ensaio clínico randomizado (< 1.000 pacientes)
IV. Coorte (não randomizado)
V. Estudo caso-controle
VI. Série de casos (sem grupo controle)
VII. Opinião de especialista

Graus de recomendação
A. Evidências suficientemente fortes para haver consenso
B. Evidências não definitivas
C. Evidências suficientemente fortes para contraindicar a conduta

Objetivos

Reduzir a mortalidade em algumas situações clínicas; diminuir a necessidade de intubação; prevenir ou tratar complicações pulmonares como atelectasias, pneumonias e insuficiência respiratória; restabelecer mais rapidamente os sinais vitais; manter adequada troca gasosa (correção da hipoxemia e garantia da ventilação alveolar); reduzir o trabalho respiratório (prevenção ou tratamento da fadiga muscular); reduzir a dispneia; contribuir no equilíbrio hemodinâmico; melhorar a qualidade de vida do paciente; reduzir falhas com o tratamento; abreviar o tempo de internação hospitalar e na unidade de terapia intensiva (UTI).

Indicações

- Prevenção e reversão de atelectasias;
- pH < 7,35 com $PaCO_2$ > 45 cmH_2O;

- $PaO_2/FiO_2 < 300$ mmHg;
- FR > 25 rpm;
- Insuficiência respiratória aguda (IRpA) – desconforto respiratório com dispneia leve a severa, uso de musculatura acessória, respiração paradoxal.

A IRpA pode ter diferentes causas e a literatura vem mostrando que a VNI pode ter efetividade diferente a depender da sua classificação ou causa (Figura 13.2). A seguir, a lista de situações clínicas para as quais as melhores evidências disponíveis indicam ou tendem a indicar o uso da VNI de acordo com o grau de recomendação (Quadro 13.1):

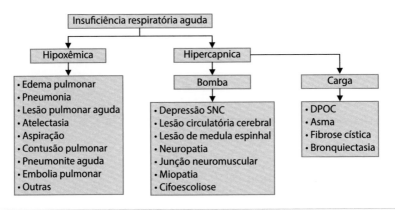

Figura 13.2 – Classificação das causas de insuficiência respiratória aguda (Keenan, 2009). DPOC = doença pulmonar obstrutiva crônica; SNC = sistema nervoso central.

- No edema pulmonar cardiogênico agudo (EPCA) (Recomendação A);
- Na IRpA por exacerbação de doença pulmonar obstrutiva crônica (DPOC) (Recomendação A);
- Como estratégia de desmame para pacientes intubados em IRpA, principalmente se com DPOC (Recomendação A);
- No pós-operatório de cirurgia abdominal (Recomendação A);
- Na apneia obstrutiva do sono (Recomendação A);
- Nos Imunocomprometidos com IRpA (tumor hematológico, transplante de medula ou órgão sólido e AIDS) (Recomendação A);
- Em pacientes hematológicos em IRpA (Recomendação A);
- Em idosos em IRpA hipercápnica (Recomendação A);
- Na IRpA ou como prevenção de complicações no pós-operatório de cirurgia de ressecção pulmonar (Recomendação A);
- Na insuficiência respiratória aguda (excluindo casos de edema pulmonar cardiogênico) (Recomendação B);
- Na IRpA no pós-operatório de cirurgia abdominal alta (Recomendação B);

- Na DPOC estável com dispneia (Recomendação B);
- Na DPOC após extubação (Recomendação B);
- Em pacientes com alto risco de desenvolver IRpA pós-extubação (mais de uma falha no desmame, ICC, hipercapnia, mais de uma co-morbidade, tosse ineficaz, estridor na extubação, idade acima de 65 anos, APACHE II > 12 ao extubar) (Recomendação B);
- Na exacerbação da asma (Recomendação B);
- Na Fibrose cística (Recomendação B);
- Em pacientes submetidos a transplante de medula halogênico que desenvolvem IRpA (Recomendação B);
- Em pacientes em fim de vida com tumores sólidos (Recomendação B);
- Na SARA após esofagectomia (Recomendação B).

Indicações para o uso preventivo da VNI

Com o objetivo de melhorar desfechos como a necessidade de reintubação, redução da duração da VMI, da mortalidade, da pneumonia associada à ventilação mecânica (PAV) e do tempo de internação na UTI e hospitalar; a VNI pode ser utilizada imediatamente após a extubação para evitar IRpA nos seguintes perfis de pacientes:

- Hipercapnicos ou com obstrução das vias aéreas superiores;
- ICC;
- Tosse ineficaz ou secreção retida em vias aéreas;
- Mais do que um fracasso no teste de respiração espontânea;
- Mais do que uma comorbidade;
- Idade > 65 anos;
- Aumento da gravidade, avaliados por um APACHE > 12 no dia da extubação;
- Tempo de ventilação mecânica >72 horas;
- Portador de doenças neuromusculares;
- Obesos.

Contraindicações

- Parada cardiorrespiratória;
- Necessidade de intubação de emergência.

Contraindicações relativas

Analisar caso a caso a relação risco × benefício.
- Incapacidade de cooperar ou proteger as vias aéreas;
- Secreções abundantes;

- Rebaixamento de nível de consciência (exceto em acidose hipercápnica em DPOC);
- Falência orgânica não respiratória (encefalopatias, arritmia grave e angina instável);
- Sangramento digestivo alto ou de via aérea superior;
- Trauma, queimadura ou cirurgia facial;
- Alto risco de aspiração (distensão abdominal e vômito);
- Obstrução parcial de vias aéreas superiores;
- Anastomose de esôfago recente (evitar pressurização acima de 20 cmH$_2$O);
- Instabilidade hemodinâmica e necessidade de doses elevadas de cardiotônicos (norepinefrina > 0,2 mcg/kg/minuto ou doses crescentes > 50% da dose inicial nas primeiras 2 horas após o início da VNI);
- Acidose PH < 7,1;
- Hipoxemia grave (relação PaO$_2$/FiO$_2$ < 100);
- Ansiedade extrema e agitação psicomotora com necessidade do uso de sedativos;
- Pacientes com grau de recomendação C: Uso noturno de VNI no DPOC estável, na SARA grave e na pneumonia.

Local para oferecer VNI

- Todas as unidades de internação, pronto-socorro e UTI, considerando que os pacientes mais graves deverão ser avaliados por um intensivista para a possibilidade de transferência (Hill, 2009).

Orientações ao paciente pré-procedimento

- Orientar o paciente, familiar e equipe multiprofissional quanto ao procedimento, materiais a serem utilizados, quais benefícios, programação da terapêutica e importância da colaboração;
- Orientar e treinar a equipe assistencial para assegurar que não ocorram vazamentos importantes na interface;
- Orientar paciente e/ou familiar a não manusearem o equipamento;
- Solicitar que comuniquem qualquer sensação desagradável (além do esperado) e presença de escape durante a terapêutica;
- Orientar paciente e/ou familiar quantos aos riscos do procedimento e interface (se presença de vômito, retirar interface rapidamente e solicitar ajuda).

Níveis pressóricos para iniciar a terapia

- É preciso selecionar o equipamento disponível ou que atenda ao perfil de necessidades do paciente, podendo este ser um equipamento específico para VNI (pressão positiva contínua nas vias aéreas (CPAP), gerador de fluxo, ventilação com pressão positiva não invasiva binível (VPPNI binível) ou ventiladores mecânicos desenhados para ventilação mecânica invasiva (VMI).

- CPAP: 10 cmH$_2$O (este nível tem sido o mais utilizado nos protocolos dos estudos com bons resultados). Exemplo: edema pulmonar cardiogênico.
- VPPNI binível: EPAP = 4 cmH$_2$O e IPAP (PS) = 9 cmH$_2$O (p. ex.: DPOC)

Realizar ajustes adequando o ΔP entre 5 e 10 cmH$_2$O, VC = 6-8 mL/kg e saturação acima de 90%. Ajustes subsequentes devem ser baseados em critérios clínicos e gasométricos.

Escolha da interface

Recomenda-se escolher uma interface que melhor se adapte à face do paciente para maior eficiência clínica. Se o paciente apresentar dispneia moderada a grave aguda, a melhor opção seriam as máscaras oronasal ou facial; se o paciente manifestar intolerância à máscara, tentar a nasal ou facial (Nava, 2009). Porém, se o tempo estimado da VNI for superior a 24-48 horas, deve-se utilizar interface sem compressão nasal, podendo ser instalados filmes adesivos protetores tipo Tegaderm® para prevenção de lesões por pressão (Figura 13.3).

O Quadro 13.2 descreve algumas vantagens e desvantagens das interfaces mais utilizadas com VNI.

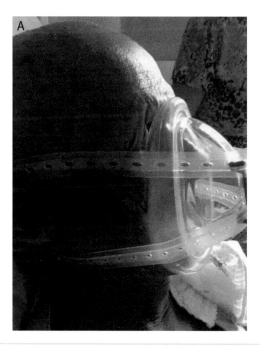

Figura 13.3 – Filme protetor de lesões de pele quando em uso prolongado de VNI.

Quadro 13.2
Vantagens e desvantagens das interfases com VNI conforme Diretrizes Brasileiras de Ventilação Mecânica (2013)

Interface	Vantagens	Desvantagens
Máscara nasal	• Menor risco de aspiração; • Facilita a expectoração; • Menor claustrofobia; • Permite a fala; • Permite a alimentação; • Fácil manuseio; • Menor espaço morto.	• Vazamento oral; • Despressurização oral; • Irritação nasal; • Limitação de uso em paciente com obstrução nasal; • Ressecamento oral.
Máscara oronasal	• Menor vazamento; • Mais apropriada para condições agudas por permitirem maiores fluxos e maiores pressões.	• Maior chance de úlcera de pressão nasal; • Maior claustrofobia; • Maior risco de aspiração; • Dificulta a alimentação; • Atrapalha a comunicação; • Risco de asfixia com mau funcionamento do ventilador; • Risco de broncoaspiração.
Máscara facial total	• Mais confortável para uso prolongado; • Fácil de ajustar; • Menor risco de lesão cutânea facial; • Mínimo vazamento.	• Maior espaço morto; • Não deve ser utilizada associada à aerossolterapia; • Monitorar possível evento de vômito (cuidado com aspiração).
Capacete	• Mais confortável para uso prolongado; • Não oferece risco de lesão cutânea facial.	• Risco maior de reinalação de CO_2; • Favorece assincronia entre paciente e ventilador; • Risco de asfixia com mau funcionamento do ventilador; • Não pode ser utilizado associado à aerossolterapia; • Alto ruído interno e maior sensação de pressão no ouvido; • Necessidade de pressões mais altas para compensação do espaço morto; • Pode haver lesão cutânea nas axilas.

Posicionamento

- Posicionar o paciente em Fowler (cabeceira a 60°).

Monitorização

Faz-se necessário aferir a pressão arterial (PA), frequência respiratória (FR) e frequência cardíaca (FC), antes da terapia e monitorá-las após 5 a 10 minutos de instalação, além desses parâmetros, devemos monitorar:

- Troca gasosa (SaO$_2$, PaO$_2$ e PaCO$_2$) por gasometria arterial após 1 hora da instalação;
- Conforto com a máscara;
- Vazamentos;
- Nível de consciência;
- Habilidade para expectorar a secreção;
- Eventos adversos como aspiração, distensão gástrica, vômito, sangramento gastrintestinal, asfixia, tosse persistente, rolhas de muco, pneumonia, pneumotórax, progressão da insuficiência respiratória, conjuntivite, sinusite, desconforto com a máscara, ressecamento nasal/oral, lesão de pele, arritmias, hipotensão, parada cardiorrespiratória, falência em tolerar, isquemia cerebral, convulsão, falha neurológica (coma) (Gay, 2009; Vital, 2013).

Obs.: em caso de melhora dos parâmetros, manter e reavaliar após 1 hora ou iniciar desmame ou retirada da VNI.

Critérios indicativos de sucesso

- Quando após 1 hora da instalação da VNI, observam-se:
  - Melhora do nível de consciência e capacidade para falar;
  - Melhora do desconforto respiratório (↓ dispneia, ↓ FR, ↓ uso da musculatura acessória);
  - Melhora da PaCO$_2$ e acidose respiratória.

Critérios para interrupção da VNI

- Parada cardíaca ou respiratória;
- Rebaixamento do nível de consciência ou encefalopatia grave com escore da escala Glasgow < 11;
- Instabilidade hemodinâmica;
- Agravamento da troca gasosa (↓ PaO$_2$, pH ou ↑ PaCO$_2$, relação PaO$_2$/FiO$_2$ <100);
- ↑ ou persistência da FR (FR > 30 rpm);
- ↑ trabalho respiratório;
- Necessidade de FiO$_2$ > 60%;
- Intolerância e agitação pelo uso da máscara;
- Inabilidade para remoção de secreções;
- Dificuldade de adaptação de interface: vazamentos excessivos, pressão de ar excessiva na face, claustrofobia;
- Assincronia paciente e ventilador;
- Distensão abdominal importante ou vômito.

Critérios para intubação e VMI

Em caso de ausência de melhora ou piora dos parâmetros, considerar a instituição de VMI. Solicitar parecer do médico intensivista.

Desfechos esperados

1. Redução da mortalidade.
2. Ausência de necessidade de intubação.
3. Prevenção, melhora ou resolução do quadro de insuficiência respiratória.
4. Prevenção de complicações consequentes à progressão da IRpA, como pneumonia, SARA.
5. Redução do tempo de internação na UTI e no hospital.

A seguir, a aplicabilidade da VNI nas diversas situações clínicas baseadas nas melhores evidências disponíveis, considerando a classificação e o grau de recomendação respectivos:

NÍVEL DE EVIDÊNCIA I – GRAU DE RECOMENDAÇÃO A

- VNI na IRpA por exacerbação de DPOC é efetiva e segura como terapia adjunta ao tratamento médico usual por reduzir a mortalidade, a necessidade de intubação, as falhas no tratamento e o tempo de permanência no hospital e melhorar mais rapidamente o pH e a FR, além de ensejar menos complicações. Esses resultados podem não ser obtidos nos casos de IRpA leve (Ram, 2004; Kennan 2003).
- VNI na IRpA por exacerbação de DPOC de causa infecciosa é efetiva e segura como terapia adjunta ao tratamento médico usual comparado a VMI por reduzir a mortalidade, PAV, falhas no desmame, reintubações, duração da ventilação invasiva, duração da VM total, o tempo de permanência na UTI e no hospital, assim como os custos hospitalares (Peng, 2016).
- VNI como estratégia de desmame para pacientes intubados em IRpA, principalmente DPOC, comparada à ventilação com pressão positiva invasiva, é mais efetiva em reduzir a mortalidade, falhas do desmame, a pneumonia associada ao respirador, o tempo de permanência na UTI e no hospital, a duração total da ventilação mecânica. Não demonstra diferença significativa em relação à duração da ventilação relacionada ao desmame, na frequência de necessidade de traqueostomia ou reintubação (Burns KE, 2014).
- VNI no edema pulmonar cardiogênico agudo é mais efetiva e é segura, comparada ao tratamento médico padrão, em reduzir a mortalidade hospitalar, a frequência de intubação traqueal e o tempo de permanência na UTI, melhorar mais rápido os sinais vitais e PaO_2, é mais bem tolerada, não aumenta a incidência de infarto agudo do miocárdio ou de efeitos adversos relevantes. No entanto, a CPAP deve ser considerada 1ª opção na escolha da VPPNI por oferecer menos efeitos adversos (Vital, 2013).
- CPAP no pós-operatório de cirurgia abdominal é mais efetiva do que o tratamento padrão (O_2 e/ou fisioterapia) em reduzir complicações respiratórias (atelectasias e pneumonias) (Ferreyra, 2008).

- VNI é efetiva para tratar apneia obstrutiva do sono ao melhorar a qualidade de vida e função cognitiva, baixar a pressão sistólica e diastólica; comparada ao controle e aos aparelhos orais, é mais efetiva em reduzir os índices de apneia e hipopneia, melhorar a eficiência do sono e a SaO_2 mínima (Giles, 2006).
- Na IRpA leve a moderada de pacientes imunocomprometidos (AIDS, Tumores hematológico e transplante de medula) VNI comparado a VMI é mais efetiva em reduzir a mortalidade hospitalar e em 30 dias, assim como a frequência de infecções nosocomiais e o tempo de permanência hospitalar e na UTI, baseado em revisão sistemática de estudos randomizados e não randomizados (Wang, 2016)

NÍVEL DE EVIDÊNCIA I – GRAU DE RECOMENDAÇÃO B

- Na insuficiência respiratória aguda (excluindo casos de edema pulmonar cardiogênico): VNI adicionalmente ao tratamento padrão tende a reduzir a necessidade de intubação, tempo de permanência na UTI e a mortalidade na UTI comparada ao tratamento padrão. Embora o efeito em relação à mortalidade tenda a variar nas diferentes populações estudadas (diferentes causas de IRpA), parece que pacientes imunocomprometidos e submetidos a cirurgias de ressecção pulmonar (talvez por lesão pulmonar aguda) estão propensos a se beneficiar mais, enquanto pacientes com IRpA pós extubação (exceto ressecção pulmonar) ou SARA ou pneumonia tendem a não se beneficiar do uso da VNI (Keenan, 2004).
- VNI na Insuficiência respiratória após cirurgia abdominal alta: VNI adicionalmente ao tratamento padrão tende a reduzir a necessidade de intubação, tempo de permanência na UTI e melhorar as trocas gasosas. Todavia, não foi identificada, ainda, efetividade nesta população em reduzir a mortalidade ou o tempo de permanência hospitalar, assim como não é possível afirmar a segurança da intervenção, mas estudos caso-controle descartam o risco de fístulas (Faria, 2015 e Michelet 2009).
- VNI após extubação na DPOC: o uso da VNI após extubação para os pacientes portadores de DPOC e em pacientes com alto risco de falha diminui de forma significativa a taxa de reintubação quando comparado com a terapia convencional de oxigênio. No entanto, em uma população mista da UTI, não há diferença estatística na taxa de reintubação (Bajaj,2015).
- VNI pós-extubação de pacientes com alto risco de desenvolver IRpA pós-extubação (pacientes com mais de uma falha no desmame, ICC, hipercapnia, mais de uma comorbidade, tosse ineficaz, estridor na extubação, idade acima de 65 anos, APACHE II > 12 ao extubar): é efetiva em reduzir a frequência de reintubação e a mortalidade na UTI, mas não a mortalidade hospitalar; com base na metanálise de 2 ECR (Argawal 2007).
- Binível na DPOC estável com dispneia: a metanálise de seis ensaios clínicos randomizados não demonstrou melhora nas trocas gasosas (PaO_2 e $PaCO_2$) com o uso de VNI binível e a metanálise de nove ensaios clínicos quase randomizados (ECQR) demonstrou melhora nas trocas gasosas com o uso de VNI binível. A hiperinsuflação pulmonar e o trabalho da respiração diafragmática foram reduzidos em um ensaio clínico não randomizado. Foi demonstrada melhora em desfechos de qualidade de vida relacionados à saúde e dispneia em pelo menos um estudo (Kolodziej, 2007).

- Na exacerbação da asma: a metanálise de ECR pequenos e de baixa qualidade não identificou benefícios adicionais ao uso da VNI em comparação ao tratamento médico usual quanto a mortalidade, frequência de intubação, tempo de permanência hospitalar e na UTI, função pulmonar, parâmetros gasométricos, frequência respiratória, falhas no tratamento, escore de sintomas e complicações. Observou-se apenas uma menor necessidade de internação hospitalar nos pacientes que fizeram uso da VNI com base em um pequeno estudo. (LIN,2012)
- Na fibrose cística: a VNI pode ser útil como adjunta a outras técnicas de higiene brônquica, particularmente em pessoas com dificuldade de expectoração. Quando associada ao oxigênio, pode melhorar as trocas gasosas durante o sono mais do que só oxigenoterapia na doença moderada a grave. O impacto desta terapia nas exacerbações pulmonares e na progressão da doença permanece incerto (Moran, 2008). A VNI comparada a outras técnicas desobstrutivas de fisioterapia não demonstrou efetividade superior ou inferior (Elkins, 2006).

NÍVEL DE EVIDÊNCIA I – GRAU DE RECOMENDAÇÃO C

- Uso noturno de VNI na DPOC estável: não evidencia melhora na $PaCO_2$ e PaO_2, no teste de caminhada de 6 minutos, na qualidade de vida relacionada à saúde, no volume expiratório forçado no 1º segundo, na capacidade vital forçada, na pressão inspiratória máxima ou na eficiência do sono. Porém, níveis mais altos de IPAP (acima de 18 cmH_2O parecem melhorar a $PaCO_2$ (Struik, 2014).
- VNI na SARA grave: a metanálise de três ECR demonstrou que VNI adicionalmente ao tratamento padrão tem benefícios adicionais improváveis em pacientes com SARA em relação á necessidade de intubação ou mortalidade na UTI (Agarwal, 2006).
- VNI no pós-operatório de cirurgia de ressecção pulmonar não é superior ao tratamento padrão (que inclui oxigenoterapia e fisioterapia) em reduzir complicações pulmonares, mortalidade ou necessidade de intubação, não devendo ser a primeira escolha de intervenção para prevenir estes eventos por não trazer benefícios adicionais e ser menos eficiente por consumir mais tempo e equipe treinada, além do custo do equipamento (Torres, 2015). Todavia se mostrou segura em não aumentar a perda aérea pelo dreno (Roceto, 2014).

NÍVEL DE EVIDÊNCIA III – GRAU DE RECOMENDAÇÃO A

- Em pacientes imunocomprometidos (tumor hematológico, transplante de medula ou órgão sólido e AIDS) que desenvolvem IRpA: usar VNI bi nível intermitente comparado ao suplementação com oxigênio reduz o risco de intubação, complicações mais graves, morte na UTI ou no hospital (Hilbert, 2001).
- Na IRpA em pacientes hematológicos: O uso precoce da CPAP na enfermaria reduz o risco para desenvolvimento de lesão pulmonar aguda com necessidade de ventilação mecânica invasiva e internação na UTI (Squadrone, 2010).
- Em pacientes idosos (acima de 75 anos) com insuficiência respiratória hipercápnica: o uso de binível comparado ao tratamento padrão reduz o risco de morte e necessidade

de intubação, além melhorar rapidamente os sinais e sintomas de IRpA como gases arteriais, frequência respiratória e dispneia (Nava, 2011).

- Na IRpA no pós-operatório de cirurgia de ressecção pulmonar: bi nível é seguro e efetivo em reduzir a necessidade de intubação e ventilação mecânica e reduz o risco de morte (Auriant, 2001).

NÍVEL DE EVIDÊNCIA III – GRAU DE RECOMENDAÇÃO B

- VNI em pacientes em fim de vida com tumores sólidos: a VNI é mais eficaz em comparação com o oxigênio na redução da dispneia e na redução das doses de morfina necessárias em pacientes com câncer em estágio terminal (Nava, 2013).

NÍVEL DE EVIDÊNCIA IV – GRAU DE RECOMENDAÇÃO B

- VNI na SARA após esofagectomia: o uso da VNI pode ser uma opção eficaz no tratamento da IRpA (evitou a intubação de 30 pacientes em uma amostra de 64), porém a ventilação mecânica invasiva deve ser considerada em pacientes com complicações pós-operatórias graves, como insuficiência renal aguda, parada cardíaca e paciente com relação PaO_2/FiO_2 menor que 180 após 2 horas de VNI. O uso da VNI após 24 horas, melhorou significativamente a PaO_2/FiO_2 e diminuiu o risco de complicações relacionadas à cirurgia (Kai-yan, 2013).

NÍVEL DE EVIDÊNCIA IV – GRAU DE RECOMENDAÇÃO C

- Pneumonia: Embora alguns ECRs com populações mistas de IRpA demonstrem alguns benefícios com VNI, condições clínicas que levam a IRpA hipoxêmica, como a pneumonia, têm surgido em análises de subgrupo como não beneficiadas com a VNI, com esta podendo atrasar a instalação de uma VMI que poderia ser necessária para aumentar a chance de sobrevida. Um estudo coorte retrospectivo com 229 pacientes evidenciou que o uso da VNI em pacientes com pneumonia está associada a altas taxas de insucesso (76% necessitaram de intubação), sem diferença significativa na mortalidade. Novos estudos randomizados são necessários para melhor delinear o papel da VNI na IRpA consequente a pneumonia (Murad, 2015).

REFERÊNCIAS BIBLIOGRÁFICAS

1. Agarwal R, Reddy C, Aggarwal AN, Gupta D. Is there a role for noninvasive ventilation in acute respiratory distress syndrome: a meta-analysis? A meta-analysis. Respiratory Medicine 2006; 100(12):2235-2238.
2. AgarwalR, Aggarwal AN, Gupta D, Jindal SK. Role of noninvasive positive-pressure ventilation in postextubation respiratory failure: a meta-analysis. Respiratory Care 2007; 52(11):1472-1479.
3. Atallah AN, Trevisani VFM, Valente O. Princípios para tomadas de decisões terapêuticas com base em evidências científicas. Atualização terapêutica: 21. ed. São Paulo: Artes Médicas, 2003. Cap. 22, p.1704-6.
4. Auriant I, Jallot A, Hervé P, Cerrina J, Ladurie Fl, Fournier Jl, et al. Noninvasive vVentilation reduces mortality in acute respiratory failure following lung resection. Am J Respir Crit Care Med Vol 164. pp 1231–1235, 2001.

5. Bajaj A, Rathor P, Sehgal V, Shetty A. Efficacy of noninvasive ventilation after planned extubation: a systematic review and meta-analysis of randomized controlled trials. Heart Lung, 2015 março-abril; 44 (2): 150-157.
6. Barbas CSV, Ísola AM, Farias AMC (org.). Diretrizes Brasileiras de Ventilação Mecânica 2013. AMIB/SBPT: São Paulo, 2013.
7. Burns KE, Meade MO, Premji A, Adhikari NK. Noninvasive ventilation as a weaning strategy for mechanical ventilation in adults with respiratory failure: a Cochrane systematic review. CMAJ. 2014 18 de fevereiro; 186 (3): E112-22. doi: 10,1503 / cmaj.130974. Epub 09 de dezembro de 2013.
8. Chatburn RL. Which ventilators and modes can be used to deliver noninvasive ventilation? Respir Care, 2009 Jan;54(1): 85-101.
9. Cuomo A, Delmastro M, Ceriana P, Nava S, Conti G, Antonelli M, Iacobone E. Noninvasive mechanical ventilation as a palliative treatment of acute respiratory failure in patients with end-stage solid cancer. Palliat Med. 2004 Oct;18(7):602-10.
10. Davies JD, Gentile MA. What does it take to have a successful noninvasive ventilation program? Respiratory Care. 54.1 (2009): p. 53.
11. Duan J et al. Assessment of heart rate, acidosis, consciousness, oxygenation, and respiratory rate to predict noninvasive ventilation failure in hypoxemic patients. Intensive Care Med. 2016 Nov 3.
12. Mark E, Jones A, van der Schans CP. Positive expiratory pressure physiotherapy for airway clearance in people with cystic fibrosis. Cochrane database of systematic reviews. In: The Cochrane Library, Issue 12, Art. No. CD003147. DOI: 10.1002/14651858.CD003147.pub1.
13. Esquinas AM, Egbert PS, Scala R, Gay P, Soroksky A, Girault C, et al. Noninvasive mechanical ventilation in high-risk pulmonary infections: a clinical review. Eur Respir Rev., 2014 Dez; 23 (134): 427-38.
14. Faria DAS, da Silva EMK, Atallah ÁN, Vital FMR. Noninvasive positive pressure ventilation for acute respiratory failure following upper abdominal surgery. Cochrane database of systematic reviews 2015, Issue 10. Art. No.: CD009134. DOI: 10.1002/14651858.CD009134.pub2.
15. Ferreyra GP, Baussano I, Squadrone V, Richiardi L, Marchiaro G, Del Sorbo L, et al. Continuous positive airway pressure for treatment of respiratory complications after abdominal surgery: a systematic review and meta-analysis. Ann Surg 2008; 247: 617–626.
16. Gay PC. Complications of noninvasive ventilation in acute care. Respir Care. 2009 Feb;54(2):246-57; discussion 257-8.
17. Giles TL, Lasserson TJ, Smith B, White J, Wright JJ, Cates CJ. Continuous positive airways pressure for obstructive sleep apnoea in adults. Cochrane Database of Systematic Reviews. In: The Cochrane Library, Issue 12, 2010. Art. No. CD001106. DOI: 10.1002/14651858.CD001106.pub2.
18. Hess DR. How to initiate a noninvasive ventilation program: bringing the evidence to the bedside. Respir Care. 2009 Feb;54(2):232-43; discussion 243-5.
19. Hilbert G, Gruson D, Vargas F, Valentino R, Gbikpi-Benissan G, Dupon M, et al. Noninvasive ventilation in immunosuppressed patients with pulmonary infiltrates, fever, and acute respiratory failure. N Engl J Med 2001; 344:481-7.
20. Hill NS. Where should noninvasive ventilation be delivered? Respir Care, 2009 Jan;54(1):62-70.
21. Kacmarec RM. Should noninvasive ventilation be used with the do-not-intubate patient? Respir Care. 2009 Feb;54(2):223-9; discussion 229-31.
22. Kai-Yan Yu, Lei Zhao, Zi Chen, Min Yang. Noninvasive positive pressure ventilation for the treatment of acute respiratory distress syndrome following esophagectomy for esophageal cancer: a clinical comparative study. J Thorac Dis., 2013 Dezembro; 5 (6): 777-82.
23. Keenan SP, Gregor J, Sibbald WJ, Cook D, Gafni A. Noninvasive positive pressure ventilation in the setting of severe, acute exacerbations of chronic obstructive pulmonary disease: more effective and less expensive. Crit Care Med. 2000 Jun; 28(6): 2094-102.
24. Keenan SP, Sinuff T, Cook DJ, Hill NS. Does noninvasive positive pressure ventilation improve outcome in acute hypoxemic respiratory failure: a systematic review. Critical Care Medicine 2004; 32(12):2516-2523.
25. Keenan SP, Sinuff T, Cook DJ, Hill NS. Which patients with acute exacerbation of chronic obstructive pulmonary disease benefit from noninvasive positive-pressure ventilation: a systematic review of the literature. Annals of Internal Medicine 2003; 138(11): 861-870.

26. Keenan SP. Noninvasive Ventilation for patients presenting with acute respiratory failure: the randomized controlled trials. Respir Care, 2009; 54(1): 116-124.
27. Kolodziej M A, JensenL, Rowe B, Sin D. Systematic review of noninvasive positive pressure ventilation in severe stable COPD. European Respiratory Journal 2007; 30(2):293-306.
28. Landoni G et al. Randomized Evidence for Reduction of Perioperative Mortality: An Updated Consensus Process. J Cardiothorac Vasc Anesth. (2016) Aug 2. pii: S1053-0770(16)30281-6. doi: 10.1053/j.jvca.2016.07.017.
29. Lim WJ, Mohammed AR, Carson KV, Mysore S, Labiszewski NA, Wedzicha JA, et al. Non-invasive positive pressure ventilation for treatment of respiratory failure due to severe acute exacerbations of asthma. Dados Cochrane syst rev, 2012 Dez 12; 12: CD004360.
30. M Wermke, S Schiemanck, G Höffken, G Ehninger, M Bornhäuser, T Illmer. Respiratory failure in patients undergoing allogeneic hematopoietic SCT – a randomized trial on early non-invasive ventilation based on standard care hematology wards. Bone Marrow Transplant. 2012 Apr; 47(4):574-80.
31. Moran Fidelma, Bradley Judy M, Piper Amanda J. Non-invasive ventilation for cystic fibrosis. Cochrane database of systematic reviews. In: The Cochrane Library, Issue 12, Art. No. CD002769. DOI: 10.1002/14651858. CD002769.pub2
32. Murad A, Li PZ, Dial S, Shahin J. The role of noninvasive positive pressure ventilation in community-acquired pneumonia. J Crit Care. 2015 Fev; 30 (1): 49-54. doi: 10.1016 / j.jcrc.2014.09.021. Epub 02 de outubro de 2014.
33. Nava S, Grassi M, Fanfulla F, Domenighetti G, Carlucci A, Perren A, et al. Non-invasive ventilation in elderly patients with acute hypercapnic respiratory failure: a randomised controlled Trial. Age and Ageing 2011; 40: 444–450.
34. Nava S, Navalesi P, Gregoretti C. Interfaces and humidification for noninvasive mechanical ventilation. Respir Care, 2009 Jan;54(1): 71-84.
35. Nava S, Ferrer M, Esquinas A, Scala R, P Groff, Cosentini R, et al.Palliative use of non-invasive ventilation in end-of-life patients with solid tumours: a randomised feasibility trial. Lancet Oncol 2013 Mar; 14 (3): 219-27. doi: 10.1016 / S1470-2045 (13) 70009-3. Epub 2013 11 de fevereiro.
36. Peng L, Ren PW, Liu XT, Zhang C, Zuo HX, Kang DY, Niu YM. Use of noninvasive ventilation at the pulmonary infection control window for acute respiratory failure in AECOPD patients: A systematic review and meta-analysis based on GRADE approach. Medicine (Baltimore). 2016 Jun;95(24):e3880. doi: 10.1097/MD.0000000000003880.
37. Perrin C, Jullien V, Vénissac N, Berthier F, Padovani B, Guillot F, et al. Prophylactic use of noninvasive ventilation in patients undergoing lung resectional surgery. Respir Med, 2007 julho; 101(7): 1572-8.
38. Ram Felix SF, Picot Joanna, Lightowler Josephine, Wedzicha Jadwiga A. Non-invasive positive pressure ventilation for treatment of respiratory failure due to exacerbations of chronic obstructive pulmonary disease. Cochrane Database of Systematic Reviews. In: The Cochrane Library, Issue 12, 2010. Art. No. CD004104. DOI: 10.1002/14651858.CD004104.pub3; (Ram, 2005)
39. Ram Felix SF, Wellington Sheree R, Rowe Brian H, Wedzicha Jadwiga A. Non-invasive positive pressure ventilation for treatment of respiratory failure due to severe acute exacerbations of asthma. Cochrane database of systematic reviews. In: The Cochrane Library, Issue 12, 2010. Art. No. CD004360. DOI: 10.1002/14651858. CD004360.pub2 - (Ram, 2005)
40. Richard H Kallet. Noninvasive Ventilation in Acute Care: Controversies and emerging concepts. Respiratory Care. 2009 Vol 54 No 2.
41. Soares M, Salluh JIF, Azoulay E. Noninvasive ventilation in patients with malignancies and hypoxemic acute respiratory failure: a still pending question. Journal of Critical Care (2010) 25, 37–38.
42. Squadrone V, Massaia M, Bruno B, Marmont F, Falda M, Bagna C, et al. Early CPAP prevents evolution of acute lung injury in patients with hematologic malignancy. Intensive Care Med. 2010 Oct;36(10):1666-74. doi: 10.1007/s00134-010-1934-1. Epub 2010 Jun 9.
43. Struik FM, Lacasse Y, Goldstein RS, Kerstjens HA, Wijkstra PJ. Nocturnal noninvasive positive pressure ventilation in stable COPD: a systematic review and individual patient data meta-analysis. Respir Med. 2014 FeV; 108 (2): 329-37. doi: 10.1016 / j.rmed.2013.10.007. Epub 14 de outubro de 2013.
44. Torres MFS, Porfirio GJM, Carvalho APV, Riera R. Non-invasive positive pressure ventilation for prevention of complications after pulmonary resection in lung cancer patients. Cochrane Database of Systematic Reviews 2015, Issue 9. Art. No.: CD010355. DOI: 10.1002/14651858.CD010355.pub2.

45. Vital Flávia MR, Ladeira MT, Atallah AN. Non-invasive positive pressure ventilation (CPAP or bilevel NPPV) for cardiogenic pulmonary oedema. Cochrane database of systematic reviews. In: The Cochrane Library, Issue 5, 2013. Art. No. CD005351. DOI: 10.1002/1
46. Vital Flávia MR, Saconato H, Ladeira MT, Sen A, Hawkes CA, Soares B, et al. Non-invasive positive pressure ventilation (CPAP or bilevel NPPV) for cardiogenic pulmonary edema. Cochrane database of systematic reviews. In: The Cochrane Library, Issue 12, 2010. Art. No. CD005351. DOI: 10.1002/14651858.CD005351.pub3
47. Wang T et al. Noninvasive versus invasive mechanical ventilation for immunocompromised patients with acute respiratory failure: a systematic review and meta-analysis BMC Pulmonary Medicine (2016) 16:129.
48. Wijkstra Peter PJ, Lacasse Yves, Guyatt Gordon H, Goldstein Roger, Struik Fransien. Nocturnal non-invasive positive pressure ventilation for stable chronic obstructive pulmonary disease. Cochrane database of systematic reviews. In: The Cochrane Library, Issue 12, 2010. Art. No. CD002878. DOI: 10.1002/14651858.CD002878.pub2.

Capítulo 14

Diretrizes para Oxigenoterapia em Unidade Hospitalar

Flávia Maria Ribeiro Vital
João Luís Caldeira Breijão
Taiana Camerini Ligeiro

INTRODUÇÃO

A oxigenoterapia é vista como um tratamento comum e, muitas vezes, essencial em âmbito hospitalar; no entanto, sua aplicação prática deve ser realizada por uma equipe treinada para sua adequada indicação e contraindicação. A forma de administração, indicação e titulação deve ser registrada no documento de prontuário do paciente, tendo como objetivo tratar a hipóxia baseada em uma saturação-alvo, atentando para as particularidades de pacientes portadores de doença pulmonar obstrutiva crônica (DPOC).

A interrupção ou descontinuidade da oxigenoterapia deve ser realizada de forma gradual e sempre observando, em conjunto com avaliação médica, a melhora clínica e da pressão arterial de oxigênio (PaO_2) do paciente mediante gasometria arterial (diretamente) ou da oximetria de pulso (indiretamente). Em situações de falha na oxigenoterapia, é necessário reavaliar a conduta, considerando a possibilidade de indicação de ventilação não invasiva (VNI) ou ventilação mecânica invasiva (VMI) no intuito de garantir adequada troca gasosa. Portanto, as diretrizes que se seguem para a prática da oxigenoterapia suplementar são complementares às diretrizes para prática de VNI (ver Capítulo 13).

INDICAÇÕES DA OXIGENOTERAPIA

- Em situações de doenças agudas ou crônicas sendo estas hipoxêmicas (identificadas por gasometria arterial ou oximetria de pulso), podendo ser administrada em titulação adequada até que se atinja uma saturação de oxigênio-alvo, a depender da patologia.
- Pacientes terminais sob cuidados paliativos para conforto respiratório.

Em pacientes selecionados, a depender da patologia e considerando os seguintes níveis de evidência e graus de recomendação a seguir (Quadro 14.1).

> **Quadro 14.1**
> Níveis de evidência e graus de recomendação, trancritos de Atallah AN, Trevisani VFM, Valente O. Princípios para tomadas de decisões terapêuticas com base em evidências científicas
>
> **Níveis de evidências**
>
> I. Revisão sistemática com metanálise
> II. Megatrial [(> 1.000)] pacientes
> III. Ensaio clínico randomizado [(< 1.000)] pacientes
> IV. Coorte (não randomizado)
> V. Estudo caso-controle
> VI. Série de casos (sem grupo controle)
> VII. Opinião de especialista
>
> **Graus de recomendação**
>
> A. Evidências suficientemente fortes para haver consenso
> B. Evidências não definitivas
> C. Evidências suficientemente fortes para contraindicar a conduta

Atualização Terapêutica: 21 ed. São Paulo: Artes Médicas, 2003.

As melhores evidências disponíveis recomendam as seguintes indicações, doses e formas de administração da oxigenoterapia:

- Na parada cardíaca ou ressuscitação: usar máscara bolsa-reservatório (Ambu®) durante a ressuscitação ativa (grau de recomendação A – nível de evidência IV) e elevar o fluxo de oxigênio até a máxima saturação de oxigênio possível e o paciente ficar estável. Se em estado de coma, considerar intubação, também tratar especificamente a doença subjacente.
- No choque séptico, choque anafilático, hemorragia alveolar (grau de recomendação B – nível de evidência III):
    - Iniciar ofertando O_2 com fluxo em 15 L/minuto através de uma máscara de macronebulização, monitorando o paciente até sua estabilização e, então, reduzir o fluxo de oxigênio até níveis de saturação arterial de oxigênio (SaO_2) entre 94 e 98%. Se em estado de coma, considerar intubação traqueal e VMI.
    - Se o paciente estiver em risco de desenvolver insuficiência respiratória hipercápnica, mantendo a mesma saturação inicial, considerar imediatamente ventilação não invasiva (VNI) (ver Capítulo 13).
- Na hipoxemia aguda sem causa definida, dispneia em pós-operatório, insuficiência cardíaca aguda, embolia pulmonar, derrame pleural, doença intersticial pulmonar ou deterioração por fibrose, asma aguda, pneumonia, câncer de pulmão, pneumotórax, infarto agudo do miocárdio ou síndromes coronarianas, distúrbio metabólicos e renais, acidente vascular encefálico, hiperventilação ou distúrbio da respiração por ansiedade, condições musculares e/ou neurológicas que produzem fraqueza muscular (grau de recomendação B – nível de evidência III), anemia severa (grau de recomendação A – nível de evidência III):

- Iniciar ofertando oxigênio através de máscara de macronebulização, com fluxo de 5 a 10 L/minuto, com o objetivo de atingir uma SaO_2 entre 94 e 98%. Após a estabilização do quadro de dispneia, reduzir a oferta, mantendo sempre os níveis de saturação preconizados.
- Caso seja obtida uma oferta de oxigênio menor que 4 L/minuto, após sucessivos decréscimos, pode-se considerar a mudança de interface para cateter nasal tipo óculos.
- Se a saturação ideal não for atingida após 30 a 60 minutos, e mantendo-se como a inicial, considerar um aumento do fluxo em até 15 L/minuto e solicitar avaliação médica para o caso.
- Observar o paciente com risco de desenvolver insuficiência respiratória aguda (IRpA) hipercápnica, com uma saturação entre 94 e 98%, em manutenção de uma $PaCO_2$ normal. Repetir gasometria arterial após 30 a 60 minutos para acompanhamento do quadro.
- Na presença de insuficiência cardíaca aguda com edema pulmonar cardiogênico, dar preferência ao uso de CPAP (ver Capítulo 13).
- Se embolia pulmonar menor, não considerar oxigenoterapia já que a maioria dos pacientes com embolia pulmonar menor não apresenta hipoxemia.
- Se derrame pleural com hipoxemia, considerar oxigenoterapia e drenagem; se não hipoxêmico, não considerar oxigenoterapia.
- Se anemia severa com hipoxemia, considerar oxigenoterapia.

- Na DPOC, ou em pacientes com idade acima de 50 anos, tabagistas de longa data com dispneia crônica, presumidos portadores de DPOC menores de 50 anos, na exacerbação de fibrose cística, na doença neuromuscular crônica, nos distúrbios de parede torácica e na obesidade mórbida (grau de recomendação A – nível de evidência III):
  - Antes de colher uma gasometria, instalar no paciente cateter tipo óculos com fluxo de até 4 L/minuto, com o objetivo de alcançar uma SpO_2 entre 88 e 92%, mantendo sempre uma $PaCO_2$ normal. Repetir uma gasometria entre 30 e 60 minutos.
  - Se o paciente manter-se hipercápnico e acidótico mesmo após 30 a 60 minutos de oxigenoterapia, com uma oxigenação adequada, considerar imediatamente uso de ventilação não invasiva (VNI). Esta deve ser considerada como 1ª escolha em pacientes DPOC hipoxêmicos e/ou hipercápnicos, mas a oxigenoterapia pode ser considerada na dispneia e dessaturação leve de uma DPOC (ver Capítulo 13).
  - Se o diagnóstico de DPOC é desconhecido, os pacientes com mais de 50 anos de idade, que são fumantes de longo prazo, com uma história crônica de falta de ar aos pequenos esforços, como caminhar e nenhuma outra causa conhecida de falta de ar, devem ser tratados como se fossem portadores de DPOC.

FORMAS DE ADMINISTRAÇÃO

- Cateter tipo óculos: utilizado quando se precisa oferecer ao paciente uma FiO_2 inferior a 40%. Usado em pacientes conscientes e com ótimo reflexo de tosse. Com ele, o paciente pode conversar, comer e tossir livremente, é de fácil e barata aplicação (Figura 14.1).

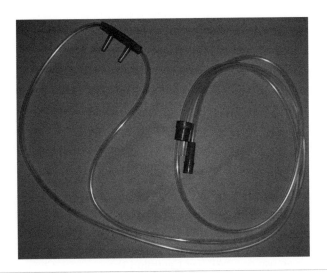

Figura 14.1 – Cateter tipo óculos. Fonte: Arquivo particular.

As desvantagens principais são o ressecamento da mucosa da narina, a pouca efetividade em respirações bucais e baixa tolerância pelo desconforto produzido com fluxos acima de 4 L/minuto.

- Máscara de macronebulização: fonte de oferta de oxigenioterapia para uma FiO_2 maior que 40%, sob interface de máscara, apesar de considerada como oferta de fluxo baixo (Figura 14.2).

Não existem modelos e tamanhos variáveis que se adaptem ao tipo de face do paciente, assim algum grau da FiO_2 será desperdiçado. Os principais problemas são a dificuldade

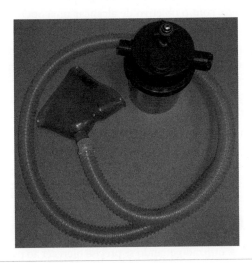

Figura 14.2 – Macronebulização. Fonte: Arquivo particular.

do paciente em comer, risco de aspiração, desconforto pelo calor, sensação de claustrofobia e risco de lesões de pele em face e orelha.

MONITORIZAÇÃO DA SATURAÇÃO DE OXIGÊNIO

A monitorização da SaO_2 pode ser realizada através do oxímetro de pulso (Figura 14.3), colocado nas extremidades dos dedos, através das quais o dispositivo realizará a leitura contínua da saturação de oxigênio. A British Thoracic Society recomenda que a maioria dos doentes consiga alcançar uma SaO_2 entre 94 e 98%, sendo esse um limite entre o que é normal e o que é seguro ao paciente. A faixa ideal para pacientes hipercápnicos é de 88 a 92%, com base em uma série de estudos observacionais.

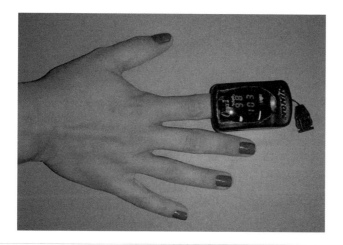

Figura 14.3 – Oxímetro de pulso. Fonte: Arquivo particular.

CRITÉRIOS INDICATIVOS DE SUCESSO

Após a adaptação do oxigênio, observar, pelo oxímetro de pulso, a melhora da saturação e após 30 a 60 minutos de terapia, observar a melhora da oxigenação pela gasometria arterial. Uma PaO_2 acima de 60 mmHg é uma oxigenação na faixa desejável. Considerar, também, a melhora clínica, ou seja, melhora dos sinais e sintomas de distúrbios nas trocas gasosas (dispneia, taquipneia, cianose, palidez, sudorese etc.)

CRITÉRIOS PARA INTERRUPÇÃO DA OXIGENOTERAPIA

- A oxigenoterapia pode e deve ser interrompida, de modo gradual, à medida que o paciente atingir e estiver mantendo uma saturação-alvo, permanecendo clinicamente estável, com parâmetro gasométrico e de saturação periférica dentro do alvo.

- Em situações com pacientes portadores de doenças pulmonares crônicas, em que se tem o uso de oxigenoterapia, por longa duração, estes devem ser gradualmente reduzidos até que permaneça a dose de manutenção habitual.
- Após a interrupção da terapia, a saturação de oxigênio do paciente ventilando em ar ambiente, deve ser monitorada por 5 minutos, e permanecendo no intervalo-alvo, é necessário que seja reavaliada em 1 hora. Caso permaneça siga dentro dos padrões de normalidade, considera-se que foi um desmame seguro e efetivo, sendo importante e necessária a contínua monitorização.

SINAIS E SINTOMAS PARA REAVALIAR A CONDUTA/ CRITÉRIOS PARA ACIONAMENTO MÉDICO

- Taquipneia, podendo indicar deterioração da função respiratória.
- Desconforto respiratório após a interrupção da oxigenoterapia, presença de dispneia leve a severa, uso de musculatura acessória e/ou respiração paradoxal.
- Em situações de falha na administração de oxigênio, é necessário acionar o médico para nova avaliação do paciente a fim de tomada de decisão por outra conduta mais efetiva para garantia das trocas gasosas, as escolhas mais comuns são a ventilação mecânica invasiva ou não invasiva (ver Capítulo 13).
- Uma nova conduta deve ser definida baseada nos sinais e sintomas apresentados pelo paciente, bem como nos resultados de exames de gasometria e da oximetria de pulso.

Contraindicações

- Pacientes com nível de consciência preservado que se recusam a receber tratamento com oxigenoterapia.

Contraindicações relativas

Várias evidências têm surgido indicando a superioridade da VNI em relação a oxigenoterapia em diversas situações clínicas. A seguir algumas destas condições, as quais estão bem descritas no capítulo 13.
- Situações de insuficiência respiratória aguda (IRpA) ou crônica agudizada, desconforto respiratório e dispneia moderada a severa, uso de musculatura acessória, respiração paradoxal.
- Reversão de atelectasia, nessa situação está indicada a adaptação de VNI por não haver evidências sobre a oxigenioterapia aumentar a capacidade pulmonar total e capacidade residual funcional pulmonar.
- Em pacientes com insuficiência respiratória hipercápnica (que mantiveram a mesma saturação inicial após oxigenoterapia).

- Pós-operatório de cirurgia abdominal, nesses casos a VNI é mais efetiva para reduzir complicações.

RISCOS DE TOXICIDADE COM A OXIGENOTERAPIA

A duração e dose definirão o risco da oxigenioterapia no organismo. Os principais são envenenamento de enzimas celulares, formação insuficiente de surfactante pelos pneumócitos tipo II e dano funcional ao mecanismo mucociliar.

Se utilizado oxigênio a 100%, observar-se-á toxicidade já após 48 horas, sendo os sinais mais precoces de intoxicação por oxigênio o desconforto retroesternal, parestesias de extremidades, náuseas, vômitos e astenia.

Os riscos de toxicidade ao oxigênio serão observados com frações inspiradas maiores que 50% por longos períodos.

Estudos demonstraram que a oferta de oxigênio com frações entre 28 e 40% não altera a relação ventilação/perfusão na maioria dos pacientes portadores de DPOC.

Riscos fisiológicos

- Piora da relação ventilação perfusão (V/Q), oxigênio em excesso pode reduzir os níveis de nitrogênio durante a respiração.
- Atelectasia por absorção.
- A vasoconstrição coronária e cerebral.
- Redução do débito cardíaco.
- Estresse oxidativo causado pelo aumento dos radicais livres de oxigênio.
- O aumento da resistência vascular sistêmica.

Riscos clínicos

- O agravamento de insuficiência respiratória.
- O atraso no reconhecimento de deterioração clínica.
  - Desconhecido risco-benefício em doenças coronárias agudas, uma vez que o oxigênio em excesso pode provocar vasoconstrição em locais com infarto, aumentando, assim, a área isquemiada.

DIRETRIZES PARA INICIAR OXIGENOTERAPIA

- Avaliar a necessidade de oxigenoterapia, atentando para as indicações necessárias.
- Selecionar todo o material necessário: oxímetro; estetoscópio; esfigmomanômetro.
- Aferir sinais vitais.

- Selecionar o equipamento que atenda o perfil e as necessidades do paciente (macronebulização para oferta de altas titulações de oxigênio (> 4 L/minuto), cânula nasal para médias e baixas titulações de oxigênio (< 4 L/minuto).
- Posicionar o paciente no leito em Fowler (cabeceira a 60°).
- Explicar ao paciente o que é oxigenoterapia, seus objetivos e outras possíveis dúvidas aventadas por ele.
- Conforme a tolerância do paciente, após escolha do equipamento ideal, titular o nível necessário de oxigênio.
- Orientar paciente, acompanhantes e técnicos de enfermagem quanto aos cuidados e monitorização da oxigenoterapia.
- Monitorar e reavaliar o paciente e, se os objetivos não forem alcançados, discutir com o médico uma alternativa para a resolução do quadro, por exemplo, a indicação de VNI.

DIRETRIZES PARA INDICAÇÃO DA OXIGENOTERAPIA DOMICILIAR

A Sociedade Torácica da Austrália e Nova Zelândia (2005) dá diretrizes para a prescrição de oxigenoterapia domiciliar prolongada, em baixos fluxos, considerando os seguintes parâmetros:

- Oxigenoterapia contínua por longo tempo:
  - $PaO_2 \leq 55$ mmHg ou $SaO_2 \leq 88\%$, em repouso.
  - PaO_2 entre 56 e 59 mmHg ou $SaO_2 = 89\%$ associada a edema pulmonar por insuficiência cardíaca, evidência de cor pulmonale e hematócrito $\geq 56\%$ (policitemia).
- Oxigenoterapia durante o exercício:
  - $PaO_2 \leq 55$ mmHg ou $SaO_2 \leq 88\%$ documentada durante o exercício pela oximetria de pulso contínua.
- Oxigenoterapia noturna (durante o sono):
  - $PaO_2 \leq 55$ mmHg ou $SaO_2 \leq 88\%$ documentada durante o sono.
  - Queda da $SaO_2 \geq 5\%$ com sinais e sintomas de hipoxemia (definidos como embotamento do processo cognitivo, fadiga ou insônia).

REFERÊNCIAS BIBLIOGRÁFICAS

1. Asthma phenotypes: the evolution from clinical to molecular approaches, Vol 18 | n 5. May 2012, Nature Medicine.
2. Atallah AN, Trevisani VFM, Valente O. Princípios para tomadas de decisões terapêuticas com base em evidências científicas. Atualização terapêutica. 21 ed. São Paulo: Artes Médicas, 2003.
3. British Thoracic Society Standards of Care Committee. Non-invasive ventilation in acute respiratory failure. Thorax 2002; 57:192–211.
4. Davies JD, Gentile MA. What does it take to have a successful noninvasive ventilation program? Respiratory Care. 54.1 (Jan. 2009): p53.

5. Dellinger RP, Carlet JM, Masur H. Surviving Sepsis Campaign guidelines for management of severe sepsis and septic shock. Critical Care Medicine 2004; 32: 858–73.
6. Giles Tammie L, Lasserson Toby J, Smith Brian, White John, Wright John J, Cates Christopher J. Continuous positive airways pressure for obstructive sleep apnoea in adults. Cochrane database of systematic eeviews. In: The Cochrane Library, Issue 12, 2010.
7. Hale K, Gavin C, O'Driscoll R. An audit of oxygen use in emergency ambulances and in a hospital emergency department. Emerg Med J 2008.
8. M.C. Luna Paredes, M.C. Martınez Carrasco, J. Perez Frıas y Grupo de Tecnicas de La Sociedad Espanõla de Neumologıa Pediatrica. Fundamentos de la oxigenoterapia en situaciones agudas y cronicas: indicaciones, metodos, controles y seguimento. An Pediatr (Barc) 2009; 71(2):161–174.
9. McDonald, CF; Crockett, JA and Young, YH - Position statement adult domiciliary oxygen therapy. Position statement of the Thoracic Society of Australia and New Zealand. Med J Aust 2005; 182 (12): 621-626.
10. Murphy R, Driscoll P, O'Driscoll R. Emergency oxygen therapy for the COPD patient. Emergency Medical Journal, 2001; 18: 333–9.
11. Nava S, Grassi M, Fanfulla F, Domenighetti G, Carlucci A, Perren A, Dell'orso D, Vitacca M, Ceriana P, Karakurt Z, Clini E. Non-invasive ventilation in elderly patients with acute hypercapnic respiratory failure: a randomised controlled Trial. Age and Ageing 2011; 40: 444–450.
12. Neves JT; Lobão MJ. Oxygen therapy multicentric study – a nationwide audit to oxygen therapy procedures in internal medicine wards. Rev Port Pneumol; 18(2): 80-5, 2012 Mar-Apr.
13. O'Driscoll BR, Howard LS, Davison AG. BTS guideline for emergency oxygen use in adult patients. Thorax 2008; 63 (Suppl 6):vi1–68.
14. O'Driscoll BR, Howard LS, Bucknall C, Welham SA. British Thoracic Society. British Thoracic Society Emergency Oxygen Audits. Thorax 2011; 66: 734–5.
15. Richard H Kallet MSc RRT FAARC. Noninvasive ventilation in acute care: controversies and emerging concepts. Respiratory Care. 2009 Vol 54 No 2.
16. Slutsky AS. Consensus conference on mechanical ventilation. January 28–30, 1993 at Northbrook, Illinois, USA. Part I. European Society of Intensive Care Medicine, the ACCP and the SCCM. Intensive Care Medicine 1994; 20: 64–79.
17. Sociedade Brasileira de Pneumologia e Tisiologia. Oxigenoterapia domiciliar prolongada (ODP). J. Pneumologia [online]. 2000, vol.26, n.6, pp. 341-350. ISSN 0102-3586.
18. Witting MD, Scharf SM. Diagnostic room air pulse oximetry: effects of smoking, race, and sex. American Journal of Emergency Medicine 2008; 26: 131–6.

Índice Remissivo

A

Alongamento de musculatura paravertebral, cervical e cadeia posterior de MMII, 364

Alongamentos
 miofascial ativo, 160-163, 165, 247, 248, 249, 250, 251
 miofascial passivo, 164-165, 250-251

Alongamento, 69

Andadores – modelo com rodinhas e modelo sem rodinhas, 123

Aparelho de, 207-208, 329, 330
 biofeedback e eletroestimulação, sonda de eletroestimulação vaginal e sonda vaginal para biofeedback, 329
 biofeedback e eletroestimulação Neurodyn Evolution®, sonda de eletroestimulação anal e sonda anal para *biofeedback*, 207
 eletroestimulação Dualpex 961 URO, 208, 330
  sonda de eletroestimulação anal, 208
  sonda de eletroestimulação vaginal, 330

Atividades aeróbicas, 287

Auriculoacupuntura para dor em ombro, 244

Autodrenagem linfática, 153

Avaliação, 83, 197, 304, 321
 da dispneia e cansaço nos membros pela Escala de Borg para quantificar a melhoria com o programa de reabilitação, 83
 de força de períneo pelo toque anal, 197
 de força de períneo pelo toque vaginal, 321
 funcional do assoalho pélvico, 304

B

Benefícios potenciais do exercício durante ou no acompanhamento do tratamento oncológico, 59

Bengalas – modelo convencional, modelo ajustável, modelo geriátrico com quatro apoios, 121

Bíceps, 233

Bocal ideal para manovacuometria, 401

C

Cadeira de rodas, 123

Cateter tipo óculos, 432

Check-list para análise crítica, 34-35, 40
 do indicador de aderência aos protocolos de pós-operatórios, 35
 do indicador de sucesso no desmame, 34
 dos diferentes desenhos de estudo, 40

Cicloergômetro de MMSS, 67

Cinesioterapia, 152, 222

em grupo, 152
respiratória, 222
Classificação, 400, 416
   da intensidade da fraqueza de musculatura respiratória, 400
   das causas de insuficiência respiratória aguda, 416
Classificação internacional de, 83, 131, 154, 242, 321
   funcionalidade (CIF), 83, 321
   funcionalidade, incapacidade e saúde (CIF), 131, 154, 242
Colar, 115-116
   de espuma, 115
   de Thomas com apoio mentoneal, 115
   de Thomas sem apoio mentoneal, 116
   Philadelphia sem e com orifício para traqueostomizados, 116
Colete de Putti, 117, 118
   alto, 118
   baixo, 117
Como realizar transferências de modo adequado, 97
Complicações geradas pelo imobilismo e efeitos tóxicos do tratamento oncológico por sistema orgânico, 57
Critérios de ROMA lll para distúrbios gastrintestinais funcionais, 310

D

Deambulação, 65, 351
   no corredor, 351
   progressiva sem e com auxílio de órtese, 65
Dedo horizontal em ponto médio superior à espinha da escápula, 161, 247
Deslizamento glenoumeral inferior, 157
Diário, 64, 198, 322
   de mobilização, 64
   miccional, 198, 322
Diretrizes para oxigenoterapia em unidade hospitalar, 429

critérios, 433
   indicativos de sucesso, 433
   para interrupção da oxigenoterapia, 433
diretrizes para, 435-436
   indicação da oxigenoterapia domiciliar, 436
   iniciar oxigenoterapia, 435
formas de administração, 431
indicações da oxigenoterapia, 429
introdução, 429
monitorização da saturação de oxigênio, 433
riscos de toxicidade com a oxigenoterapia, 435
   riscos
      clínicos, 435
      fisiológicos, 435
sinais e sintomas para reavaliar a conduta/critérios para acionamento médico, 434
   contraindicações relativas, 434
   contraindicações, 434
Diretrizes para ventilação não invasiva, 413
   contraindicações relativas, 417
   contraindicações, 417
   critérios, 421-422
indicativos de sucesso, 421
para interrupção da VNI, 421
para intubação e VMI, 422
   desfechos esperados, 422
   escolha da interface, 419
   indicações para o uso preventivo da VNI, 417
indicações, 415
introdução, 413
local para oferecer VNI, 418
monitorização, 420
níveis pressóricos para iniciar a terapia, 418
nível de evidência, 422, 423, 424, 425
   I – grau de recomendação A, 422
   I – grau de recomendação B, 423

I – grau de recomendação C, 424
III – grau de recomendação A, 424
III – grau de recomendação B, 425
IV – grau de recomendação C, 425
IV – grau de recomendação B, 425
  objetivos, 415
  orientações ao paciente pré-procedimento, 418
  posicionamento, 420
Distribuição proporcional por sexo dos dez tipos de câncer mais incidentes estimados para 2016, exceto pele não melanoma, 42
Dois dedos abaixo da porção medial da espinha da escápula, 160, 246

E

Escala de Borg, 72
  modificada para avaliação do nível de cansaço ou dispneia autopercebida pelo paciente, 72
  para avaliação do nível de cansaço ou dispneia autopercebida pelo paciente, 72
  Escala, 98, 267
  de House-Brackmann para disfunção facial, 267
  de Karnofsky, 98
Escala visual analógica (EVA) para avaliar a intensidade, 73, 96
  da dispneia, 73
  sintomas de dor e dispneia, 96
Escala visual analógica, 148, 197, 234, 322
  da dor, 148, 234
  para incontinência urinária, 197, 322
Espirometria de incentivo, 280
Esquema, 54, 104
  para condução da dispneia pela fisioterapia, 104
  relacionando o nível de atividade física ao risco de desenvolver a síndrome do imobilismo, 54

Estadiamento 0-VI e classificação TNM para câncer de mama, 43
Estratificação de risco de fratura em membros, 119
Exercícios, 68, 79, 80, 156, 201, 269, 288
  aeróbicos, 79
  ativos de membros inferiores, 68
  de fortalecimento, 80, 288
  de MMSS, 68
  domiciliares de mímicas faciais, 269
  em grupo para incontinência urinária, 201
  pendulares, 156

F

Ficha de, 76, 82, 93, 144, 193, 226, 285, 354, 371, 405
  acompanhamento durante o recrutamento alveolar, 405
  avaliação e evolução padrão da fisioterapia para pacientes internados utilizada na Fundação Cristiano Varella (com permissão), 93
  avaliação fisioterapêutica no transplante de medula óssea, 354
  avaliação fisioterápica de cabeça e pescoço, 226
  avaliação fisioterápica de mama, 144
  avaliação fisioterápica, 193
  avaliação para reabilitação oncológica sistêmica, 76
  avaliação respiratória e/ou pré-operatória, 285
  evolução para pacientes em ventilação mecânica, 371
  monitoramento de sessão de reabilitação, 82
Filme protetor de lesões de pele quando em uso prolongado de VNI, 419
Fisioterapia em cuidados paliativos, 89
  introdução, 89
  metástases ósseas em membros, 119
    avaliação do risco de fratura, 119

condutas para faixa de risco leve, 120
condutas para faixa de risco moderada, 121
lesões, 124-125
   de membros inferiores, 125
   em membros superiores, 124
   condutas, 120
   contraindicações, 125
   desfechos esperados, 125
para metástases classificadas como alto risco de fratura, 125
   estratificação do risco considerando apenas os parâmetros clínicos, 120
   estratificação do risco, 119
   indicação, 119
   objetivos, 119
   retorno, 125
protocolo de fisioterapia na atelectasias, 109
   avaliação, 109
   condutas, 110
   critérios para alta, 110
   desfechos esperados, 110
   indicação, 110
   método para quantificar a melhoria, 110
   objetivos, 109
   retorno ambulatorial, 110
protocolo de fisioterapia na dispneia aguda ou em agudização, 103
   avaliação, 103
      anamnese, 103
      exames, 103
      físico, 103
      complementares, 103
   condutas, 103
   contraindicação, 104
   desfechos esperados, 106
   indicação, 103
   método para quantificar a melhoria, 104
   objetivos, 103
   orientações, 104

exemplos de atividades cotidianas com uso da conservação de energia, 105
protocolo de fisioterapia na dor, 110
   avaliação, 111
   condutas, 111
   contraindicações, 111
   critérios para alta, 111
   desfechos esperados, 112
   indicação, 110
   método para quantificar a melhoria, 111
   objetivos, 111
   retorno ambulatorial, 111
protocolo de fisioterapia na hipersecreção, 106
   avaliação, 106
      anamnese, 106
      exames, 106
         físico, 106
         complementares, 106
   condutas,
      se não traqueostomizado, 107
      se traqueostomizado, 107
   contraindicações, 108
   desfechos esperados, 108
   indicação, 106
   método para quantificar a melhoria, 108
   objetivos, 106
protocolo de fisioterapia na metástases ósseas, 113
   condutas, 114
      condutas para faixa de risco leve a moderada, 114
   contraindicações, 118
   desfechos esperados, 118
   indicação, 113
   metástase óssea em coluna e tórax, 113
   objetivos, 113
   avaliação do risco de fratura em coluna, 114
   estratificação do risco, 114

Índice Remissivo

órteses para lesões cervicais, 114
    colar, 114, 115, 116
        de espuma, 114
        de Thomas, com ou sem apoio mentoneal, 115
        Philadelphia, 116
    colete de Putti, 117-118
        alto, 118
        baixo, 117
    órteses para lesões toracolombossacrais, 117
    retorno, 118
protocolo de fisioterapia na náusea e vômito, 112
    condutas, 112
    contraindicações, 112
    desfechos esperados, 113
    frequência, 113
    prevenção, 113
    tratamento, 113
    indicação, 112
    método para quantificar a melhoria, 113
    objetivos, 112
protocolo de fisioterapia na tosse ineficaz, 108
    avaliação, 108
    condutas, 109
    contraindicação, 109
    desfechos esperados, 109
    indicação, 108
    método para quantificar a melhoria, 109
    objetivos, 108
protocolo de fisioterapia na trombose venosa profunda (TVP), 126
    avaliação, 126
    condutas, 126
        preventivas, 126
        terapêuticas, 126
    contraindicação, 127
    desfechos esperados, 127
    indicação, 126
    objetivos, 126
protocolo de fisioterapia paliativa no linfedema de membros, 132
    avaliação, 132
    condutas, 133
    contraindicações, 132
    desfechos esperados, 133
    indicação, 132
    método para quantificar a melhoria, 133
    objetivos, 132
protocolo de reabilitação oncológica sistêmica em cuidados paliativos, 127
    condutas indicadas, 129
        atividades, 129
            aeróbicas, 129
            de fortalecimento, 129
    contraindicações/restrições, 128
    critérios para alta, 131
    desfechos esperados, 132
    indicações, 127
    itens essenciais na avaliação, 128
        anamnese, 128
        exame físico-funcional, 129
        metodologia para o teste de 1 RM, 129
    método para quantificar a melhoria, 131
    objetivos, 127
    orientações gerais durante o treinamento físico conforme I Consenso de Reabilitação Cardiovascular, 130
        monitorar, 130-131
            antes de iniciar as atividades, 130
            durante as atividades, 131
            efeitos adversos tardios, 131
    população-alvo, 127
protocolo para pacientes em cuidados paliativos e oncológicos clínicos internados, 92
    avaliação, 93

condutas terapêuticas, 102
condutas, 100
   preventivas, 100
   orientações, 100, 101, 102
      para atividade física regular, 102
      para os cuidados nas transferências, 101
      para prevenir quedas, 101
      quanto ao posicionamento no leito ou cadeira, 100
critérios para alta, 102
frequência, 100
indicações, 93
objetivos, 92
população-alvo, 92
protocolos para pacientes em cuidados paliativos em nível ambulatorial, 127
Fisioterapia em pacientes com câncer no sistema digestório, 293
fisioterapia ambulatorial, 299
protocolo de fisioterapia pré-reabilitação, 299
   avaliação, 300
   condutas indicadas, 302
   contraindicação e/ou restrições, 300
   desfechos esperados, 302
   indicação, 300
   objetivo, 300
   população-alvo, 299
protocolo de reabilitação de períneo com *biofeedback* e eletroestimulação para incontinência fecal, 306
   atendimento, 306
   condutas, 306
      bioofeedback – aparelho Neurodyn Evolution conectado ao computador, 306
      eletroestimulação, 307-308
      aparelho Dualpex 961 – URO, 307
      aparelho Neurodyn Evolution conectado ao computador, 308
   contraindicações relativas, 309
   contraindicações, 309
   critérios para alta, 309
   desfechos esperados, 309
   método para quantificar a melhoria, 309
   objetivos, 306
   população-alvo, 306
   prognóstico, 309
protocolo de reabilitação de períneo com cinesioterapia e *biofeedback* para constipação fecal, 310
   atendimento, 310
   avaliação, 310
   condutas, 311
   exercícios de Kegel, 311
   exercícios domiciliares, 312
   massagem, 312
   orientações comportamentais, 312
      terapia com *biofeedback* – aparelho Neurodyn Evolution conectado ao computador, 311
   contraindicações relativas, 313
   contraindicações, 312
   critérios para alta, 313
   desfechos esperados, 313
   frequência, 312
   método para quantificar a melhoria, 313
   objetivos, 310
   população-alvo, 310
   prognóstico, 313
   tempo de atendimento, 312
protocolo de reabilitação de períneo com cinesioterapia para incontinência fecal, 303
   atendimento, 303
   avaliação, 303
   condutas, 304-305
      exercícios ativos para períneo (exercícios de Kegel), 304

orientações comportamentais, 305
contraindicações relativas, 305
contraindicações, 305
critérios para alta, 306
desfechos esperados, 306
método para quantificar a melhoria, 305
objetivos, 303
população-alvo, 303
prognóstico, 305
protocolo de reabilitação oncológica sistêmica durante ou após tratamento oncológico, 303
   fisioterapia em pacientes internados, 294
protocolo, 294, 299
   da fisioterapia em pacientes clínicos internados, 299
   de fisioterapia no pós-operatório imediato (POI), 294
avaliação, 295
condutas, 295
contraindicações, 297
critérios para interrupção das atividades, 299
desfechos esperados, 299
frequência das sessões diárias, 295
frequência, 297
monitorar, 297
objetivos, 294
população-alvo, 294
retorno, 299
introdução, 293
Fisioterapia em terapia intensiva oncológica, 369
introdução, 369
protocolo de aspiração de vias aéreas superiores, 374
   contraindicações, 375
      para aspiração de tubo orotraqueal (TOT) e traqueostomia (TQT), 375

      para aspiração nasotraqueal, 375
   descrição, 376-377
      do procedimento para aspiração de pacientes intubados ou traqueostomizados, 376
      do procedimento para aspiração de pacientes sem via aérea artificial, 377
   indicações, 374
   método de avaliação da eficácia, 379
   objetivos, 374
   posicionamento, 376
   possíveis complicações com o procedimento, 375
protocolo de, 397, 406
   atividade física precoce, 406
   de avaliação de força da musculatura respiratória, 397
   classificação da intensidade da fraqueza de musculatura respiratória, 400
contraindicações, 399
   critérios para determinação da medida, 399
   equações para valores de normalidade, 399
   indicações, 398
   introdução, 397
   método de medida, 400, 401, 402
      da PEmáx em pacientes intubados ou traqueostomizados, 402
      da PImáx em pacientes intubados ou traqueostomizados, 402
      de PEmáx com uso de bocal, 401
      de PImáx com uso de bocal, 400
   objetivos, 398
protocolo de desmame difícil e prolongado da ventilação mecânica, 389
   condições que dificultam o desmame (mais detalhes no item

"fatores associados a falhas no desmame"), 392
critérios, 390, 391, 397
   de sucesso no desmame, 397
   para considerar o início do desmame difícil e prolongado, 390
   para não considerar o início ou progressão do desmame difícil e prolongado, 391
   cuidados gerais pré-extubação, 397
   desfechos esperados, 397
   índices preditivos de sucesso de desmame e extubação, 397
   introdução, 389
   objetivos, 389
   população-alvo, 390
   procedimentos para desmame, 392
      difícil, 392
      prolongado, 392
   teste de respiração espontânea, 392
      condutas nos pacientes que tiveram sinais de intolerância (falha) no teste de respiração espontânea ou desmame, 392
      critérios de interrupção (intolerância) do teste de respiração espontânea ou desmame, 393
      fatores associados a falhas no desmame, 393
   treino da musculatura inspiratória, 395
protocolo de desmame simples da ventilação mecânica, 385
   critérios, 387-388
      de sucesso do desmame, 388
      de interrupção (intolerância) do teste de respiração espontânea ou desmame, 387
      para considerar o início do desmame, 387
   cuidados gerais pré-extubação, 388
   indicação, 387
   índices preditivos de sucesso de desmame e extubação, 388
   introdução, 385
   objetivos, 387
      específicos, 387
      gerais, 387
   procedimento para o desmame, 387
protocolo de fisioterapia na hipersecreção em pacientes em ventilação mecânica invasiva (VMI), 406
   avaliação, 406
   condutas no paciente, 407
      cooperativo, 407
      não cooperativo, 407
   contraindicações, 408
   desfechos esperados, 408
   indicação, 406
   introdução, 406
   método para quantificar a melhoria, 408
   objetivos, 406
protocolo de fisioterapia nas atelectasias no paciente em ventilação mecânica, 408
   avaliação, 409
   condutas, 409
   desfechos esperados, 409
   indicação, 409
   introdução, 408
   objetivos, 409
   protocolo de parâmetros iniciais da ventilação mecânica, 379
      indicações da ventilação mecânica (VM), 379
      introdução, 379
      monitoramento, 380
      objetivo, 379
      parâmetros iniciais, 380
      públicos-alvo, 379
protocolo de recrutamento alveolar, 402
   avaliação, 403
   critérios para, 403-404

considerar o início do recrutamento, 403
contraindicar o recrutamento alveolar, 404
desfechos esperados, 406
indicação, 403
introdução, 402
objetivos, 403
população-alvo, 403
procedimentos para o recrutamento alveolar, 404
protocolo de ventilação mecânica na DPOC, 382
avaliação, 382
condutas, 383
protocolos, 383-384
de ventilação não invasiva na DPOC, 383
de VMI na DPOC, 384
desfechos esperados, 385
introdução, 382
objetivo, 382
população-alvo, 382
Fisioterapia no câncer de cabeça e pescoço, 219
fisioterapia em pacientes internados, 220
protocolo de fisioterapia no pós-operatório imediato (POI), 220
avaliação, 221
condutas indicadas, 221
contraindicações/restrições, 221
desfechos esperados, 224
frequência das sessões diárias, 221
indicação, 221
objetivos, 221
população-alvo, 220
retorno, 224
introdução, 219
protocolo da fisioterapia, 224
na internação clínica, 224
em ambulatório, 224
palestras de orientações com a equipe multidisciplinar, 271
frequência, 271
objetivo, 271
palestrantes, 271
população-alvo, 271
programa de reabilitação oncológica sistêmica, 270
população-alvo, 270
protocolo de fisioterapia fibrose/aderência cicatricial, 265
avaliação, 266
condutas, 266
contraindicações, 266
critérios para alta, 266
retorno ambulatorial, 266
desfechos esperados, 267
indicação, 266
método para quantificar a melhoria, 266
objetivos, 265
população-alvo, 265
protocolo de fisioterapia, 224, 270
na atelectasia, 270
na disfunção leve de ombro (grupo de cabeça e pescoço), 224
avaliação, 224
bíceps, 233
peitoral, 234
romboides, 232
serrátil anterior, 231
trapézio, 229, 230, 231
inferior, 231
médio, 230
superior, 229
tríceps, 233
condutas
alongamentos, 238

critérios para interrupção do
    exercício, 241
exercício, 239
    de resistência progressiva, 239
    para ganho de ADM ativa, 239
    massagem ou automassagem, 238
    músculos a serem fortalecidos, 240
    sinais e sintomas para redução da
        carga dos exercícios, 241
contraindicação, 224
critérios para alta, 242
retorno, 242
desfechos esperados, 242
frequência, 241
indicação, 224
método para quantificar a melhoria, 241
objetivos, 224
população-alvo, 224
prognóstico, 241
tempo de atendimento, 241
tipo de atendimento, 241
protocolo de fisioterapia, 259, 270
    na hipersecreção, 270
    na limitação dos movimentos da
        cervical com ou sem
        cervicalgia, 259
    avaliações, 259
    condutas, 260
    contraindicações, 259
    critérios para alta, 260
        retorno, 260
    desfechos esperados, 261
    indicação, 259
    métodos para quantificar a
        melhoria, 260
    objetivos, 259
    população-alvo, 259
    prognóstico, 260
protocolo de fisioterapia na mucosite
    oral, 261

avaliação, 261
condutas, 261
contraindicação, 261
critérios para alta, 262
    retorno ambulatorial, 262
desfechos esperados, 262
indicação, 261
métodos para quantificar a
    melhoria, 262
objetivos, 261
população-alvo, 261
prognóstico, 262
protocolo de fisioterapia, 267, 270
    na náusea e vômito, 270
    na paresia/paralisia facial
        periférica, 267
    avaliação, 267
    condutas, 268
    contraindicações, 267
    critérios para alta, 270
        retorno ambulatorial, 270
    desfechos esperados, 270
    frequência, 268
        tempo de atendimento, 268
    indicação, 267
    método para quantificar a
        melhoria, 269
    objetivos, 267
    população-alvo, 267
    prognóstico, 269
protocolo de fisioterapia na retração de
    língua, 264
    avaliação, 264
    condutas, 264
    critérios para alta, 265
        retorno ambulatorial, 265
    desfechos esperados, 265
    indicação, 264
    método para quantificar a
        melhoria, 265

        objetivos, 264
        população-alvo, 264
        prognóstico, 265
    protocolo de fisioterapia, 262, 270
        na tosse ineficaz, 270
        no linfedema cervicofacial, 262
        avaliação, 263
        condutas, 263
        contraindicações, 263
        critérios para alta, 263
            retorno ambulatorial, 263
        desfechos esperados, 264
        indicação, 262
        método para quantificar a melhoria, 263
        objetivos, 263
        população-alvo, 262
        prognóstico, 263
    protocolo de fisioterapia no trismo, 253
        avaliação, 253
        condutas para o, 255, 257
            grupo de prevenção e tratamento de trismo leve, 257
            tratamento individual, 255
        contraindicações/restrições, 253
        critérios de alta, 256
        desfechos esperados, 257
        indicação, 253
        método para quantificar a melhoria, 256
        objetivos, 253
        população-alvo, 253
        prognóstico, 256
        retorno, 256
        tempo de atendimento, 257
    protocolo de intervenções fisioterápicas na disfunção de ombro moderada a grave, 242
        atendimento, 243
        avaliação, 243
        condutas, 243
        critérios para interrupção do exercício, 252
        músculos, 246, 247, 248, 249, 250
            grande dorsal, 250
            infraespinhoso, 246
            peitoral maior, 249
            subescapular, 248
            supraespinhal, 247
        sinais e sintomas para redução da carga dos exercícios, 252
        técnicas, 244, 246
            de desativação de ponto gatilho, 246
            de mobilização articular passiva de ombro, 244
            articulação escapulotorácica, 245
            mobilização da cintura escapular, 244
            deslizamento glenoumeral, 244-245
                anterior, 245
                inferior, 244
            progressão do deslizamento glenoumeral inferior, 245
        contraindicações/restrições, 243
        critérios para alta, 252
        desfechos esperados, 252
        frequência, 252
        indicação, 243
        métodos para quantificar a melhoria, 252
        objetivos, 243
        população-alvo, 242
        prognóstico, 252
        tempo de atendimento, 252
Fisioterapia no câncer de mama, 137
    introdução, 137
    palestras de orientações com a equipe multidisciplinar, 184
        equipe multidisciplinar participante, 185

frequência, 185
objetivo, 185
população-alvo, 184
protocolo de fisioterapia na aderência cicatricial, 168
    avaliação, 169
    condutas, 169
    contraindicações, 169
    critérios para alta, 169
    desfechos esperados, 170
    frequência, 169
    indicação, 169
    método para quantificar a melhoria, 169
    objetivo, 169
    plastrão e mama residual, 168
    população-alvo, 168
    prognóstico, 169
protocolo de fisioterapia na alteração postural, 172
    avaliação, 172
    condutas, 173
    contraindicações, 172
    critérios para alta, 173
        retorno, 173
    desfechos esperados, 173
    frequência, 173
    indicação, 172
    método para quantificar a melhoria, 173
    objetivos, 172
    população-alvo, 172
    prognóstico, 173
protocolo de fisioterapia na capsulite adesiva, 182
    condutas, 182
    contraindicações, 182
    critérios para alta, 184
        retorno, 184
    desfechos esperados, 184
    frequência, 183
        tempo de atendimento, 183

indicação, 182
métodos para quantificar a melhoria, 184
objetivos, 182,
população-alvo, 182
prognóstico, 184
protocolo de fisioterapia, 171, 173
    na dor, 171
    na escápula alada, 173
    avaliação, 174
        teste de força do músculo, 174
        serrátil anterior, 174
        trapézio inferior, 174
condutas, 175
    mobilização articular escapulotorácica, 175
contraindicações, 173
critérios para alta, 176
    retorno, 176
desfechos esperados, 176
frequência, 175
    tempo de atendimento, 175
indicação, 173
método para quantificar a melhoria, 176
objetivos, 174
população-alvo, 173
prognóstico de melhoria, 176
protocolo de fisioterapia na hipotrofia e fibrose do músculo peitoral maior, 178
    avaliação, 178-179
        metodologia para o teste de uma resistência máxima (1 RM), 179
        posicionamento para avaliação de força do músculo peitoral, 178
    condutas, 179
    contraindicações, 178
    critérios para alta, 180
        retorno, 180
    desfechos esperados, 180
    frequência, 180

  tempo de atendimento, 180
  indicação, 178
  objetivos, 178
  população-alvo, 178
  prognóstico de melhoria, 180
protocolo de fisioterapia, 171, 182
  na náusea e vômito, 182
  na sensação de mama fantasma, 171
  condutas, 171
  contraindicações, 171
  critérios para alta, 172
  desfechos esperados, 172
  indicação, 171
  método para quantificar a melhoria, 172
  objetivos, 171
  população-alvo, 171
prognóstico, 172
protocolo de fisioterapia na trombose linfática superficial (fibroesclerose do vaso linfático), 176
  condutas, 177
  contraindicações, 176
  critérios para alta, 177
    retorno, 177
  desfechos esperados, 177
  frequência, 177
    tempo de atendimento, 177
  indicação, 176
  método para quantificar a melhoria, 177
  objetivos, 177
  população-alvo, 176
  prognóstico, 177
protocolo de fisioterapia, 180, 182
  nas metástase óssea em coluna, tórax e membros, 182
  no estiramento do plexo braquial, 180
  condutas, 181
  critérios de alta, 181
    retorno, 181
  desfechos esperados, 182

  frequência, 181
    tempo de atendimento, 181
  indicação, 181
  métodos para quantificar a melhoria, 181
  objetivos, 181
  população-alvo, 180
  prognóstico, 181
protocolo para pacientes com expansor ou prótese mamária, 170
  avaliação, 170
  condutas, 170
  contraindicações, 170
  critérios para alta, 171
  desfechos esperados, 171
  frequência, 170
  indicação, 170
  método para quantificar a melhoria, 171
  objetivo, 170
  população-alvo, 170
  prognóstico, 171
  tempo de atendimento, 170
protocolos de fisioterapia em pacientes internados, 139
  cuidados com o braço do lado da cirurgia, 141
    o que você deve evitar no lado operado, 141
    o que você pode fazer no lado operado, 142
  desfechos esperados, 143
  frequência das sessões diárias, 142
protocolo de fisioterapia, 139, 143
  na internação clínica, 143
  no pós-operatório imediato, 139
  avaliação, 140
  condutas indicadas, 140
  contraindicações/restrições, 140
  indicação, 139
  objetivos, 140

orientações fisioterápicas em mastologia, 141
população-alvo, 139
retorno, 142
protocolos de fisioterapia no ambulatório, 143
protocolo de fisioterapia na disfunção de ombro leve, 143
  atendimento, 144
  avaliação, 144
    abdução, 147
    avaliação da ADM, 146
    avaliação da força muscular, 147
      extensão, 147
      flexão, 146
      rotação externa, 147
      rotação interna, 147
  condutas, 151
  contraindicações, 143
  critérios para, 152, 154
    alta, 154
    interrupção do exercício, 152
  desfechos esperados, 155
  frequência, 154
  indicação, 143
  materiais, 152
  método para quantificar a melhoria, 154
  objetivos, 143
  população-alvo, 143
  prognóstico, 154
  retorno, 154
  sinais e sintomas para redução da intensidade dos exercícios, 152
  tempo de atendimento, 154
protocolo de fisioterapia na disfunção de ombro moderada a grave, 155
  atendimento, 155
  avaliação, 155
  condutas, 156
  contraindicações/restrições, 155
  desfechos esperados, 166
  indicação, 155
  objetivos, 155
  população alvo, 155
  técnicas de mobilização articular passiva de ombro, 157
    mobilização da cintura escapular, 157
    deslizamento glenoumeral, 157-158
      anterior, 158
      inferior, 157
    progressão do deslizamento glenoumeral inferior, 158
    mobilização escapulotorácica, 159
    músculos, 160, 161, 162, 164
      grande dorsal, 164
      infraespinhoso, 160
      peitoral maior, 162
      subescapular, 161
      supraespinhal, 161
protocolo de fisioterapia no linfedema, 166
  atendimento, 166
  avaliação, 167
  classificação do linfedema quanto, 167
    à fisiopatologia e reversibilidade, 167
    ao volume do membro pela perimetria, 167
  condutas, 167
  contraindicações/restrições, 166
  desfechos esperados, 168
  frequência, 168
  indicação, 166
  objetivos, 167
  população-alvo, 166
  tempo de atendimento, 168
protocolo de reabilitação oncológica sistêmica, 166

população-alvo, 166
Fisioterapia no câncer de próstata, 189
fisioterapia ambulatorial, 193
   palestras de orientações com a equipe multidisciplinar, 214
      frequência, 215
      objetivo, 214
      palestrantes, 215
      população-alvo, 214
   programa ambulatorial de reabilitação oncológica sistêmica, 215
      população-alvo, 215
   protocolo de fisioterapia na pré-reabilitação, 193
      avaliação, 193
      condutas indicadas, 195
      desfechos esperados, 196
      objetivos, 193
      população-alvo, 193
   protocolo de fisioterapia na reabilitação de períneo com *biofeedback* e eletroestimulação para incontinência urinária, 205
      atendimento, 205
      avaliação, 206
   protocolo para o *Pad test* (20 minutos), 206
      condutas, 206, 208
         bioofeedback – com o aparelho Neurodyn Evolution® conectado ao computador, 206
         eletroestimulação, 208
      contraindicações relativas, 210
      contraindicações, 209
      critérios para alta, 210
      desfecho esperado, 210
      frequência, 209
      indicação, 205
      método para quantificar a melhoria, 210
      objetivos, 205
      orientações dos exercícios domiciliares, 209
      população-alvo, 205
      prognóstico, 210
      tempo de atendimento, 209
   protocolo de fisioterapia na reabilitação de períneo com *biofeedback* e cinesioterapia para impotência sexual, 210
      atendimento, 210
      avaliação, 211
      condutas, 212
         biofeedback, 212
         exercícios de fortalecimento dos músculos do períneo para impotência sexual, 212
         orientações, 212-213
            comportamentais para impotência sexual, 212
            de exercícios domiciliares para impotência sexual, 213
      contraindicações relativas, 214
      contraindicações, 214
      critérios para alta, 214
      desfechos esperados, 214
      frequência, 213
         tempo de atendimento, 214
      indicação, 210
      método para quantificar a melhoria, 214
      objetivo, 210
      população-alvo, 210
      prognóstico, 214
   protocolo de fisioterapia na reabilitação de períneo com cinesioterapia (grupo de próstata), 196
      atendimento, 196
      avaliação, 196
      condutas, 200
      orientações, 201-202

comportamentais, 201
dos exercícios domiciliares, 202
sequência dos exercícios, 201
contraindicações/restrições, 203
critérios para alta, 203
desfecho esperado, 203
indicação, 196
métodos para quantificar a melhoria, 203
objetivos, 196
população-alvo, 196
prognóstico, 203
protocolo de fisioterapia na reabilitação de períneo com eletroestimulação parassacral, 203
    atendimento, 203
    avaliação, 204
    condutas, 204
        eletroestimulação parassacral, 204
    critérios para alta, 204
    desfecho esperado, 204
    frequência, 204
    indicação, 203
    método para quantificar a melhoria, 204
    objetivos, 203
    população-alvo, 203
    prognóstico, 204
introdução, 189
protocolos de fisioterapia em pacientes internados, 190
    protocolo de fisioterapia, 190, 193
        na internação clínica, 193
        no pós-operatório imediato, 190
    atendimento, 190
    avaliação, 191
    condutas indicadas, 191
    desfechos esperados, 191
    frequência, 190
    objetivos, 190

população-alvo, 190
retorno, 191
Fisioterapia no câncer de pulmão, 277
fisioterapia ambulatorial, 283
    protocolo de fisioterapia na pré-reabilitação, 283
    condutas indicadas, 287
        atividades, 287
            aeróbicas, 287
            de fortalecimento, 287
        cinesioterapia respiratória, 288
        orientações gerais durante o treinamento físico conforme I Consenso de Reabilitação Cardiovascular, 289
    contraindicações, 284
    desfechos esperados, 290
    itens essenciais na avaliação, 284
    monitorar, 289-290
        antes de iniciar as atividades, 289
        durante as atividades, 290
        efeitos adversos tardios, 290
    objetivos, 284
    população-alvo, 283
    protocolo de reabilitação oncológica sistêmica durante ou após tratamento oncológico, 290
        reabilitação de disfunções respiratórias, 291
fisioterapia em pacientes com câncer de pulmão internados, 279
    protocolo da fisioterapia, 279, 283
        na internação clínica, 283
        no pós-operatório imediato (POi), 279
    avaliação, 279
    condutas indicadas, 279
    contraindicações, 282
    critérios para interrupção das atividades, 283
    desfechos esperados, 283

frequência, 281
indicação, 279
monitorar, 281
objetivos, 279
população-alvo, 279
retorno, 283
introdução, 277
Fisioterapia nos tumores ginecológicos, 317
fisioterapia ambulatorial, 320
protocolo de fisioterapia na dispareunia e vaginismo, 335
atendimento, 335
avaliação, 335
condutas, 335
contraindicações relativas, 336
contraindicações, 336
critérios para alta, 336
desfechos esperados, 336
frequência, 336
método para quantificar a melhora, 336
objetivos, 335
população-alvo, 335
prognóstico, 336
tempo de atendimento, 336
protocolo de intervenção fisioterápica na estenose vaginal, 333
atendimento, 333
avaliação, 333
condutas, 333
contraindicações, 334
critérios para alta, 335
desfechos esperados, 335
frequência, 334
método para quantificar a melhora, 334
objetivos, 333
população-alvo, 333
prognóstico, 334
tempo de atendimento, 334
protocolo de reabilitação de períneo com biofeedback e eletroestimulação, 327
atendimento, 328
avaliação, 328
protocolo do *Pad test* (20 minutos), 328
condutas, 328
biofeedback associado aos exercícios perineais, 328
eletroestimulação, 330
orientações dos exercícios domiciliares, 332
tratamento comportamental, 332
contraindicações relativas, 332
contraindicações, 332
critérios para alta, 333
desfechos esperados, 333
frequência, 332
método para quantificar a melhoria, 333
objetivos, 328
população-alvo, 327
prognóstico, 332
tempo de atendimento, 332
protocolo de reabilitação de períneo com cinesioterapia, 320
atendimento, 320
avaliação, 320
condutas, 323
orientações dos exercícios domiciliares, 324
protocolo de exercícios para incontinência urinária, 323
tratamento comportamental, 323
contraindicações relativas, 324
contraindicações, 324
critérios para alta, 325
desfechos esperados, 326
frequência das sessões, 324
tempo de atendimento, 324

método para quantificar a
  melhoria, 325
objetivos, 320
população-alvo, 320
prognóstico, 324
protocolo de reabilitação de períneo
  com eletroestimulação
  parassacral, 326
  atendimento, 326
  avaliação, 326
  condutas, 326
  contraindicações, 327
  critérios para alta, 327
  desfechos esperados, 327
  frequência, 327
    tempo de atendimento, 327
  método para quantificar a
    melhoria, 327
  objetivos, 326
  população-alvo, 326
  prognóstico, 327
reabilitação oncológica para pacientes
  que estão realizando quimioterapia ou
  radioterapia, 336
  população-alvo, 336
fisioterapia em pacientes internados, 318
  protocolo de fisioterapia em, 318, 320
    doentes clínicos internados, 320
    pacientes no pós-operatório, 318
    atendimento, 318
    avaliação, 318
    condutas indicadas, 318
    desfechos esperados, 320
    frequência, 318
    objetivos, 318
    população-alvo, 318
introdução, 317
assistência fisioterápica durante a
  internação, 349
avaliação fisioterapêutica pré-TMO, 354

avaliação, 355-356
  nutricional (dados coletados da
    equipe de nutrição), 356
  respiratória, 355
dados de identificação, 354
exame físico, 355
  força muscular, 355
  goniometria ativa, 355
fisioterapia – acompanhamento
  pós-TMO, 356
  condutas, 362
  critérios para alta, 362
  escalas de avaliação (D + 21), 358
  avaliação da fadiga, 358
  avaliação, 360-361
    fisioterapêutica pós-TMO
      D+100, 360
    nutricional (D+ 21), 360
    nutricional, 361
  escalas de dor (realizadas conforme
    relato do paciente sobre presença
    de dor), 359
    relato livre da dor: com dor
      (áreas apontadas pelo
      paciente), 360
    exame físico, 357
      força muscular, 358
      goniometria ativa, 357
    exame físico, 361
      força muscular, 361
      goniometria ativa, 361
  quimioterapia, 356
  radioterapia, 357
protocolo da fisioterapia em pacientes
  clínicos internados, 349
  avaliação, 350
  condutas, 350
    na insuficiência respiratória
      aguda do paciente
      imunossuprimido
      (IRpA), 352

Índice Remissivo

  preventivas ou terapêuticas da síndrome do imobilismo, 350
  contraindicações, 349
  frequência, 350
  indicações, 349
  objetivos, 349
  população-alvo, 349
 protocolo de fisioterapia no transplante de medula, 353
  avaliação, 354
  contraindicações, 354
  frequência, 354
  indicações, 354
  objetivos, 353
  população-alvo, 353
introdução, 347
protocolo de fisioterapia no ambulatório, 362
 condutas, 363
 contraindicações/restrições, 363
 critérios para alta, 366
  orientações na alta, 366
  retorno após alta, 366
 desfechos esperados, 367
 frequência, 364
  tempo de atendimento, 364
 indicações, 363
 itens essenciais na avaliação, 363
 método para quantificar a melhoria, 366
 modo do atendimento, 364
 monitorar, 365-366
  antes do início dos exercícios, 365
  os seguintes sinais e sintomas, 365-366
   durante ou logo após a sessão, 365
   tardios, 366
 objetivos, 363
 orientações gerais durante o treinamento físico conforme I Consenso de Reabilitação Cardiovascular, 365
 população-alvo, 362

 prognóstico, 366
Fisioterapia nos tumores hematológicos, 347
Fisioterapia nos tumores ortopédicos, 341
 fisioterapia ambulatorial, 344
  condutas, 344
  contraindicações, 344
  frequência, 344
  método para quantificar melhora, 345
  objetivos, 344
  prognóstico fisioterapêutico, 344
  tempo de atendimento, 344
 fisioterapia na internação, 342
  avaliação, 342
  pacientes submetidos à amputação, 343
 condutas, 343
  pacientes submetidos à preservação do membro inferior, 342
 complicações da cirurgia, 343
 condutas, 342
  pacientes submetidos à preservação do membro superior, 343
 condutas, 343
 introdução, 341
  osteossarcoma, 341
Fluxograma da fisioterapia
 na internação, 15
 no ambulatório, 15
Fluxograma das pacientes com câncer de mama no serviço de fisioterapia, 186
Fluxograma de desmame
 difícil, 390
 da ventilação mecânica invasiva, 386
Fluxograma dos pacientes com câncer de cabeça e pescoço dentro do serviço de fisioterapia, 272
Fluxograma para condução de paciente
 com tumor ginecológico dentro do serviço de fisioterapia, 337
 com câncer de próstata dentro do serviço de fisioterapia, 216

Fluxograma para condução do desmame prolongado, 391
Fluxograma para utilização de VNI, 414
Formulário de monitorização ventilatória, 381
Formulário para alimentação e análise do indicador de sucesso no desmame, 36
Fossa subescapular ao longo da borda axilar em direção ao ângulo superior da escápula, 162
Fossa subescapular ao longo da borda axilar em direção ao ângulo superior da escápula, 248
Funções e responsabilidades
   de um fisioterapeuta, 9
   de um gestor de serviço de fisioterapia, 8

G

Gerenciamento dos riscos, 36
   gestão de pessoas, 4
      aspectos comportamentais, 7
   relatório de reunião de desenvolvimento interprocessos, 12
      aspectos obrigatórios, 5
   legislação específica da fisioterapia, 5
   normas importantes, 6
   outras legislações gerais, 6
   papel legal do fisioterapeuta, 5
   registro, 5
      aspectos técnicos, 7
   gestão de processos, 14
      eficiência da reabilitação do ombro na linfadenectomia pós cirurgias de cabeça e pescoço – meta 36 sessões, 32
   gestão financeira, 2
   introdução, 1
   o câncer e seus tratamentos, 41
   reabilitação oncológica, 48
Gerenciamento para valores orçados e realizados no mês/ano, 3
Gestão de serviço de fisioterapia oncológica, 1

avaliação crítica e aplicabilidade clínica, 40
fisioterapia baseada em evidência, 37
   estratégia de busca, 38
   questão clínica, 38
Graduação subjetiva da força de musculatura esquelética MRC, 95, 148, 229
Gráfico do indicador de, 17, 18, 19, 20, 21, 22, 23, 24, 25, 26, 27, 28, 29, 30, 31, 32
   capacidade funcional na alta de cirurgias digestivas e torácicas, 29
   de índice de sucesso no desmame, 22
   de mobilidade funcional em pacientes clínicos internados, 28
   efetividade do tratamento ambulatorial de disfunção de ombro pós-linfadenectomia axilar, 20
   efetividade do tratamento de disfunção de ombro pós-tratamento oncológico de cabeça e pescoço, 21
   efetividade do tratamento de incontinência urinária em prostatectomizados, 20
   incidência de complicações respiratórias em pacientes clínicos internados, 25
   incidência de complicações respiratórias no pós-operatório, 30
   incidência de pneumonia associada à ventilação mecânica na UTI, 23
   incidência de TVP em pacientes clínicos internados, 26
   incidência de TVP no pós-operatório, 31
   independência funcional em pacientes clínicos internados, 27
   percentual de aderência ao acompanhamento ambulatorial, 18
   percentual de melhora da dispneia em pacientes clínicos, 24
   satisfação com a reabilitação na alta do ambulatório, 19
   variação entre orçado e realizado pelo serviço de fisioterapia, 32
   volume de pacientes atendidos pela fisioterapia, 17

I

Imobilizador de joelho, 125
Índice de gravidade da incontinência fecal (FISI), 304
Instrumento de avaliação de risco de fratura da Organização Mundial da Saúde – FRAX, 120
Interfaces do processo fisioterapia, 16
   ambulatório, 16
   internação, 16
Intervenções por nível de mobilidade para estimular a progressão da mesma, 64

K

King's Health Questionnaire – questionário de qualidade de vida para incontinência urinária, 198

M

Macronebulização, 432
Manovacuômetro, 398
Mapa estratégico de um serviço de fisioterapia especializado em oncologia, 2
Mecanismo hipotético que relaciona atividade física e gordura corporal ao risco de desenvolver câncer, 55
Medida de Independência Funcional, 99
Meias compressivas, 70
Metodologia para o teste de caminhada de 6 minutos, 300
Mobilização, 70, 69, 159
   escapulotorácica, 159
   passiva com cicloergômetro automático, 70
   passiva de membros inferiores, 69
   passiva de membros superiores, 69
Momentos para avaliação e intervenções de reabilitação, 48
Muletas – modelo axilar, modelo canadense, 122

N

Níveis de evidência e graus de recomendação, 415, 430

O

Orientações, 97, 192, 202, 223, 258, 282, 298, 319, 325
   de exercícios domiciliares para incontinência urinária, 202, 325
   para a prática de atividade física regular na alta hospitalar, 319
   para os exercícios domiciliares, 258
   para prática de atividade física regular na alta hospitalar, 97, 192, 223, 282, 298
Órtese de Sarmiento, 124
Oxímetro de pulso, 433

P

Paciente, 296, 350, 383
   em uso de Binível com mascar oronasal, 383
   realizando exercício na bicleta ergométrica, 296
   realizando exercícios físicos para tratar a síndrome do imobilismo: fortalecimento de MMII; fortalecimento de quadríceps; fortalecimento de bíceps braquial, 350
Palestras com a equipe multidisciplinar, 185
Parâmetros de medida, 117, 126
   do colete de Putti, 117
   para prescrição de meia antiembólica, 126
Passagem do modelo tradicional para um modelo de saúde baseado em evidências, 37
Peitoral, 179, 234
Pictograma de fadiga para avaliar a intensidade e o impacto da fadiga nas AVDs, 96
Pilares da gestão de um serviço de fisioterapia, 2

Pirâmide dos níveis de evidência para intervenções clínicas, 39
Pontos para auriculoacupuntura para náusea e vômito, 112
Posicionamento dos eletrodos da eletroestimulação parassacral, 205, 326
Precauções, 74, 128, 351
   complicações para pacientes que serão submetidos a programas de atividade física, 128
   serem tomadas a depender dos problemas clínicos do paciente, 74
   relativas à prescrição de atividade física a depender, 351
      do número de plaquetas, 351
      dos níveis de hemoglobina e hematócrito, 351
Prega, 163, 164, 249, 251
   axilar anterior, 163, 249
   infra-axilar posterior, 164, 251
Prevenção e reabilitação da síndrome do imobilismo, 53
   introdução, 53
   protocolo de exercício físico para pacientes internados, 62
      condutas, 63
         paciente com, 63, 69
            nível de consciência suficiente para entender os comandos verbais, 63
            rebaixamento do nível de consciência, em coma ou em coma induzido, 69
      contraindicações, 63
      critérios para, 71
         considerar a manutenção e/ou progressão da atividade física, 71
         redução da intensidade ou interrupção da atividade física, 71
      desfechos esperados até a alta hospitalar, 73
      indicação, 62
      itens essenciais na avaliação, 63
      métodos para quantificar a melhoria, 73
      monitorar intensidade da atividade através de, 71
      objetivo geral, 62
      objetivos específicos, 62
      orientações na alta hospitalar, 73
      população-alvo, 62
      retorno, 73
   protocolo de reabilitação oncológica sistêmica ambulatorial (durante ou após tratamento oncológico curativo), 73
      condutas indicadas, 79
      critérios para alta, 83
      desfechos esperados, 84
      exercícios, 79-80
         aeróbicos, 79
         de fortalecimento, 80
      frequência, 82
      itens essenciais na avaliação, 75
      método para quantificar a melhoria, 82
      objetivos, 74
      monitoramento, 81
      orientações gerais durante o treinamento físico conforme I Consenso de Reabilitação Cardiovascular, 81
         orientações na alta, 84
      população alvo, 73
      prognóstico, 82
      retorno após alta, 83
Produtividade de um serviço de fisioterapia por volume de pacientes, volume de procedimento e valor de produção por unidade hospitalar e geral, 4

Progressão do deslizamento glenoumeral inferior, 158

Q

Questionário, 148, 211
   de qualidade de vida, 148
   QEQ, 211

R

Relação, 39, 56
   do tratamento oncológico com a SI e desfechos clínicos, 56
   entre assunto da pergunta e desenho de estudo mais adequado para responder, 39

Requisitos para a construção de protocolos clínicos, 41
Reuniões com a equipe multidisciplina, 215
Romboides, 232

S

Serrátil anterior, 232

T

Teste de, 174, 175, 302
   caminhada de 6 minutos, 302
   força do músculo serrátil anterior, 174
   força do músculo trapézio inferior, 175

Tipoia, 124
Tradução do algoritmo recomendado para diagnóstico de metástase óssea pela NCCN, 91
Trapézio, 230-231
   inferior, 231
   médio, 230
   superior, 230

Treinamento de endurance dos músculos respiratórios, 396
Treino, 66, 67, 68
   de equilíbrio para tronco e cabeça, 67
   funcional: rolar no leito, transferência de deitado para sentado, 66
   funcional: transferência para e do leito, cadeira ou cadeira de rodas, sentar e levantar da cadeira, 66
   muscular com carga, 68

Tríceps, 233

V

Vantagens e desvantagens das interfases com VNI conforme Diretrizes Brasileiras de Ventilação Mecânica, 420
Vibração mecânica, 107